国家卫生健康委员会"十四五"规划教材

全国高等学校教材

供本科护理学类专业用

母婴护理学

第 4 版

主　编　莫洁玲

副主编　崔仁善　罗　阳　黄　燕

编　者　（按姓氏笔画排序）

王　颖（成都市妇女儿童中心医院）（兼秘书）　　罗　阳（中南大学湘雅护理学院）

王小燕（福建医科大学护理学院）　　侯小妮（北京中医药大学护理学院）

石琳筠（天津医科大学护理学院）　　莫洁玲（广西医科大学护理学院）

孙美玲（哈尔滨医科大学附属第二医院）　　黄　燕（四川大学华西第二医院）

苏　茜（广州医科大学护理学院）　　崔仁善（嘉兴学院医学院）

张　巍（吉林大学护理学院）

人民卫生出版社

·北　京·

图书在版编目（CIP）数据

母婴护理学 / 莫洁玲主编 . —4 版 . —北京：人
民卫生出版社，2023.7

ISBN 978-7-117-35020-4

Ⅰ. ①母… Ⅱ. ①莫… Ⅲ. ①妊娠期–护理②产褥期
–护理③新生儿–护理 Ⅳ. ①R473.71②R174

中国国家版本馆 CIP 数据核字（2023）第 130650 号

人卫智网	www.ipmph.com	医学教育、学术、考试、健康， 购书智慧智能综合服务平台
人卫官网	www.pmph.com	人卫官方资讯发布平台

母婴护理学

Muying Hulixue

第 4 版

主　　编：莫洁玲

出版发行：人民卫生出版社（中继线 010-59780011）

地　　址：北京市朝阳区潘家园南里 19 号

邮　　编：100021

E - mail：pmph @ pmph.com

购书热线：010-59787592　010-59787584　010-65264830

印　　刷：三河市潮河印业有限公司

经　　销：新华书店

开　　本：850 × 1168　1/16　印张：22

字　　数：651 千字

版　　次：2005 年 9 月第 1 版　　2023 年 7 月第 4 版

印　　次：2023 年 9 月第 1 次印刷

标准书号：ISBN 978-7-117-35020-4

定　　价：72.00 元

打击盗版举报电话：010-59787491　E-mail：WQ @ pmph.com

质量问题联系电话：010-59787234　E-mail：zhiliang @ pmph.com

数字融合服务电话：4001118166　E-mail：zengzhi @ pmph.com

第七轮修订说明

2020 年 9 月国务院办公厅印发《关于加快医学教育创新发展的指导意见》(国办发〔2020〕34 号),提出以新理念谋划医学发展、以新定位推进医学教育发展、以新内涵强化医学生培养、以新医科统领医学教育创新,并明确提出"加强护理专业人才培养,构建理论、实践教学与临床护理实际有效衔接的课程体系,加快建设高水平'双师型'护理教师队伍,提升学生的评判性思维和临床实践能力。"为更好地适应新时期医学教育改革发展要求,培养能够满足人民健康需求的高素质护理人才,在"十四五"期间做好护理学类专业教材的顶层设计和规划出版工作,人民卫生出版社成立了第五届全国高等学校护理学类专业教材评审委员会。人民卫生出版社在国家卫生健康委员会、教育部等的领导下,在教育部高等学校护理学类专业教学指导委员会的指导和参与下,在第六轮规划教材建设的基础上,经过深入调研和充分论证,全面启动第七轮规划教材的修订工作,并明确了在对原有教材品种优化的基础上,新增《护理临床综合思维训练》《护理信息学》《护理学专业创新创业与就业指导》等教材,在新医科背景下,更好地服务于护理教育事业和护理专业人才培养。

根据教育部《关于加快建设高水平本科教育 全面提高人才培养能力的意见》等文件要求以及人民卫生出版社对本轮教材的规划,第五届全国高等学校护理学类专业教材评审委员会确定本轮教材修订的指导思想为:立足立德树人,渗透课程思政理念;紧扣培养目标,建设护理"干细胞"教材;突出新时代护理教育理念,服务护理人才培养;深化融合理念,打造新时代融合教材。

本轮教材的编写原则如下:

1. 坚持"三基五性" 教材编写坚持"三基五性"的原则。"三基":基本知识、基本理论、基本技能;"五性":思想性、科学性、先进性、启发性、适用性。

2. 体现专业特色 护理学类专业特色体现在专业思想、专业知识、专业工作方法和技能上。教材编写体现对"人"的整体护理观,体现"以病人为中心"的优质护理指导思想,并在教材中加强对学生人文素质的培养,引领学生将预防疾病、解除病痛和维护群众健康作为自己的职业责任。

3. 把握传承与创新 修订教材在对原有教材的体系、编写体裁及优点进行继承的同时,结合上一轮教材调研的反馈意见,进一步修订和完善,并紧随学科发展,及时更新已有定论的新知识及实践发展成果,使教材更加贴近实际教学需求。同时,对于新增教材,能体现教育教学改革的先进理念,满足新时代护理人才培养在知识结构更新和综合能力提升等方面的需求。

4. 强调整体优化 教材的编写在保证单本教材的系统和全面的同时,更强调全套教材的体系性和整体性。各教材之间有序衔接、有机联系,注重多学科内容的融合,避免遗漏和不必要的重复。

5. 结合理论与实践 针对护理学科实践性强的特点,教材在强调理论知识的同时注重对实践应用的思考,通过引入案例与问题的编写形式,强化理论知识与护理实践的联系,利于培养学生应用知识、分析问题、解决问题的综合能力。

6. 推进融合创新 全套教材均为融合教材,通过扫描二维码形式,获取丰富的数字内容,增强教材的纸数融合性,增强线上与线下学习的联动性,增强教材育人育才的效果,打造具有新时代特色的本科护理学类专业融合教材。

全套教材共 59 种,均为国家卫生健康委员会"十四五"规划教材。

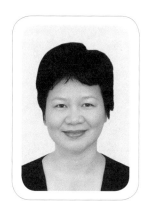

莫洁玲，广西医科大学护理学院教授，硕士研究生导师，助产学教研室主任，从事临床护理及护理教育 40 余年，广西护理本科教学指导委员会委员。

2008 年 2 月—2009 年 4 月在菲律宾东方大学访学，从事护理教育及相关研究。主持及参与国家级、省级、校级科研及教改基金项目 20 余项。发表 SCI 及国家级核心期刊等学术论文 50 余篇。以第一负责人获国家级一等奖、广西特等奖、省级教学成果奖等共 16 项。主编人民卫生出版社教材 2 部，副主编 4 部，国家级金课 1 项，省级金课 2 项。主持的妇产科护理学课程获国家级线上线下混合式一流本科课程。

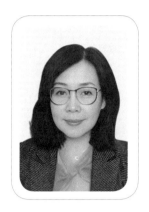

崔仁善,教授,嘉兴学院医学院护理系副主任,硕士研究生导师,韩国延世大学护理学博士,东北三省护理教育学会理事,嘉兴市护理学会理事,中国妇幼保健协会助产教育学组常务委员。

主要研究方向为肿瘤免疫治疗相关不良反应(irAEs)的照护、女性健康促进、慢性疾病患者管理。主持完成国家教育部留学回国人员科研启动项目,省自然科学基金、市厅级、中韩合作等项目12项,教改项目6项,发表SCI、核心期刊论文40余篇,副主编教材6部、参编教材6部。

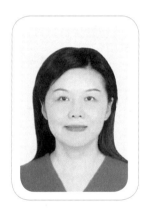

罗阳,医学博士,中南大学教授,博士生导师,系主任。湖南省妇女儿童健康促进与权益保障研究中心主任,全国助产专业教材建设委员会委员,湖南省促进自然分娩专业委员会委员。

2010年10月—2011年10月在美国肯塔基大学访学1年,2009年9—12月在香港理工大学访学。从事妇女生殖健康研究,主持国家社会科学基金、省级、校级科研基金项目20余项。获中南大学教学质量优秀奖2次,优秀教师奖4次。以第一负责人获中南大学高等教育教学成果奖二等奖1次,获国家授权发明专利6项;发表科研论文117篇,其中SCI收录22篇,CSCD 30篇;主编及参编教材10部。

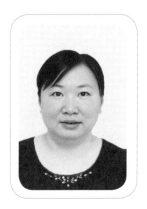

黄燕,四川大学华西第二医院护理部副主任、主任护师、硕士研究生导师;护理学硕士、母婴医学博士。四川省妇幼保健机构评审专家、四川省护理质量控制中心专家、中国妇幼保健协会护理分会副主任委员、中华护理学会辅助生殖护理专业委员会委员、四川省护理学会循证护理专业委员会候任主委、成都护理学会妇产科专业委员会主任委员。担任 *Women and Children Nursing* 编委,《四川医学》《护理学杂志》等期刊外审专家。

研究方向为妇产科护理。近年来发表SCI论文20余篇;主编及参编规划教材及专著10部;主持各级课题6项。

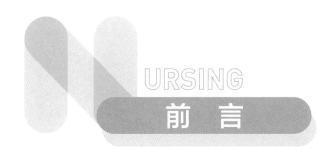

　　本教材是国家卫生健康委员会"十四五"规划教材,是以人的生长发育周期为轴线的护理系列教材之一。教材的编写根据全国高等教育第七轮本科护理学专业国家卫生健康委员会规划教材主编人会议精神,编写人员尊重该书主审专家意见,并总结了上版的优缺点,经过认真讨论后撰写而成。本教材供全国高等学校本科护理学类专业学生使用,也可供在职护士及各层次护理专业教学人员使用。

　　教材本着"以家庭为中心"的护理理念,围绕母婴这个特殊人群的生理、心理变化过程进行撰写,体现孕前、孕期、产时、产后母婴的连续性服务。教材参考了大量国内外母婴护理及妇产科相关教材的基础,并结合了我国母婴护理的特点。教材体例及结构遵循第 3 版,并对各知识点进行了更新。在每个章节增加了学习目标及导入案例,使学生在学习前就了解相关章节的知识重点,并引起学生的学习兴趣。在第 3 版的基础上,丰富了母婴心理护理方面的内容;在母婴常用护理技术操作一章中更新了新的技术操作,以适应现代母婴护理发展的需要。教材的编写按照护理程序组织内容,以培养学生在临床护理工作中科学管理病人的方法,促进责任制整体护理在临床的落实。在临床教学活动中,教师与学生应按照护理程序的工作方法,根据母婴个体的具体情况,列出相应的护理诊断/问题,制订出适合于个体的护理计划,并对母婴进行护理。

　　教材修订过程中,得到了各编者所在院校的大力支持,保证了教材及数字内容的顺利完成,在此表示衷心的感谢! 同时,感谢第 3 版教材的所有编写人员为本版教材所打下的良好基础。

　　由于时间紧迫和能力有限,教材中难免有不妥之处,殷切希望使用本教材的师生和各位同仁给予指正。

莫洁玲

2023 年 4 月

NURSING

目 录

NURSING
第一章

母婴护理概论

01章　数字内容

母婴护理学是涉及母亲、新生儿及其家属的一门学科,由产科护理学发展而来,产科护理学是基于产科学。而产科学是一门关系到妇女妊娠、分娩以及产褥三个时期,并对妇女这三个时期中所发生的一切生理、心理改变进行诊断、处理,协助新生儿诞生的一门医学科学。英国和美国曾将这一学科称之为助产学,直到19世纪后叶才改称为产科学。因此,与妊娠、分娩、产褥三个时期有关的护理学也被称为产科护理学。第二次世界大战以后,有人将产科护理学称之为母婴护理学,涉及人群包括母亲、新生儿及其家属,强调以"家庭为中心"的护理及由家庭—社区—医院—社区—家庭的连续性服务。

【母婴护理的理念】

胎儿孕育及新生儿的出生过程是生命延续的过程,这一过程的发生会引起整个家庭的变化。孕、产妇及整个家庭的成员在这一阶段都会经历着正常人生过程中的特殊时期。因此,母婴护理的理念也应围绕这样的思维方式而变化与发展。母婴护理的前提:①每个人都有健康出生的权利,健康工作者应该为母婴及家属的这一权利而提供高质量的服务。②妊娠分娩过程是女性生命中的正常自然过程,在这正常自然过程中女性具有相应的生理、心理、社会交往及角色的变化。③生育并不仅仅是母亲一个人在生理、心理等方面出现变化,而是与新生儿有关的其他成员,如父亲、祖父母、兄弟姐妹等相关人员都会出现变化,因此,生育是整个家庭的生活事件。④由于文化背景不一样,与妊娠、分娩相关人员的健康意识及健康行为也不一样,对于妊娠、分娩体验及反应结果也会有很大差异。⑤人类性行为是生育的基本因素,但是性行为不仅仅是为了生育,由于人们对待生育的态度、角色的变化以及控制生育技术的提高等,为人父母成为一种自愿的行为。⑥"以家庭为中心的服务"是母婴护理学的关键,所有的与母婴有关的服务都应从母亲、新生儿逐步过渡到基本的核心家庭,甚至扩展到与之相关的大家庭。⑦在实施母婴护理过程中,母婴工作者必须意识到要提供高质量的服务需要多团队的合作,包括:孕产妇及家属、健康保健人员和社区服务人员、产科和儿科医生、助产士和护士等。另外,还需要医院之间、社区之间和健康保健人员之间的合作。⑧健康教育是母婴护理的重要措施,教会母亲及家庭成员是护理工作的关键。

【母婴护理的相关概念】

1. **围生期护理** 围生期指妊娠28周到产后7d的时期。围生期护理指这段时间为孕产妇及胎儿、新生儿提供的护理。此概念明确了将母亲和新生儿作为一个整体进行护理。因此,各级医院应在这个时期围绕母亲和新生儿,从基本的预防疾病及早期发现潜在问题及提供一定水平的疾病治疗到为高危母婴服务等方面做好相应的工作。

2. **以家庭为中心的护理** 指将家庭作为社会的一个基本单元提供的护理服务,以促进家庭重要功能的实现,如生儿育女过程中家庭成员(父母、兄弟、姊妹等)的相互支持、婴幼儿保健或者疾病康复过程中的家庭成员的作用等。

3. **人口出生率** 指某地在一个时期内(通常指一年)出生人数与平均人口之比,它反映了人口的出生水平。出生率与育龄妇女的人数以及国家的人口总数有关。我国由于早年实施了计划生育政策,出生率从1952年的37‰下降到1980年的18.21‰,并保持持续下降趋势,2000年为14.03‰,2005年为12.40‰,2010年为11.90‰,2013年12.08‰,2014年为12.37‰,2015年为12.07‰,整个人口出生率开始出现增长趋势。2016年开始执行二孩政策后,其人口出生率会逐年上升,2016年为12.95‰,2017年为12.43‰,近两年来人口出生率开始出现下降趋势,2018年为10.94‰,2019年为10.48‰,这又给母婴工作者提出了新的挑战。2021年5月,国家放开三孩政策,估计今后人口出生率会再次上升。

4. **孕产妇死亡率** 指从妊娠开始到产后42d内,因各种原因(除意外事故外)造成的孕产妇死亡。由于其比例较小,因而分母现在多以十万计,即每十万例活产中孕产妇的死亡数为孕产妇死亡率。导致孕产妇死亡的原因主要是产后出血、妊娠期高血压疾病及感染等。2000 年 9 月的联合国千年首脑会议上各国首脑承诺:1990~2015 年各国的孕产妇死亡率降低四分之三。从世界范围来看,一些地区的孕产妇死亡人数居高反映出获得医疗服务的机会不平等,并突出了发达和发展中国家之间的差距。几乎所有孕产妇死亡(99%)发生在发展中国家。我国孕产妇死亡率在新中国成立前夕是 1 500/10 万,1990 年下降到 94.7/10 万,1995 年为 61.90/10 万(城市 39.20/10 万;农村 76.00/10 万);2000 年 53.00/10 万(城市 29.30/10 万;农村 69.60/10 万);2005 年 47.70/10 万(城市 25.0/10 万;农村 53.8/10 万);2012 年 24.50/10 万(城市 22.20/10 万;农村 25.60/10 万),2014 年 21.7/10 万(城市 20.50/10 万;农村 22.20/10 万),2015 年 20.1/10 万(城市 19.8/10 万;农村 20.2/10 万),2016 年 19.9/10 万(城市 19.5/10 万;农村 20.0/10 万),2017 年 19.6/10 万(城市 16.6/10 万;农村 21.1/10 万),2018 年 18.3/10 万(城市 15.5/10 万;农村 19.9/10 万),2019 年 17.8/10 万(城市 16.5/10 万;农村 18.6/10 万),2020 年总体 16.9/10 万,达到了我国制定的目标。从以上数据来看,孕产妇死亡率在 2010 年前存在很大的城乡差别,农村明显高于城市,农村是城市的一倍,而 2010 年以后城市与农村的数据显示差异并不大,这说明我国农村孕产妇的保健有了很大的发展。

另外,孕产妇死亡率存在年龄的差异,20~24 岁死亡率最低,40~44 岁是 20~24 岁的 6 倍,45 岁以上是 20~24 岁的 12 倍,而年龄 15 岁以下的孕产妇死亡的风险最大,发达国家是 1∶4 300,而发展中国家为 1∶120。

5. 围产儿死亡率 围产儿是指从妊娠 28 周到产后 7d 内的胎儿或新生儿。围产儿死亡率指在 1 000 个围产儿中,死亡的胎儿或者新生儿数。围产儿死亡率 2000 年为 13.99‰,2005 年为 10.27‰,2010 年为 7.02‰,2012 年为 5.89‰,引起围产儿死亡的原因主要有胎儿宫内窘迫、低出生体重、先天缺陷等。围产儿死亡率是体现产科质量的重要指标之一,我国至今没有围产儿死亡率的全国统计,从各地区来看呈逐年下降趋势。

【母婴护理发展过程】

(一) 以"家庭"为中心的母婴护理模式的初始阶段

20 世纪以前,妇女都在自己家里生孩子,限于当时艰苦的生活条件和落后的医疗技术,妇女在妊娠和分娩过程中只能依靠女性长辈或女性朋友的经验对妊娠和分娩的正常与否进行判断和处理,母婴的健康没有得到有效的保障。随着社会的发展,逐渐有了社会分工,部分有处理分娩经验的妇女成了职业接生员——"接生婆"。她们从更有经验的"接生婆"那里学到接生的方法和技能,成为了协助产妇分娩的主要力量。"接生婆"的出现使大部分产妇和新生儿能够得到一定的照顾。但是,由于缺乏科学的理论知识和技能,仅仅凭着自己的经验对分娩过程进行处理,母婴死亡率仍然很高,孕产妇死亡的主要原因为产科出血、心脏病、羊水栓塞及妊娠期高血压疾病等,而围产儿死亡的主要原因有早产、新生儿腹泻所致的严重脱水、感染性疾病等。

(二) 医院内分娩护理模式的形成阶段

随着科学技术的迅速发展,医学也取得了长足的进步。抗生素的问世、消毒措施的应用、阴道助产技术的发展、分娩镇痛药物的研制以及剖宫产技术的普及,促进了分娩从家庭转移到了医院,分娩过程也逐渐转变成了由专职的医护人员负责。1960 年,美国已有 90% 以上的新生儿在医院出生。我国 20 世纪 50 年代末,住院分娩才开始在城市兴起;直到 20 世纪 70 年代中期,随着计划生育政策的实施,住院分娩率由 1985 年的 43.7%(城市为 73.6%,农村为 36.4%)上升到 2013 年的 99.5%,此后呈逐年上升趋势,2014 年 99.6%,2015 年 99.7%,2016 年 99.8%,2017 年至 2019 年一直保持在 99.9% 以上的高水平,住院分娩在我国成为普遍现象。

为了防止感染的发生,医院制定了严格的隔离措施,将产妇与新生儿、家属与新生儿分开照顾。

分娩过程由产妇在熟悉的环境下渡过的一个家庭事件变成了一个孤独的、在消毒隔离环境下进行的医学过程。尽管分娩开始在医院进行,医院也开展了一些先进的技术,但孕产妇营养不良、感染性疾病、产前保健覆盖率低等问题并没有得到根本解决,母婴死亡率下降的幅度并不大。

（三）以"家庭为中心"的母婴护理阶段

20世纪50年代初,妇女们开始认识到她们有权利获得妊娠、分娩的有关信息,并要求与医生共同参与决定,主动地参与分娩过程,她们希望自己的分娩经历充满感情、有意义而且安全;同时,孕产妇的丈夫、父母、子女等都要求更多地参与到妊娠和分娩过程中,尽早地与新生儿接触。为了满足人们的需求,各种非药物镇痛方法开始不断地被使用,如Dick-Read的自然分娩法、Fernand Lamaze的精神预防法等。1996年世界卫生组织(WHO)提出了"爱母分娩行动",各国政府纷纷响应,使家庭式母婴护理模式逐渐形成,"儿童健康,母亲安全"的理念逐渐深入人心。在这种母婴护理新理念指导下,20世纪90年代初,传统的产科病房布局,即各自独立的产前病房、待产室、分娩室、产后复苏室、产后病房、婴儿室等逐渐被待产、分娩、产后康复一体化的"爱婴医院"新型病房所替代。病房内的设施家庭化、舒适、方便而温馨,利于孕产妇的家人陪伴待产和分娩;母婴同室、早吸吮、按需哺乳等使母乳喂养率得到了大幅度的提高。在某些大型综合医院及妇幼保健院开设了"孕妇学校",在孕妇学校里的护士承担着健康教育者、咨询者、支持者等多种角色。因此,护士需要更多的知识和技能与各种角色的家属进行沟通和交流,并对孕产妇及家属进行健康教育和培训。"爱婴医院"评审也纳入专业医院机构评审的范围。

21世纪的今天,母婴护理受到了广泛重视,围绕母婴服务质量进行了"妇幼保健机构""母婴保健专项技术""爱婴医院"等的评审与检查。由于分娩属于正常女性的一个特殊生理阶段,并不属于病理状况,希望提供的是高质量服务,我国也加快了卫生政策的改革。各地区开设最多的私立医院就是拥有母婴服务的产科医院,这些医院从服务理念、环境、连续性服务等方面更好地满足了具有以家庭为中心观念的孕产妇及家庭成员的需求。

（四）产时服务新模式

在以"家庭为中心"的母婴护理模式形成和发展过程中,产时服务新模式也开始逐渐地形成,并得到不断的发展。20世纪末以来,产科专家们开始对产科的制度、医疗护理常规进行重新评价和研究,并对制度和常规进行了改革。21世纪初,产时服务新模式开始在我国实施,并逐步加以推广。医院开展了温馨的"家庭化分娩"、分娩镇痛、导乐陪产、产时心理支持等。产时服务新模式的标准:①为孕产妇提供温馨、舒适、清洁、宁静、安全的待产分娩环境;②以孕产妇为主体,向孕产妇及其家属提供必要的信息,以便让他们知情选择;③提供"导乐"或其他分娩陪伴者,与家属共同陪伴产妇完成分娩过程;④提供医务人员专人全程服务。产时服务新模式的内容包括:①提供生理、心理及家庭全方位的支持,鼓励孕产妇建立自然分娩的信心;②允许孕产妇在待产过程中采取自由体位,鼓励进食及选择分娩体位;③减少不必要的医疗干预;④对每一位产妇提供分娩镇痛服务,最大限度地减少分娩疼痛。由于以上措施的实施,我国母婴护理质量有了很大的提高。

【 社会文化因素对母婴护理的影响 】

在不同的社会背景中,妊娠和分娩具有不同的意义。甚至在同一社会由于社会地位、经济水平不同,妊娠和分娩的意义也不一样。因此,护士应该了解不同背景对生育的意义与方法。

1. 文化　文化对人的影响是潜移默化的,不同文化背景使人形成了不同的人生观和价值观。西方人认为孕育孩子及分娩过程是正常女性的特殊生理阶段,崇尚自然,将妊娠、分娩自觉地融入日常生活中,分娩过程也是一个协助过程,不需要特别的干预,产后也不需要特别的饮食、休息等。而我国人们常将妊娠、分娩当成病理过程,整个家庭对妊娠、分娩非常关注,对分娩后的产妇的康复也非常重视,衍生出"坐月子"的习惯。因此,护士应该在评估孕产妇不同文化背景的基础上提供适合于文化的健康指导。

2. 经济地位　国家的经济地位是预测女性生育行为及对健康保健服务使用的重要因素,人们常将收入、受教育程度、职业、居住环境、社会价值观及生活方式等作为区分社会差异的几个指标。低经济状况人群普遍文化程度偏低,势必会影响其健康意识和行为,同时也影响对医疗信息和资源的利用。导致孕产妇对产前检查、营养状况以及产后育儿方法知识的缺乏,出现并发症及胎儿或者新生儿畸形、早产、出生低体重等增多,影响母婴及整个家庭的健康。

3. 生育保险　生育保险是国际上保护妇女劳动者权益的通行办法,该政策的主要目标是为职业妇女生育期间提供生活保障和医疗服务。改革开放以来,我国借鉴西方国家的体系,建立了生育保险,在 60 年的时间里实现了伟大的进步,因为该政策的实施,孕产妇死亡率由建国初期的 1 500/10 万到 2009 年达到城镇为 26.6/10 万,农村为 34/10 万。由于有了生育保险后,解决了妇女分娩、住院医疗费用问题,提高了孕产妇的住院分娩率,从而有效地降低了孕产妇及围产儿的死亡率。

【 母婴保健服务在母婴护理中的作用 】

1. 母婴保健组织　母婴的健康状况在反映其本身的健康问题、社会人群的整体健康水平的同时,也反映整个国家的政治、经济、文化的整体水平,母婴保健直接关系到社会和家庭的稳定、儿童的生存与发展。我国于 1994 年颁布了母婴保健法律,并逐步完善了相关的母婴保健法规和部门规章,用于规范从事母婴保健人员的资格和服务标准,这对母婴的健康起到了保障作用。

2. 母婴服务人员的规模　随着我国经济水平的提高,人们对母婴的重视度也逐渐地增强,顺应这一需求,母婴护理成为了一门专科,母婴服务也越来越完善。妇产医院作为最专业母婴服务机构,开展了孕前、产前、产时、产后的全面服务,有效地降低了母婴孕育过程中的危险因素对母婴健康的影响,同时各社区服务中心也开展了对于母婴的保健工作,使母婴的保健更加地便利、可及,母婴服务的人员规模为母婴服务奠定了基础。

【 护士在母婴护理中的作用 】

母婴护理与其他专科护理存在着较明显的差异,具有相当的独立性和自主性。妇女进入妊娠期以后,虽然其生理、心理都发生了明显的变化,但基本上属于健康的状态,被视为人生正常的特殊生理阶段。因此,对于正常的孕妇来说,整个妊娠期间无须住院,即使因分娩而住院也仅仅是很短暂的时间,其后的产褥期也主要在家庭度过,由产妇自己和家属对产妇和新生儿进行照顾。

随着"以家庭为中心"的母婴护理以及产时服务新模式的不断发展,护士的角色和功能已经发生了很大的变化,护理的对象不再只是孕妇、产妇或新生儿,而是扩展到了他们的整个家庭。这就要求护士除提供日常活动方面的照顾外,更为重要的是为"家庭"提供教育和咨询服务,向家属传授有关孕产妇、新生儿护理的知识和技能,帮助他们尽快接纳新生儿,承担起适应家庭新角色的任务。产时服务新模式要求产科护士不但是知识丰富、技术过硬的服务者和信息提供者,还应是友善的陪伴者和支持者。同时,孕前保健、孕期保健、分娩新模式、产后家庭访视等项目的开展,也为高学历的母婴护理人员搭建了一个职业发展的平台。因此,护士在整个母婴护理过程中扮演参与者、协助者、教育者、咨询者、指导者等多重角色。

【 母婴护理的范畴、学习目的和方法 】

母婴护理学的研究对象为孕产妇、新生儿及其家属。内容包括妊娠期妇女的护理、分娩期妇女的护理、产褥期妇女的护理、计划生育妇女的护理、新生儿的护理等。学习母婴护理学的目的在于掌握相关的基础理论和技术,为服务对象提供科学的自我保健知识,维持和促进其健康状态;为患者缓解和解除痛苦,帮助他们尽快康复,并获得生活自理能力。

Note:

母婴护理学虽与其他学科存在一定差异,但要学好这门学科必须具备扎实的医学基础知识和社会人文学科知识以及护理学基础、内科护理学、外科护理学等知识。母婴护理学还是一门实践性很强的学科,在学习过程中必须理论联系实际,充分重视临床见习、实习的作用,应用所学理论知识指导临床实践,并在临床实践过程中理解和发展这些理论。

(莫洁玲)

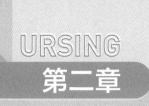

第二章

女性生殖系统解剖与生理

02章 数字内容

学 习 目 标

知识目标：

1. 掌握　女性内、外生殖器官解剖、组织特点及功能；雌、孕激素的生理作用；月经的定义及月经周期的调节机制，子宫内膜在卵巢激素调节下发生的周期性变化。

2. 熟悉　骨盆及骨盆底的解剖特点及功能；子宫韧带的位置、作用；女性生殖器官的邻近器官及临床意义；正常月经的临床表现；卵巢的周期性变化；宫颈黏液、阴道黏膜及输卵管在卵巢激素调节下的周期性变化。

3. 了解　盆腔血管、淋巴及神经的分布；女性一生各阶段的生理特点。

能力目标：

运用所学知识为孕产妇进行护理操作和健康宣教。

素质目标：

尊重关心孕产妇，注意保护其隐私。

------- 导入案例 -------

某女,30 岁,已婚,G₂P₁,平时月经规律,月经周期 30d,经期 4d。现停经 50d,临床诊断为"输卵管异位妊娠"。

请思考:

1. 对此妇女应如何推算其排卵的日期?

2. 询问此病人的月经史,还应问哪些内容?

3. 若此病人发生异位妊娠破裂,应选择哪个部位进行诊断性穿刺?为什么?

第一节　女性生殖系统解剖

女性生殖系统(female reproductive system)以骨盆为中心,主要由内、外生殖器官构成。内生殖器位于骨盆腔中,周围由韧带及骨盆底组织支托,与血管、神经及淋巴有密切联系,外生殖器显露于骨盆外。

【骨盆】

骨盆(pelvis)由骨骼、关节和韧带构成,是左右对称的空腔结构,内生殖器位于其中。女性骨盆除了具有传导重力、支持躯干和保护盆腔脏器等功能外,也是胎儿经阴道分娩必经的骨性通道,其大小、形状对分娩有直接影响。

(一) 骨盆的组成

1. 骨骼　骨盆由 1 块骶骨(os sacrum)、1 块尾骨(os coccyx)及左右 2 块髋骨(os coxae)组成。每块髋骨又由髂骨(os ilium)、耻骨(os pubis)和坐骨(os ischium)融合而成(图 2-1)。

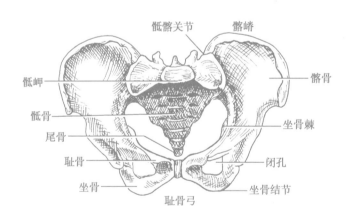

图 2-1　正常女性骨盆(前上观)

2. 关节　①耻骨联合(pubic symphysis):为两耻骨之间的纤维软骨;②骶髂关节(sacroiliac joint):骶骨与髂骨之间的连接处;③骶尾关节(sacrococcygeal joint):连接骶骨与尾骨,有一定的活动度。

3. 韧带　连接骨盆各部之间的韧带中,有两对重要的韧带,为骶结节韧带和骶棘韧带。

(1) 骶结节韧带(sacrotuberous ligament):骶骨、尾骨与坐骨结节之间的韧带。

(2) 骶棘韧带(sacrospinous ligament):骶骨、尾骨与坐骨棘之间的韧带,其宽度称坐骨切迹宽度,是判断中骨盆是否狭窄的重要指标。

妊娠期受激素变化的影响,韧带可变松弛,关节之间的活动度略有增加,尤其骶尾关节的活动增加有利于胎儿的娩出，但少数孕妇在妊娠后期可能因为耻骨联合的分离造成疼痛。

（二）骨盆的分界

骨盆以髂耻线，即耻骨联合上缘、髂耻缘、骶岬上缘的连线为界，分界线以上部分为假骨盆（又称大骨盆），分界线以下部分为真骨盆（又称小骨盆）。①假骨盆：为腹腔的一部分，其前方为腹壁下部、两侧为髂骨翼，其后方为第5腰椎。假骨盆与产道没有直接关系，但是临床上可以通过直接测量假骨盆的某些径线间接了解真骨盆的大小；②真骨盆：又称骨产道（bony birth canal），是阴道分娩中胎儿必须经过的通道，各径线的大小决定胎儿能否通过阴道分娩。真骨盆有上、下两口，即骨盆入口与骨盆出口，两口之间为骨盆腔。骨盆腔的后壁是骶骨与尾骨，两侧为坐骨、坐骨棘和骶棘韧带，前壁为耻骨联合和耻骨支。

（三）骨盆的标记

1. **骶岬**（promontory）　第一骶椎向前突出形成，它是测量真骨盆前后径的重要骨点。

2. **坐骨棘**（ischial spine）　坐骨后缘中点突出的部分，临床上可以经肛诊或阴道检查触摸到，是分娩时胎先露下降程度的重要标志，左右两个坐骨棘之间的距离（坐骨棘间径）为中骨盆平面的横径。

3. **耻骨弓**（arcus pubis）　耻骨两降支的前部相连构成，正常角度90°~100°，耻骨弓角度大小影响骨盆的出口。

（四）骨盆的平面

一般将骨盆的入口和出口平面之间的骨盆腔人为地分为三个与分娩有关的假想平面：①骨盆入口平面：为真假骨盆的交界面，呈横椭圆形、前为耻骨联合上缘，两侧为髂耻缘，后为骶岬上缘；②中骨盆平面：是骨盆最狭窄的平面，多呈纵椭圆形，其前为耻骨联合下缘，两侧为坐骨棘，后为骶骨下端；③出口平面：由两个不同平面的三角形组成。坐骨结节间径为前后两个三角形共同的底边，前三角的顶端为耻骨联合下缘，后三角的顶端是骶尾关节。

（五）骨盆的类型

根据骨盆形状（按 Callwell 与 Moloy 分类），分为4种类型（图2-2）。骨盆的类型可构成骨产道对分娩的影响。

1. **女型**（gynecoid type）　骨盆入口呈横椭圆形，髂骨翼宽而浅，入口横径较前后径稍长，耻骨弓较宽，两侧坐骨棘间径≥10cm。最常见，为女性正常骨盆，在我国妇女骨盆类型中占52%~58.9%。

2. **扁平型**（platypelloid type）　骨盆入口平面横径大于前后径，呈扁椭圆形。耻骨弓宽，骶骨失去正常弯度，变直向后翘或呈深弧形，故骨盆腔浅。在我国妇女中较常见，占23.2%~29%。

3. **类人猿型**（anthropoid type）　骨盆入口平面呈纵椭圆形，入口前后径大于横径。骨盆两侧壁稍内聚，坐骨棘较突出，坐骨切迹较宽，耻骨弓较窄，骶骨向后倾斜，故骨盆前部较窄而后部较宽。骶骨往往有6节，故较其他型深。在我国妇女骨盆类型中占14.2%~18%。

4. **男型**（android type）　骨盆入口略呈三角形，两侧壁内聚，坐骨棘突出，耻骨弓较窄，坐骨切迹窄，呈高弓形，骶骨较直而前倾，致出口后矢状径较短。骨盆腔呈漏斗形，容易造成难产。较少见，在我国妇女骨盆类型中占1%~3.7%。

上述4种骨盆类型只是理论上归类，临床上多见混合型骨盆。骨盆的形态、大小除有种族差异外，其生长发育还受遗传、营养及性激素的影响。

【骨盆底】

骨盆底（pelvic floor）由多层肌肉和筋膜组成，使骨盆出口封闭，盆底肌肉群、筋膜、韧带及其神经构成了复杂的盆底支持系统，维持子宫、膀胱和直肠等脏器的正常生理位置。若骨盆底的结构和功能发生异常，可影响盆腔脏器的位置与功能，甚至导致分娩障碍，而分娩亦可不同程度地损伤骨盆底组织或影响其功能。

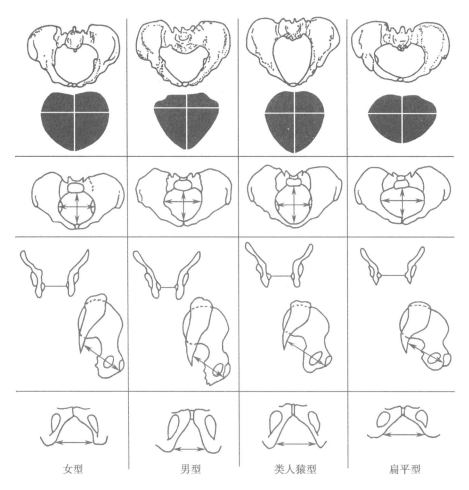

女型　　　　男型　　　　类人猿型　　　　扁平型

图 2-2　骨盆的 4 种基本类型及各部比较

　　骨盆底前方为耻骨联合和耻骨弓,后方为尾骨尖,两侧为耻骨降支、坐骨升支和坐骨结节。两侧坐骨结节前缘的连线将骨盆底分为前后两个三角区:前三角区为尿生殖三角,向后下倾斜,有尿道和阴道通过;后三角区为肛门三角,向前下倾斜,有直肠通过。骨盆底由外向内分为 3 层。

　　1. **外层**　即浅层筋膜与肌肉。在外生殖器、会阴皮肤及皮下组织的下面为会阴浅筋膜,它的深面由 3 对肌肉及一块括约肌组成盆底浅肌肉层,各肌肉的肌腱会合于阴道外口与肛门之间,形成中心腱,其主要结构:①球海绵体肌,位于阴道两侧,覆盖在前庭球及前庭大腺上方,向后与肛门外括约肌相互交织。此肌收缩时能紧缩阴道,又称阴道括约肌;②坐骨海绵体肌,从坐骨结节沿坐骨与耻骨向上,集合于阴蒂海绵体;③会阴浅横肌,自两侧坐骨结节内侧向会阴中心腱汇合;④肛门外括约肌,是围绕肛门的环形肌束,前端汇合于中心腱,有紧缩肛门的作用(图 2-3)。

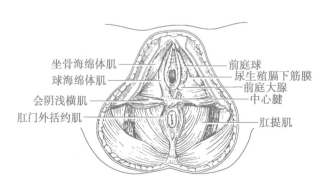

图 2-3　骨盆底浅层的肌肉及筋膜

2. **中层**　即尿生殖膈(urogenital diaphragm)。由上、下两层坚韧的筋膜及其间的一对会阴深横肌和尿道括约肌组成,覆盖于骨盆出口前部的三角形平面上,亦称为三角韧带,其中有尿道与阴道穿过。会阴深横肌自坐骨结节内侧伸展至会阴中心腱处,尿道括约肌环绕尿道,控制排尿(图 2-4)。

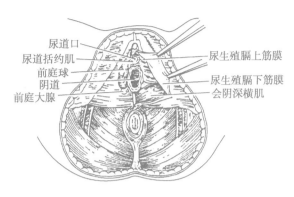

图 2-4　骨盆底中层的肌肉及筋膜

3. **内层**　亦称为盆膈(pelvic diaphragm)。是骨盆底最内层的坚韧组织,由肛提肌、尾骨肌及内、外面两层筋膜组成,由前向后有尿道、阴道及直肠穿过。

肛提肌(levator ani muscle):是位于骨盆底的成对的扁阔肌,向下、向内合成漏斗形,是构成骨盆底的主要部分。每侧肛提肌由前内向后外由 3 部分组成:耻尾肌、髂尾肌和坐尾肌(图 2-5)。在骨盆底所有的肌肉中,肛提肌对骨盆底起最重要的作用,肛提肌的肌纤维在阴道和直肠周围交织,可加强肛门与阴道括约肌的作用。

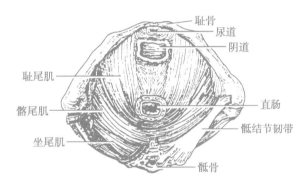

图 2-5　骨盆底内层的肌肉

4. **会阴(perineum)**　有广义和狭义两个概念。广义的会阴是指封闭骨盆出口的所有软组织,前为耻骨联合下缘,后为尾骨尖,两侧为耻骨降支、坐骨升支、坐骨结节和骶结节韧带。狭义的会阴,是指阴道口与肛门之间楔形软组织,又称会阴体(perineal body),厚 3~4cm,由表及里为皮肤、皮下脂肪、筋膜、部分肛提肌和会阴中心腱。妊娠后期会阴组织变软,伸展性很大,有利于分娩。分娩时应保护会阴,以防止裂伤。

【外生殖器】

女性外生殖器(external genitalia)是生殖器官的外露部分,又称外阴(vulva)。前为耻骨联合,后为会阴,包括阴阜、大阴唇、小阴唇、阴蒂和阴道前庭(图 2-6)。

1. **阴阜(mons pubis)**　位于外阴的上部,为耻骨联合前面隆起的脂肪垫。青春期该部位皮肤开始生长阴毛,呈尖端向下的三角形分布,为女性第二性征之一,阴毛密度、粗细和色泽存在种族和个体差异。

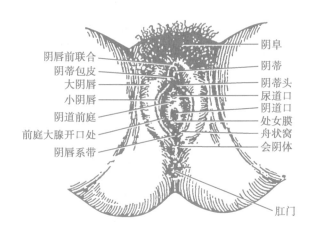

图 2-6 女性外生殖器

2. **大阴唇**（labium majus） 靠近两股内侧，是起自阴阜，止于会阴的一对隆起的皮肤皱襞。前端为子宫圆韧带的终点，后端在会阴体前融合形成阴唇后联合。大阴唇外侧面皮肤内有皮脂腺和汗腺，青春期开始长出阴毛；内侧面湿润似黏膜。大阴唇皮下组织疏松，有丰富的血管、神经和淋巴管，创伤时容易形成血肿。未产女性两侧大阴唇自然合拢，遮盖阴道口和尿道口；经产妇经阴道分娩后大阴唇向两侧分开；绝经后妇女大阴唇呈萎缩状，阴毛稀少。

3. **小阴唇**（labium minus） 位于大阴唇内侧的一对薄皱襞，表面湿润、色褐、无毛、神经末梢丰富，极敏感。两侧小阴唇前端相互融合，再分为前后两叶包绕阴蒂，前叶形成阴蒂包皮，后叶形成阴唇系带。小阴唇后端与大阴唇的后端会合，在正中线形成一条横皱襞，称为阴唇系带，经产妇受分娩影响此系带亦不明显。

4. **阴蒂**（clitoris） 两侧小阴唇顶端的联合处形成阴蒂，此处神经末梢丰富，极敏感。阴蒂组织类似男性阴茎的海绵体，有勃起性。

5. **阴道前庭**（vaginal vestibule） 两小阴唇之间的菱形区域，前为阴蒂，后为阴唇系带。阴道口与阴唇系带之间有一浅窝，称为舟状窝（又称阴道前庭窝），此窝分娩后常因会阴撕裂而消失。在此区域内有以下各结构：

（1）前庭球（vestibular bulb）：又称球海绵体，位于前庭两侧，由具有勃起性的静脉丛构成。其前部与阴蒂相接，后部与前庭大腺相邻，表面为球海绵体肌覆盖。

（2）前庭大腺（major vestibular gland）：又称巴多林腺（Bartholin gland），位于大阴唇后部，也为球海绵体肌所覆盖，如黄豆大，左右各一。腺管细长（1~2cm），开口于前庭后方小阴唇与处女膜之间的沟内。性兴奋时可分泌黄色黏液润滑阴道。正常情况下不能触及此腺，若腺管口闭塞，可形成前庭大腺囊肿或脓肿，则能看到或触及。

（3）尿道口（external orifice of urethra）：位于阴蒂头的后下方及前庭的前部，略呈圆形。其后壁上有一对并列的腺体为尿道旁腺，其分泌物有润滑尿道口作用。但此腺常为细菌潜伏处。

（4）阴道口（vaginal orifice）及处女膜（hymen）：阴道口位于尿道口下方的前庭后部。阴道口周缘覆有一层较薄黏膜，称为处女膜，内含结缔组织、血管及神经末梢，多在中央有一孔，圆形或新月形，少数呈筛状或伞状。处女膜的厚薄及孔的形状、大小因人而异。处女膜可因性交或剧烈运动而破裂，阴道分娩后进一步破损，仅留处女膜痕。

【内生殖器】

女性内生殖器（internal genitalia）位于真骨盆内，包括阴道、子宫、输卵管和卵巢，后两者称为子宫附件（uterine adnexa）（图 2-7）。

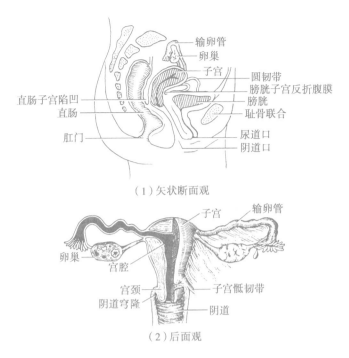

（1）矢状断面观

（2）后面观

图2-7　女性内生殖器

（一）阴道

阴道（vagina）是性交器官，也是月经血排出和胎儿娩出的通道。

1. 解剖结构　阴道上宽下窄，前壁长7~9cm，与膀胱和尿道相邻，后壁长10~12cm，与直肠紧贴。阴道上端包绕宫颈，下端开口于阴道前庭后部。环绕宫颈周围的部分称为阴道穹隆（vaginal fornix），分为前、后、左、右4个部分，其中后穹隆最深，其顶端与盆腔最低的直肠子宫陷凹紧密相邻，经阴道后穹隆进行腹腔内穿刺或引流，是临床诊断和治疗某些疾病的重要手段。

2. 组织结构　阴道壁自内向外由黏膜、肌层和纤维组织膜构成。阴道黏膜由复层扁平上皮覆盖，无腺体，受性激素影响呈周期性变化。生育年龄女性阴道富含横纹皱襞和弹力纤维，伸展性较大，有利于分娩；幼女和绝经后女性因卵巢功能低下，阴道皱襞少，阴道黏膜上皮薄，伸展性差，易受创伤及感染。阴道壁富含静脉丛，损伤后易出血或形成血肿。

（二）子宫

子宫（uterus）是女性产生月经、孕育胚胎及胎儿的空腔器官。

1. 位置　子宫位于盆腔中央，前为膀胱，后为直肠。下端接阴道，两侧有输卵管和卵巢。宫颈下端处于坐骨棘水平稍上方。当膀胱空虚时，成人子宫的正常位置呈轻度前倾前屈位。

2. 形态　成人子宫呈倒置的梨形，上宽下窄，表面光滑，重50~70g，长7~8cm，宽4~5cm，厚2~3cm，宫腔容量5ml。子宫上部较宽，称为子宫体（uterine body），其上端钝圆、隆突的部分称子宫底（fundus of uterus）；子宫底两侧为子宫角（horn of uterus），与输卵管相通；子宫下部较窄呈圆柱状，称子宫颈（cervix of uterus）。成年女性子宫体与子宫颈的比例为2∶1；婴儿为1∶2。子宫体与子宫颈之间相连接的部位最狭窄，称为子宫峡部（isthmus of uterus），在非孕期长约1cm（图2-8）。子宫峡部的上端因在解剖上较狭窄又称为解剖学内口，下端因黏膜组织在此处由子宫腔内膜转变为子宫颈黏膜，又称组织学内口。妊娠期子宫峡部逐渐伸展变长，妊娠末期可达7~10cm，形成子宫下段。子宫颈内腔呈梭形，称为子宫颈管（cervical canal），成年人宫颈管长2.5~3cm，下端为宫颈外口，宫颈下端伸入阴道内的部分称宫颈阴道部，阴道以上的部分称为宫颈阴道上部。未产妇的子宫颈外口为圆形，经产妇宫颈外口由于分娩的影响而形成横裂，呈"一"字形。

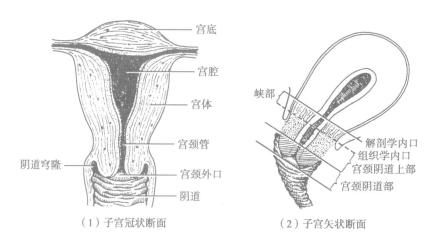

（1）子宫冠状断面　　　　　（2）子宫矢状断面

图 2-8　子宫各部

3. **组织结构**　子宫体和子宫颈的结构不同。

（1）子宫体：子宫体壁由 3 层组织构成，由内向外可分为子宫黏膜层、肌层、浆膜层。

1）黏膜层：即子宫内膜，子宫内膜从青春期开始受卵巢激素影响，其表面 2/3 能发生周期性变化，称为功能层；靠近子宫基层的 1/3 内膜无周期性变化，称为基底层。月经期功能层脱落以后由基底层修复。

2）肌层：为子宫最厚的一层，非孕时厚约 0.8cm，由大量平滑肌组织和少量弹性纤维、胶原纤维组成。肌束纵横交错如网状，大致分为 3 层：外层多纵行，内层环行，中层交叉排列，具有很强的伸展和收缩能力。肌层中含血管，子宫收缩时血管被压迫，能有效制止子宫出血。

3）浆膜层：位于子宫的表面，为覆盖宫体底部及前后面的脏腹膜，与肌层紧贴，前面在子宫峡部处向前返折覆盖膀胱，形成膀胱子宫陷凹；后面向下延伸覆盖直肠，形成直肠子宫陷凹（rectouterine pouch），亦称道格拉斯陷凹，为盆、腹腔最低部位。

（2）子宫颈：主要由结缔组织构成，含少量的平滑肌纤维、血管及弹力纤维。宫颈管黏膜为单层高柱状上皮，黏膜内腺体能分泌碱性黏液，形成宫颈管内的黏液栓，堵塞宫颈管。宫颈阴道部由复层鳞状上皮覆盖，表面光滑。在子宫颈外口柱状上皮与鳞状上皮交界处是子宫颈癌的好发部位。

4. **子宫的韧带**　包括圆韧带、阔韧带、主韧带和宫骶韧带 4 对（图 2-9），各韧带在维持子宫于盆腔内的正常位置中起到重要作用。

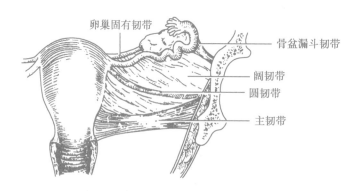

图 2-9　子宫各韧带（前面观）

（1）圆韧带（round ligament）：起于两侧子宫角的前面，输卵管起点下方，向前达骨盆侧壁，穿越腹股沟管终止于大阴唇前端，维持子宫前倾的位置。

（2）阔韧带（broad ligament）：是子宫浆膜层在子宫体两侧向骨盆壁的延伸，分前后两层，状似翼形。

Note：

维持子宫处于骨盆腔的正中位置。阔韧带上缘内侧 2/3 包裹输卵管,外侧 1/3 自输卵管伞端延伸至盆壁,称为骨盆漏斗韧带或卵巢悬韧带,卵巢动静脉由此穿行。卵巢内侧与子宫角之间的阔韧带稍增厚,称为卵巢固有韧带或卵巢韧带。在子宫颈与子宫体两侧的阔韧带内有大量疏松结缔组织,其中有丰富的血管、淋巴管和神经。子宫动、静脉和输尿管均从阔韧带基底部穿过。

（3）主韧带（cardinal ligament）:位于阔韧带下部,横行于子宫颈和骨盆侧壁之间,故又称宫颈横韧带,是固定子宫颈位置,防止子宫脱垂的重要韧带。

（4）子宫骶韧带（uterosacral ligament）:起自子宫体和子宫颈交界处后面上侧方,向两侧绕过直肠达第 2、3 骶椎前面的筋膜,将子宫颈向后上牵引,保持子宫前倾的位置。

（三）输卵管

输卵管（fallopian tube）是一对细长而弯曲的管道,全长 8~14cm,近端与子宫角相连,远端游离。输卵管是精子和卵子相遇的场所,也是受精卵被输送到子宫腔的通道,由近及远可将输卵管分为 4 部分（图 2-10）:①间质部（interstitial portion），位于子宫角的肌壁内,长约 1cm;②峡部（isthmic portion），在间质部外侧,是管腔较狭窄的部分,长 2~3cm;③壶腹部（ampulla portion），在峡部外侧,管腔较宽大,长 5~8cm,是正常情况下精子和卵子相遇受精的部位;④伞部（fimbrial portion），是输卵管的末端,长 1~1.5cm,开口游离于腹腔,有"拾卵"作用（图 2-10）。

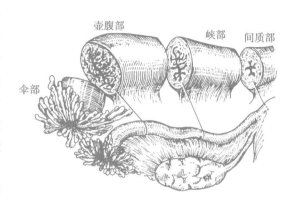

图 2-10　输卵管各部及其横断面

输卵管分为三层:外层为浆膜层;中层为平滑肌,当肌肉收缩时,产生节律性蠕动;内层为黏膜层,为单层高柱状上皮,部分上皮细胞有纤毛,纤毛摆动和输卵管肌肉蠕动均朝子宫腔方向,有输送受精卵的作用。

（四）卵巢

卵巢（ovary）是一对扁椭圆形的性腺,是产生与排出卵子和分泌甾体激素的性器官。卵巢位于输卵管的后下方,外侧以骨盆漏斗韧带连于骨盆壁,内侧以卵巢固有韧带与子宫相连。卵巢系膜连接于阔韧带后叶,有血管与神经出入卵巢的部位称为卵巢门。卵巢的大小、形状随年龄大小而有差异,青春期前,卵巢表面光滑;青春期开始排卵后,表面逐渐凹凸不平;成年妇女的卵巢大小约 4cm×3cm×1cm,重 5~6g,呈灰白色;绝经后卵巢萎缩变小变硬。

卵巢表面无腹膜,由单层立方上皮覆盖,称为生发上皮。上皮的深面有一层致密纤维组织称卵巢白膜。再往内为卵巢实质,由皮质和髓质两部分构成,皮质在外层,由大小不等的各级发育卵泡、黄体和它们退化形成的残余结构及间质组织组成;髓质在中央,无卵泡,含疏松结缔组织和丰富的血管、淋巴管和神经等（图 2-11）。

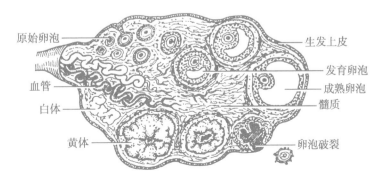

图 2-11　卵巢的构造模式图

【血管、淋巴及神经】

(一) 血管

1. 动脉　女性内、外生殖器官的血液供应主要来自卵巢动脉、子宫动脉、阴道动脉及阴部内动脉。除卵巢动脉外,其余的动脉均来自髂内动脉(图 2-12)。

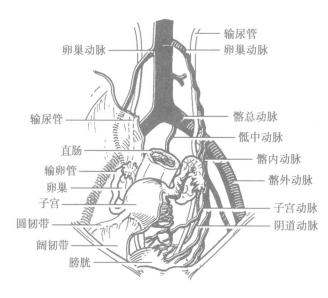

图 2-12　**女性盆腔动脉**

(1) 卵巢动脉:来自腹主动脉分支,沿腰大肌前下行至盆腔,跨越输尿管与髂总动脉下段进入卵巢内,供应卵巢和输卵管,其末梢在宫角旁与子宫动脉卵巢支相吻合。

(2) 子宫动脉:为髂内动脉前干分支,在腹膜后沿骨盆壁向下向前行,穿越阔韧带基底部及宫旁到达子宫外侧,距宫颈内口水平约 2cm 处横跨输尿管至子宫侧缘,此后分为上、下两支,上支为主支,沿子宫侧壁迂曲向上行称为子宫体支,至子宫角处又分为子宫底支、卵巢支、输卵管支;下支向下行分布于子宫颈及阴道上部,称为子宫颈 - 阴道支。

(3) 阴道动脉:为髂内动脉前干分支,有许多小分支分布于阴道中下段前后面、膀胱顶及膀胱颈。阴道动脉与子宫动脉阴道支和阴部内动脉分支相吻合。阴道上段由子宫动脉宫颈 - 阴道支供应,而中段由阴道动脉供应,下段主要由阴部内动脉和痔中动脉供应。

(4) 阴部内动脉:为髂内动脉前干终支,经坐骨大孔的梨状肌下孔穿出骨盆腔,绕过坐骨棘背面,再经坐骨小孔到达坐骨肛门窝,并分出 4 支:①痔下动脉,供应直肠下段及肛门部;②会阴动脉,分布于会阴浅部;③阴唇动脉,分布于大、小阴唇;④阴蒂动脉,分布于阴蒂及阴道前庭球。

2. 静脉　盆腔静脉均与同名动脉伴行,并在相应器官及其周围形成相互吻合的静脉丛,因此盆腔感染易于通过血管蔓延扩散。卵巢静脉出卵巢门后形成静脉丛,与同名动脉伴行,右侧汇入下腔静脉,左侧汇入左肾静脉,故左侧盆腔静脉曲张较多见。

(二) 淋巴

女性内外生殖器官和盆腔组织具有丰富的淋巴系统,淋巴结一般沿相应的血管排列,其数目、大小和位置均不恒定,主要分为外生殖器淋巴与盆腔淋巴两组。外生殖器淋巴组织包括腹股沟浅淋巴结和腹股沟深淋巴结;盆腔淋巴组织包括髂淋巴组、骶前淋巴组和腰淋巴组。当内、外生殖器发生感染或恶性肿瘤时,往往沿回流的淋巴管转移,导致相应部位淋巴结肿大(图 2-13)。

(三) 神经

1. 支配外生殖器的神经　外阴部神经主要由阴部神经支配,由第 2~4 骶神经分支组成,含感觉和运动神经纤维。外阴部神经在坐骨结节内侧下方分成3支,即会阴神经、阴蒂背神经及肛门神经(又称痔下神经),分布于会阴、阴唇、阴蒂和肛门周围。

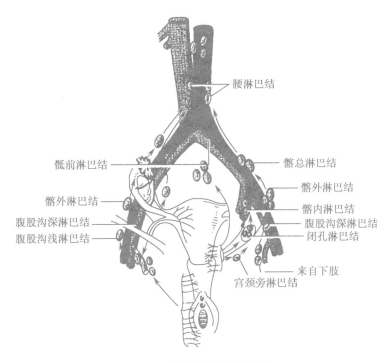

图 2-13　**女性生殖器淋巴流向**

　　2. 支配内生殖器的神经　　主要由交感神经与副交感神经支配。交感神经纤维自腹主动脉前神经丛分出,下行入盆腔分为两部分:①卵巢神经丛,分布于卵巢和输卵管;②骶前神经丛,大部分在宫颈旁形成骨盆神经丛,分布于宫体、宫颈、膀胱上部等。骶前神经丛中有来自第 2~4 骶神经的副交感神经纤维,并含有向心传导的感觉神经纤维(图 2-14)。而子宫平滑肌有自主节律活动,完全切除其神经后仍有节律性收缩,还能完成分娩活动。临床上可见低位截瘫的产妇仍能顺利自然分娩。

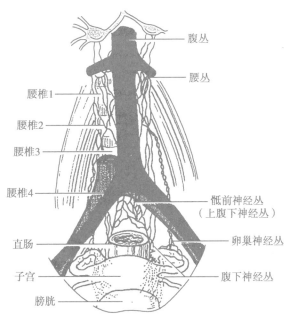

图 2-14　**女性内生殖器神经**

Note:

【邻近器官】

女性生殖器官与盆腔内其他器官相邻,血管、神经、淋巴也相互密切联系。在疾病的临床诊疗和护理方面相互影响。主要的邻近器官有:

1. **尿道(urethra)**　为一肌性管道,从膀胱三角尖端开始,穿过泌尿生殖膈,止于阴道前庭部的尿道外口,长 4~5cm,直径约 0.6cm。由于女性尿道短而直,且尿道与阴道均开口在前庭区域,故容易发生泌尿系统感染。

2. **膀胱(urinary bladder)**　囊状肌性器官,排空的膀胱为锥体形,位于耻骨联合之后,子宫之前。膀胱充盈时可凸向盆腔甚至腹腔,膀胱空虚时全部位于盆腔内。前腹壁下部腹膜覆盖膀胱顶,向后移行达子宫前壁,两者之间形成膀胱子宫陷凹。由于膀胱充盈时妨碍盆腔检查,并易造成误诊;在妇科腹部手术中易被误伤,故妇产科检查及手术前必须排空膀胱。

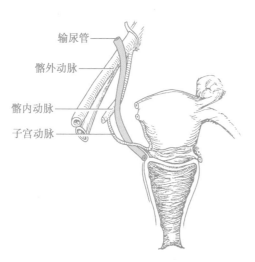

输尿管
髂外动脉
髂内动脉
子宫动脉

图 2-15　输尿管与子宫动脉的关系

3. **输尿管(ureter)**　是肾盂与膀胱之间的一对肌性索状管道,从肾盂开始下行,进入膀胱之前,在子宫颈外侧约 2cm 处的子宫动、静脉下方与之交叉,子宫手术中应特别注意避免伤及输尿管(图 2-15)。

4. **直肠(rectum)**　前为子宫及阴道,后为骶骨,上接乙状结肠,下连肛管,全长 10~14cm。腹膜于直肠中段折向前上方,覆盖于子宫颈及子宫的后壁,形成直肠子宫陷凹,是人体最低的部位,腹腔液体容易积聚于此,盆腔的肿瘤也易转移至该处。肛管长为 2~3cm,周围有肛提肌及肛门内、外括约肌,而肛门外括约肌为骨盆底浅层肌的一部分。因此,妇科手术及产科分娩处理时应注意避免损伤肛管、直肠。

5. **阑尾(vermiform appendix)**　上接盲肠,长 7~9cm,通常位于右髂窝内。其位置、长短、粗细变化较大,有的下端可达到右侧输卵管及卵巢部位,而妊娠期阑尾位置因子宫的增大而向上、向外移位,妇女患阑尾炎时可波及子宫附件,在诊断与鉴别诊断时应特别注意。

第二节　女性生殖系统生理

女性从出生以后,各系统在不同时期具有不同的生理特点,其中以生殖系统的生理变化最明显。了解生殖系统的生理特点,对认识和理解女性的生理功能及进行相应的护理具有重要指导意义。

【女性一生各阶段的生理特点】

女性从胎儿形成到衰老是一个循序渐进的生理过程,也是下丘脑 - 垂体 - 卵巢轴功能发育、成熟、衰退的过程。妇女一生根据其特点可分为 7 个阶段,各阶段之间并没有截然界限,可因为环境、营养、遗传等因素的影响具有个体差异。

1. **胎儿期(fetal period)**　是指从受精卵形成至胎儿娩出。受精卵是由来源于父系和母系的 23对(46 条)染色体组成新的个体,其中 1 对性染色体决定性别,XX 的合子发育成为女性,XY 合子发育成男性。胚胎 6 周后原始性腺开始分化。女性胚胎在 8~10 周性腺组织出现卵巢的结构。卵巢形成后,因无雄激素和中肾管抑制因子,致使中肾管退化,两条副中肾管发育成女性生殖道。

2. **新生儿期(neonatal period)**　出生后 4 周内的一段时期。此期女婴由于受胎盘及母体卵巢产生的女性激素影响,可有乳房略隆起或少许泌乳、少量阴道出血等生理特点,短期内可自然消退。

Note:

3. **儿童期**(childhood)　从出生后 4 周到 12 岁。此期在 8 岁以前主要表现为女童的身体发育，而生殖器官为幼稚型，抗感染的能力弱，容易患生殖道炎症。8 岁以后在卵巢激素的刺激下生殖器官开始逐渐发育。

4. **青春期**(adolescence or puberty)　指由儿童期向性成熟期的转变期，是生殖器、内分泌、体格、心理等逐渐发育成熟的过程，世界卫生组织(WHO)规定青春期为 10~19 岁。青春期发动通常始于 8~10 岁，发动的时间主要取决于遗传因素主要的特点：①生长加速，青春期是人体迅速生长发育的关键时期，由于雌激素、生长激素和胰岛素样生长因子 - Ⅰ分泌增加，11~12 岁青春期少女体格生长呈直线加速，平均每年生长 9cm，月经初潮后生长减缓。②第一性征，即生殖器官的发育。在下丘脑及垂体促性腺激素作用下，卵巢逐渐发育并分泌性激素，从而使女性的内、外生殖器官进一步发育，表现为阴阜隆起、大小阴唇变厚变大、子宫增大。③第二性征，指除生殖器官以外的其他女性特征。主要有音调变高、乳房发育、出现腋毛及阴毛、胸部和肩部皮下脂肪增多、出现女性体态等，其中乳房萌发是女性第二性征的最初特征。④月经来潮，随着卵巢的发育，性激素水平逐渐上升，当达到一定高度而下降时，引起子宫出血即月经来潮。女性第一次月经叫初潮，是青春期的一个重要标志。由于青春期卵巢功能尚不健全，初潮开始几年月经周期多无规律，经过 2~4 年建立周期性排卵后月经逐渐正常。

5. **性成熟期**(sexual maturity)　又称生育期，从 18 岁开始持续约 30 年。此期是卵巢的生殖和内分泌功能最旺盛的阶段，生殖器官以及乳房在卵巢分泌的性激素作用下发生周期性变化。由于生殖功能旺盛，应当特别做好月经期、妊娠期、分娩期、哺乳期和计划生育的知识宣传与保健。

6. **绝经过渡期**(menopausal transition period)　指从开始出现绝经趋势直至最后一次月经的时期，可始于 40 岁，历时短至 1~2 年，长至 10~20 年。女性月经永久性停止称为绝经(menopause)。我国妇女平均绝经年龄 49.5 岁，80% 为 44~54 岁。WHO 将卵巢功能开始衰退直至绝经后 1 年内的时期称为围绝经期(perimenopausal period)。此期由于卵巢功能逐渐衰退，卵泡数明显减少且易发生卵泡发育不全，因而月经不规律，常出现无排卵性月经。由于卵巢激素水平下降，女性可出现潮热、出汗、失眠、烦躁以及情绪不稳定等自主神经功能紊乱症状，称为围绝经期综合征。

7. **绝经后期**(postmenopausal period)　指绝经以后的整个生命时期。在早期阶段，虽然卵巢停止分泌雌激素，但卵巢间质仍能分泌少量雄激素，后者在外周转化为雌酮，是循环中的主要雌激素。一般在 60 岁后，女性机体逐渐老化，进入老年期(senility)，此期卵巢功能已完全衰竭，雌激素水平不足以维持女性的第二性征，生殖器官进一步萎缩老化；容易出现感染而发生老年性阴道炎；由于骨代谢功能减退，容易引起骨质疏松导致骨折。

【卵巢的功能及其周期性变化】

(一) 卵巢的功能

卵巢是女性的生殖和内分泌器官，具有产生并排出卵子和分泌性激素的功能。这种功能是女性能够繁衍后代并且维持其各种生理特点的基础。

(二) 卵巢的周期性变化

卵泡自胚胎形成后就进入自主发育和闭锁轨道，此过程不依赖于促性腺激素的刺激。出生时的卵泡约 200 万个，儿童期多数卵泡退化，到青春期时只剩下约 30 万个。从青春期开始到绝经前，卵巢在形态和功能上发生周期性变化，称为卵巢周期(ovarian cycle)(图 2-16)，其主要变化如下：

1. **卵泡的发育和成熟**　女性进入青春期后，卵泡自主发育至发育成熟的过程则依赖于促性腺激素的刺激。性成熟期女性卵巢每月发育 3~11 个卵泡，经过募集、选择，一般只有一个优势卵泡完全成熟，称成熟卵泡或格拉夫卵泡(Graafian follicle)。其余的卵泡在发育不同阶段通过细胞凋亡机制而自行退化，称为卵泡闭锁。妇女一生中仅有 400~500 个卵泡发育成熟并排卵。成熟卵泡直径可达 18~23mm，其结构从外向内依次为卵泡外膜、卵泡内膜、颗粒细胞、卵泡腔、卵丘、放射冠、透明带 (图 2-17)。

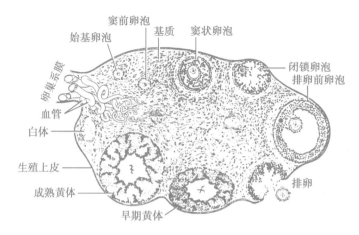

图 2-16　人类卵巢的生命周期

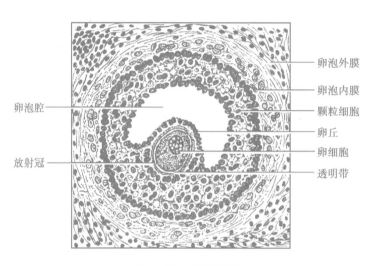

图 2-17　成熟卵泡

2. 排卵　随着卵泡的发育成熟,其逐渐向外部突出,当接近卵巢表面时卵泡破裂,卵细胞及其周围的卵丘颗粒细胞一起被排出卵巢,称为排卵(ovulation)。排卵一般发生在下次月经来潮前 14 日左右,一般两侧卵巢轮流排卵,卵细胞排出后由输卵管伞部捡拾进入输卵管。排卵前后是女性最容易受孕的时间。

3. 黄体形成及退化　排卵后卵泡液流出,卵泡腔内压力下降,残留的卵泡壁塌陷,血液流入腔内,卵泡壁细胞继续发育变黄形成黄体(corpus luteum),黄体的寿命平均为 14d。排卵后 7~8d 黄体的体积和功能达高峰,直径 1~2cm,外观黄色。若卵子未受精,排卵后 9~10d 黄体萎缩变小,逐渐由结缔组织所代替,组织纤维化,外观变白色,称为白体(corpus albicans)。黄体衰退后月经来潮,卵巢中又有卵泡发育,开始新的周期性变化。

(三) 卵巢分泌的性激素及其生理功能

卵巢分泌的性激素主要包括雌激素(estrogen)、孕激素(progestin)以及少量的雄激素(androgen),均为甾体激素(steroid hormone)。卵泡膜细胞和颗粒细胞为排卵前雌激素的主要来源,黄体细胞在排卵后分泌大量的孕激素和雌激素。雄激素(睾酮)主要由卵巢间质细胞和门细胞产生。

1. 雌激素　人体内主要雌激素有雌二醇(E_2)、雌酮(E_1)以及代谢产物雌三醇(E_3),主要生理功能:①子宫,促进子宫发育,使子宫肌层增厚,子宫收缩力增强,子宫对缩宫素的敏感性增加;使子宫内膜增生变厚;使宫颈口松弛、扩张,子宫颈黏液分泌增加,变得稀薄,易拉成丝状;②输卵管,促进输卵管的发育及分泌活动,增强输卵管蠕动,利于受精卵的输送;③卵巢,协同卵泡刺激素促进卵泡发育;

④阴道,促进阴道上皮的增生和角化,黏膜增厚,阴道酸度增加,使阴道的局部抵抗力增加;⑤乳房,促进乳腺腺管增生,乳头、乳晕着色,大量雌激素可抑制乳汁分泌;⑥代谢作用,促进水钠潴留及钙、磷的重吸收及其在骨质中沉积等;促进肝高密度脂蛋白合成,降低循环中胆固醇水平;⑦下丘脑和垂体,通过对下丘脑和垂体的正负反馈调节,控制促性腺激素分泌;⑧第二性征,促使女性第二性征发育。

2. 孕激素 人体内孕激素以孕酮为主,其代谢产物为孕二醇。主要生理功能:①子宫,使子宫肌肉松弛,降低妊娠子宫对缩宫素的敏感性,有利于胚胎和胎儿在子宫内生长发育;使子宫内膜由增生期转化为分泌期;使子宫颈黏液减少,拉丝度变短;②输卵管,抑制输卵管蠕动;③阴道,促进阴道上皮细胞脱落;④乳房,促进乳腺腺泡发育;⑤代谢作用,促进体内水钠排泄;⑥下丘脑和垂体,通过对下丘脑和垂体的负反馈调节,抑制促性腺激素分泌;⑦体温,兴奋体温调节中枢,升高体温,正常女性排卵后基础体温可升高 0.3~0.5℃,此特点可作为排卵的重要指标。

3. 雄激素 雄激素在人体内主要为睾酮。睾酮不仅是合成雌激素的前体,而且是维持女性正常生理功能的重要激素。①对女性生殖系统的影响:自青春期开始,雄激素分泌增加,促使阴蒂、阴唇和阴阜的发育,促进阴毛、腋毛的生长。但雄激素过多会对雌激素产生拮抗作用,如减缓子宫及其内膜的生长和增殖,抑制阴道上皮的增生和角化。长期使用雄激素,可出现男性化的表现。雄激素还与性欲有关。②对机体代谢功能的影响:雄激素能促进蛋白合成,促进肌肉生长,并刺激骨髓中红细胞的增生。在性成熟期前,促使长骨骨基质生长和钙的保留;性成熟后可导致骨骺的关闭,使生长停止。

【月经及月经期的临床表现】

(一)月经的定义

月经(menstruation)是指随着卵巢的周期性变化,子宫内膜出现有规律的脱落及出血的现象。月经第一次来潮,称为初潮(menarche),多在 13~14 岁之间,但可能早在 11 岁或迟至 16 岁,超过 16 岁而月经尚未来潮者应当引起临床重视。月经初潮发生的早晚受遗传、营养、体重、气候和环境等诸多因素的影响。近年来,月经初潮年龄有提前趋势。

(二)月经周期

随着卵巢的周期性变化,月经具有规律性。两次月经第 1 日的间隔时间称为月经周期(menstrual cycle),一般为 21~35d,平均 28d;一次月经持续的时间称月经期,一般为 2~8d,平均 3~5d。正常情况下,一次月经量 20~60ml,超过 80ml 为月经过多。每个女性的月经周期有自己的规律性,但这种规律有时也受到精神和神经因素的影响。规律月经周期的建立是女性生殖功能发育成熟的重要标志。

(三)月经血的特征

月经血通过阴道排出,呈暗红色,不凝固,其中除血液外,还有脱落的子宫内膜碎片、宫颈黏液以及脱落的阴道上皮细胞等。

(四)月经期症状

一般月经期无特殊症状,有些妇女经期可有下腹及腰骶部下坠感;恶心、呕吐、腹泻等胃肠道症状;也可有头痛、失眠、精神抑郁、易激动等神经系统的症状。

【月经周期的调节】

月经周期的调节主要通过下丘脑、垂体和卵巢之间的相互作用完成,称为下丘脑 - 垂体 - 卵巢轴(hypothalamic-pituitary-ovarian axis,HPO)。

(一)下丘脑

下丘脑是 HPO 的启动中心,主要通过产生促性腺激素释放激素(gonadotropin-releasing hormone,GnRH)调节月经周期,包括卵泡刺激素释放激素和黄体生成素释放激素两种。两者通过下丘脑与脑垂体之间的门静脉系统进入脑垂体,使之分泌相应激素影响卵巢的功能。

(二) 腺垂体

当腺垂体受到下丘脑分泌激素的刺激后,主要分泌 2 种促性腺激素和催乳素。①卵泡刺激素(follicle-stimulating hormone,FSH):能促进卵泡发育;②黄体生成素(luteinizing hormone,LH):能促进卵泡发育及排卵,促进黄体形成;③催乳素(prolactin,PRL):具有促进乳汁生成的功能,对产后哺乳起主要作用。

(三) 卵巢

在促性腺激素的作用下主要分泌雌激素和孕激素,保证女性的正常生理和生殖功能。同时卵巢分泌的性激素对于下丘脑和垂体激素的合成和分泌具有反馈调节作用,使下丘脑 - 垂体 - 卵巢轴之间形成平衡,而这种平衡的任何环节异常,都会引起女性内分泌功能失调(图 2-18)。

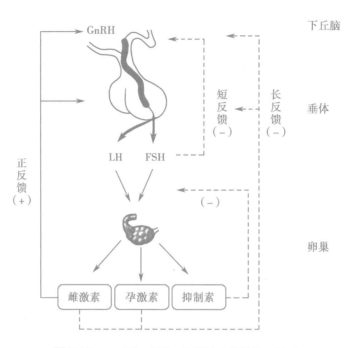

图 2-18　**下丘脑 - 垂体 - 卵巢轴之间的相互关系**

(四) 下丘脑 - 垂体 - 卵巢轴之间的相互调节

1. **卵泡期**　在一次月经周期的黄体萎缩后、月经来潮前,雌、孕激素降至最低,对下丘脑和垂体的抑制解除,下丘脑的神经细胞又开始分泌 GnRH,使垂体 FSH、LH 分泌增加,促进卵泡发育,分泌雌激素,子宫内膜发生增殖期变化。随着雌激素逐渐增加,其对下丘脑的负反馈增强,抑制下丘脑分泌GnRH,使垂体 FSH 分泌减少。随着卵泡逐渐发育,成熟卵泡分泌的雌激素达到 200pg/ml 以上,并持续 48h 以上,其对下丘脑和垂体产生正反馈作用,形成 LH 和 FSH 峰,促使成熟卵泡排卵。

2. **黄体期**　排卵后,LH 和 FSH 水平急剧下降,在少量 LH 和 FSH 作用下,黄体形成并逐渐发育成熟。黄体主要分泌孕激素及少量雌二醇,使子宫内膜发生分泌期变化。排卵后第 7~8 日孕激素达到高峰,雌激素亦达到第二高峰。由于大量孕激素和雌激素的共同负反馈作用,使垂体 LH 和 FSH 分泌相应减少,黄体开始萎缩,雌、孕激素分泌减少,子宫内膜功能层发生剥脱而月经来潮。雌、孕激素的减少解除了对下丘脑和垂体的负反馈抑制,FSH 分泌增加,卵泡开始发育,下一个月经周期重新开始,如此周而复始。

【子宫内膜及生殖器官其他部位的周期性变化】

女性各生殖器官均受到卵巢激素的影响而发生一系列周期性变化(图 2-19)。尤以子宫内膜的周期性变化最为显著。

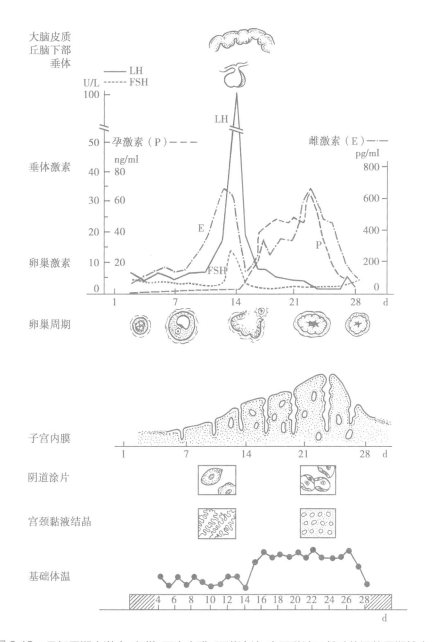

图 2-19 月经周期中激素、卵巢、子宫内膜、阴道涂片、宫颈黏液及基础体温的周期性变化

（一）子宫内膜的周期性变化

子宫内膜从形态学上可分为功能层和基底层。子宫内膜功能层受卵巢激素变化的调节,具有周期性增殖、分泌和脱落性变化,基底层靠近肌层,不受卵巢激素的周期性调节,不发生剥脱,在月经后再生并修复子宫内膜创面,重新形成子宫内膜功能层。据其组织学变化将月经周期分为增殖期、分泌期、月经期 3 个阶段(以一个正常月经周期 28d 为例):

1. 增生期(proliferative phase) 月经周期第 5~14 日,即月经周期的前半期。在卵巢分泌的雌激素影响下,内膜上皮、腺体、间质及血管增生,子宫内膜逐渐增生变厚,由 0.5mm 增生至 3~5mm。此期相当于卵泡发育至成熟阶段,故也称为卵泡期。

2. 分泌期(secretory phase) 月经周期第 15~28 日,即月经周期的后半期。此时卵巢内形成黄体,分泌雌激素和孕激素。使增殖期子宫内膜进一步增厚,血管迅速增加,更加弯曲;间质水肿、疏松;腺体更增长明显屈曲,出现分泌现象,腺体内的分泌上皮细胞分泌糖原,至月经周期的第 24~28日,子宫内膜可厚达 10mm,此时内膜厚且松软,含有丰富的营养物质,有利于受精卵着床发育。此期

相当于黄体发育、成熟、退化阶段,故又称为黄体期。

3. **月经期** 月经周期的第 1~4 日,为子宫内膜海绵状功能层从基底层崩解脱落期。由于卵子未受精,黄体功能衰退,体内雌、孕激素水平骤然降低,内膜螺旋动脉节律性收缩及舒张,继而出现逐渐加强的血管痉挛性收缩,导致远端血管壁及组织缺血坏死、剥脱,脱落的内膜碎片及血液一起从阴道流出,即月经来潮。

(二)生殖器官其他部位的周期性变化

在卵巢性激素周期性作用下,阴道黏膜、宫颈黏液、输卵管以及乳房组织也发生相应性变化。

1. **阴道黏膜的周期性变化** 排卵前受雌激素影响,阴道黏膜上皮增厚,涂片在显微镜下可见细胞,以表层角化细胞为主;排卵后受孕激素影响,阴道黏膜上皮大量脱落,镜下可见细胞,以中层细胞为主。

2. **宫颈黏液的周期性变化** 子宫颈内膜腺细胞分泌活动受雌、孕激素的影响呈明显的周期性变化。宫颈黏液检查可了解卵巢的功能状态。

(1)排卵前:随着雌激素不断增高,子宫颈黏液量逐渐增多,稀薄而透明,拉丝度可长达 10cm 以上。涂片在显微镜下可见羊齿植物叶状结晶。

(2)排卵后:受孕激素影响,子宫颈黏液分泌量减少,变黏稠,拉丝易断,不利于精子通过,涂片在显微镜下可见成排的椭圆体。

3. **输卵管的周期性变化** 在雌、孕激素的影响下,输卵管黏膜也发生周期性变化,但这种变化不如子宫内膜明显,在临床上也不容易直接见到。

附:乳房的解剖与生理

乳房(breast)是人类与哺乳动物特有的器官,女性乳房与生殖器官功能密切相关,于青春期开始发育,乳房萌发是女性第二性征最初特征,是女性青春期发动的标志。乳房随卵巢呈周期性变化,妊娠与哺乳期有分泌活动。

【乳房的解剖】

(一)正常乳房的位置和形态

乳房位于胸前部,胸大肌和胸筋膜的表面,上起第 2~3 肋,下至第 6~7 肋,内侧至胸骨旁线,外侧可达腋中线,外观呈半球形,凸出于胸前两侧。乳房内侧 2/3 位于胸大肌表面,外侧 1/3 超过胸大肌腋缘而位于前锯肌表面。最下部覆盖于腹直肌上部的腱膜上,腺体外上部呈角状伸向腋窝称为腋尾部乳腺。乳头在乳房前方中央突起,周围的色素沉着区称为乳晕。青年女性乳头一般位于第 4 肋间或第 5 肋间水平、锁骨中线外 1cm;中年女性乳头位于第 6 肋间水平、锁骨中线外 1~2cm。在女性乳房的发育过程中,乳房的形态可因年龄、种族、遗传、哺乳等因素而有一定的差异。

(二)乳房的结构(图 2-20)

乳房由皮肤、皮下脂肪、纤维组织和乳腺构成,其中有神经、血管、淋巴管分布。乳腺腺体是乳房的基本结构,纤维结缔组织是乳房的支架,脂肪好似乳腺的填充剂。随着妇女年龄及生育状况的变化,三种组织的比例也随之而变化,由此导致乳房外形的变化。

1. **脂肪组织** 乳房内脂肪组织的多少是决定乳房大小的主要因素之一。整个乳房除乳晕外均为一层脂肪组织所包围,脂肪层的厚薄因年龄、生育等因素而导致个体差异很大。脂肪层较厚时,乳腺触诊呈均质感;较薄时由于直接触及腺体呈结节感。

2. **纤维组织** 乳腺组织包裹于富含脂肪的浅筋膜之中,浅筋膜分为深浅两层,浅层筋膜位于皮下和腺体之间,并与腹壁和胸壁的皮下脂肪组织相连续;深层浅筋膜则是位于乳房腺体与胸大肌肌筋膜之间,并与胸大肌筋膜有明显的间隙,此间隙称为乳房后间隙,无大血管存在,为隆乳术假体植入的位置之一。在乳腺小叶间垂直行走并互相搭连成网状的纤维组织束,形成纤维结缔组织性的间隙,称为乳腺悬韧带(又称为 Cooper 韧带),悬韧带一端连于胸肌表面的筋膜,一端连于皮肤,对乳腺组织和脂肪组织起一定的支持作用,可使乳房既有一定的活动度,在直立时又不至于明显下垂,并使乳房保持一定的硬度、弹性和外形。

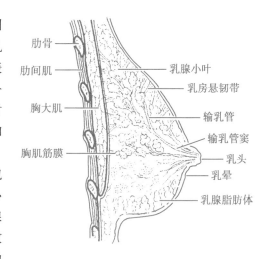

图 2-20　**女性乳房矢状切面图**

3. **腺体**　乳房的腺体除乳晕外,均被脂肪组织包裹,并被结缔组织分隔成 15~20 个腺叶,以乳头为中心呈轮样放射状排列。每一腺叶可分成许多腺小叶,腺小叶由小乳管和相应的腺泡组成。一个乳房的腺叶数目是固定不变的,但小叶的数目和大小却可有很大的变化。

4. **导管**　每一腺叶有其相应的导管系统,多个小乳管汇集成小叶间乳管,多个小叶间乳管又汇成一根输乳管。每一个腺叶有一条输乳管单独开口于乳头,输乳管有 15~20 根,以乳头为中心呈放射状排列,汇集于乳晕,开口于乳头,称为输乳孔。乳腺导管在乳头部较为狭窄,继之在乳头基底部扩大而形成较为膨大的壶腹即为乳窦,乳汁分泌贮积于此,挤压乳晕,乳汁从乳头排出。输乳管向远离乳头的方向延续,并依次发出许多大、中、小腺管,最后小导管进入乳腺小叶,形成末梢导管,与腺泡相连,乳腺小叶为乳腺的基本单位,腺泡是分泌乳汁的结构,乳汁通过各级腺管输送排出,一个乳腺小叶就像一串葡萄,腺泡为一个个的葡萄,腺管则像连接葡萄的把柄及梗。各导管系统之间无吻合支。

5. **乳头和乳晕**　乳头隆起于乳房表面的中央,直径 0.1~1.5cm,表面凹凸不平,其上有 15~20 个输乳管的开口,为哺乳时乳汁排泄的出口。双侧乳头基本对称,略指向外下。正常人乳头高出皮面,少数人可因先天发育不良致乳头凹陷,严重的乳头内陷不仅影响美观,而且易发生感染,影响正常哺乳。乳晕环绕在乳头周围,其范围和色泽深浅差异较大,青春期呈现玫瑰红色,妊娠及哺乳后范围增大,色泽加深呈深褐色。乳晕上有较多小粒状突出,为乳晕腺,妊娠及哺乳期尤为明显,具有保护皮肤、润滑乳头及婴儿口唇的作用。乳头、乳晕部含有较多的平滑肌纤维,当有机械刺激,如婴儿吸吮时可使乳晕部平滑肌收缩,乳头勃起、变小、变硬,并挤压导管排出内容物。乳头和乳晕的皮肤比较娇嫩,容易损伤。

【乳房的生理】

乳腺的生理活动是受腺垂体激素、肾上腺皮质激素和性激素的影响和制约的。腺垂体产生的乳腺促激素,直接影响乳房;同时又通过卵巢和肾上腺皮质间接地影响乳房。在卵巢卵泡刺激素和促肾上腺皮质激素的作用下,卵巢和肾上腺皮质均分泌雌激素,促使乳房的发育和生长。乳腺的发育和正常功能受着多种激素作用的影响,在妊娠和哺乳期激素活动达到最高潮,此时乳腺变化最为明显。

在妊娠和哺乳期,由于胎盘分泌大量的雌激素和脑垂体分泌催乳素的影响,乳腺明显增生,腺管延长,腺泡分泌乳汁。哺乳期后,乳腺复原退化而处于相对静止状态。平时,在月经周期的不同阶段,乳腺的生理状态也在各种激素的影响下,呈现周期性变化。一些女性在经前期有乳房肿胀和疼痛感,可能由乳腺管扩张、充血以及乳房间质水肿所致。由于雌、孕激素撤退,月经来潮后症状减退。

乳房的主要功能是分泌乳汁,供婴儿生长发育之需。当婴儿吸吮乳头时,由乳头传来的感觉信号经传入神经抵达下丘脑、下丘脑促进垂体释放催乳素和缩宫素,垂体催乳素可使乳腺泡分泌乳汁,缩宫素可使乳腺管收缩推挤乳汁到乳窦。

练习与思考

1. 患者,女,52岁,因"阴道排液异常2个月,15d前性交后阴道出血"入院,诊断为"宫颈鳞癌",拟全麻下实施"广泛全子宫切除 + 双附件切除 + 盆腔淋巴结清扫"手术。

请思考:

（1）双附件切除需切除哪些器官?

（2）为何术前需要导尿排空膀胱?

2. 患者,女,26岁,已婚,平素月经规律,周期为30d,持续时间为4d,末次月经为4月5日,今天是4月18日。

请思考:

（1）其子宫内膜变化处于月经周期哪个阶段的变化? 呈何种的变化?

（2）该女士应在哪天排卵?

（3）其黄体发育高峰大约在排卵后的多少天?

（4）给此妇女做妇科检查时见其宫颈黏液分泌量较多,较稀薄,易拉丝,影响宫颈黏液的这种特性的是何种激素?

（王小燕）

URSING

第三章

优生优育

03章 数字内容

———— 学 习 目 标 ————

● 知识目标：
1. 掌握 妊娠前准备的主要内容。
2. 熟悉 唐氏综合征和开放性神经管缺陷的产前筛查方法。
3. 了解 遗传咨询的概念、对象及过程。

● 能力目标：
运用所学的知识为备孕妇女解答疑惑，提供信息和知识支持。

● 素质目标：
尊重关心备孕、妊娠妇女，能帮助其顺利度过备孕和妊娠期。

我国是一个人口大国,妇女儿童健康关系到家庭幸福和民族未来,做好优生优育工作是保障妇女儿童健康的前提和基础。

优生学即在社会的控制下,运用遗传学的原理和方法,研究如何改善人类遗传素质、防止出生缺陷及提高人口质量的科学。而将一个新生命培养成一个健康的人,是优育学的最基本目标。

第一节　妊娠前准备

受孕是新生命的开始,计划妊娠的育龄期妇女,其健康状况直接关系到妊娠结局,为降低出生缺陷,提高生育质量,妇女在妊娠前应进行相应的调整,使身体和心理尽可能达到最佳状态,以提高妊娠质量,预防不良妊娠结局。

【身体准备】

准备妊娠的夫妇在妊娠前 3~6 个月应到医疗机构,对身体健康状况及是否适宜妊娠作出初步评估。

（一）重视妊娠前疾病

妇女在妊娠前患有某种疾病时,疾病及其治疗可能对胎儿具有潜在风险,与此同时,妊娠也可对原发病产生影响继而危害孕妇健康,故此类妇女妊娠前需去医院进行咨询及治疗。

1. 循环系统疾病　患有慢性高血压的妇女妊娠前需进行内科检查,了解血压及心、肾等脏器功能,以确定是否适宜妊娠;了解所用药物是否会对胎儿产生影响,使用血管紧张素转换酶类药物控制血压妇女计划妊娠时,应在医生指导下改用对胎儿影响小的药物,如肼屈嗪、硝苯地平等。此外,要劳逸结合注意休息,避免紧张和过度劳累。患有心脏病的妇女孕前也需由内科医生根据心脏疾病的类型、心脏功能及其并发症的状况,确定是否适宜妊娠,不宜妊娠者应做好避孕,以免对母儿造成不良后果(详见第八章)。

2. 泌尿系统疾病　泌尿系统疾病患者能否妊娠需首先评估疾病的类型和肾脏功能等,如肾功能正常,无高血压,病理改变为微小病变、早期膜性肾病或轻度系膜增生性肾炎,无明显血管病变和肾小管间质病变等,则适宜妊娠。其他类型肾病也有相应的适宜妊娠的标准,需由专科医生根据疾病进行确定。

3. 内分泌疾病　糖尿病妇女的高血糖可能引起胎儿畸形,口服降糖药对胎儿具有潜在风险性,不适宜妊娠期使用,故糖尿病妇女在妊娠前应将血糖控制在合理范围,停用口服降糖药,改用胰岛素控制血糖;评估心、肾及眼底情况,以综合考虑确定能否妊娠,选择开始妊娠的时机。妊娠期甲亢会增加不良妊娠结局的发生,如流产、早产、胎儿宫内生长受限、妊娠期高血压、胎盘早剥、感染等。甲亢患者应在病情稳定,甲状腺功能保持正常 3 个月及以上后再考虑妊娠。进行放射性碘治疗者应至少间隔 4 个月后再妊娠。

4. 其他　夫妇任一方若处于病毒性肝炎、结核病的传染期、精神病等疾病的治疗期不宜受孕。盆腔良性肿瘤、妇科炎症、反复发作的慢性阑尾炎等宜在妊娠前治疗。此外,进行口腔检查,做好口腔保健,尽早诊治口腔疾病,有利于预防早产。

（二）积极防治感染

感染是孕前需重视的另一问题。以病毒为主的微生物感染,包括风疹病毒、巨细胞病毒、弓形虫、肝炎病毒、疱疹病毒、微小病毒、EB 病毒、人类免疫缺陷病毒、水痘病毒、梅毒等,其感染特点是母亲症状轻微或无症状,但可造成胚胎或胎儿严重的症状和体征,甚至引起流产、死胎、死产或严重先天缺陷等。目前,妊娠前常规筛查的微生物感染包括风疹病毒、乙型肝炎病毒、弓形虫、人类免疫缺陷病毒、梅毒螺旋体等,若有异常,应积极寻求相关咨询与治疗,因某些既往病毒感染孕期可垂直传播,引起宫内感染,故不宜妊娠者需严格避孕。

某些感染性疾病的预防可选择孕前接种疫苗,如乙型病毒性肝炎、风疹、麻疹等。一般减毒活疫苗接种后最好间隔 3 个月以上再妊娠,如麻疹、风疹、水痘疫苗。积极开展健康教育,告知妇女保持良好卫生习惯,避免进食生或未煮熟的肉类、污染的水果或蔬菜,防止蚊虫叮咬,少去公共场所,避免接触感染者,高危人群正确使用避孕套等,可预防感染,减少感染发生率。

（三）避免滥用药物

对于育龄期妇女而言,准备妊娠前即应注意用药安全性,需使用药物时,务必注意药物对胎儿的危害,若因疾病需要药物治疗时,应遵医嘱,切忌自行滥用药物。孕前还需避免使用多种药物,选择对母婴危害小的药物。若用药后才发现已妊娠者,应及时去医院就诊咨询,以便尽早判断是否对胎儿产生影响。医务人员可依据药物的种类、使用的剂量及时间、用药时的妊娠时期等综合考虑给出建议。

【心理准备】

大多数妊娠前妇女都处于事业和家庭生活的初期,面对工作和生活的双重压力,同时妊娠也是人生的一个重大事件,往往会在这个时期出现情绪的波动。

1. 幸福和自豪感　绝大部分妊娠前期妇女对妊娠有充分的心理准备,憧憬新生命的到来将给婚后的家庭生活带来更多的快乐,为自己即将成为母亲而充满幸福和自豪感。

2. 焦虑　迫切渴望妊娠但又迟迟未孕的妇女,可能出现期待性焦虑和紧张情绪,担心自己患有不孕症,害怕自己不能正常生育孩子,并因此影响家庭幸福。

3. 抑郁　少数妇女自己不想妊娠,但迫于家庭压力又不得不作出妊娠计划,对妊娠持被动、消极态度。

心理调适在妊娠前及妊娠过程中都具有重要的作用,夫妻双方良好的心理状态能促进健康妊娠,反之,则会影响受孕和妊娠质量。因此,孕前夫妇应该在准备妊娠时要调适和改善自己的不良情绪,努力达到良好的心理状态。

【其他准备】

（一）选择适宜受孕时机

1. 年龄　女性在 25~29 岁间生育,孕产妇及胎婴儿死亡率最低,小于 16 岁、大于 35 岁均属于高危妊娠因素。过早受孕,妇女身体组织器官尚未成熟,不利于胚胎发育;年龄过大,胎儿先天性缺陷、难产等发生率将增加。而男性的最佳生育年龄为 23~30 岁,40 岁后生育发生新生儿染色体异常的概率增加。

2. 季节　一般应避免冬春交替时受孕,因此时是各种病毒性疾病,如流感、风疹、腮腺炎、水痘等的高发季节,一旦感染,可对早期胎儿造成不利影响。最佳受孕季节为 7、8、9 月份,此时秋高气爽、气温温暖、蔬菜水果等供应丰富,对补充孕妇营养和胎儿大脑发育十分有利。

3. 其他　宜选择在家庭经济条件相对较好、生活稳定、精神放松的时期受孕。

（二）合理营养

孕前要注意营养均衡、粗细搭配、规律饮食,不偏食、不节食、不贪食。良好的营养状况能够为生成良好的精子和卵子创造条件,也有利于妇女的身体健康,为获得良好妊娠结局奠定基础。

1. 蛋白质　孕前 3~6 个月开始,应多吃含优质蛋白质、富含维生素和必需微量元素的食品,补充适当的糖类和脂肪,做到均衡营养,合理饮食。

2. 叶酸　叶酸缺乏与新生儿神经管畸形有关。妇女孕前宜多食用绿叶蔬菜、水果及动物肝脏等富含叶酸的食物,必要时从孕前 3 个月开始,每天服用 0.4mg 的叶酸,可有效预防孕期发生胎儿神经管畸形以及眼、口唇、腭、胃肠道、心血管、肾、骨骼等器官畸形。

（三）保持适宜体重

体重是人体营养与健康的重要标志之一,妇女的孕前体重是影响母婴健康的重要因素,也是决定

Note:

孕期增重的前提条件。孕前的合理体重与良好的妊娠结局有关。孕前体重过低或超重均会影响受孕,且增加孕期母儿并发症的风险。为获得良好的妊娠结局,孕前即应开始自我体重管理,合理饮食,适当运动,使体重保持在适宜范围,以体重指数(body mass index,BMI)在 18.5~24kg/m² 为宜。

(四)建立良好的生活方式

1. **运动与休息** 孕前要建立良好的生活规律,早睡早起,保证充足的睡眠,坚持适当运动。

2. **戒烟酒** 夫妻双方均应戒烟、戒酒、远离毒品,少饮浓茶、咖啡因、可乐等刺激性饮料。

3. **适当节制性生活** 在计划妊娠期间,应适当减少性生活的次数,选择排卵前后性生活,不仅可以保证精子的数量和质量,还能提高受孕成功率。

4. **远离宠物** 妇女在计划受孕时,应避免接触宠物,以免感染弓形虫,导致受孕后流产、胎儿畸形和胎儿生长受限。

(五)避免有害环境因素

夫妻在孕前均要避免接触危害生殖健康的环境因素。女性较男性更易受到环境污染的危害,故要注意自我保护,避免放射线、高温、缺氧、甲醛、苯、铅、汞、药物等理化因素,有害病毒、细菌等生物因素的影响。

计划妊娠妇女禁忌在铅、苯、汞作业场所从事《有毒作业分级》标准中第Ⅲ、Ⅳ级作业;从事铅作业女工,即使没有铅中毒表现也要先做驱铅治疗后再妊娠。

孕前不宜行放射性核素和放射性药物检查与治疗,若已接受相关检查治疗,应避孕一段时间。若女性长期从事行走、站立等工作可增加流产和早产的风险,体力劳动强度过大会增加妊娠期高血压疾病的风险;玻璃厂装玻璃和陶瓷厂上釉的工人生育无脑儿和脊柱裂等畸形儿的危险性较大。故准备妊娠时,应根据实际情况,适当调换工作环境。

【孕前检查】

孕前检查是妊娠前保健的重要内容,准备妊娠的夫妇在妊娠前 3~6 个月应到医疗机构进行孕前检查,对身体健康状况及是否适宜妊娠作出初步评估。

1. **全身体格检查** 包括:①一般情况,生命体征、营养、发育、精神状况等。②各系统检查,皮肤、黏膜、毛发、五官、循环、呼吸、消化、泌尿、骨骼、肌肉、四肢等。③男女生殖系统,包括内、外生殖器官。

2. **常规辅助检查** 血常规、尿常规、血型、血糖或尿糖、肝功能、乙肝抗原及抗体、心电图、妇科超声检查等,必要时进行激素测定和精液检查。

3. **专项检查** 对可能影响生育的其他疾病应进行专项检查。有胎儿畸形史或遗传病家庭史者可选择染色体检查。反复流产史者,可行流产系列、TORCH 感染系列[一组致畸微生物,T 指弓形虫(toxoplasma),O 指其他(other),R 指风疹病毒(rubella)、C 指巨细胞病毒(cytomegalovirus,CMV),H 指单纯疱疹病毒(herpes simplex virus,HSV)]及柯萨奇病毒检查、染色体检查、女性内分泌检查等,以全面评估身体状况,为迎接妊娠做好最佳准备。

第二节 遗 传 咨 询

【遗传咨询的概念】

遗传咨询(genetic counseling)是指从事医学遗传专业的人员或咨询医师与咨询者就其家庭中遗传疾病的相关问题予以解答,并对其提出的婚育问题提出医学建议,具体内容包括对咨询者提出的家庭中有关遗传性疾病的发病原因、遗传方式、诊断、预后、发病或再发风险和可采取的措施等问题,予以解答、讨论,并在咨询者知情同意的原则下,由咨询医师提出指导方案,咨询者自主作出选择和决定,并在咨询医师的协助下付诸实施,以达到最佳的防治效果,避免出生或再生遗传病患儿的过程。

【遗传咨询的目的】

遗传性疾病作为常见病,是导致出生缺陷的重要原因之一,严重的遗传性疾病给患者、家庭乃至社会均带来沉重的经济和精神负担。遗传咨询的目的是尽早确定遗传性疾病的患者及携带者,并预测其生育患病后代的风险,使咨询者对某些遗传性疾病的性质、子代再发风险及可能的预防措施有充分认识,以最终作出恰当的决定。遗传咨询是减少遗传病患儿发生,降低遗传性疾病发生率,减少出生缺陷,提高人口素质的重要手段。

【遗传咨询的对象】

常规咨询对象:准备结婚或准备生育的青年。

重点咨询对象为遗传性疾病的高风险人群:①夫妇任一方或家族成员有某遗传病或先天畸形患者、不明原因的癫痫、智力低下、肿瘤及其他与遗传因素密切相关的患者。②曾妊娠过或生育过遗传病患儿或先天畸形儿的夫妇。③不明原因的不孕、习惯性流产、早产、死胎、死产史的夫妇或家庭。④孕期有接触具有致畸物质或放射性物质接触史及病毒感染史等不良环境因素及患有某些慢性病的夫妇。⑤常规检查或常见遗传病筛查发现异常者。⑥近亲婚配的夫妇。⑦35 岁以上高龄孕妇。

【遗传咨询的种类】

(一) 婚前咨询

婚前咨询是指男女双方在结婚前,就其结婚后生育的遗传性问题进行的咨询。婚前医学检查是防止遗传性疾病延续的重要关卡。咨询医师通过询问病史、进行家系调查与家谱分析,结合全面的医学检查,确定遗传性疾病的发病情况。若男女双方或家族中有遗传性疾病,需根据其遗传方式,估计子代发病风险,提出婚育意见,达到优生优育的目的。

(二) 孕(产)前咨询

孕(产)前咨询是指已婚男女在妊娠前和 / 或妊娠后,就其生育的遗传性问题进行的咨询。常见问题包括:夫妻双方或一方或家族中有遗传病患儿、先天畸形等情况,其生育该病患儿的风险率及预防方法;已生育过患儿者下次妊娠再生育患儿的可能性;妊娠期接触过放射线、药物及其他化学物质或有弓形虫、风疹病毒、巨细胞病毒感染史等是否会引起胎儿畸形;习惯性流产的夫妇是否由于遗传因素所导致,可否再生育等。

(三) 专科遗传咨询

专科遗传咨询是针对儿科相关遗传病、肿瘤遗传病、神经遗传病、血液遗传病等问题进行咨询。主要涉及的问题:本人或亲属所患的疾病是否为遗传病;若夫妻一方为遗传病患者,应如何治疗;某些畸形是否与遗传有关等。

【遗传咨询的过程】

遗传咨询是病人或患儿父母就家庭中的某种遗传病的相关问题与咨询医师进行的系列交谈和讨论,在此过程中病人或患儿父母经历着非常大的精神压力和负担。当他们知道自己或孩子患了某种遗传性疾病,可能影响生育甚至影响下一代健康时,他们心里会表现出否认的态度,随后即产生沮丧、焦虑、悲观的情绪。此时,咨询医师根据他们的反应进行的开导和建议,对病人或患儿父母都有非常重要的意义,让他们减轻精神上的负担,理智地面对现实,才能使遗传咨询取得良好的效果。

(一) 明确诊断

遗传性疾病是指个体生殖细胞或受精卵的遗传物质存在致病性改变所引起的疾病,具有垂直传

Note:

递和终生性的特点。进行遗传咨询的第一步是通过家系调查、家谱分析、临床表现、实验室检查等,明确是否患有遗传性疾病,其依据是什么,该病的遗传方式是什么等问题。要收集详细的病史资料,包括夫妇双方三代直系血亲相关疾病发病情况,孕妇孕期用药及接触有害环境因素,有无反复流产、死胎、死产及新生儿死亡等。若为近亲结婚,要充分估计其对遗传性疾病的影响。同时,根据其临床表现进行详细的体格检查和实验室检查以协助诊断。此外,应注意咨询者的心理状态,以便解决咨询者的各种思想问题。

(二) 预测子代再发风险

遗传性疾病患者子代再发风险的预测因不同的遗传性疾病类型而异,也是遗传咨询的核心内容。再发风险又称为复发风险,是指曾生育过一个或几个遗传病患儿,再生育该病患儿的概率。风险的高低是相对的,一般认为 10% 以上为高风险,5%~10% 为中度风险,5% 以下为低风险。人类遗传性疾病包括五大类,即单基因遗传病、多基因遗传病、染色体病、线粒体遗传病、体细胞遗传病。

1. 单基因遗传病 由单基因突变所引起的疾病称为单基因遗传病。依据决定某疾病基因所在的染色体类型不同,人类单基因遗传病可分为常染色体显性遗传病、常染色体隐性遗传病、X 连锁显性遗传病、X 连锁隐性遗传病、Y 连锁遗传病等。该类疾病遗传方式符合孟德尔定律,其子代再发风险情况如下。

(1) 常染色体显性遗传病:父母双方若一方患病,子代的患病风险率为 1/2,即每生一个孩子,都有 1/2 可能性是该病患者;由于致病基因位于常染色体,子代男女发病机会均等。

(2) 常染色体隐性遗传病:父母双方均为携带者,子代的患病风险率为 1/4,其余 3/4 为表型正常个体,而表型正常个体中,约 2/3 为基因携带者;父母一方患病,另一方正常,子代不发病,但均为致病基因携带者。若为近亲婚配,子代发病风险明显增加。本病致病基因位于常染色体,子代男女发病机会均等。

(3) X 连锁显性遗传病:若父亲患病,母亲正常,子代中女儿将都患病,儿子均正常;若母亲患病,父亲正常,子代中子女各有 1/2 的患病风险。

(4) X 连锁隐性遗传病:若父亲患病,母亲正常,子代中,儿子均正常,女儿则为携带者;若母亲为携带者,父亲正常,子代中,儿子的患病风险为 1/2,女儿则 1/2 正常,1/2 为携带者;若母亲为携带者,父亲为患者,子代中,儿子的患病风险为 1/2,女儿则 1/2 为患者,1/2 为携带者。

(5) Y 连锁遗传病:Y 连锁基因随 Y 染色体传递,女性没有 Y 染色体,故不会患病;男性则父传子,子传孙,即全男性传递。

2. 多基因遗传病 某些人类遗传性状或遗传病,其遗传基础不是一对基因,而是若干对基因,称为多基因遗传病。多基因遗传病除受基因影响外,也受环境因素影响。多基因遗传病常表现为家族倾向性,但其系谱分析不符合孟德尔遗传方式。该类疾病的遗传特点:①发病有家族倾向性,但无明显的遗传方式。②发病率有种族差异。③患者父母与患者同胞、子代有相同的发病风险。④随亲属亲密度的降低,发病风险迅速下降。⑤近亲婚配,可使子代发病风险增大。多基因遗传病子代发病风险的预测比较复杂,需要综合考虑疾病的遗传率、一般群体发病率、家族中的患者数,病情严重程度、发病率的性别差异等因素,以便得出更准确的预测结果。

3. 染色体病 人类染色体结构或数目畸变导致的遗传性疾病称为染色体病,包括常染色体病和性染色体病,是引起新生儿出生缺陷最常见的一类遗传性疾病。多数染色体病由亲代生殖细胞染色体畸变导致,极少由父母一方染色体平衡易位引起,子代再发风险的估计需根据染色体核型分析作出判断。由于每条染色体含有的基因数目较多,故染色体病常因多个基因受累而表现多种症状,包括智力低下、多发畸形、生长发育迟缓等,若为性染色体病,还可有生殖器畸形或行为异常。临床上对染色体疾病尚无有效治疗方法,处理原则主要为尽早诊断、以利于作出合理选择。

4. 线粒体遗传病 由于线粒体环 DNA(mtDNA)异常引起的遗传疾病,核基因组中也有与编码线粒体组分相关的基因(nDNA),这部分基因变异引起的线粒体异常疾病遵循单基因遗传病的遗传模

Note:

式,大部分为隐性遗传,发病较早。线粒体环 DNA 变异时引起线粒体遗传病一般为母系遗传,发病较晚。

5. 体细胞遗传病 除生殖细胞外的体细胞内的基因发生变异,由于该变异的累加效应导致疾病发生,该变异不会遗传给子代,最典型病例是各种散发性癌症。

(三) 提供医学建议

咨询者针对遗传性疾病主要面临婚姻、生育或产前诊断等问题,咨询医师应在咨询者知情同意的情况下,根据遗传性疾病的类型和子代再发风险的评估,给咨询对象提供医学建议,并解释疑问,确保咨询者能充分理解。一般的选择有以下 4 类。

1. 不能结婚 直系血亲和三代以内旁系血亲。

2. 暂缓结婚 有可矫正的生殖器畸形应暂缓结婚,矫正后再结婚。

3. 可以结婚,禁止生育 ①男女一方患有严重常染色体显性遗传病,如先天性成骨发育不全、强直性肌营养不良等,子代发病风险高,产前难以诊断,且尚无有效治疗方法。②男女双方均患有严重的常染色体隐性遗传病,如白化病,若致病基因相同,子代再发风险几乎是 100%。③男女一方患严重的多基因遗传病,如原发性癫痫、精神分裂症,若属于该疾病的高发家族,子代患病风险率高,不能生育。

4. 限制生育 产前可以作出准确诊断或植入前诊断的遗传病,可以在确诊后对健康胎儿作选择性生育,产前不能作准确诊断的 X 连锁隐性遗传病,可在产前性别诊断后选择性生育。

此外,若男女双方均为常染色体隐性遗传病携带者,或男方为常染色体显性遗传病患者,或男方为可致高风险、严重畸形的染色体平衡易位携带者,可选用捐精者精液行人工授精;若女方为常染色体显性遗传病患者或可致严重畸形的染色体平衡易位携带者,可考虑选用捐卵者卵子体外受精等辅助生育技术。

(四) 家庭再生育遗传咨询

为有效的预防遗传病的发生,特别是检出遗传病基因携带者,咨询医师还应针对诊断成立者的家系成员进行广泛的遗传病调查。提供家庭再生育计划咨询,即告知患者及家庭下一胎生育时应该采取的措施及生育方式上的可能选择。

【遗传咨询护士的要求与职责】

从事遗传咨询的护士应首先明确遗传咨询的目的和意义,并具备医学基本知识和医学遗传学相关知识,了解遗传病的各种诊断、防治技术和技能。同时,还需要具备医学心理学的知识、良好的沟通技巧及高度的责任心。在与咨询者交谈过程中,应将咨询者的利益放在第一位,亲切热情、认真负责、耐心细致,不使用恶性刺激性语言;回答问题要诚实,富于同情心,尊重并注意保护咨询者的隐私。只有取得咨询者的信任与合作,才能获得翔实、全面的资料,为疾病诊断和风险估计提供依据。

在遗传咨询中,护士应协助医师完成如下工作:①了解病史及家族史。②绘制家系谱。③获取各项检查结果和数据。④介绍遗传病基本知识,并进行遗传病防治的宣传教育。⑤了解咨询者及家属的心理状态,并进行相应的心理疏导,缓解其精神压力和顾虑。⑥指导婚姻与生育。

【遗传咨询的注意事项】

遗传咨询应遵循非指令性咨询的原则,咨询医生按照遗传病类型和遗传方式预测出的子代再发风险率,只表示发病概率,不代表一定发病或不发病。咨询医师可以提出医学建议,不应该也不能作出肯定或否定的结论,而最终的选择权属于患者及其家属。此外,要为每位咨询者建立独立档案,以形成连续系统资料,有利于咨询质量的保证。

第三节 产前筛查

产前筛查(prenatal screening)是指采用经济、简便、无创或创伤小的检测方法,检出子代具有先天性缺陷或遗传性疾病高风险的孕妇。产前筛查不是确诊方法,产前筛查阳性结果代表患病的风险增加,需进一步进行产前诊断才能确诊疾病;筛查阴性结果提示风险未增加,并非正常。

产前筛查方案应符合下列标准:①被筛查疾病在被筛查人群中应有较高的发病率并严重影响健康,筛查出后有治疗或预防的方法。②筛查方法应是非创伤性的、容易实施且性价比好。③筛查方法应统一,易推广;易为被筛查者接受,被筛查者应自愿参与,做到知情选择;为被筛查者提供全部有关的医学信息和咨询服务。

【唐氏综合征】

1. **妊娠早期筛查** 常采用孕妇血清学检查、超声检查或者两者结合。血清学检查的指标有母体血清人绒毛膜促性腺激素游离 β 亚单位(f-βhCG)、妊娠相关血浆蛋白 -A(PAPP-A),在妊娠 $10\sim13^{+6}$ 周进行;超声检查的指标有胎儿颈后透明层厚度和胎儿鼻骨,在妊娠 $11\sim13^{+6}$ 周进行。联合血清学和颈后透明层厚度(nuchal translucency,NT)的方法,对唐氏综合征的检出率在85%~90%。

2. **妊娠中期筛查** 通常采用孕妇血清学筛查,有二联法、三联法和四联法,通常采用三联法,在 15~20 周进行,即甲胎蛋白(AFP)、绒毛膜促性腺激素(hCG)和游离雌三醇(E_3)。唐氏综合征患者 AFP 降低、hCG 升高、E_3 降低,根据三者的变化,结合孕妇年龄、孕龄等情况,计算出唐氏综合征的风险度。

【神经管畸形】

1. **血清学筛查** 筛查在孕 15~20 周进行,90% 患者的血清和羊水中的 AFP 水平升高,可将血清的 AFP 作为神经管畸形的筛查指标。约 95% 的神经管畸形患者无家族史,且影响孕妇血清 AFP 水平的因素包括孕龄、孕妇体重、种族、糖尿病、死胎、多胎、胎儿畸形、胎盘异常等。

2. **超声检查** 99% 的神经管畸形可通过妊娠中期的超声检查获得诊断,而且 3%~5% 的神经管畸形患者因为非开放性畸形,羊水 AFP 水平在正常范围,因此孕妇血清 AFP 升高但超声检查正常的患者不必做羊水检查 AFP。

【胎儿结构畸形】

系统胎儿超声检查:建议所有孕妇在妊娠 20~24 周期间,通过超声对胎儿的器官进行系统筛查,目的是发现严重致死性畸形无脑儿、严重脑膨出、严重开放性脊柱裂、严重胸腹壁缺损并内脏外翻、单腔心、致死性软骨发育不良等疾病。胎儿畸形的产前超声检查检出率为 50%~70%。

【先天性心脏病】

胎儿心脏彩超:建议孕妇在妊娠 18~24 周行胎儿先天性心脏病的超声筛查,四腔心切面、左心室流出道及主动脉长轴切面、右心室流出道及肺动脉长轴切面检查可筛查出大部分的严重的先天性心脏畸形。大部分的先天性心脏病无遗传背景,发病率约为 0.7%。但是,某些部分心脏血流异常,特别是发育不良或闭锁等疾病往往在妊娠晚期出现,因此,对于怀疑心脏血流异常的高危胎儿(如左或右心脏发育不良、主动脉狭窄、主动脉瓣或肺动脉瓣狭窄等),在妊娠中期常规心脏超声心动图检查后,在妊娠晚期应该复查。

产 前 诊 断

　　产前诊断(prenatal diagnosis)又称宫内诊断(intrauterine diagnosis)或出生前诊断(antenatal diagnosis),指在胎儿出生前,可采用一些技术手段,了解胎儿有无染色体疾病、基因病、明显结构畸形等出生缺陷,为进行宫内治疗(手术、药物、基因治疗等)及选择性流产创造条件。

　　产前诊断的对象包括:羊水过多或过少;胎儿发育异常或者胎儿有可疑畸形;妊娠早期时接触过可能导致胎儿先天缺陷的物质;夫妇一方患有先天性疾病或遗传性疾病,或有遗传病家族史;曾经分娩过先天性严重缺陷婴儿;年龄达到或超过35周岁。

　　产前诊断的常用方法:穿刺取羊水、绒毛或胎儿血进行染色体核型分析、基因监测及基因产物检测;影像学手段,如B超、多普勒超声、磁共振、胎儿镜等。

1. 某女,32岁,G_1P_0,妊娠 12^{+2} 周,无家族不良孕产史。就诊咨询产前筛查相关事宜。

请思考:

(1) 作为产科门诊护士,建议该孕妇应行的产前筛查内容有哪些?

(2) 妊娠中期还应行哪些畸形筛查,时间大约在何时?

2. 某女,30岁,外企白领,结婚半年,计划妊娠,就诊咨询关于孕前检查的事宜,平素月经规律,G_0P_0,既往体健。该女士表示自己经常加班,饮食不太规律,经常吃各种快餐,由于工作忙碌,很难抽出时间锻炼,喜欢小动物,家中养有一只小狗。作为护士,请为该女士进行孕前指导。

(王　颖)

URSING

第四章

正常妊娠期管理

04章 数字内容

———— 学 习 目 标 ————

● 知识目标:

1. **掌握** 妊娠、受精、着床、胎产式、胎先露、胎方位的概念,胎儿附属物的结构与功能,妊娠分期及诊断,妊娠期自我监护方法,预产期的推算方法,先兆临产的识别。

2. **熟悉** 受精卵形成、发育、输送与着床的过程,妊娠期母体身心变化,妊娠不同时期的营养原则、体重管理方法,产检的频率与内容。

3. **了解** 胚胎、胎儿发育及生理特点;妊娠期健康教育的方式方法。

● 能力目标:

1. 能区分妊娠期生理症状和异常症状,并能采取恰当的护理措施。

2. 能运用所学知识,分析妊娠期妇女的护理问题,并制定恰当的护理措施。

● 素质目标:

1. 尊重妊娠期妇女身心变化规律,为妇女及家庭适应妊娠提供恰当指导。

2. 能体会妇女妊娠过程的辛苦与付出,培养爱母亲、爱他人的感恩情怀。

某女,29 岁,已婚,因"停经 42d,自测尿 hCG(+)"于产科门诊就诊。患者平素月经规律,月经周期 5~6d/29~31d,量中,无痛经,末次月经时间 2021 年 1 月 20 日。患者 G_2P_0,2 年前自然流产 1 次。B超检查:宫内见 2.8cm×2.6cm×2.0cm 孕囊,可见胎芽和原始心管搏动。

请思考:

1. 孕妇想了解孕早期保健注意事项,请为其进行指导。
2. 请为该孕妇制订产前检查计划。
3. 因有流产史,孕妇感到紧张,请为其进行适当的健康教育与心理护理。

妊娠(pregnancy)是胚胎(embryo)和胎儿(fetus)在母体内发育成长的过程。从卵子受精开始,到胎儿及附属物从母体排出终止。临床上通常以末次月经第 1 天(比受精时间提前 2 周,比着床时间提前 3 周)作为计算妊娠的开始,约需 40 周(280d)。临床上将妊娠全过程分为 3 个时期:①早期妊娠(first trimester),妊娠 13 周末以前;②中期妊娠(second trimester),妊娠第 14~27 周末;③晚期妊娠(third trimester),妊娠第 28 周及以后。妊娠期妇女的身心变化复杂但又极其协调,良好的身心护理能帮助妇女顺利度过妊娠期,获得满意的妊娠结局。

第一节 妊 娠 生 理

【受精及受精卵发育、输送与着床】

(一) 受精

受精(fertilization)指成熟的生殖细胞(精子和卵子)结合形成受精卵的过程。受精多在输卵管壶腹部,一般发生在排卵后 12h 内。

精液射入阴道后,精子经子宫颈进入子宫腔,到达输卵管壶腹部。精子在子宫腔及输卵管游动过程中,顶体表面糖蛋白被生殖道 α、β 淀粉酶降解,同时顶体膜稳定性降低,该过程称为获能(capacitation)。卵子从卵巢排出后,经输卵管伞部的"拾卵"作用,停留在输卵管壶腹部与峡部连接处等待受精。获能的精子与卵子放射冠接触后,发生顶体反应(acrosome reaction),精子头部外膜与顶体前膜融合、破裂,释放顶体酶。顶体酶松解放射冠与透明带,精子穿越透明带,精子外膜与卵子胞膜融合,精子即进入卵子,而后精原核与卵原核融合,形成受精卵(zygote),整个受精过程约需 24h。受精卵的形成标志着新生命的诞生。

(二) 受精卵的发育、输送与着床

受精卵形成后,借助输卵管蠕动和纤毛推动,向宫腔方向移动,同时进行有丝分裂。约在受精后第 3 日,形成由 16 个细胞组成的实心细胞团,称桑葚胚(morula)。桑葚胚外层为扁平细胞,中间为内细胞团。受精后第 4 日,桑葚胚进入子宫腔,此时分裂增至 100 个细胞,子宫腔内液体渗入桑葚胚形成液腔,称为早期囊胚(early blastocyst)。早期囊胚内细胞团凸向液腔,液腔外层为滋养细胞。受精后5~6d,早期囊胚透明带消失,体积增大,继续分裂发育形成晚期囊胚(late blastocyst)。

晚期囊胚侵入子宫内膜的过程称为着床(implantation),又称植入。在受精后 6~7d 开始,11~12d结束。受精卵着床必须具备的条件包括:透明带消失、囊胚细胞滋养细胞分化出合体滋养细胞、囊胚和子宫内膜同步发育且功能协调、孕妇体内分泌足够的孕酮。子宫有极短的窗口期允许受精卵着床。着床过程可分为 3 个阶段:①定位,透明带消失,晚期囊胚与子宫内膜接触;②黏附,晚期囊胚黏附在子宫内膜,囊胚表面滋养细胞分为内外两层,外层为合体滋养细胞,内层为细胞滋养细胞;③侵入,滋养细胞穿透侵入子宫内膜及内 1/3 肌层、血管,囊胚完全埋入子宫内膜中,并被内膜覆盖。

（三）蜕膜

受精卵着床后的子宫内膜称为蜕膜（decidua），具有保护及营养胚胎的作用。根据其与囊胚的关系，可分为3个部分（图4-1）：①底蜕膜（basal decidua），位于囊胚下方和子宫肌壁之间的蜕膜，以后发育成胎盘的母体部分。②包蜕膜（capsular decidua），覆盖在囊胚表面的蜕膜，随囊胚发育逐渐凸向宫腔，12周后与真蜕膜贴合，子宫腔消失，分娩时两层已无法分开。③真蜕膜（true decidua），又称壁蜕膜，指除底蜕膜和包蜕膜以外覆盖子宫腔表面的蜕膜。

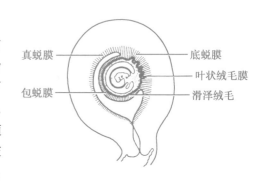

图 4-1 早期妊娠子宫蜕膜与绒毛的关系

【胎儿附属物的形成及其功能】

胎儿附属物指胎儿以外的组织，包括胎盘（placenta）、胎膜（fetal membranes）、脐带（umbilical cord）和羊水（amniotic fluid）。

（一）胎盘

1. 胎盘的形态 足月胎盘为圆形或椭圆形，中间厚、边缘薄，直径为16~20cm，厚1~3cm，重450~650g。胎盘包括母体面和胎儿面，母体面粗糙、暗红色，由18~20个胎盘小叶组成，胎儿面光滑、灰白色，表面为羊膜覆盖，有脐带附着。

2. 胎盘的构成 胎盘由羊膜、叶状绒毛膜和底蜕膜构成，分胎儿面和母体面（图4-2）。

（1）羊膜（amnion）：被覆于胎盘胎儿面，为一半透明薄膜，光滑、无血管、神经及淋巴管，有弹性，厚度0.02~0.05mm。

（2）叶状绒毛膜（chorion frondosum）：为足月胎盘的主体部分。晚期囊胚着床后，滋养层细胞迅速增殖，绒毛膜表面长出合体滋养细胞小梁，增生活跃的细胞滋养细胞深入其中形成合体滋养细胞小梁的细胞中心索。此时的绒毛为初级绒毛，又称一级绒毛。滋养层内面有一层细胞称胚外中胚层，于受精后第二周末或第三周初，胚外中胚层长入细胞中心索，形成间质中

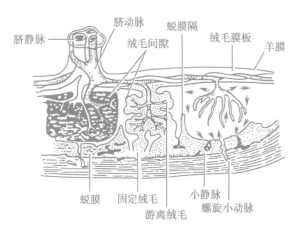

图 4-2 胎盘模式图

心索，称为次级绒毛，又称二级绒毛。受精后第三周末，胚胎血管长入间质中心，绒毛内血管形成，此时称为三级绒毛。细胞滋养细胞与合体滋养细胞共同组成绒毛干，其间空隙为绒毛间隙。绒毛干可分出许多分支，长入底蜕膜者为固定绒毛，浮于绒毛间隙者为游离绒毛。滋养细胞侵入子宫壁的过程中，子宫螺旋动脉和子宫静脉破裂，开口于绒毛间隙，动脉通过压力作用将母血喷入绒毛间隙，再扩散至四周。绒毛干内部有脐动脉和脐静脉分支形成的毛细血管，胎儿血自脐动脉进入绒毛毛细血管网，通过游离绒毛与绒毛间隙母血进行物质交换后再经脐静脉回到胎儿体内。母血与胎儿血不直接相通。绒毛毛细血管壁、绒毛间质及绒毛滋养细胞层构成母胎界面，有胎盘屏障作用。母儿之间交换面积巨大，足月胎盘的绒毛表面积达12~14m²，相当于成人肠道总面积。

（3）底蜕膜：构成胎盘的母体部分。底蜕膜表面覆盖的蜕膜板向绒毛膜方向伸出蜕膜间隔，蜕膜间隔高度一般不超过胎盘全层的2/3，将胎盘母体面分成肉眼可见之20~30个母体叶。

3. 胎盘的功能

（1）物质交换功能：胎盘的物质交换及转运的方式：①简单扩散，即物质通过细胞质膜由高浓度区

向低浓度区扩散,不消耗能量;②易化扩散,是物质通过细胞质膜由高浓度区向低浓度区扩散,因细胞膜上有特异性的载体,不消耗能量,但速度较简单扩散快得多;③主动转运,是物质通过细胞质膜由低浓度区向高浓度区的扩散,消耗能量;④其他转运方式,如较大的物质可通过血管合体膜的裂隙或通过细胞质膜的内陷吞噬继之与膜融合,形成小泡向细胞内移动的方式转运。

1) 气体交换:可替代胎儿呼吸系统功能。在母体和胎儿之间,O_2 与 CO_2 以简单扩散的方式进行交换。子宫动脉血 PO_2 为 95~100mmHg,绒毛间隙血 PO_2 为 40~50mmHg,脐动脉血 PO_2 为 20mmHg,经交换后,脐静脉血 PO_2 为 30mmHg,虽然胎儿血 PO_2 升高不明显,但鉴于胎儿血对氧有较强亲和力,故仍能获得充足的 O_2。子宫动脉血 PCO_2 为 32mmHg,绒毛间隙血 PCO_2 为 38~42mmHg,脐动脉血 PCO_2 为 48mmHg,由于 CO_2 扩散速度快,故较易扩散。

2) 营养物质供应:可替代胎儿消化系统功能。各种营养物质以不同的方式通过胎盘,如葡萄糖以易化扩散方式通过胎盘;游离脂肪酸、钠、钾、镁,脂溶性维生素 A、D、E、K 等以简单扩散方式通过胎盘;氨基酸、钙、铁、碘、磷,维生素 B 族和 C 等水溶性维生素以主动转运方式通过胎盘。胎盘中含有多种酶,可将脂肪等复杂物质分解为简单物质,也可将葡萄糖、氨基酸等简单物质合成后供给胎儿。

3) 排出胎儿代谢产物:可替代胎儿泌尿系统功能。胎儿的代谢产物如尿素、尿酸、肌酐、肌酸等,可经胎盘进入母血,由母体排出体外。

(2) 防御功能:胎盘能够阻止母血中某些有害物质进入胎儿血中,母血中的免疫物质 IgG 可以通过胎盘,使胎儿得到抗体,对胎儿起保护作用。但是,胎盘的屏障功能并不完善,许多病毒如风疹病毒、流感病毒、巨细胞病毒等可直接透过胎盘到达胎儿体内;细菌、弓形虫、支原体、衣原体、螺旋体等虽不能直接通过胎盘,但可在胎盘形成病灶,破坏胎盘屏障后感染胎儿;分子量小、对胎儿有害的药物可通过胎盘影响胎儿。母血内的抗 A、抗 B、抗 Rh 抗体也可进入胎儿血,引起胎儿或新生儿溶血。

(3) 合成功能:胎盘主要合成激素、酶和细胞因子等。

1) 人绒毛膜促性腺激素(human chorionic gonadotropin,hCG):由合体滋养细胞合成,包括 α、β 两个亚基,临床上多测定母体血清 β-hCG。受精卵着床后 1d 可用放射免疫法自母体血清中测出,为诊断早孕的敏感方法之一。妊娠第 8~10 周时分泌达高峰,后迅速下降,维持高峰浓度的 10% 直至分娩,产后 2 周消失。hCG 作用:①可延长黄体寿命;②促进雄激素转化为雌激素,同时增加孕激素分泌;③抑制淋巴细胞免疫活性,保护滋养层不受母体的免疫攻击;④刺激男性胎儿睾丸分泌睾酮及男胎性分化;⑤与母体甲状腺的促甲状腺激素受体结合,促进甲状腺活性。

2) 人胎盘生乳素(human placental lactogen,HPL):由合体滋养细胞合成,是不含糖分子的单链多肽激素。妊娠 5 周用放射免疫法可在母血中测出,随着妊娠周数增加,分泌量逐渐增多,妊娠 34~36 周达高峰,并维持至分娩,母血值为 5~15mg/L,产后迅速下降,产后 7h 即不能测出。HPL 的作用包括:①促进乳腺腺泡发育,刺激乳腺上皮细胞合成蛋白质,为产后泌乳做准备;②促进胰岛素生成,提高母血胰岛素水平;③促进蛋白质合成和糖原合成,刺激脂肪分解,促进胎儿生长;④促进黄体形成;⑤抑制母体对胎儿的排斥作用。

3) 雌激素和孕激素:妊娠早期,雌、孕激素主要由卵巢妊娠黄体产生,妊娠 8~10 周后,胎盘是合成雌、孕激素的主要部位。妊娠末期,孕妇雌二醇及孕酮值为非孕妇女的 100 倍,雌三醇值为非孕妇女的 1 000 倍,血孕酮值可达 312~624nmol/L。其中,孕妇血清游离雌三醇值是监测胎儿发育状况和胎盘功能的常用指标之一。妊娠期雌、孕激素的协同作用,对妊娠期母体乳腺、子宫等的生理变化起重要作用。

4) 妊娠特异性蛋白:由合体滋养细胞产生,包括妊娠相关血浆蛋白 A,妊娠相关血浆蛋白 B 及妊娠相关血浆蛋白 C,其中妊娠相关血浆蛋白 C 较重要,正常妊娠后的母血、羊水、脐血中均能测出,临床上测定妊娠相关血浆蛋白 C 值可预测早孕,并帮助了解胎儿情况。

(4) 其他:胎盘尚能合成缩宫素酶,耐热性碱性磷酸酶,细胞因子和生长因子等物质,对妊娠的维持有一定作用。另外,胎盘还具有免疫功能,胎盘合体滋养细胞表面的类纤维蛋白物质可构成免疫

Note:

屏障,胎盘产生的许多激素和细胞因子可抑制母体免疫排斥反应,可使胎儿胎盘在子宫内存活而不被排斥。

（二）胎膜

胎膜由绒毛膜和羊膜组成。胎膜外层为绒毛膜,在发育过程中因缺乏营养供应而逐渐退化成平滑绒毛膜(chorion laeve)。胎膜内层为半透明的羊膜。妊娠晚期羊膜与平滑绒毛膜紧贴,但两者可完全分开。胎膜的功能:①维持羊膜腔的完整性,保护胎儿;②参与前列腺素合成,在分娩发动中有一定作用。

（三）脐带

脐带由胚胎发育过程中的体蒂发展而来。胚胎及胎儿借助脐带悬浮于羊水中。脐带一端连接胎儿腹壁脐轮,另一端附着在胎盘的胎儿面。足月胎儿的脐带长 30~100cm,直径 0.8~2.0cm,内有 1 条脐静脉和 2 条脐动脉,血管周围有胚胎结缔组织,称为华通胶(Wharton jelly),对脐血管起保护作用。脐带的表面由羊膜覆盖。胎儿通过脐带血液循环与母体进行营养和代谢物的交换。脐带血管受压,血流受阻时,可引起胎儿缺氧,致胎儿窘迫,甚至危及胎儿生命。

（四）羊水

羊水为充满在羊膜腔内的液体。

1. 羊水的来源　羊水来源随不同妊娠时期而异。妊娠早期,羊水的主要来源为母体血清经胎膜生成的透析液;妊娠中期以后,胎儿尿液成为羊水重要来源;妊娠晚期,胎肺参与羊水生成,肺泡每日分泌约 350ml 液体至羊膜腔;此外,羊膜、胎儿皮肤也会渗出少量液体。

2. 羊水的吸收　胎儿吞咽是羊水吸收的主要方式,近足月时,胎儿每日吞咽 500~700ml 液体;羊水吸收的另一主要途径是经羊膜 - 绒毛膜界面的膜内转运向胎儿胎盘血管转移,只有微量羊水转移至母体血浆;脐带每小时吸收羊水 40~50ml;此外,妊娠 20 周前,胎儿角化前皮肤有吸收羊水的功能,但量很少。

3. 羊水的量、性状及成分　早期妊娠时羊水为无色透明液体,足月妊娠时羊水略混浊,不透明,呈中性或弱碱性,pH 约为 7.20;比重为 1.007~1.025;除水分外,羊水中还含有无机盐及有机物,胎儿脱落上皮细胞、毳毛、胎脂、激素和酶等。羊水量随妊娠周数增加而增加,妊娠 38 周时约为 1 000ml,而后减少,妊娠 40 周时约为 800ml,过期妊娠时羊水量明显减少。

4. 母体、胎儿、羊水三者的液体平衡　羊水在羊膜腔内不断地进行液体交换,保持相对的羊水恒定。母体与胎儿之间的液体交换主要是通过胎盘,每小时约 3 600ml。羊水量调节主要包括通过胎儿排尿和胎儿分泌肺泡液生成羊水,羊水吸收主要通过胎儿吞咽和膜内运输进入胎盘表面的胎儿血管。

5. 羊水的功能　①保护胎儿:主要是使胎儿自由活动,防止胎体粘连引起的畸形;有利于维持胎儿体液平衡;保持羊膜腔内恒温;平衡子宫内外压力,防止胎儿受到直接损伤;临产后,羊水可使宫缩压力均匀分布,避免胎儿直接受压引起胎儿窘迫;胎儿吞咽或吸入羊水可促进胎儿消化道和肺的发育,羊水过少可引起胎儿肺发育不全。②保护母体:羊水可减轻胎动给母体带来的不适;临产后帮助扩张子宫颈口及阴道;破膜后冲洗阴道可减少感染的发生。

【胚胎、胎儿发育及生理特点】

（一）胚胎及胎儿发育

妊娠 10 周(受精后 8 周)内的胚体称为胚胎,胚胎期是主要器官分化形成的时期;自妊娠第 11 周(受精第 9 周)起称为胎儿,为各组织器官进一步发育成熟的时期。胎儿发育的特征大致为:

4 周末:可辨认出体蒂与胚盘。

8 周末:胚胎初具人形,头的大小约占整个胎体的一半。可以分辨出眼、耳、口、鼻、四肢,超声显像可见早期心脏已形成且有搏动。

12 周末:胎儿身长约 9cm,顶臀长约 6.1cm,体重约 20g。胎儿外生殖器已发育,部分可分辨男、女

Note:

性别,胎儿四肢可活动。

16周末:胎儿身长约16cm,顶臀长约12.8cm,体重约110g。以外生殖器可确定性别。皮肤薄,深红色,头皮已长出毛发,体毛开始出现。胎儿开始有呼吸运动。部分孕妇自觉胎动。

20周末:胎儿身长约25cm,顶臀长约16cm,体重约320g。皮肤暗红,有毳毛与胎脂。出生后可有心跳、呼吸、排尿及吞咽运动。胎儿体重开始呈线性生长,活动也明显增加。

24周末:胎儿身长约30cm,顶臀长约21cm,体重约630g。各脏器均已发育,皮下脂肪开始沉积,但皮肤仍呈皱缩状,出现睫毛与眉毛。出生后可有呼吸,但生存力极差。

28周末:胎儿身长约35cm,顶臀长约25cm,体重约1 000g。胎儿有呼吸运动,四肢活动好。出生后可存活,但由于肺泡Ⅱ型细胞中表面活性物质含量低,此期出生者易患新生儿呼吸窘迫综合征。

32周末:胎儿身长约40cm,顶臀长约28cm,体重1 700g。面部毳毛已脱落,皮肤深红,生活能力尚可。此期出生者如注意护理,可以存活。

36周末:胎儿身长约45cm,顶臀长约32cm,体重2 500g。皮下脂肪发育良好,毳毛明显减少,指(趾)甲已超过指(趾)尖,出生后能啼哭及吸吮,生活力良好,此期出生者基本可以存活。

40周末:胎儿已成熟,身长约50cm,顶臀长约36cm,体重约3 400g。体形外观丰满,皮肤粉红色,足底皮肤有纹理,男性睾丸已下降,女性大小阴唇发育良好。出生后哭声响亮,吸吮力强,能很好存活。

妊娠前20周(即前5个妊娠月)的胎儿身长(cm)= 妊娠月数的平方。妊娠后20周(即后5个妊娠月)的胎儿身长(cm)= 妊娠月数 × 5。可通过胎儿身长判断胎儿月份。

(二) 胎儿的生理特点

1. 循环系统

(1) 胎儿循环系统的解剖学特点:①脐静脉1条,带有来自胎盘,含氧量较高、营养较丰富的血液进入胎体,脐静脉的末支为肝的静脉导管;②脐动脉2条,带有来自胎儿,含氧量较低、二氧化碳及其他代谢产物较高的混合血,注入胎盘与母血进行物质交换;③动脉导管,位于肺动脉与主动脉弓之间,出生后动脉导管闭锁成动脉韧带;④卵圆孔,位于左右心房之间,出生后数分钟开始关闭,约在出生后半年完全关闭。

(2) 血液循环特点:来自胎盘的血液经脐静脉进入胎儿,在胎儿腹前壁分3支,一支直接入肝、一支与门静脉汇合入肝,这两支血液最后由肝静脉入下腔静脉,另一支经静脉导管直接注入下腔静脉。故进入右心房的下腔静脉血是混合血,有来自脐静脉含氧较高的血,也有来自胎儿下肢及腹部盆腔脏器含氧较低的血。胎儿左右心房间有卵圆孔,其开口位于下腔静脉入口,故下腔静脉入右心房之血液绝大部分通过卵圆孔进入左心房。从上腔静脉入右心房的血液,在正常情况下很少或不通过卵圆孔,而是直接流向右心室进入肺动脉。由于肺循环阻力较高,肺动脉血大部分经动脉导管流入主动脉,只有约1/3的血液通过肺静脉入左心房,与经卵圆孔进入左心房之血液混合迅速进入左心室。自左心房流入升主动脉的血液主要供应头部、上肢与心脏,进入降主动脉的血液与经由动脉导管来之血液混合,供应下半部分身体。血液由腹下动脉流至脐动脉后进入胎盘,与母血进行交换。可见胎儿体内无纯动脉血,而是动、静脉混合血,各部分血液的含氧量不同,进入肝、心、头部及上肢的血液含氧量和营养物质较高以适应需要。注入肺及身体下部的血液含氧和营养较少[图4-3(1)]。

胎儿出生后,循环系统血流动力学发生了显著变化。脐静脉闭锁为肝圆韧带,肝静脉导管闭锁为静脉韧带;脐动脉闭锁,并与闭锁之腹下动脉相连成为腹下韧带;由于胎儿出生后开始自主呼吸,肺循环压力减小,肺动脉血液大部分流经肺进入左心房,左心房压力升高;脐静脉闭锁后流至右心房的血液减少,故右心房压力降低,卵圆孔关闭;动脉导管于出生后2~3个月闭锁为动脉韧带[图4-3(2)]。

2. 血液系统

(1) 红细胞:妊娠3周时,红细胞主要在卵黄囊产生,而妊娠10周时,红细胞生成主要在肝,以后脾和骨髓逐渐具有造血功能,妊娠足月时至少90%的红细胞由骨髓产生。红细胞总数无论是早产儿或足月儿均较高,约$6 × 10^{12}$/L。在整个胎儿期,红细胞体积较大,红细胞的生命周期约为成人的2/3。

Note:

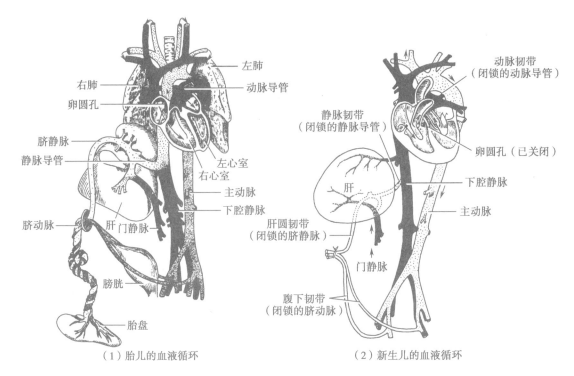

图 4-3　胎儿及新生儿的血液循环

（2）血红蛋白：胎儿血红蛋白从结构和功能上可分为原始血红蛋白、胎儿血红蛋白和成人血红蛋白三种。含胎儿血红蛋白的红细胞对氧有较高亲和力，可在低氧分压下维持较高的氧饱和度，这与红细胞膜通透性增加有关。随着妊娠进展，血红蛋白数量逐渐增加，孕中期血红蛋白值约为 150g/L，足月时其值约为 180g/L。此外，随妊娠周数增加，血红蛋白种类也从原始型向成人型过渡。

（3）白细胞：妊娠 2 个月，胎儿的血液循环中开始出现粒细胞，形成防止细菌感染的第一道防线，妊娠足月时可达 $(15~20) \times 10^9$/L。白细胞出现不久，约于妊娠 3 个月，胸腺及脾脏发育，两者均产生淋巴细胞，成为机体内抗体的主要来源，构成对抗外来抗原的另一道防线。

3. **呼吸系统**　胎儿的呼吸功能由母婴血液在胎盘进行气体交换完成。但胎儿在出生前必须完成呼吸道（包括气管直至肺泡）、肺循环及呼吸肌的发育。成熟的胎肺包括两个方面，首先是胎肺结构与形态的成熟，其次为胎儿肺泡表面 Ⅱ 型细胞内有薄板样小体，可合成肺表面活性物质。胎儿胸壁运动最早在妊娠 11 周即可经 B 超观察到，正常胎儿呼吸运动是阵发性、不规则的，频率为 30~70 次 /min。

4. **消化系统**　妊娠 11 周时小肠开始有蠕动，妊娠 16 周时胃肠功能已基本建立。胎儿可吞咽羊水，吸收水分、氨基酸、葡萄糖等营养物质。胎儿肝脏功能不够健全，特别是葡萄糖醛酸转移酶、尿苷二磷酸葡萄糖脱氢酶等缺乏，故不能结合红细胞破坏后产生的大量游离胆红素。胆红素主要经过胎盘由母体肝脏代谢后排出体外，仅有小部分在胎儿肝内结合后形成胆绿素经肠道排出。胆绿素的降解产物使胎粪呈墨绿色。

5. **泌尿系统**　胎儿肾脏在妊娠 11~14 周时已有排泄功能，妊娠 14 周的胎儿膀胱内已有尿液。妊娠中期，胎儿肾脏可将吞咽的羊水以尿液的形式排出，成为羊水的重要来源之一。足月妊娠时，每小时生成约 27ml 尿液。出生时，肾脏已经具有充足的功能，但结构仍未成熟。

6. **内分泌系统**　胎儿的甲状腺是发育最早的内分泌腺体之一，妊娠 6 周即开始发育，12 周已可合成甲状腺激素。胎儿肾上腺的发育最为突出，妊娠 7 周可产生肾上腺素，20 周能生成大量的甾体激素；胎儿肾上腺还可与肝、胎盘、母体共同完成雌三醇的合成与排泄，因此，测定孕妇血、尿雌三醇值已成为临床上了解胎儿、胎盘功能最常见的有效方法。此外，妊娠 12 周时，胰腺开始分泌胰岛素，甲状旁腺可分泌甲状旁腺素。

Note:

7. 生殖系统 胚胎 6~7 周前,生殖系统尚未发生性分化,男女胚胎具有相同的原始性腺,内生殖器和外生殖器。胚胎 6 周后,原始性腺开始分化,男性胎儿形成睾丸;胚胎 12 周左右,女性胎儿原始性腺分化并发育形成卵巢。男性输精管、射精管、附睾、精囊等内生殖器于胚胎第 8 周后开始分化发育;而阴道、子宫、输卵管等女性内生殖器于胚胎第 9 周后开始分化发育。内生殖器官分化的同时,阴茎、阴囊、阴蒂及大、小阴唇等外生殖器也同步进行分化发育。

第二节　妊娠期母体变化

导　入　案　例

某女,28 岁,已婚,妊娠 12 周,来产科门诊检查。患者主诉疲惫感明显,厌油、食欲缺乏,尿频,乳房胀痛。

请思考:

1. 孕妇出现上述症状的原因有哪些?

2. 请为其提供恰当的健康指导。

妊娠后,在胎盘产生激素的参与和神经内分泌的影响下,孕妇生理、心理、社会均会发生一系列适应性的变化。

【妊娠期母体的生理变化】

(一)生殖系统

1. 子宫 妊娠后子宫变化最明显,宫体逐渐增大变软。子宫非孕时为 (7~8) cm × (4~5) cm × (2~3) cm,妊娠足月时可增至 35cm × 25cm × 22cm;宫腔容量由非孕时的 5ml 增至妊娠足月约 5 000ml,为非孕期的近 1 000 倍;子宫重量从非孕时的 50g 可增至妊娠足月的约 1 100g,增加约 20 倍。子宫形态由非孕时倒置的梨形变为球形或椭圆形。妊娠早期增大的子宫形态不规则,受精卵着床部位的子宫壁明显突出,妊娠 12 周后,增大的子宫渐呈均匀对称并超出盆腔,可在耻骨联合上方触及。妊娠晚期子宫呈不同程度右旋,与乙状结肠占据盆腔左侧有关。

子宫增大主要是肌细胞的肥大,另有少量肌细胞增生,血管增多及结缔组织增生。肥大的肌细胞内含有丰富的肌动蛋白和肌球蛋白,是临产后宫缩的基础。子宫各部位增长速度不一,宫底于妊娠后期增长最快,宫体含肌纤维最多,子宫下段次之,宫颈最少。自妊娠 12~14 周起,子宫出现不规则无痛性收缩,其特点为稀发、不规则、不对称、无疼痛感觉,不伴有宫颈扩张,称为 Braxton Hicks 收缩。子宫循环血容量逐渐增加,妊娠足月时,子宫血流量为 450~600ml/min,较非孕时增加 4~6 倍,主要供应胎盘。子宫动脉由非孕时屈曲至妊娠足月时变直,以适应胎盘内绒毛间隙血流量增加的需要。妊娠后,圆韧带、阔韧带、主韧带、子骶韧带等子宫韧带增粗、变长,走行方向也随子宫增大而变化。

子宫峡部非孕时长约 1cm,妊娠 12 周以后,子宫峡部逐渐变软、伸展并拉长变薄,扩展成为宫腔的一部分,临产后可伸展至 7~10cm,成为产道的一部分,称子宫下段。

子宫颈黏膜充血,组织水肿,逐渐变软,外观肥大,呈紫蓝色。宫颈黏液增多,富含免疫球蛋白及细胞因子,形成黏稠的黏液栓,富含免疫球蛋白和细胞因子,可保护宫腔及胎儿免遭外来感染侵袭。

2. 卵巢 妊娠期略增大,停止排卵。内有妊娠黄体产生雌激素及孕激素,以维持妊娠的继续。黄体功能于妊娠 10 周后由胎盘取代。

3. 输卵管 妊娠期输卵管伸长,但肌层增厚不明显,黏膜上皮细胞变扁平、有时黏膜可见蜕膜反应。

4. 阴道　阴道黏膜充血水肿,呈紫蓝色。阴道皱襞增加,肌细胞肥大、结缔组织松软,伸展性加大。阴道脱落细胞增加,分泌物增多常呈白色糊状。阴道上皮细胞含糖原增加,乳酸含量增多,使阴道分泌物 pH 降低,不利于一般致病菌生长,但易受真菌感染。

5. 外阴　充血,大小阴唇色素沉着,结缔组织变软使局部伸展性增加,对分娩有利。部分孕妇有外阴静脉曲张,产后多自行消失。

（二）乳房

在妊娠期雌、孕激素,垂体催乳素,胎盘催乳素,胰岛素,生长激素等的影响下,乳腺腺泡与小叶均增生,脂肪沉积增多,乳房增大,孕妇自觉乳房发胀或偶有刺痛。乳头、乳晕增大,颜色加深,乳晕外围的皮脂腺肥大形成散在的结节状小隆起,称蒙氏结节(Montgomery's tubercles)。妊娠期乳腺为泌乳做好了准备,但受大量雌、孕激素影响,特别是孕激素的抑制作用,一般无或仅有少量乳汁分泌。妊娠末期,尤其在接近分娩期挤压乳房时,可有数滴稀薄黄色乳汁溢出,称初乳(colostrum)。分娩后,随着孕激素下降,新生儿吸吮刺激的增加,乳汁开始大量分泌。

（三）循环系统

1. 心脏　妊娠后期因子宫增大膈肌升高,心脏向左、向上、向前移位,更贴近胸壁,心尖搏动向左移 1~2cm,心肌肥厚,心脏容量从妊娠早期至妊娠末期约增加 10%,心浊音界稍扩大。心脏移位使大血管轻度扭曲,加之血流量增加及血液流速加快,孕妇心尖区与肺动脉瓣区可闻及柔和的收缩期吹风样杂音,产后逐渐消失。多数孕妇有第一心音分裂或出现第三心音。心率于妊娠晚期休息时每分钟增加 10~15 次。

2. 心排血量　心排血量的增加是妊娠期循环系统最重要的改变。心排血量自妊娠 10 周逐渐增加,妊娠 32~34 周达高峰,持续至分娩。若孕妇合并心脏病,在此妊娠阶段易发生心衰。

3. 血压　妊娠早期及中期血压偏低,妊娠晚期血压及脉压均轻度升高。由于增大的子宫压迫下腔静脉使血液回流受阻,加之血容量的增加,孕妇股静脉压多升高,从妊娠前 10cmH$_2$O 增加至 20~30cmH$_2$O,孕妇可出现下肢酸胀、水肿。因下肢、外阴及直肠静脉压的升高,加之静脉壁扩张,孕妇易发生下肢、外阴静脉曲张和痔。孕妇发生深部静脉血栓的风险也增加。当孕妇长时间处于仰卧位时,由于下腔静脉受压,回心血量减少,心排血量随之减少,迷走神经兴奋,出现血压下降、轻微头痛、头晕和心悸等现象,称仰卧位低血压综合征(supine hypotensive syndrome)。左侧卧位时能解除子宫压迫,改善静脉回流,减轻症状。

（四）血液系统

1. 血容量　妊娠期血容量增加对维持胎儿生长发育极为重要。血容量自妊娠 6~8 周开始增加,妊娠 32~34 周达高峰,增加 40%~45%,平均约 1 450ml,其中血浆增加约 1 000ml,红细胞增加约 450ml,血浆增加多于红细胞增加,出现血液稀释,为生理性贫血。

2. 血液成分

（1）红细胞:由于血液稀释,妊娠期红细胞、血红蛋白值和血细胞比容均较非妊娠期妇女低。妊娠期红细胞计数约为 3.6×10^{12}/L,血红蛋白值约为 110g/L,血细胞比容为 0.31~0.34。

（2）白细胞:妊娠期间,白细胞自妊娠 7~8 周开始轻度增加,至妊娠 30 周达高峰,为$(5~12) \times 10^9$/L,有时可达 15×10^9/L,主要为中性粒细胞增多。

（3）凝血因子:妊娠期血液处于高凝状态,凝血因子 Ⅱ、Ⅴ、Ⅶ、Ⅷ、Ⅸ、Ⅹ 均增加,凝血因子Ⅺ、ⅩⅢ降低,血小板计数轻度减少。纤维蛋白原至妊娠晚期可增加 40%~50%。部分孕妇于妊娠晚期可见凝血酶原时间及凝血活酶时间稍缩短,但凝血时间改变不明显。妊娠期纤溶活性降低。

（4）血浆蛋白:因血液稀释,血浆蛋白减少,主要是白蛋白减少,可减少至约 35g/L。

（五）泌尿系统

妊娠期肾功能变化较大,与非孕时相比,肾血浆流量增加 35%,肾小球滤过率增加 50%,导致排尿量增加,代谢产物排泄增多。仰卧位时肾血浆流量与肾小球滤过率增加更为显著,故孕妇夜尿量多于日尿量。肾小球滤过率增加,对葡萄糖的滤过能力增高,而肾小管的重吸收能力并未增加,部分孕妇可出现饭后生理性糖尿,需注意与真性糖尿病的区别。

受孕激素影响,输尿管增粗,蠕动减弱,尿流缓慢,肾盂及输尿管肌张力降低,轻度扩张,加上右旋增大的子宫压迫右侧输尿管,形成机械性梗阻,加重右侧肾盂积水,故孕妇易患肾盂肾炎,右侧多见。妊娠早期子宫增大,压迫膀胱导致膀胱容量减小,孕妇易出现尿频,妊娠中期子宫超出盆腔后尿频有所减轻;妊娠末期胎头入盆后,膀胱又受压,膀胱内压与尿道内压上升,孕妇也可出现尿频,少数甚至尿失禁。

(六)呼吸系统

妊娠中期,孕妇耗氧量增加 10%~20%,而肺通气量约增加 40% 以满足孕妇本身及胎儿氧的需要。妊娠期,子宫增大,膈肌上升,肋膈角增宽,肋骨外展,胸腔周径增加,膈肌活动幅度减少,胸廓活动加大。孕妇以胸式呼吸为主,呼吸次数在妊娠期变化不大,约 20 次 /min,但呼吸较深。妊娠期鼻、咽部等上呼吸道黏膜增厚,轻度充血水肿,局部抵抗力下降,容易发生感染。

(七)消化系统

受大量雌激素影响,孕妇齿龈肥厚,充血,水肿,易出血;部分孕妇可因血管灶性扩张出现妊娠龈瘤;牙齿易松动、患龋齿。妊娠期子宫增大可将胃、肠道等脏器推向外、上方。妊娠期增加的孕激素可降低胃肠道平滑肌张力;胃部受压,贲门括约肌松弛,胃内酸性内容物可返流至食管下部引起胃部烧灼感等不适;胃肠蠕动减弱,加之胃酸及胃蛋白酶分泌量减少,易导致上腹部饱胀感,便秘等。盆腔静脉受压,静脉回流障碍,肠道充血等常引起痔疮或使原有痔疮加重。胆道平滑肌松弛,胆囊排空时间延长,胆汁稍黏稠使胆汁淤积,使得妊娠期容易发生胆石病。

(八)内分泌系统

1. 垂体 妊娠期间腺垂体可增大 1~2 倍,嗜酸性细胞增多且肥大,形成"妊娠细胞"。若发生产后出血,增生肥大的腺垂体可因缺血而坏死,引起希恩综合征"。受大量雌孕激素负反馈的影响,垂体促性腺激素分泌减少,卵巢内的卵泡不再发育成熟。垂体催乳激素随妊娠进展而增加,分娩前达高峰,对孕妇乳腺发育有利。促甲状腺激素与促肾上腺皮质激素分泌增多;促黑素细胞刺激素增加,孕妇易出现色素沉着。

2. 甲状腺及甲状旁腺 妊娠期,甲状腺可有中度增大,血清甲状腺素和游离三碘甲状腺原氨酸增加,但由于大部分与甲状腺素结合球蛋白结合,并不影响具有重要生理功能的游离甲状腺素,不易出现甲状腺功能亢进表现。甲状旁腺增生肥大,甲状旁腺激素于妊娠中晚期逐渐升高,对胎儿钙供应有利。

3. 肾上腺 妊娠期肾上腺皮质醇分泌增多,因仅其中 10% 具有活性,故孕妇无肾上腺皮质功能亢进表现。醛固酮分泌增加,但大部分与蛋白质结合,所以不会引起严重水、钠潴留;此外,醛固酮还通过调节血容量和血压,血钾、钠等血浆电解质平衡,参与妊娠期血液流变学控制。妊娠期睾酮轻微增加,肾上腺髓质功能变化不明显。

4. 其他 妊娠期间胰腺功能亢进,自妊娠中期开始,β 细胞分泌胰岛素增加,至分娩前达到高峰。

(九)皮肤

孕妇体内促黑素细胞激素增加,使皮肤黑色素细胞功能加强,黑色素分泌增加,乳头、乳晕、腹白线、外阴等处出现色素沉着。颜面部出现蝶状褐色斑,称妊娠黄褐斑(chloasma gravidarum),产后可减退。孕妇腹壁、大腿、乳房等部位,因肾上腺皮质激素分泌增多及子宫增大,可引起皮肤弹性纤维断裂,呈紫色或淡红色不规律平行略凹陷的条纹,为妊娠纹(striate gravidarum),产后多变为银白或灰白色。妊娠期增多的雌激素使皮肤毛细血管扩张,孕妇面部、颈部、胸部、手掌等处可有红斑或蜘蛛痣。妊娠期汗腺活动亢进,孕妇易出汗。

（十）新陈代谢

1. **基础代谢**　在妊娠早期稍下降,从妊娠中期开始逐渐增高,至妊娠晚期可增高 15%~20%。

2. **体重**　体重增加在妊娠早期不明显,妊娠 13 周起体重平均每周增加 350g,直至妊娠足月时体重平均约增加 12.5kg;若每周体重增加超过 500g,须警惕隐性水肿。

3. **碳水化合物代谢**　妊娠期雌、孕激素的分泌使母体对葡萄糖利用增加,加之肾脏对葡萄糖的滤过增加及胎儿从母体获取葡萄糖,使孕妇空腹血糖值稍低于非孕妇女;餐后则易出现高血糖、高胰岛素血症;糖耐量试验可见血糖增高幅度大且恢复延迟;妊娠期胎盘产生大量抗胰岛素物质,可对抗胰岛素作用,降低胰岛素降糖效果。

4. **脂肪代谢**　妊娠期肠道吸收脂肪能力增强,血脂增高,但妊娠期能量消耗多,体内动用大量脂肪使血中酮体增加,易发生酮血症。

5. **蛋白质代谢**　孕妇需要大量蛋白质,以满足母体及胎儿的需要,若蛋白储备不足,血浆蛋白减少,可出现显性或隐性水肿。

6. **矿物质代谢**　胎儿生长发育需要大量钙、磷、铁,且胎儿骨骼及胎盘的形成,需要较多的钙,妊娠末期胎儿骨骼储存约 30g 钙,大部分是妊娠最后 3 个月内所积累。因此,在妊娠中、晚期,孕妇应注重含钙丰富食物的摄入,并注意补充维生素 D 及钙。妊娠晚期,孕妇铁的需求更加突出,每天需铁 6~7mg,根据指征可遵医嘱额外补充铁剂,满足母儿需要。

（十一）骨骼、关节及韧带

妊娠期骨骼一般无明显变化。骨盆各关节,包括骶髂关节、骶尾关节、耻骨联合均变松弛,具有一定活动性,有利于分娩。部分孕妇于妊娠晚期耻骨联合分离,可引起疼痛。妊娠晚期由于重心向前移,为保持身体平衡,孕妇脊柱前凸,背伸肌群过度活动,腰腹部向前,胸部向后,颈部向前,形成典型孕妇姿势。

【 妊娠期母体及家庭成员的心理、社会调适 】

妊娠是女性一生中一件独特的事件,既十分有意义又同时伴随着压力。妊娠是妇女走向成熟的里程碑。在妊娠过程中,妇女向母亲角色转变,自我概念会发生变化,妇女及家庭成员的角色会重新定位,准父母需要重新调整和适应新的生活形态和家庭关系。

（一）妊娠期妇女需要完成的心理社会发展任务

1. **接受妊娠**　适应母亲角色的第一步是接受妊娠事实,在此过程中孕妇可能产生不同的情绪变化。有的妇女并没有做好妊娠准备,尤其是计划外妊娠。没有做好妊娠准备并不等于不接受孩子。情绪波动是孕妇常见心理反应,表现为情绪变化快又难以预料。情绪波动与妊娠期激素变化、对自身及家庭经济情况的担忧、对生活方式改变的不适应等有关。许多妇女妊娠后内心会很矛盾,是人在适应新角色时的正常反应。妇女可能会因即将为人母而感到幸福与满足,同时也会怀念过去自由的生活。这种矛盾心理在妊娠引起身体不适、身材走样、得知过去同事职位升迁等情况下,会进一步加重。

2. **母亲角色认同**　多数妇女喜欢孩子、渴望成为母亲,有利于其适应妊娠分娩过程并认同母亲角色。但也有孕妇由于对母亲意义认识的缺乏或差异,产生母亲角色认同障碍。

3. **母子情感依附关系的建立**　母亲与孩子情感依附关系的建立始于妊娠期,可分为三个阶段:第一阶段,母亲接受了妊娠事实,关注重点在"自身",孩子被视为母亲身体的一部分,而不是独立个体;第二阶段,母亲开始意识到孩子的存在与不同,这种感觉在听到胎心、感到胎动、看到胎体图像时更明显。母亲将注意力集中在孩子身上,其他家庭成员常常被"冷落";第三阶段,母亲做好为人母亲和迎接孩子出生的准备,常会根据自身感受描述孩子性格、猜测性别等,甚至开始规划起孩子未来的职业。

4. **分娩前心理准备**　妊娠晚期子宫明显增大、呼吸逐渐费力、孕妇行动不便,甚至出现睡眠障

Note：

碍、腰背痛等症状,因此,多数孕妇都盼望分娩到来。然而,随着分娩日期临近,孕妇对能否顺利分娩的担心会增加,对分娩疼痛的惧怕也与日俱增。

5. 人际关系调整　妊娠后,孕妇的人际关系,特别是家庭亲密关系会发生改变,其中,孕妇和丈夫的关系,以及孕妇和母亲的关系,是人际关系的重要组成部分。母亲的支持可以提供表达感受、分享经验的机会;来自丈夫的关爱、信任与支持有利于妇女有效适应妊娠过程和母亲角色。

（二）准父亲及其他家庭成员的心理社会调适

妊娠是整个家庭的事件,对准父亲而言,也会经历多种心理变化。如果妊娠是夫妇双方共同的期望或计划,准父亲可能会表现出异常兴奋。但无论妊娠是否在期望中,准父亲均会有压力感。

确定妊娠后,准父亲开始意识到妊娠事实。但在妊娠早期,因孕妇腹部增大不明显,准父亲往往无法体会孕妇的心情,以致不能真正参与妊娠过程。在妊娠期生理及心理调适过程中,孕妇需要来自准父亲的心理支持。准父亲无法满足孕妇需要时,可能会影响夫妻关系。孕妇子宫逐渐增大,腹部明显膨隆后,准父亲进入新的心理阶段,开始认识到妻子妊娠是自己一生中最重要的事。准父亲会对自身角色进行评估,对妻子的妊娠感受也能体会与关心。此时,准父亲可能会对即将到来的分娩过程感到压力与担心。

对孕妇的长辈而言,无论是否为计划妊娠,大多数都会注意孕妇的身体及心理改变,创造有利于妊娠和胎儿生长的环境。

对于家里的孩子来说,迎接即将到来的弟弟妹妹也需要适应。被新出生的孩子"代替",他们可能会感到失落、产生嫉妒。孩子的年龄、父母的态度、父亲的角色等都会影响孩子的感受,母亲和其他家庭成员必须重视,帮助孩子适应新的家庭角色和关系。

第三节　妊　娠　诊　断

导 入 案 例

某女,27 岁,已婚,平素月经规律,月经周期 28~30d,现因停经 42d、自测尿 hCG（+）就诊。

请思考:

1. 为确定是否宫内活胎,可进行什么辅助检查?

2. 孕妇想知道什么时候能听到胎心和自觉胎动,请进行解释。

临床上,可将妊娠分为三个时期,即早期妊娠、中期妊娠和晚期妊娠。依据胎儿生长发育特点和母体变化,可进行早、中、晚期妊娠的诊断。

【早期妊娠诊断】

1. 症状及体征

（1）停经（cessation of menstruation）:有性生活史的生育年龄妇女,平时月经周期正常,一旦月经过期应考虑妊娠,停经达 10d 以上,尤应高度怀疑妊娠。停经是妊娠最早最重要的症状,但停经不一定就是妊娠,如内分泌失调、产后哺乳期、口服避孕药等也可有停经现象,需注意鉴别。

（2）早孕反应（morning sickness）:有 60% 的妇女在停经 6 周左右可出现畏寒、头晕、乏力、嗜睡、食欲减退、喜食酸物或厌恶油腻、恶心、晨起呕吐等症状,称为早孕反应,多于停经 12 周左右自行消失。早孕反应可能与 hCG 增多、胃酸分泌减少、胃排空时间延长等有关。

（3）尿频（frequency of urination）:主要是由妊娠后盆腔内子宫增大压迫膀胱所致。当子宫进一步增大进入腹腔,膀胱受压减轻,尿频症状缓解。

(4) 乳房的变化：受雌、孕激素影响，乳房逐渐增大。孕妇自觉乳房胀痛，初孕妇较明显。乳头、乳晕皮肤着色加深，乳晕周围有蒙氏结节出现。

(5) 生殖器官的变化：于妊娠 6~8 周行阴道窥器检查，可见阴道壁及宫颈充血，呈紫蓝色。双合诊检查宫颈变软，子宫峡部极软，感觉宫颈与宫体似不相连称黑加征（Hegar sign）。随妊娠进展，宫体增大变软，妊娠 8 周子宫约为非孕时的 2 倍，妊娠 12 周约为非孕时的 3 倍，此时，宫底超出盆腔水平，可在耻骨联合上方触及。

2. 辅助检查

(1) 妊娠试验（pregnancy test）：受精卵着床后滋养细胞可产生 hCG 并经孕妇尿液排出。可检测孕妇血清或尿液中的 hCG，为协助诊断妊娠的常用方法。

(2) 超声检查：B 超检查是目前临床确定早孕最快速、最准确的方法。正常宫内早期妊娠的 B 超图像特点包括：①圆形或椭圆形的妊娠囊，阴道超声最早于妊娠 4~5 周时即可见到；子宫内妊娠时，妊娠囊内还可见一环状、亮回声结构，为卵黄囊。②妊娠囊内可见胚芽与原始心管搏动，可确定为早期妊娠、活胎；妊娠 6 周即可见到胎芽和原始心管搏动。③妊娠 8 周后，测定头臀长可预测胎龄。早孕期超声还可确定妊娠是否在子宫内，排除异位妊娠及滋养细胞疾病，确定胚胎数量。此外，可排除无脑儿等严重畸形，测量胎儿颈后透明层厚度（nuchal translucency, NT）等可协助胎儿染色体疾病的筛查。

(3) 宫颈黏液检查：宫颈黏液量少质稠，含蛋白较多，涂片干燥后光镜下见到排列成行的椭圆体，不见羊齿状结晶，则早期妊娠的可能性大。

(4) 基础体温测定：双相型体温的妇女，体温升高相持续 18d 不下降，早期妊娠可能性大；若持续 3 周不下降，可考虑早期妊娠。

【中晚期妊娠诊断】

孕妇有早期妊娠经过，感到腹部逐渐增大和自觉胎动，检查可扪及胎体，听到胎心。

1. 症状及体征

(1) 子宫增大：随着妊娠周数的增加，孕妇子宫逐渐增大，宫底逐渐升高，腹部逐渐隆起，手测子宫底高度或尺测耻上子宫底高度可初步估计胎儿大小及孕周（图 4-4，表 4-1）。

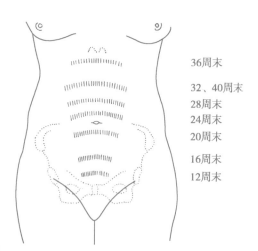

图 4-4　妊娠周数与宫底高度

表 4-1　不同妊娠周数的子宫底高度

妊娠周数	手测子宫底高度	尺测耻上子宫底高度 /cm
满 12 周	耻骨联合上 2~3 横指	
满 16 周	脐耻之间	
满 20 周	脐下 1 横指	18（15.3~21.4）
满 24 周	脐上 1 横指	24（22.0~25.1）
满 28 周	脐上 3 横指	26（22.4~29.0）
满 32 周	脐与剑突之间	29（25.3~32.0）
满 36 周	剑突下 2 横指	32（29.8~34.5）
满 40 周	脐与剑突之间或略高	33（30.0~35.3）

(2) 胎动（fetal movement, FM）：胎儿在子宫内冲击子宫壁的活动称胎动，包括翻转、跳动、滚动等，是监测胎儿宫内安危的重要指标之一。孕妇多于妊娠 18~20 周开始自觉胎动，妊娠 28 周后，理想的正常胎动次数≥10 次 /2h。妊娠周数越多，胎动越活跃，但至妊娠末期胎动逐渐减少。腹壁薄且松弛的经产妇，可在腹壁上看到胎动。

Note:

（3）胎心音：妊娠 18~20 周用听诊器可经孕妇腹壁听到胎儿心音，若用多普勒胎心听诊仪，于妊娠 12 周即可听到胎心音。胎心音呈双音，似钟表"滴答"声，速度较快。妊娠早期胎心率可达 180 次/min，妊娠晚期胎心率正常值为 110~160 次/min。

（4）胎体：于妊娠 20 周以后，经腹壁可触到子宫内的胎体，随着妊娠进展，胎体增大，可摸清胎体不同部分。胎头圆而硬，有浮球感；胎背宽而平坦饱满；胎臀软而宽，形状多不规则；胎儿肢体小且有不规则活动。

2. 辅助检查

（1）超声检查：B 超显像法显示胎儿数目、胎产式、胎先露及胎方位、胎心搏动情况及胎盘位置，测量胎头双顶径、头围、腹围、股骨长等多条胎儿径线，并可测量羊水量，观察胎儿有无明显体表畸形等。超声多普勒法能探出胎心音、胎动音、脐带血流音及胎盘血流音，可帮助预测和监护胎儿情况。临床上，多普勒超声心动图对先天性心血管畸形的诊断具有重要价值。

（2）胎儿心电图：在胎儿心脏异常的诊断中有较重要价值。于妊娠 12 周以后显示较规律的图形，于妊娠 20 周后图形更为明显。

【胎姿势、胎产式、胎先露、胎方位】

1. 胎姿势（fetal attitude）　胎儿在子宫内的姿势为胎姿势，正常为胎头俯屈，颏部贴近胸壁，脊柱略前弯，四肢交叉屈曲位于胸腹前，整个胎体成为头端小、臀端大的椭圆形。此姿势使胎儿体积明显缩小。

2. 胎产式（fetal lie）　指胎儿身体纵轴与母亲身体纵轴的关系（图 4-5）。两纵轴平行者称纵产式（longitudinal lie），占分娩总数之 99.75%；两纵轴垂直者称横产式（transverse lie），占分娩总数 0.25%；两纵轴交叉呈角度者称斜产式，属暂时性胎产式，分娩过程中多数转为纵产式，偶尔转成横产式。

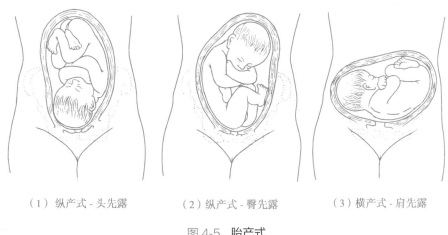

（1）纵产式-头先露　　　　（2）纵产式-臀先露　　　　（3）横产式-肩先露

图 4-5　胎产式

3. 胎先露（fetal presentation）　指胎儿最先进入母体骨盆入口的部分。纵产式有头先露（head presentation）及臀先露（breech presentation），横产式为肩先露（shoulder presentation）。头先露因胎头屈伸程度不同又分为枕先露、额先露及面先露等（图 4-6）。臀先露因入盆的先露部分不同，又分为混合臀先露、单臀先露、单足先露和双足先露（图 4-7）。偶见头先露或臀先露与胎手或胎足同时入盆，称复合先露（compound presentation）。

4. 胎方位（fetal position）　指胎儿先露部的指示点与母体骨盆的关系（简称胎位）。枕先露以枕骨、面先露以颏骨、臀先露以骶骨、肩先露以肩胛骨为指示点。根据指示点与母体骨盆左、右、前、后、横的关系而有不同的胎位（表 4-2）。如：枕先露时，胎头枕骨位于母体骨盆的左前方，称之为枕左前位（LOA），其余类推。

Note:

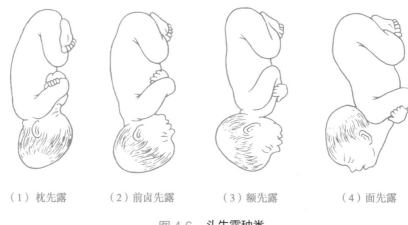

（1）枕先露　　　（2）前囟先露　　　（3）额先露　　　（4）面先露

图 4-6　头先露种类

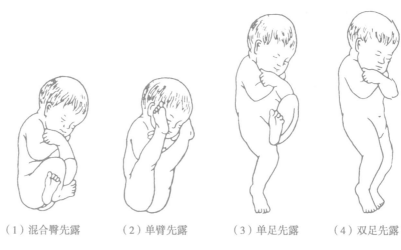

（1）混合臀先露　　（2）单臀先露　　（3）单足先露　　（4）双足先露

图 4-7　臀先露种类

表 4-2　胎产式、胎先露及胎方位的种类与关系

纵产式 (99.75%)	头先露 (95.75%~97.75%)	枕先露 (95.55%~97.55%)	枕左前（LOA）	枕左横（LOT）	枕左后（LOP）
			枕右前（ROA）	枕右横（ROT）	枕右后（ROP）
		面先露 (0.2%)	颏左前（LMA）	颏左横（LMT）	颏左后（LMP）
			颏右前（RMA）	颏右横（RMT）	颏右后（RMP）
	臀先露 (2%~4%)		骶左前（LSA）	骶左横（LST）	骶左后（LSP）
			骶右前（RSA）	骶右横（RST）	骶右后（RSP）
横产式 (0.25%)	肩先露 (0.25%)		肩左前（LSCA）	肩左后（LSCP）	
			肩右前（RSCA）	肩右后（RSCP）	

通过腹部视诊、腹部触诊和必要时的肛门指诊、阴道检查及 B 超检查可以确定胎产式、胎先露及胎方位。

第四节 妊娠期营养与体重管理

 ——————————————— 导 入 案 例 ———————————————

某女,32岁,妊娠28周,单胎。现体重75kg,身高160cm。该孕妇孕前体重58kg,妊娠后食欲佳,但不太喜欢蔬菜,喜甜食,每日除3次正餐外还有2~3次加餐(主要为糕点、水果);平时运动少,周末晚饭后散步约1h。

请思考:

1. 请评估该孕妇目前体重增长情况是否适宜。

2. 请为该孕妇制订一份营养和体重管理计划。

胎儿所需的营养主要来自母体,妊娠期母体的营养状况直接影响自身健康及胎儿生长发育。母体营养不良或过剩对母儿均可造成不良影响。营养不良可导致胎儿生长发育迟缓,低出生体重,早产、死产等;营养过剩则引起巨大胎儿、难产、妊娠期高血压疾病和妊娠糖尿病等的发生率增加。因此,妊娠期合理的营养对母儿均有重要意义。

中国营养学会发布的《中国孕期妇女膳食指南(2016)》建议,孕期妇女的膳食应在一般人群膳食原则的基础上增加以下5方面内容:

1. **补充叶酸,常吃含铁丰富食物,选用碘盐** 叶酸对预防神经管畸形和高同型半胱氨酸血症、促进红细胞成熟和血红蛋白合成十分重要。孕期叶酸摄入比非孕期增加200μgDFE/d,达到600μgDFE/d。除常吃富含叶酸食物,如动物肝脏、蛋类、豆类、绿叶蔬菜、水果及坚果类外,每日应额外补充叶酸400μgDFE。为预防早产、流产、满足孕期血红蛋白合成增加以及胎儿铁储备等需要,孕期妇女应常吃含铁丰富食物,如红肉、动物血、肝脏等;铁缺乏严重孕妇应在医师指导下适量补充铁剂。碘是合成甲状腺素的原料,是调节新陈代谢和促进蛋白质合成的必需微量元素,除选用碘盐外,每周还应摄入1~2次富含碘的海产品。

2. **孕吐严重者,可少量多餐,保证摄入含必要量碳水化合物的食物** 孕早期胎儿生长相对缓慢,对能量和各种营养素的需要量无明显增加,应维持孕前平衡膳食。如果孕吐严重,可少食多餐,选择清淡适口的食物,保证每天至少摄入130g碳水化合物,以预防酮症对胎儿神经系统的损害。孕吐严重者应及时就诊。

3. **孕中晚期适量增加奶、鱼、禽、蛋、瘦肉的摄入** 孕中期开始,胎儿生长速度加快,每天奶类总摄入量应达到500g,每天增加鱼、禽、蛋、瘦肉等共50g,孕晚期每天再增加75g(共增加125g/d),以满足对优质蛋白质、维生素A、钙、铁等营养素和能量增加的需要。每周建议食用深海鱼类2~3次,以提供对胎儿大脑和视网膜发育有重要作用的二十二碳六烯酸(DHA)。

4. **适量身体活动,维持孕期适宜增重** 孕期合理的体重增长有助于获得良好的妊娠结局。体重增长不足者,可适当增加热量摄入;体重增长过多者,须在保持营养素供应的同时,适当控制总热量摄入,维持合理体重增长。孕妇每天应进行不少于30min的中等强度身体活动。

5. **禁烟酒,愉快孕育新生命,积极准备母乳喂养** 妊娠期妇女吸烟或饮酒均可能对胎儿造成不良影响。过量烟雾中的有害成分或乙醇进入胎儿体内后,可增加胎儿营养不良、发育迟缓、中枢神经系统异常、智力低下等发生风险,孕妇流产、早产、死胎的危险性也可能增加。孕期不适可能影响孕妇情绪,孕妇需调整心态,积极积面对,愉快享受妊娠过程。母乳喂养对母子都是良好的选择,孕妇应尽早了解母乳喂养的益处,学习母乳喂养知识与方法,为产后哺乳做好充分准备。

Note:

知识链接

中国临床合理补充叶酸多学科专家共识

为规范叶酸补充,中国医药教育协会临床合理用药专业委员会、中国妇幼保健协会围产营养与代谢专业委员会、中国药理学会治疗药物监测研究专业委员会等组织多学科专家编写了《中国临床合理补充叶酸多学科专家共识》,对备孕期和孕期妇女的叶酸补充推荐意见包括:

(1) 一般备孕、孕早期妇女:建议从可能妊娠或孕前至少3个月开始,增补叶酸0.4mg/d或0.8mg/d,直至妊娠满3个月;存在以下情况妇女:居住在北方地区,尤其北方农村地区;新鲜蔬菜和水果食用量小;血液叶酸水平低;备孕时间短等时,可酌情增加补充剂量或延长孕前增补时间。

(2) 特殊备孕、孕早期妇女:①有新生儿神经管缺陷生育史者,或夫妻一方患神经管缺陷,或男方既往有新生儿神经管缺陷生育史时,建议妇女从可能妊娠或孕前至少1个月开始,增补叶酸4mg/d,直至妊娠满3个月,国内剂型原因,可增补叶酸5mg/d;②患先天性脑积水、先天性心脏病、唇腭裂、肢体缺陷、泌尿系统缺陷,或有上述缺陷家族史,或一、二级直系亲属中有新生儿神经管缺陷生育史的妇女;或患糖尿病、肥胖、癫痫、胃肠道吸收不良性疾病,或正在服用增加胎儿神经管缺陷发生风险药物的妇女,建议从可能妊娠或孕前至少3个月开始,增补叶酸0.8~1.0mg/d,直至妊娠满3个月。其他特殊人群需进一步深入评估以确定增补剂量。

【妊娠期体重管理】

妊娠期适宜的体重增长是母婴健康的重要基础,体重管理现已成为高危妊娠管理的重要内容之一。

1. **妊娠期体重异常的危害** 大量研究表明,孕前体重过高或过低,孕期体重增长过多或过少均可对母儿产生不利影响。对母亲的危害包括:妊娠期高血压疾病、妊娠糖尿病、早产、难产、剖宫产、产后出血、产后感染、产后持续体重超标或肥胖、产后母乳喂养失败等机会增加。对胎儿及新生儿的危害包括:巨大胎儿、胎儿畸形、死胎、抽搐、低血糖、高胆红素血症等发生机会增加,也是儿童期肥胖的危险因素。因此,需重视妊娠期体重管理,保持适宜的体重增长。

2. **体重管理的方法**

(1) 人员:由产科医生、护士、营养师等组成专门管理团队对孕妇体重进行管理,以专科护士为主的助产士咨询门诊在孕期体重管理中具有重要地位,助产士应成为孕期体重管理的核心角色。

(2) 方式:①孕期的体重管理应从孕前开始,通过健康教育、宣传等,让妇女从计划妊娠时便认识到体重管理的重要性,控制好孕前体重。②孕期应建立系统的体重管理流程,从孕早期开始,贯穿于整个孕期。应在评估孕妇体重和营养状况的基础上,制定个体化的营养、运动、生活方式的方案,指导孕妇监测自身体重,记录膳食运动日记,并定期进行门诊随访,根据随访结果重新调整膳食运动方案。③充分发挥互联网和移动信息服务的优势,对孕期体重管理的数据进行储存与分析。④在妇产科开设孕期营养门诊,以营养科医生为主,产科医生及护士协助进行。

(3) 衡量指标:原则为依据孕前体重指数不同,保持适宜的孕期体重增加。孕前体重超重或肥胖者,孕期的体重增加应少一些,孕前体重不足者孕期的体重增加可多一些。我国目前尚缺乏足够的数据提出孕期适宜增重推荐值,可参考美国医学研究院(Institute of Medicine,IOM)2009年推荐的孕期增重范围(表4-3)。

国内推荐是依据孕前体重估计妊娠期合理的增重范围,即孕前体重为120%标准体重者,孕期总增重范围应为7~8kg,孕中期后增重速率应控制在每周300g以下;孕前体重为90%~120%标准体重者,孕期总增重为约12kg,孕中期后增重速率为每周400g;孕前体重低于90%标准体重者,孕期总增重范围应为14~15kg,孕中期后增重速率为每周500g。

表 4-3　美国医学研究院推荐的孕期增重范围和增重速率

孕前体重状况	体重指数 /(kg·m⁻²)	孕期总增重范围 /kg	孕中、晚期增重速率▲ (平均范围,kg/ 周)
体重不足	<18.5	12.6~18.0	0.50(0.45~0.60)
体重正常	18.5~24.9	11.2~15.8	0.40(0.36~0.45)
超重	25.0~29.9	6.8~11.8	0.27(0.23~0.32)
肥胖▲▲	≥30.0	5.9~9.0	0.23(0.18~0.27)

注:▲ 妊娠早期增重按照 0.5~2.0kg 计算;▲▲ 包括各种类型肥胖。

（4）具体措施:孕期体重的管理,依赖于合理营养、适当运动以及良好的生活方式。孕妇应在专科医生或专科护士指导下,根据自身体重情况,均衡膳食、合理营养,同时配合适当的有氧运动,使孕期体重合理增长。此外,需进行自我体重监测,妊娠早期可每月测量 1 次,妊娠中晚期可每周测量 1 次,以了解体重增长速率,及时发现不适宜的体重增长。

【特殊妊娠期疾病的营养原则】

妊娠期高血压疾病、妊娠糖尿病等特殊人群应在营养师的参与下进行合理的饮食搭配(详见第八、九章)。

第五节　妊娠期健康教育

妊娠期健康教育是通过一系列有组织、有计划的活动,为孕妇及家属提供围产期保健指导,使孕妇保持积极心态,适应妊娠所带来的各种身体、心理反应,并为分娩及产后康复做好准备,促进其更好地适应母亲角色和进行新生儿护理。

【妊娠期健康教育的目的和对象】

妊娠期健康教育的主要目的是帮助孕妇及家属树立健康意识、培养健康行为和生活方式,降低影响母婴健康的危险因素,从而提高母婴保健水平。妊娠期健康教育的对象不仅包括孕妇本人,还包括其家属,尤其是丈夫。丈夫作为孕妇的主要家属,在母婴保健工作中起着重要的作用,通过与孕妇共同承担起孕育子代的责任,可使丈夫明确准父亲的责任,了解如何满足和支持母婴的需求,从而促进家庭和谐,保障母婴健康。

【妊娠期健康教育的方式和方法】

1. 场所和时间　健康教育可在医院孕妇学校、社区健康教育中心、妈妈俱乐部等场所进行。教育场所的环境应干净、整洁、舒适、温馨。有条件的医疗保健机构可设立专门的咨询指导室、孕产妇活动室,为一对一的健康指导提供场所。教育的时间安排应灵活多样,以满足不同群体的需求。鉴于移动互联网和手机应用的快速发展,有条件的医院可开展基于互联网的健康教育。

2. 方式　健康教育的方式有大班授课、小组活动、个别咨询、健康处方等,包括尝试讲课、讨论、角色扮演、参观体验等不同途径。此外,积极开展基于网络平台的母婴健康咨询服务,可更好适应互联网时代孕妇健康教育的需求,提高健康教育的效率。

3. 辅助工具　教育实施中,应采用多种辅助工具,如:色彩鲜艳、图文并茂的文字资料、宣传画、墙报或板报;乳房、胎盘、子宫、骨盆、婴儿等模型;胎儿在宫内的成长过程、剖宫产指征、分娩机制等各种各样的挂图;分娩的三个产程、减轻分娩疼痛的各种药物和非药物方法、母乳喂养等录像;以新生儿的生理特点及异常现象等内容制作的幻灯片和投影。此外,随着新媒体技术的发展,多种社交媒体应用提供的音频、视频类在线互动工具,为孕妇健康教育提供了更多选择。

【妊娠期健康教育的内容】

妊娠期健康教育的内容包括:①妊娠早期教育,包括母体身心变化、胎儿生长发育、丈夫生活变化及心理适应、营养、常见致畸因素、异常症状判断等;②妊娠中期教育,如定期产前检查、自我监护、营养、胎教、常见疾病防治等;③妊娠晚期教育,包括分娩先兆的识别、分娩前准备、产前运动、分娩方式的选择、分娩镇痛、分娩过程中常见问题及处理、陪伴分娩、丈夫在分娩过程中的参与以及产后母婴保健,如产后营养与卫生、活动和休息、心理调适、避孕、母乳喂养指导、新生儿生理特点、新生儿常见疾病与护理、新生儿沐浴及抚触技术等。具体内容如下。

（一）妊娠相关知识

1. 妊娠期安全

（1）异常症状识别:妊娠期常见的异常症状有以下几点,①腹部疼痛或阴道流血、流液;②剧烈呕吐、不能进食或妊娠12周后仍持续呕吐;③寒战、发热、泌尿生殖器官及身体其他系统感染迹象;④持续存在头痛、眼花、胸闷、少尿,上腹不适,心悸、气短,重度水肿或休息后水肿不缓解甚至加重;⑤胎动计数突然明显减少等。如出现上述异常情况,应及时就诊。

（2）环境安全:①妊娠期妇女应慎用药物,不得随意自行服药,若确需用药一定在医生指导下正确使用;②戒烟、戒酒、戒毒;③远离环境中各种可能有害的理化因素,根据妊娠周数和工作性质调整工作强度,适当休息;④尽量不去人群拥挤、空气不佳的场所,避免接触传染病人,根据环境温度增减衣物,预防感染;⑤外出驾车或坐车时正确使用安全带,腰部安全带和肩部安全带必须同时使用,腰部安全带要低于孕妇腹部膨隆,系于骨盆位置,肩、胸部安全带不宜过紧或过松,以舒适为宜。

知 识 链 接

妊娠期应用辐射性影像学检查的专家建议

2020年,在综合2017年美国妇产科医师学会发布的指南以及国内外研究及相关指南的基础上,中国医师协会妇产科医师分会母胎医师专业委员会、中华医学会妇产科学分会产科学组、中华医学会围产医学分会等共同制定了妊娠期应用辐射性影像学检查(如X射线、CT、核素显像等)的专家建议,以帮助临床医务工作者和患者正确认识相关问题。

1. 妊娠期病情需要且有检查指征时,超声、MRI检查仍然是优先考虑的检查手段。

2. 用于诊断的辐射性影像学检查相对安全。当病情需要时,建议采用单次或低剂量的辐射性影像学检查。对于有肺部疾病,尤其是发热或伴有流行病史怀疑新型冠状病毒感染孕妇,建议行X射线、CT等胸部影像学检查,以便准确地评估病情。

3. 目前,临床用于诊断的X射线、CT和核素显像辐射剂量通常小于以往报道的胎儿致畸剂量。故单次辐射性影像学检查带来的胎儿辐射暴露不是终止妊娠的医疗指征。胎儿辐射暴露剂量过高,尤其高于50mGy时,应结合孕周和暴露剂量综合分析其风险,在遵守相关法律法规和尊重孕妇及家属意愿的前提下决定是否继续妊娠。

4. 孕妇接受辐射性影像学检查时,应尽可能缩短暴露时间,并考虑加用合适的防护装备、调整设备参数等进一步降低胎儿接受的辐射暴露剂量。

---

2. 清洁和舒适　产妇养成良好的卫生习惯,勤洗澡,淋浴为主,沐浴时务必注意安全,特别是妊娠中晚期孕妇,注意保持身体平衡,预防滑倒;勤换内衣,衣裤应宽松、柔软、透气,冷暖适宜;选择高度适宜、软底、防滑、大小合适的鞋,以防腰背痛及身体失去平衡;做好口腔卫生,选用软毛牙刷刷牙以减

少牙龈出血。

3. 活动和休息 孕妇 28 周以后应适当减轻工作量,避免重体力劳动;增加休息时间,每日应保证 8~10h 睡眠,取左侧卧位为宜;若工作需久站者,应间断抬高下肢,穿着适宜的弹力裤或袜;久坐者,须适时起立行走,抬高下肢。保持适度活动,不仅有利于体重管理,还可增强肌肉力量,促进新陈代谢,锻炼心肺功能,促进血液循环和胃肠蠕动,对睡眠也十分有利。运动锻炼的形式可以包括日常家务活动、散步、孕妇体操、瑜伽、游泳、骑车等,不宜进行跳跃运动、球类运动、登高运动(如海拔 2 500m 以上)、潜水、滑雪、骑马等。

4. 营养指导 详见第四章第四节。

5. 孕期自我监护 胎动计数是孕妇自我监护胎儿宫内安危的一种手段,正常胎动是胎儿状态良好的指标。一般妊娠 18~20 周孕妇开始自觉胎动。胎动在夜间和下午较为活跃。妊娠 28 周后,胎动 <10 次 /2h 或减少 50%,提示有胎儿缺氧的可能,需及时就诊,进一步评估。目前临床上对胎动减少的定义有多种,但假阳性率较高。有学者认为,胎动计数的确能改善围产儿结局,但并不归功于胎动减少警戒值的确定。孕妇对胎动的警觉更为重要,母亲对胎动减少明显而持续的感知是胎动减少的最主要定义。

6. 胎教 胎教是调节妊娠期母体的内外环境,促进胎儿发育,提高胎儿综合素质的科学方法,是优生学的重要内容。常用胎教方法包括:①环境胎教,强调为胎儿营造良好的内外环境,包括生活、工作环境,母亲身心环境;②语言胎教,母亲及家人用有韵律的语言和胎儿讲话,可增加胎儿大脑"语言符号",有利于后天学习;③音乐胎教,采用聆听音乐促进母亲情绪安宁平稳,刺激胎儿大脑发育;④抚触胎教,父母用手轻轻抚摸或拍打胎儿,形成触觉刺激,有利于胎儿神经系统发育。此外,还有光照胎教、运动胎教、营养胎教等。孕妇及家庭可选择适宜的胎教方法,促进胎儿健康成长。

7. 性生活指导 妊娠期性生活应视孕妇具体情况而定,建议妊娠期前 3 个月及近预产期的后 3 个月,应避免性生活,以防流产、早产及感染。

8. 先兆临产的识别 分娩发动前出现预示孕妇不久即将临产的症状,称之为先兆临产。常见表现有假临产、胎儿下降感、见红等。

9. 分娩准备 临近分娩,孕妇要放松心情,正确看待自然分娩过程,丈夫等家属要鼓励孕妇,帮助其树立分娩信心;此外,由于分娩过程中体力消耗大,产妇需充分休息,以保持体力。准备好母亲及新生儿用物,母亲用物包括:各种证件,如身份证、医疗证、社保卡、母婴保健手册、住院费用等;生活用品,如内衣、足够的消毒卫生巾、卫生纸、洗漱用品等。新生儿用物包括:新生儿衣服,宜选用柔软、吸水、透气性好的纯棉制品,大小适宜、便于穿脱,缝边在正面以防摩擦新生儿皮肤;新生儿被;尿不湿或经消毒后的布尿片;沐浴液、润肤油、毛巾、梳子、爽身粉、护臀霜等皮肤护理用品;因医学指征需行人工喂养者应准备奶瓶、奶粉、奶嘴等。

10. 产前运动 已有的研究表明,孕期适宜的运动可减少孕妇身体不适,促进心理健康,且对分娩有利。美国妇产科医师协会(the American College of Obstetrics and Gynecology,ACOG)早在 1985 年即发表了孕产妇运动指南,对孕产妇适宜的运动形式、强度、注意事项等作了详细说明。我国目前尚无相关标准。为大家所公认的是,产前适当的运动训练,不仅有利于分娩,还对产后身体恢复有积极作用。产前运动包括:

(1)腿部运动:双手扶椅背,一腿固定,另一腿转动 360°,还原后换另一侧。从妊娠 3 个月开始,每天早晚各 6 次,可锻炼骨盆和会阴部肌肉。

(2)产道肌肉收缩运动:腹壁收缩,缓慢下压膀胱,如排便样,后收缩会阴部肌肉,如憋便样。自妊娠 6 个月开始,每日 2 次,每次 3 遍,有助于增强会阴部和阴道肌肉的收缩和伸展能力,对减少分娩损伤有利。

(3)腰部运动:双手扶椅背,慢慢深吸气,同时手背用力,脚尖立起,腰部挺直,将身体重心集中于椅背;慢慢呼气,手、脚、身体还原。从妊娠 3 个月开始,每日早晚各 6 次,有利于减轻腰背痛,还可增加会阴部与腹部肌肉弹性。

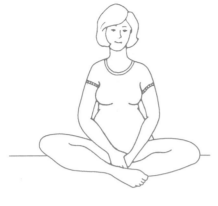

图 4-8　盘腿坐式

(4) 盘腿坐式(图 4-8):平坐于床上,也可坐于地板垫子上,两小腿一前一后平行交接,两膝分开;也可用双手有节律地轻轻下压双膝后抬起,配合深呼吸。自妊娠 3 个月开始,每日 5~30min,循序渐进,逐渐增加,有助于骨盆关节韧带、腹部肌肉、小腿肌肉的锻炼,可加强局部肌肉张力,避免痉挛。

此外,孕妇可进行骨盆和背摇摆运动、骨盆倾斜运动、脊柱伸展运动、游泳、散步、孕妇体操等。运动一般于 3 个月后开始,循序渐进,动作轻柔、强度适宜。既往有先兆流产史、早产、羊水过多、阴道流血、或妊娠合并心脏病等不宜锻炼。运动中有心悸、气短、眩晕、出血、疼痛等表现应立即停止运动,并及时就医。

11. 减轻分娩不适的方法　详见第五章第三节。

(二) 分娩相关健康教育

1. 常见的分娩方法

(1) 阴道分娩:为自然的生理过程,其优点包括:出血少、不需要麻醉、产后恢复快;分娩过程中,有节律的子宫收缩可使胎肺得到锻炼,为出生后建立自主呼吸创造有利条件;母亲产道的挤压作用可将胎儿吸进的羊水及黏液挤压出来,防止新生儿吸入性肺炎;胎儿头部受盆底挤压而充血,为脑部的呼吸中枢提供了较多的良性刺激,使新生儿易激起呼吸而高声啼哭。

(2) 剖宫产术:是解决难产等高危妊娠的选择,有严格指征,且并发症的发生也较阴道分娩多。

2. 产程中常见问题及护理　包括第一、二、三产程的过程和护理及产妇注意事项等(详见第五章第二节)。

3. 分娩镇痛　减轻分娩疼痛的方法包括药物性镇痛方法及非药物性镇痛方法(详见第五章第三节)。

(三) 产后母婴护理知识与技术

包括母亲产褥期护理常规,新生儿常见问题与护理,母乳喂养指导,新生儿沐浴、抚触技术等(详见第六章第三、五节)。

【妊娠期健康教育效果评价】

在健康教育过程中应及时对妊娠期健康教育效果进行评价,包括:健康教育的内容是否能满足当地孕妇及其家属的需要,方式方法是否妥当,计划中的资源消耗情况及时间安排是否合理,是否建立了完整的信息反馈体系,接受妊娠期健康教育人群健康行为的变化情况,接受教育者的生活质量是否有所提高,卫生保健成本是否有所降低等。

第六节　妊娠期妇女的护理

 ———————————————— 导 入 案 例 ————————————————

某女,30 岁,已婚,现停经 7 周,B 超显示宫内单活胎,妊娠 6^{+5} 周。孕妇平素月经规律,末次月经为 2021 年 2 月 16 日,1 周前自测尿 hCG(+)。

请思考:

1. 请为该孕妇推算预产期。

2. 请告知其产前检查的时间和主要内容。

Note:

对妊娠期妇女进行恰当的护理,能够帮助其顺利度过此阶段。产前检查是做好妊娠期护理的重要环节。产前检查的时间应从确诊早孕开始,确定母婴健康状况,核对孕周,还需制订产前检查计划。根据中华医学会《孕前和孕期保健指南》的推荐,产前检查应分别于妊娠 $6\sim13^{+6}$ 周, $14\sim19^{+6}$ 周, $20\sim23^{+6}$ 周, $24\sim27^{+6}$ 周, $28\sim31^{+6}$ 周, $32\sim36^{+6}$ 周, $37\sim41^{+6}$ 周进行,共 7~11 次。凡属高危孕妇,应酌情增加产前检查次数。不同孕周的检查内容见表 4-4。

表 4-4　产前检查的次数与常规检查方案

产前检查次数	常规保健内容
第 1 次检查($6\sim13^{+6}$ 周)	1. 建立妊娠期保健手册 2. 确定孕周并推算预产期,评估高危因素 3. 血压、身高、体重、胎心率 4. 血常规、尿常规、血型、空腹血糖、肝肾功、乙肝病毒表面抗原、梅毒螺旋体和 HIV 筛查、地中海贫血筛查(部分地区)、心电图等 5. 早孕期超声检查
第 2 次检查($14\sim19^{+6}$ 周)	1. 分析首次检查结果 2. 血压、体重、宫高、腹围、胎心率 3. 无创产前检查、妊娠中期非整倍体母体血清学筛查等
第 3 次检查($20\sim23^{+6}$ 周)	1. 血压、体重、宫高、腹围、胎心率 2. 胎儿系统超声筛查 3. 血、尿常规
第 4 次检查($24\sim27^{+6}$ 周)	1. 血压、体重、宫高、腹围、胎心率 2. 75g OGTT 3. 血、尿常规
第 5 次检查($28\sim31^{+6}$ 周)	1. 血压、体重、宫高、腹围、胎位、胎心率 2. 产科超声检查 3. 血、尿常规
第 6 次检查($32\sim36^{+6}$ 周)	1. 血压、体重、宫高、腹围、胎位、胎心率 2. 血、尿常规
第 7~11 次检查($37\sim41^{+6}$ 周)	1. 血压、体重、宫高、腹围、胎位、胎心率 2. 血、尿常规 3. 产科超声检查 4. 每周 1 次 NST 检查 5. 宫颈 Bishop 评分

HIV:人类免疫缺陷病毒(human immunodeficiency virus);75g OGTT:75g 口服葡萄糖耐量试验(oral glucose tolerance test,OGTT);NST:无应激试验。

【护理评估】

(一)健康史

1. 一般健康史

(1)年龄:年龄过小孕妇身心发育不成熟,对分娩不利;年龄过大,特别是 35 岁以上的初孕妇,容易并发妊娠期高血压疾病、产力异常,难产及生育先天缺陷儿机会增加。

(2)职业:孕妇接触不良理化因素,如放射线、高温、铅、汞、镉等会引起胎儿畸形、出生缺陷的可能性增大。

（3）既往史及手术史：着重了解孕妇有无高血压、心脏病、糖尿病、结核病、血液病、肝肾疾病、骨软化症等，注意其发病时间及治疗情况，了解有无腹部创伤史或手术史。

（4）家族史：询问孕妇有无高血压、糖尿病、精神病等疾病家族史。若有遗传病家族史，应及时进行遗传咨询以及产前筛查和诊断。

（5）月经史：了解孕妇初潮年龄、月经周期及经期、经量，有无痛经，以及末次月经时间等。

（6）性生活史：了解孕妇性生活状况及其在妊娠后的变化，是否患有性病，以及既往避孕情况等。

（7）丈夫健康状况：了解丈夫年龄、职业、教育程度；询问血型、有无遗传性疾病及烟酒嗜好；了解用药情况及其对妊娠的态度。

（8）与妊娠有关的日常生活史：了解孕妇的营养与排泄、活动与休息、工作、娱乐情况等。

2. 产科健康史

（1）孕产史：评估孕妇妊娠次数、分娩次数、既往妊娠分娩情况，包括妊娠周数、分娩时间、分娩方式、分娩地点及对分娩的感受、是否有病理妊娠，注意有无流产（包括自然流产和人工流产）、难产、死胎死产史、产后出血史以及新生儿情况等。

（2）此次妊娠情况：评估孕妇血型，本次妊娠后是否有感冒发热等身体不适，用药情况，早孕反应出现时间，自觉胎动时间，有无腹痛、阴道出血、头痛、头晕、心悸等异常表现。有无烟酒嗜好、放射线接触，病毒感染与疫苗接种情况等。

3. 预产期（expected date of confinement，EDC）推算　根据末次月经（last menstrual period，LMP）推算预产期，方法为：从阳历末次月经第 1 日算起，月份减 3 或加 9，日数加 7。若为阴历，可换算为阳历再推算。例如末次月经第 1 日是公历 2021 年 2 月 1 日，预产期应为 2021 年 11 月 8 日。实际分娩日期与推算的预产期，可能相差 1~2 周。若孕妇记不清末次月经日期或于哺乳期无月经来潮而受孕者，可根据早孕反应出现时间、自觉胎动开始时间、手测子宫底高度或尺测耻上子宫高度、妊娠早期的超声报告等方法进行估计。妊娠早期超声测量头臀长是估计孕周最准确的指标。

（二）身体状况

1. 症状与体征　妇女在妊娠的不同时期，身体各个系统均有相应的变化。早孕期主要有停经、早孕反应、尿频症状及乳房、阴道的变化。孕中期以后则主要表现为腹部逐渐增大，自觉胎动。需评估孕妇有无发热、头痛、头晕、眼花、心慌、呼吸困难、水肿、阴道流血、阴道排液、异常阴道分泌物等症状。

2. 全身检查　注意孕妇发育、身高、营养、体重、步态等；了解心肺功能有无异常；了解乳房发育情况，有无乳头扁平或凹陷；测量血压，若超过 140/90mmHg，或比基础血压高 30/15mmHg，需密切注意；孕妇每周体重增加超过 500g 需警惕病理性水肿。

3. 产科检查　主要包括孕妇腹部检查和产道检查。

（1）腹部检查：孕妇排尿后仰卧于检查床上，头部稍垫高，露出腹部，双腿略屈曲稍分开，使腹肌放松，检查者站在孕妇右侧进行检查。

1）视诊：评估腹形及大小，腹部有无妊娠纹、手术瘢痕及水肿等。腹部过大、宫底过高者，有双胎妊娠、巨大胎儿、羊水过多等可能；腹部过小、宫底过低者，可能有胎儿宫内生长受限、孕周推算错误等情况；腹部两侧向外膨出、宫底位置较低者，肩先露的可能性大；腹部向前突出（尖腹，多见于初产妇）或腹部向下悬垂（悬垂腹，多见于经产妇）者，可能存在骨盆狭窄。

2）触诊：评估腹壁肌紧张度，有无腹直肌分离，子宫肌敏感程度。可用手测宫底高度，也可用软尺测耻上子宫底高度及腹围值。宫底高度是指耻骨联合上缘到宫底的弧形长度。腹围是指下腹最膨隆处绕脐一周的周径。通过宫底高度和腹围可估算胎儿大小，简易的方法为，胎儿体重（g）= 宫底高度（cm）× 腹围（cm）± 200。然后用四步触诊（Leopold maneuvers）法检查子宫大小、胎产式、胎先露、胎方位以及胎先露部是否衔接。进行前三步手法时，检查者面向孕妇；进行第四步手法时，检查者则应面向孕妇足端(图 4-9)。

第一步手法:检查者的手置于子宫底部,了解子宫外形,并触摸宫底高度,估计胎儿大小与妊娠周数是否相符。然后,以两手指腹相对交替轻推,判断宫底部的胎儿部分,若为胎头则硬而圆,且有浮球感;若为胎臀则软而宽,且略不规则。若在宫底部未触及大的部分,则考虑可能为横产式。

第二步手法:检查者双手分别置于孕妇腹部左右侧,两手交替,轻轻深按,仔细分辨胎背及胎儿四肢部分。平坦且饱满者为胎背,可变形的高低不平部分是胎儿肢体,如感到胎儿肢体活动,更易诊断。

第三步手法:检查者右手拇指与其余 4 指分开,置于孕妇耻骨联合上方,握住胎先露部,进一步查清是胎头或胎臀,并左右推动以确定是否衔接。若胎先露部仍浮动,表示尚未衔接;若胎先露部不能被推动,则多已衔接。

第四步手法:检查者面向孕妇足端,左右手分别置于胎先露部两侧,向骨盆入口方向往下深按,再次核对胎先露部及衔接情况。

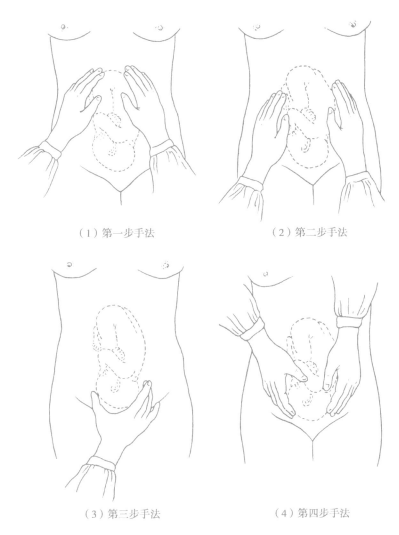

(1)第一步手法   (2)第二步手法

(3)第三步手法   (4)第四步手法

图 4-9　胎位检查的四步触诊法

3) 听诊:胎心音通过胎儿肩胛间传导,在靠近胎背上方的孕妇腹壁听得最清楚。妊娠 24 周前,胎心音多在脐下正中或稍偏左、右能听到;妊娠 24 周后,枕先露时,胎心在脐下左(右)方;臀先露时,胎心在脐上左(右)方;肩先露时,胎心在靠近脐部下方听得最清楚(图 4-10)。应注意将胎心音与子宫杂音、腹主动脉音、脐带杂音鉴别。其中,子宫杂音为吹风样,腹主动脉音为咚咚样,两者均与孕妇脉

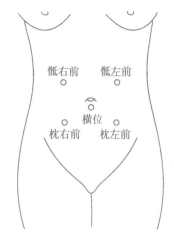

枕右前 枕左前
骶右前 骶左前
横位

图 4-10 不同胎位胎心音听诊部位

搏一致;而脐带杂音为吹风样,与胎心率一致。当腹壁紧、子宫较敏感、确定胎背位置有困难时,可借助胎心及胎先露部综合分析判定胎位。

(2)产道检查:包括骨产道检查(骨盆测量)与软产道检查。

1)骨盆测量:主要方法有骨盆外测量和骨盆内测量两种:

①骨盆外测量:从体表对骨盆进行测量,可对骨盆大小及其形态作出间接判断。测量多采用骨盆测量器。骨盆外测量的主要径线有:

a. 髂棘间径(interspinal diameter,IS):孕妇取伸腿仰卧位。测量两髂前上棘外缘的距离(图 4-11),正常值为 23~26cm。

b. 髂嵴间径(intercristal diameter,IC):孕妇取伸腿仰卧位,测量两髂嵴外缘最宽的距离(图 4-12),正常 25~28cm。

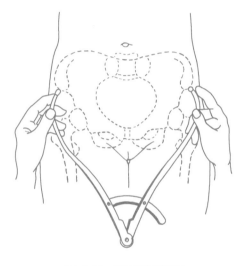

图 4-11 测量髂棘间径

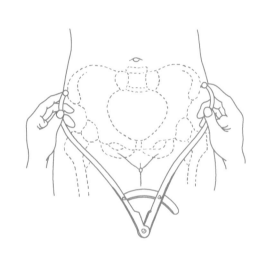

图 4-12 测量髂嵴间径

以上两径线可间接推测骨盆入口横径长度。

c. 骶耻外径(external conjugate,EC):孕妇取左侧卧位,右腿伸直,左腿屈曲,测第 5 腰椎棘突下(相当于米氏菱形窝上角)至耻骨联合上缘中点的距离(图 4-13),正常值为 18~20cm。此径线是骨盆外测量中最重要的径线,可间接推测骨盆入口前后径长度。

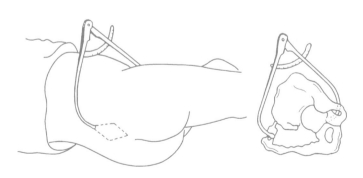

图 4-13 测量骶耻外径

d. 坐骨结节间径(intertuberal diameter,IT):孕妇取仰卧位,两腿弯曲,双手紧抱双膝,使髋关节和膝关节屈曲,测量两坐骨结节内侧缘间的距离(图 4-14),正常值为 8.5~9.5cm。也可用检查者的拳头测量,若其间能容纳成人拳头,则一般属正常。此径线直接代表骨盆出口横径(transverse outlet,TO)长度。若此径线小于8cm时,应加测出口后矢状径。

e. 出口后矢状径(posterior sagittal diameter of outlet):为坐骨结节间径中点至骶骨尖端的长度。检查者戴指套的右手示指伸入孕妇肛门向骶骨方向,拇指置于孕妇体外骶尾部,两指共同找到骶骨尖端,用尺放于坐骨结节径线上。用汤姆斯出口测量器一端放于坐骨结节间径的中点,另一端放于骶骨尖端处,测量器标出的数字即为出口后矢状径值(图4-15),正常值为8~9cm。若出口后矢状径值大,可以弥补稍小的坐骨结节间径值。出口后矢状径值与坐骨结节间径值之和 >15cm 时,表明骨盆出口狭窄不明显。

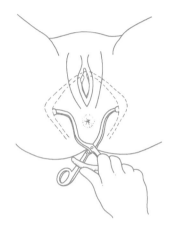

图 4-14　测量坐骨结节间径

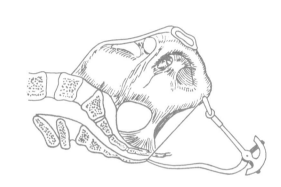

图 4-15　测量骨盆出口后矢状径

f. 耻骨弓角度(angle of pubic arch):检查者双手拇指指尖斜着对拢,放置于耻骨联合下缘,左右两拇指平放在耻骨降支上,两拇指间角度即为耻骨弓角度(图4-16),正常值为90°,小于80°为不正常。此角度间接反映骨盆出口横径的长度。

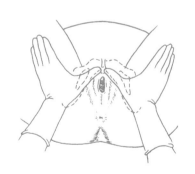
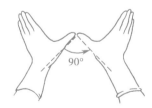
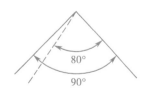

图 4-16　测量耻骨弓角度

《孕前和孕期保健指南(2018)》中指出,已有充分的证据表明,骨盆外测量并不能预测产时头盆不称,孕期不需要常规行骨盆外测量。阴道分娩者,妊娠晚期可测量骨盆出口径线,如坐骨结节间径、耻骨弓角度等。

②骨盆内测量:是经阴道测量骨盆内径,能较准确地反映骨盆大小。测量时,孕妇取仰卧截石位,外阴部消毒。检查者戴消毒手套并涂以滑润油,动作应轻柔。骨盆内测量的主要径线有:

a. 对角径(diagonal conjugate,DC):又称骶耻内径,为耻骨联合下缘至骶岬上缘中点的距离,正常值为12.5~13cm。方法是检查者将一手的示、中指伸入孕妇阴道,用中指尖触及骶岬上缘中点,示指上缘紧贴耻骨联合下缘,用另一手示指正确标记此接触点,抽出阴道内的手指,测量中指尖至此接触点的距离,即为对角径,若测量时阴道内的中指尖触不到骶岬,表示对角径值 >12.5cm(图 4-17)。对角径值减去 1.5~2cm 即为骨盆入口前后径长度,又称真结合径(conjugate vera),正常值约为 11cm。测量以妊娠 24~36 周、阴道松软时进行为宜。过早测量常因阴道较硬影响操作,近预产期测量则容易引起感染等。

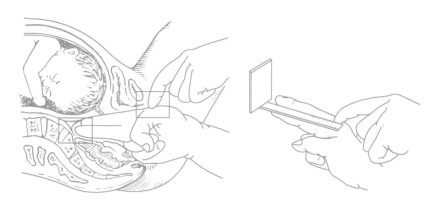

图 4-17 测量对角径

b. 坐骨棘间径(interspinous diameter):测量两坐骨棘间的距离,检查者将一手示、中指放在阴道内,分别触及两侧坐骨棘,估计其间的距离(图 4-18),正常值约为 10cm。此径线代表中骨盆横径。除上述手法估计外,也可用中骨盆测量器,以手指引导测量,若放置恰当,所得数值较准确。

c. 坐骨切迹(incisura ischiadica)宽度:即骶棘韧带宽度,为坐骨棘与骶骨下部间的距离,代表中骨盆后矢状径(图 4-19)。检查者将阴道内的示指置于骶棘韧带上移动,若能容纳 3 横指(5.5~6cm)为正常,否则属中骨盆狭窄。

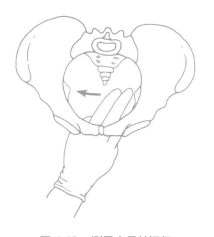

图 4-18 测量坐骨棘间径

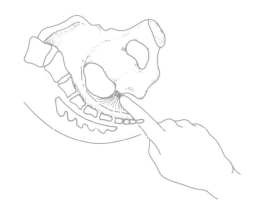

4-19 测量坐骨切迹宽度

2) 软产道检查:软产道是由子宫下段、宫颈、阴道以及骨盆底软组织组成的弯曲管道。软产道检查主要了解有无先天畸形、囊肿、赘生物等可能影响妊娠和分娩的因素。

(3) 辅助检查:评估孕妇血常规、尿常规、肝功能、肾功能、唐氏筛查、空腹血糖、糖耐量筛查试验、病毒性肝炎抗原抗体检测,以及有合并症时进行的相应检查,如心电图、血清电解质等情况。此外还需注意胎心电子监护、B 超检查、羊水检测、胎儿遗传学检查等结果,以全面了解孕妇、胎儿以及胎盘、羊水的情况。

(4) 绘制妊娠图:将检查结果,包括血压、体重、宫高、腹围、B 超测得的胎头双顶径值、尿蛋白、尿雌激素 / 肌酐(E/C)比值、胎位、胎心率、水肿等项,填于妊娠图中。将每次产前检查时所得的各项数值,分别记录于妊娠图上,绘制成曲线,观察其动态变化,可以及早发现孕妇和胎儿的异常情况。

（三）心理 - 社会状况

妊娠早期孕妇是否因妊娠后不适、不确定感而感到困惑,甚至不愿接受妊娠这个事实。妊娠中、晚期孕妇情绪是否稳定,对将为人母和分娩是否做好心理准备,有无焦虑、抑郁、恐惧等,特别是预产期临近时,孕妇对分娩有无担心、害怕,程度如何。另外,高龄孕妇、有妊娠合并症或并发症、既往胎儿或婴幼儿死亡史、多胎、珍贵儿、有精神疾病史或家族史、孕期抑郁或产后抑郁病史及家族史、孕期睡眠不良、未婚孕妇、非计划内妊娠、夫妻关系不融洽、婆媳关系不佳、经济状况不良、对居住环境不满意、工作生活压力大、自身或家庭主要成员特别关注孩子性别等可能是孕期焦虑、抑郁的相关因素。具有上述因素者,尤应特别关注。

孕妇心理筛查作为常规产前检查的项目之一,在孕早期产科建卡时即应进行筛查,心理筛查工具可采用广泛性焦虑量表 -7（generalized anxiety disorder -7,GAD-7）、医院焦虑抑郁量表（hospital anxiety and depression scale,HADS）、90 项症状自评量表（symptom checklist-90,SCL-90）、汉密尔顿焦虑量表（Hamilton anxiety scale,HAMA）、爱丁堡产后抑郁量表（Edinburgh postnatal depression scale,EPDS）、焦虑自评量表（self-rating anxiety scale,SAS）、抑郁自评量表（self-rating depression scale,SDS）等。

此外,整个妊娠期,还需评估家属尤其是丈夫的心理状况,因其也可对孕妇产生很大影响。

【护理诊断及医护合作性问题】

1. **知识缺乏**:缺乏妊娠期保健及分娩相关知识。
2. **体液过多**　与妊娠子宫压迫下腔静脉或水钠潴留有关。
3. **舒适的改变**　与妊娠引起早孕反应、腰背痛等不适有关。
4. **有受伤的危险**　与滥用药物、饮食运动不当等有关。
5. **焦虑**　与孕期身体不适或母儿异常状况、担心自身及胎儿健康、社会支持状况不良、工作生活压力大等有关。

【计划与实施】

处理原则:定期产前检查,明确孕妇和胎儿的健康状况,及早发现并治疗妊娠合并症和并发症,及时纠正和处理胎位异常及胎儿发育异常。

护理目标:孕妇妊娠期自我护理知识增加,能识别异常表现,妊娠不适减轻,主动避免潜在的危险因素。

（一）一般护理

告知孕妇产前检查的意义和重要性,根据具体情况预约下次产前检查的时间及内容。指导孕妇适当休息和睡眠,进行适量运动,但应注意避免剧烈运动,注意个人卫生,保持清洁、舒适。

（二）心理护理

护士可给孕妇讲解孕期的身心变化过程,强调母体是胎儿生活的环境,母亲的情绪变化可通过循环系统和内分泌系统的变化对胎儿产生影响,故应保持轻松、愉快的心情,如孕妇经常心境不佳、焦虑、恐惧、紧张、悲伤等,会使胎儿脑血管收缩,脑部供血量减少,影响脑部发育,过度紧张、恐惧还可造成胎儿大脑发育异常。心情不佳时,指导孕妇采取有效应对措施,如向朋友表达内心的感受、问题较严重时及时寻求专业的心理咨询和帮助。另外,指导家属特别是丈夫,应了解孕期心理变化过程,给予孕妇充分的理解、帮助和支持,协助其以良好的心理状态度过妊娠期。

（三）用药护理

1. **药物等级**　妊娠期,药物可通过胎盘屏障直接影响胚胎及胎儿,也可通过影响母体内分泌、代谢等,间接影响胎儿。妊娠期药物毒性作用可影响胚胎分化和发育,引起胎儿畸形和功能障碍。美国药品和食品管理局曾经根据药物对胎儿的致畸情况,将药物分为 A、B、C、D、X 五个等级。A 级药物对孕妇安全,对胚胎、胎儿无害,如维生素 A、B、C、D、E;B 级药物对孕妇比较安全,对胎儿基本无害,如:青霉素、红霉素、胰岛素等,建议孕妇在医生指导下使用;C 级药物为动物研究表明对胎儿可有不良影响,但未被人类研究证实,如:庆大霉素、异烟肼,应在充分权衡药物对母儿的利弊影响后,谨慎使用;D 级药物为已证明对胎儿有危害,如:硫酸链霉素、盐酸四环素等,在不得已时才使用;X 级药物为各种实验证实可致胎儿异常,如:氨甲蝶呤、己烯雌酚,妊娠期禁用。此外,传统中药中,具有祛瘀、滑利、破血、散气、耗气等功效者,应禁用或慎用。

2. **用药原则**　须有明确指征,切忌自行滥用药物,但因疾病治疗必须用药时也不应拒绝用药。病情需要时,遵医嘱选择对胚胎、胎儿、新生儿危害小,又对孕妇所患疾病最有效的药物。能用一种药物,避免联合用药。选用疗效较肯定药物,不用对胎儿危害不确定的新药。能用小剂量,不用大剂量。注意用药持续时间,及时停药。若病情允许,尽量推迟至妊娠中晚期再用药。

3. **用药时机**　妊娠期用药时机主要取决于药物作用的器官、组织及胎儿发育的成熟度。妊娠期药物毒性作用对胚胎及胎儿的影响与用药所处的妊娠时期密切相关。受精后 2 周内,受精卵处于输卵管和宫腔分泌液中,药物必须在分泌液中达到一定浓度才会对胚胎有影响,此时期药物对胚胎表现为“全或无”的影响,可能毒性极强造成胚胎死亡,也可能影响不大。晚期囊胚着床后至妊娠 12 周是药物致畸期。此时,胚胎胎儿各器官高度分化、迅速发育,此时任何部位的胎儿细胞受到药物毒性的影响,均可能造成某一部位的组织或器官畸形。妊娠 12 周后,胎儿各器官已形成,药物致畸作用明显减弱,但某些药物对胎儿生殖系统、神经系统还可能产生影响。

知 识 链 接

美国食品药品监督管理局颁布的妊娠和哺乳期用药信息标签最终规则

为了保证妊娠期的用药安全,国外不少国家制定了用药参考标准及妊娠期安全用药评价方法。1979 年,美国食品药品监督管理局(Food and Drug Administration,FDA)第一次出版了妊娠、哺乳和分娩期间用药信息标签的特殊要求,将药物对妊娠的风险分为 A、B、C、D、X 等 5 类。然而,在使用 A、B、C、D 及 X 的字母分类系统来评估药物和生物制品的使用风险时,出现了易混淆、信息不够详细,导致药物错误使用等问题。2014 年,美国 FDA 发布一项最终规则,对处方药及生物产品标签中妊娠及哺乳期用药信息的表述设定了新标准。最终规则用三个详细部分取代目前的字母分类,最终规则要求在标签中列出“妊娠”“哺乳”“男女生殖可能性”三类标题,对药物或生物制品的使用提供详细说明。每部分具体内容必须包含一个妊娠及哺乳期用药的风险摘要,一个支持该摘要的讨论,以及帮助作出处方及咨询决策的相关信息。

(四)症状护理

1. **恶心、呕吐**　是常见的早孕反应症状,多在妊娠 6 周左右出现,12 周前后消失,与妊娠后消化系统的改变和激素变化有一定关系。指导孕妇避免空腹,清晨起床后可吃些饼干或面包干,少量多餐,饮食清淡;给予孕妇精神支持和鼓励,减少心理担忧。症状严重者要及时评估,以免因水电解质紊乱影响母婴健康。

2. **尿频、尿急、夜尿增多**　尿频、尿急常发生在妊娠前 3 个月及后 3 个月,多因压迫引起,若无任何感染征象,可给予解释,不必处理,孕妇无须通过减少液体摄入量来缓解症状。孕妇卧床休息或睡眠时,肾血流量增加,尿液增多,若因夜尿增多影响睡眠时,可合理调整晚餐后的饮水时间及饮水量。若孕妇出现尿痛、排尿困难、血尿等尿路感染的可能,须及时就诊,尽早诊治。

3. **白带增多**　多由妊娠期生殖系统正常的生理变化引起。指导孕妇每日清洗外阴,保持清洁,减少分泌物刺激,但勿随意进行阴道灌洗。避免穿化纤内裤,宜选择透气性好的棉质内裤并经常更换。注意观察白带性状及气味,若呈脓性、豆渣样,有异味,或伴明显外阴瘙痒时,需就诊,排除滴虫、真菌、淋菌、衣原体等感染。

4. **水肿及下肢、外阴和直肠静脉曲张**　妊娠期因下肢静脉压升高,易发生下肢水肿,下肢、外阴及直肠静脉曲张。应指导孕妇避免久站久坐,常变换体位;适当行走以收缩小腿肌肉,抬高下肢,也可穿弹力裤或袜,促进静脉回流;指导孕妇休息时取左侧卧位,以减轻右旋增大子宫对下腔静脉的压迫,帮助静脉回流。会阴部有静脉曲张者,可于臀下垫枕,抬高髋部,另需保持局部卫生,避免感染。需注意,妊娠期生理性水肿,经休息后多可消退,若发生严重水肿或经休息后不消退,应警惕病理情况。

5. **仰卧位低血压综合征**　一般对母儿无明显影响,左侧卧位后症状可自然消失。

6. **便秘**　为妊娠期常见症状,指导孕妇增加饮水、进食富含纤维素的蔬菜水果,适当活动,养成定时排便的习惯,可减轻便秘。注意无医嘱允许勿擅自使用轻泻剂等药物。

7. **腰背痛**　指导孕妇穿低跟软底舒适的鞋;站立、下蹲、托举物品及爬楼梯时保持良好姿势,上身直立,膝部弯曲,避免弯腰;坐位需站立时,身体应先挪至座椅边缘,而后身体前倾,待重力转移至双脚后站起,卧位时应先侧身移至床旁,利用手肘力量慢慢坐起,待无头晕等不适时再站起。适当活动锻炼腰背肌,佩戴腰带,局部热敷或理疗可减轻症状。疼痛严重者,须卧床休息时,宜睡硬床垫。

8. **下肢痉挛**　多发生于妊娠晚期,夜间多见。指导孕妇避免腿部着凉、疲劳、伸腿时避免脚趾尖伸向前,走路时脚跟先着地;若考虑痉挛因钙磷不平衡引起,应限制含磷饮食(如牛奶)的摄入,必要时补充钙剂。下肢肌肉痉挛发作时,应坐立或站起背伸脚部,拉伸抽搐肌肉,也可配合局部热敷和按摩缓解痉挛。

9. **失眠**　每日坚持户外活动,规律作息,睡前梳头,温水泡脚,饮热牛奶,避免睡前精神紧张或兴奋,去除影响睡眠的环境和心理因素,提高睡眠质量。

10. **贫血**　缺铁性贫血最常见,孕妇应适当增加含铁食物的摄入,如动物肝脏、瘦肉、蛋黄、豆类等。因病情需要补充铁剂时,宜饭后服用,饮用富含维生素 C 的水果汁,避免饮茶,以促进铁的吸收,服用铁剂后大便可能会变黑,或可能导致便秘或轻度腹泻,向孕妇解释,不必担心。

【护理评价】

经过护理,孕妇是否达到:①了解妊娠期的身体、心理变化,妊娠期自我护理知识增加,并监测自己与胎儿的变化;②能良好适应妊娠期所发生的身心变化,妊娠不适减轻;③能识别妊娠期异常症状,主动避免潜在的危险因素。

练习与思考

1. 某女,28 岁,已婚,未避孕。患者平素月经规律,月经周期为 28~30d,末次月经为 2021 年 2 月 12 日,现停经 36d,自测尿 hCG(+),自感疲惫,厌油。

请思考:

(1) 为确定是否为宫内活胎,该患者还需进行何种检查?

(2) 请为该孕妇解释产前检查的时间和主要内容。

(3) 请给予该孕妇针对性的孕早期自我护理健康指导。

2. 某女,32 岁,已婚,G₁P₀,妊娠 24⁺² 周,按预约来产科门诊产检。孕妇身高 158cm,体重 75kg,

体温 36.6℃,脉搏 72 次 /min,呼吸 20 次 /min,血压 130/75mmHg,胎心 140 次 /min,Hb110g/L,尿蛋白
(-),尿白细胞(+)。

请思考:

(1)该孕妇本次产检还应进行哪些评估和检查?

(2)该孕妇目前存在哪些护理问题?

(3)请为该孕妇进行营养与体重管理相关指导。

(侯小妮)

URSING

第五章

正常分娩期妇女的护理

05章 数字内容

———————— 学 习 目 标 ————————

知识目标:
1. 掌握　正常分娩及其相关概念、先兆临产与临产的鉴别、以枕先露为例的分娩机制、各产程的划分及护理要点。
2. 熟悉　正常分娩的影响因素、子宫收缩力的特点、骨产道及胎头各径线的正常范围及临床意义、分娩镇痛的护理。
3. 了解　分娩启动机制、自由体位分娩。

能力目标:
运用所学知识为正常分娩的产妇进行护理和健康教育,为新生儿进行即时护理。

素质目标:
尊重关心产妇及新生儿,培养医学人文及团队合作精神。

导 入 案 例

某女,28 岁,主诉"停经 39 周,腹痛 4h"入院,平素月经规律,规律产检,既往体健,G_1P_0,妊娠 39^{+4} 周。查体:T36.8℃,R20 次 /min,P80 次 /min,BP120/70mmHg,心肺(−),腹膨隆,宫高 / 腹围 33/95cm,胎方位 LOA,胎心 130 次 /min,宫缩 35s/(4~5min),强度中,宫颈管消失,宫口扩张 1.5cm,胎头 S^{-2},胎膜未破。

请思考:

1. 该女士是否临产?

2. 若已临产,当前处于第几产程?

3. 该产程应如何护理?

分娩(delivery)是指妊娠满 28 周(196d)及以后的胎儿及其附属物,从临产发动至全部从母体娩出的过程。正常分娩(normal delivery)是指妊娠 37~41^{+6} 周的孕妇自然临产,产程进展正常,胎儿以头位自然娩出,且分娩后母儿状态良好的分娩。有关分娩启动的学说众多,如炎症反应学说、子宫下段形成及成熟学说、神经递质理论、免疫反应学说、机械性理论及内分泌控制理论等,但分娩动因至今尚无定论,也不能用单一机制来解释,现认为分娩启动是多因素综合作用的结果。

第一节 影响分娩的因素

影响分娩的因素包括产力、产道、胎儿及社会心理因素。若各因素均正常且能相互协调适应,则胎儿能经阴道顺利自然娩出。

一、产力

产力指将胎儿及其附属物从母体子宫内逼出的力量,包括子宫收缩力,腹肌、膈肌收缩力和肛提肌收缩力。子宫收缩力是临产后的主要产力,腹压是第二产程胎儿娩出的重要辅助力量,肛提肌收缩力是协助胎儿内旋转及胎头仰伸所必需的力量。

(一) 子宫收缩力

子宫收缩力简称宫缩,是临产后的主要动力,贯穿于整个分娩过程。临产后的宫缩能使宫颈管消失、宫颈口扩张、胎儿先露部下降、胎盘和胎膜娩出。正常宫缩具有以下特点:

1. 节律性 子宫节律性收缩是临产的重要标志。正常宫缩是宫体肌不随意、有节律的阵发性收缩。每次宫缩由弱渐强(进行期),维持一定时间(极期),一般 30~40s,后由强渐弱(退行期),直至消失进入间歇期,间歇期一般为 5~6min(图 5-1)。临产初期,宫缩持续约 30s,间歇 5~6min。随着产程进展,宫缩持续时间渐长,间歇期渐短。宫口开全后,宫缩持续时间长达约 60s,间歇期仅 1~2min。宫缩如此反复直至分娩结束。宫缩强度亦随产程进展而逐渐增强。宫缩极期使宫腔压力于第一产程末可达到 40~60mmHg,于第二产程期间增至 100~150mmHg,而间歇期仅为 6~12mmHg。宫缩时,子宫肌壁血管及胎盘受压,子宫血流量减少;宫缩间歇期,子宫的血流量又恢复到原来的水平,宫缩的节律性有利于胎儿血流灌注。

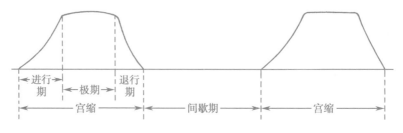

图 5-1 临产后正常宫缩节律性示意图

2. **对称性** 正常宫缩起自两侧宫角,以微波形式迅速向子宫底中线集中,左右对称,再以 2cm/s 速度向子宫下段扩散,约 15s 可均匀协调地遍及全子宫,此为子宫收缩的对称性(图 5-2)。宫缩以子宫底部最强最持久,体部次之,下段收缩力最弱,此为子宫收缩的极性。子宫底部收缩力的强度是子宫下段的 2 倍。

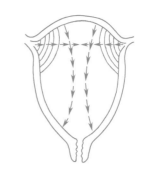

图 5-2 **子宫收缩力的对称性**

3. **缩复作用** 宫缩时子宫肌纤维缩短、变粗,但是肌纤维在间歇期松弛时不能恢复到原来长度,经过反复收缩,肌纤维越来越短,称为子宫收缩的缩复作用(retraction)。正是这种缩复作用,使子宫上部肌壁逐渐增厚,宫腔变小,迫使胎儿逐渐下降,子宫下段被动拉长变薄、宫颈管逐渐消失及宫口扩张。

(二)腹肌和膈肌收缩力

腹肌和膈肌收缩力(简称腹压)是第二产程中胎儿娩出的重要辅助力量。宫口开全后,每当宫缩时,前羊水囊或胎先露部压迫盆底组织及直肠,反射性地引起产妇的排便感,产妇随之主动屏气及向下用力。腹肌和膈肌的收缩使腹压增高,促使胎儿娩出。腹压在第二产程末期配合宫缩最有效,能迫使胎儿娩出;腹压在第三产程可以促使已经剥离的胎盘娩出。过早用腹压易使产妇疲劳和宫颈水肿,致使产程延长。

(三)肛提肌收缩力

胎先露下降压迫盆底时,反射性引起肛提肌收缩,有助于胎儿先露部在骨盆腔进行俯屈及内旋转;当胎儿先露部降至骨盆出口时(位于耻骨弓下时),肛提肌收缩力有助于胎头仰伸及娩出。当胎盘娩出至阴道时,肛提肌收缩力有助于胎盘娩出。

二、产道

产道(labor channel)是胎儿娩出的通道,包括骨产道和软产道两部分。

(一)骨产道

骨产道又称真骨盆,其入口和出口之间形成骨盆腔,是阴道分娩中胎儿必须经过的通道,其大小、形状与分娩关系密切,若骨产道异常,将影响胎儿娩出。骨产道可分为三个假想平面。

1. **骨盆入口平面(pelvic inlet plane)** 以横椭圆形多见,是真假骨盆的交界面。前为耻骨联合上缘,两侧为髂耻缘,后为骶岬上缘,有四条径线(图 5-3),即入口前后径、入口横径、入口左斜径和入口右斜径。

(1)入口前后径:又称真结合径,指耻骨联合上缘中点至骶岬前缘正中的距离,平均值为 11cm,与分娩关系密切(胎先露衔接与此径线的大小关系密切)。

(2)入口横径:指左右髂耻缘间的最大距离,平均值为 13cm。

(3)入口斜径:左右各一,左骶髂关节至右髂耻隆突间的距离为左斜径,右骶髂关节至左髂耻隆突间的距离为右斜径,平均值为 12.75cm。

2. **中骨盆平面(pelvic midplane)** 呈纵椭圆形,为骨盆最小平面,其大小与分娩关系最为密切。前方为耻骨联合下缘,两侧为坐骨棘,后方为骶骨下端,有两条径线(图 5-4),即中骨盆前后径和中骨盆横径。

(1)中骨盆前后径:即耻骨联合下缘中点通过两侧坐骨棘间连线中点到骶骨下端间的距离,平均为 11.5cm。

(2)中骨盆横径:即两侧坐骨棘之间的距离,也称坐骨棘间径,平均为 10cm,与分娩关系密切,其长短与胎先露内旋转关系密切。

3. **骨盆出口平面(pelvic outlet plane)** 由两个不同平面的三角形组成。前三角顶端为耻骨联合下缘,两侧为耻骨降支;后三角顶端为骶尾关节,两侧为骶结节韧带。两坐骨结节内侧缘间的距

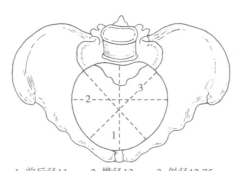

1. 前后径11cm；2. 横径13cm；3. 斜径12.75cm。

图 5-3 骨盆入口平面各径线

1. 前后径11.5cm；2. 横径10cm。

图 5-4 中骨盆平面各径线

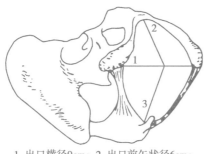

1. 出口横径9cm；2. 出口前矢状径6cm；
3. 出口后矢状径8.5cm。

图 5-5 骨盆出口平面各径线

离构成了两个三角共同的底边,也称为出口横径,平均值为9cm。骨盆出口平面有四条径线(图 5-5),即出口前后径、出口前矢状径、出口后矢状径和出口横径。

(1)出口前后径:耻骨联合下缘至骶尾关节间的距离,正常值平均11.5cm。

(2)出口横径:也称坐骨结节间径,两坐骨结节内侧缘的距离,平均为9cm。出口横径是胎先露通过骨盆出口最小和最重要的径线,与分娩密切相关。

(3)出口前矢状径:耻骨联合下缘中点至坐骨结节间径中点间的距离,正常值平均为 6cm。

(4)出口后矢状径:骶尾关节至坐骨结节间径中点之间的距离,正常值平均为8.5cm。若出口横径稍短,则应测量出口后矢状径的长度,若两径线之和大于15cm,正常大小的足月胎儿可通过该后三角区经阴道娩出。

4. 骨盆轴与骨盆倾斜度 将骨盆各假想平面中点连接成的曲线叫作骨盆轴(pelvic axis)。女性直立位时此轴上段向下向后,中段向下,下段向下向前(图 5-6)。分娩时胎儿沿此轴娩出。当女性直立时,骨盆入口平面与水平面所成的角度,称为骨盆倾斜度(inclination of pelvis),一般为60°(图 5-7),此角度过大可影响胎头衔接。改变体位可改变骨盆倾斜度。

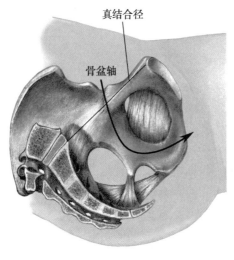

真结合径

骨盆轴

图 5-6 骨盆轴

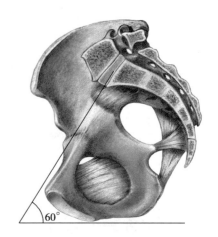

60°

图 5-7 骨盆倾斜度

Note:

（二）软产道

软产道是由子宫下段、子宫颈、阴道及盆底软组织所组成的弯曲管道。

1. 子宫下段的形成　非孕时长约 1cm 的子宫峡部随孕周逐渐被拉长,妊娠 12 周以后逐渐伸展成宫腔的一部分,至妊娠晚期形成子宫下段(图 5-8)。临产后规律的宫缩使子宫下段进一步拉长达 7~10cm,成为软产道的一部分。由于子宫体肌纤维的缩复作用,子宫上、下段的肌层厚薄不同,上段肌壁越来越厚,下段肌壁被动牵拉而越来越薄,在两者之间的子宫内面形成一个环状隆起,称为生理性缩复环(physiologic retraction ring)(图 5-9)。正常情况下,此环不能从腹部见到。

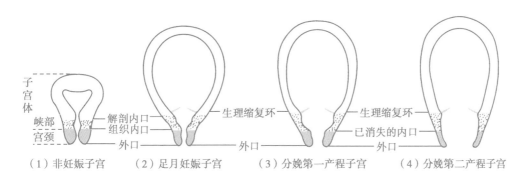

图 5-8　子宫下段形成及宫口扩张

2. 子宫颈的变化

临产后宫颈会发生两个变化,即宫颈管消失和宫口扩张,初产妇一般宫颈管先消失而后宫口扩张,经产妇则多是宫颈管消失与宫口扩张同时进行(图 5-10)。

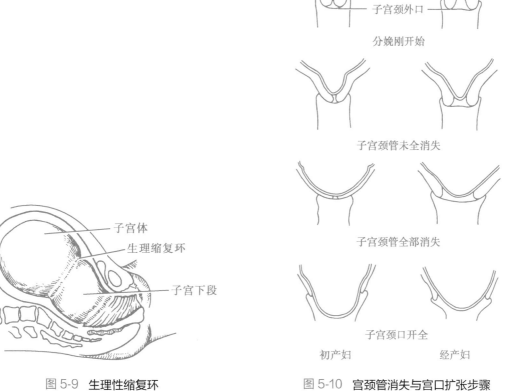

图 5-9　生理性缩复环

图 5-10　宫颈管消失与宫口扩张步骤

（1）宫颈管消失（effacement of cervix）：临产前子宫颈管长 2~3cm，初产妇较经产妇长。临产后由于宫缩牵拉及胎先露、前羊膜囊的直接压迫，使宫颈内口向上向外扩张，宫颈管形成漏斗状，随后宫颈管逐渐变短、消失，成为软产道的一部分。

（2）宫口扩张（dilatation of cervix）：临产后，子宫收缩以及缩复向上牵拉使宫口扩张。宫缩使胎先露部衔接，宫缩时前羊水不能回流，同时由于子宫下段的蜕膜发育不良，胎膜容易与该处蜕膜分离而向宫颈管突出，形成前羊水囊，协助宫口扩张。宫口近开全时，胎膜多自然破裂，破膜后胎先露直接压迫宫颈，使宫口扩张加快。直至宫口开全（10cm）时，足月妊娠的胎头方能通过。

3. 骨盆底、阴道及会阴的变化　在分娩过程中，随着子宫收缩和胎先露的下降，前羊膜囊及胎先露将阴道逐渐撑开，阴道黏膜皱襞展开加宽腔道，使软产道形成一个弯曲的筒状通道，前壁短、后壁长，阴道外口朝向前上方。胎头下降至骨盆底时，压迫会阴体使其明显变薄，肛提肌向下及两侧扩展，肌纤维逐步拉长，使会阴部由 5cm 厚变成 2~4mm 薄，以利于胎儿顺利娩出。会阴部组织血液循环丰富，结缔组织和肌纤维由于妊娠期增生肥大，肌纤维弹力增大，会阴体在分娩中能够承受一定压力，但如果压力过大，或者保护会阴不当，也容易造成会阴裂伤。

三、胎儿

胎儿的大小、胎位、有无畸形也是影响正常分娩的重要因素之一。

（一）胎儿大小

胎儿最大的部分是胎头，也是胎儿通过产道最关键的部分。如果胎头的大小与母体骨盆相适应，则能够自然分娩。若胎头径线过长时，尽管骨盆大小正常，也可因相对性骨盆狭窄造成难产。

1. 胎头颅骨　由两块顶骨、额骨、颞骨及一块枕骨构成，各颅骨之间的缝隙称为颅缝，主要有两顶骨之间的矢状缝，顶骨与额骨之间的冠状缝，顶骨与枕骨之间的人字缝和两额骨之间的额缝。颅缝交界较大空隙处称为囟门，位于胎头前方的菱形区域为前囟（大囟门），位于胎头后方的三角形区域为后囟（小囟门）。在分娩过程中，胎头因颅缝与囟门的存在，通过产道时颅缝可以轻度重叠使胎头的体积缩小，有利胎头娩出。但若胎儿过度成熟，颅骨较硬，胎头不易变形而易导致难产。

2. 胎头径线　胎头主要有 4 条径线：①双顶径（biparietal diameter，BPD），两侧顶骨隆突间的距离，是胎头最大横径，临床用 B 超检测此值以判断胎儿大小，妊娠足月时平均 9.3cm。②枕额径（occipitofrontal diameter），鼻根上方至枕骨隆突间的距离，胎头以此径线衔接，妊娠足月时平均 11.3cm。③枕下前囟径（suboccipitobregmatic diameter），又称小斜径。前囟中央至枕骨隆突下方的距离，胎头俯屈后以此径线通过产道，妊娠足月时平均 9.5cm。④枕颏径（occipitomental diameter），又称大斜径。为颏骨下方中央至后囟顶部间的距离，妊娠足月时平均 13.3cm（图 5-11）。

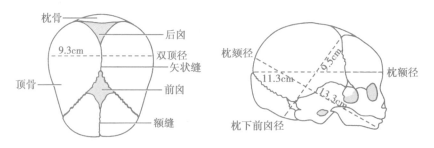

图 5-11　胎头颅骨、颅缝、囟门、双顶径示意图

（二）胎位

胎位主要有头位、臀位和横位。绝大多数的胎位是头位，臀位次之，横位极少。纵产式时，头位和臀位因胎体的纵轴与骨盆轴相一致，胎儿容易经过阴道分娩，但胎儿只有在头位（枕先露）时，才能以最小径线通过骨产道而顺利分娩，头先露时胎头先通过产道，经颅骨重叠，胎头变小、周径变小，利于

胎头娩出;臀位(臀先露)时,胎臀先娩出,胎臀较胎头周径小且软,软产道不能充分扩张,且胎头娩出时无变形机会而致娩出困难,故难产机会增多;横位(肩先露)时因胎体纵轴与骨盆轴垂直,足月活胎不能经阴道自然分娩,对母婴伤害极大。

（三）胎儿畸形

胎儿的某一部分发育异常导致胎头或胎体过大,如脑积水、联体儿等,难以顺利通过产道。

四、社会心理因素

随着医学模式的改变,精神心理因素对分娩过程的影响逐渐被关注。分娩是一种较强烈的应激源,可产生精神心理上的应激。分娩应激可以产生喜悦、兴奋的积极情感,但也可产生忧虑、紧张、焦虑和恐惧等消极情感。消极情绪可使产妇的疼痛感受性增强,痛阈降低,分娩疼痛加剧,甚至发生宫缩乏力、产程延长、产后出血等。

1. **恐惧**　陌生的产房环境、害怕分娩疼痛等因素可引起产妇产生恐惧心理,产妇可表现心悸、气短、手足麻木、头晕、大喊大叫等。恐惧可引起交感神经兴奋和机体对外界刺激的敏感度增强,产妇的痛阈及适应性降低,体内儿茶酚胺分泌增加,去甲肾上腺素分泌减少,从而导致宫缩乏力,产程延长,难产的发生率增加。

2. **焦虑**　与家人分离的孤独感、分娩疼痛、担忧分娩能否顺利等因素可引起产妇产生焦虑反应。适当的焦虑可提高产妇应对分娩的能力,但过度的焦虑可影响产妇的痛阈,也可使子宫收缩和子宫血流量受到影响,导致子宫收缩乏力、产程延长及产后出血等问题增加。

3. **紧张**　多数产妇对假阵痛、见红、胎膜早破或规律性宫缩高度紧张,茫然不知所措。产妇过度紧张可表现大喊大叫、呼吸急促、心跳加快等,可引起产妇发生呼吸性碱中毒、代谢性酸中毒、新生儿窒息等。

4. **忧虑**　多数产妇特别担心不能耐受子宫收缩的疼痛,往往对自己能否自然分娩缺乏信心。一些高龄、身材偏小、瘢痕子宫和有妊娠合并症的产妇,更加缺乏足够的正常分娩的信心。

第二节　正常分娩过程及护理

一、枕先露的分娩机制

分娩机制(mechanism of labor)是指胎儿先露部在通过产道时,为适应骨盆各平面的不同形态,被动地进行一系列适应性转动,以其最小径线通过产道的全过程。包括衔接、下降、俯屈、内旋转、仰伸、复位及外旋转、胎肩及胎儿娩出等动作,下降贯穿分娩全过程,各动作连贯。临床上枕先露占95%以上,以枕左前位最多见,故以枕左前位为例(图5-12)进行每个步骤的介绍。

1. **衔接(engagement)**　又称入盆,胎儿双顶径进入骨盆入口平面,胎头颅骨最低点接近或达到坐骨棘水平称为衔接。通常胎头以半俯屈状态进入骨盆入口,以枕额径衔接。由于枕额径大于骨盆入口前后径,胎头矢状缝坐落在骨盆入口右斜径上,胎头枕骨位于骨盆左前方。部分初产妇可在预产期前1~2周内衔接,经产妇多在分娩开始后衔接。若初产妇已临产而胎头仍未衔接,应警惕有无头盆不称。

2. **下降(descent)**　胎头沿骨盆轴前进的动作称为下降。下降贯穿于分娩全过程,与其他动作相伴随。下降动作呈间歇性,宫缩时胎头下降,间歇时胎头又回缩,因此胎头与骨盆之间的相互挤压也呈间歇性。促使胎头下降的重要因素:①宫缩时通过羊水传导,压力经胎轴传至胎头;②宫缩时宫底直接压迫胎臀;③宫缩时胎体伸直伸长;④腹肌收缩使腹压增加。初产妇因宫口扩张缓慢,软产道阻力大,胎头下降的速度比经产妇慢,临床上以观察胎头下降的程度作为判断产程进展的重要标志之一。

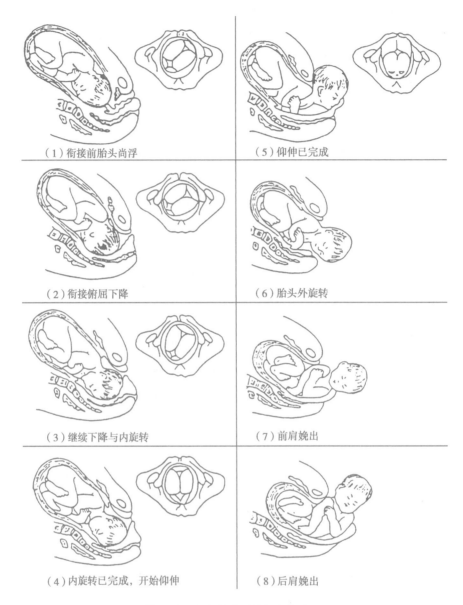

（1）衔接前胎头尚浮 （5）仰伸已完成

（2）衔接俯屈下降 （6）胎头外旋转

（3）继续下降与内旋转 （7）前肩娩出

（4）内旋转已完成，开始仰伸 （8）后肩娩出

图 5-12 枕左前位分娩机制示意图

3. 俯屈（flexion） 胎头下降过程中遇到盆底阻力时，胎头即发生俯屈。当胎头继续下降至骨盆底时，原来处于半俯屈状态的胎头遇到肛提肌阻力，胎头进一步俯屈，下颏更加接近胸部，变胎头衔接时较大的枕额径为较小的枕下前囟径，以适应产道，有利于胎头继续下降。

4. 内旋转（internal rotation） 胎头为了适应骨盆轴而旋转，使矢状缝与中骨盆及骨盆出口的前后径相一致，枕左前位的胎头枕部向母体中线方向旋转45°，使枕部达耻骨联合后方的动作称为内旋转。枕先露时，胎头枕部到达骨盆底最低位置，肛提肌收缩力将胎头枕部推向阻力小、部位宽的前方。经过内旋转以后，胎头的小囟门转至母体耻骨弓下方，有利于胎儿娩出。产妇一般在第一产程末期完成内旋转动作。

5. 仰伸（extension） 胎头完成内旋转后下降到阴道外口时，宫缩和腹压继续迫使胎头下降，而肛提肌收缩力又将胎头向前推进，两者的合力作用使胎头沿骨盆轴下段向下向前的方向转向上。当胎头枕骨下部达耻骨联合下缘时，即以耻骨弓为支点，使胎头逐渐仰伸，胎头的顶、额、鼻、口、颏部相继娩出。当胎头仰伸时，胎儿双肩径进入骨盆入口左斜径。

6. 复位（restitution）及外旋转（external rotation） 胎头娩出后，为使胎头与胎肩恢复正常关系,胎头枕部向母体左侧旋转45°称复位。同时胎肩在骨盆腔内继续下降,前(右)肩向前向母体中线旋转45°,使胎儿双肩径转成与骨盆出口前后径相一致的方向,而胎头枕部需在外继续向母体左外侧旋转45°,以保持胎头与胎肩的垂直关系,称为外旋转。

7. 胎肩及胎儿娩出 胎头完成外旋转后,胎儿前(右)肩在耻骨弓下方娩出,继之后(左)肩从会阴前缘娩出,胎体及下肢随之娩出,胎儿娩出完成。

二、先兆临产、临产与产程分期

(一) 先兆临产

分娩启动之前,孕妇出现的预示即将临产的一些症状,如不规律宫缩、胎儿下降感以及阴道少量淡血性分泌物(俗称见红),称为先兆临产(threatened labor)。

1. 不规律宫缩 又称假临产(false labor)。分娩发动前由于子宫肌层敏感性增强,可出现不规律宫缩。特点:①宫缩频率不一,持续时间短且不恒定,间歇时间长且不规律;②宫缩强度不逐渐增加;③常在夜间出现而清晨消失;④不伴有宫颈管消退及宫口扩张;⑤给予镇静剂能抑制。

2. 胎儿下降感(lightening) 孕妇感到上腹部较前舒适,进食量增多,有明显胎儿下降感,主要因胎先露部下降、入盆衔接使子宫底高度下降所致。下降的先露部可压迫膀胱引起尿频。

3. 见红(show) 在分娩发动前24~48h内,因宫颈内口附近的胎膜与该处的子宫壁分离,毛细血管破裂经阴道排出少量血液,与宫颈管内的黏液相混合呈淡血性黏液排出,称为见红,是分娩即将开始的比较可靠的征象。若阴道流血较多,量达到或超过月经量,应考虑是否为病理性产前出血,常见原因有前置胎盘或胎盘早剥。

(二) 临产

临产(in labor)是指有规律而逐渐增强的子宫收缩,即宫缩持续30s或以上,间歇5~6min,同时伴有进行性宫颈管消失、宫口扩张和胎先露下降,用镇静剂不能抑制。确定是否临产要密切观察宫缩的频率,持续时间及强度。消毒外阴后行阴道检查,了解宫颈的长度、位置、质地、扩张情况及胎先露高低。目前多采用Bishop评分法(表5-1)判断宫颈成熟度,估计试产的成功率,满分为13分,>9分均成功,7~9分的成功率为80%,4~6分的成功率为50%,≤3分均失败。

表 5-1 Bishop 宫颈成熟度评分法

指 标	分 数			
	0	1	2	3
宫口开大 /cm	0	1~2	3~4	≥5
宫颈管消退(未消退为2cm)/%	0~30	4~50	60~70	≥80
先露位置(坐骨棘水平 =0)	−3	−2	−1~0	+1~+2
宫颈硬度	硬	中	软	
宫口位置	朝后	朝中	朝前	

(三) 产程分期

总产程(total stage of labor),即从开始出现规律宫缩至胎儿胎盘娩出的全过程。临床上分为三个产程。

1. 第一产程(first stage of labor) 又称宫颈扩张期。指从规律宫缩开始至宫口开全(10cm)。根据宫口扩张的情况,将第一产程又分为潜伏期和活跃期。

(1) 潜伏期(latent phase):是指从规律宫缩至宫口扩张 <4~6cm。此期宫口扩张速度较慢,初产妇一般不超过 20h,经产妇一般不超过 14h。

（2）活跃期(active phase)：指从宫口扩张 4~6cm 至宫口开全(10cm)。此期宫口扩张速度显著加快，应≥0.5cm/h。

2. 第二产程(second stage of labor) 又称胎儿娩出期，是指从宫口开全至胎儿娩出的全过程。对于初产妇，如未行椎管内镇痛，第二产程最长不应超过 3h，如行椎管内镇痛，最长不应超过 4h；对于经产妇，如未行椎管内镇痛，第二产程最长不应超过 2h，如行椎管内镇痛，最长不应超过 3h。

3. 第三产程(third stage of labor) 又称胎盘娩出期，是指从胎儿娩出后至胎盘娩出。需 5~15min，不应超过 30min。

三、第一产程妇女的护理

【处理原则】

严密观察宫口扩张及胎先露下降情况，注意胎心变化，提供心理护理和生活护理。

【护理评估】

（一）健康史

1. 核对产妇资料，包括姓名、年龄、身高、体重、孕次、产次、末次月经以及预产期等。

2. 询问主诉，了解此次分娩启动的经过，如宫缩开始时间及间隔时间、有无阴道流血及流液等。

3. 了解此次妊娠经过，包括产前检查情况、妊娠期有无并发症及处理情况、孕妇胎动情况、胎位等。

4. 询问既往史，如有无妊娠合并症、有无过敏史、既往妊娠及分娩情况。

（二）身体状况

1. 母亲状况

（1）一般状况：测量体温、脉搏、呼吸及血压，宫缩疼痛时血压可能上升 5~10mmHg，故应在宫缩间歇期测血压，每 4~6h 测量一次，并准确评估产妇分娩期的疼痛度（详见本章第三节）。此外，还应评估休息与睡眠、饮食与大小便情况等。

（2）规律宫缩：产程开始时，宫缩弱，持续时间较短（约 30s）间歇时间较长（5~6min）。随着产程进展，宫缩强度不断增加，持续时间不断延长（50~60s），间歇期逐渐缩短（2~3min），当宫口近开全时，宫缩持续可长达 1min 或以上，间歇期仅 1~2min。

（3）宫颈扩张：宫口扩张是产程观察的重要指标之一，通过阴道检查可了解宫口扩张及胎头下降的情况。在规律宫缩作用下，宫颈管逐渐短缩直至消失，宫口逐渐扩张。

（4）胎膜破裂：简称破膜。胎儿先露部衔接后，羊水被阻断为前后两部分。随着子宫收缩力的增强，前羊水囊楔入宫颈口内，使宫口逐渐扩张，胎头逐渐下降，子宫羊膜腔内压力增高，当压力达到一定程度时胎膜自然破裂，伴随羊水流出，称为破膜。破膜后羊水冲洗阴道，可减少感染机会。自然破膜多发生在宫口临近开全时，正常羊水多为无色或白色略混浊液体，采用 pH 试纸检测可呈现紫蓝色。

2. 胎儿状况

（1）胎儿宫内情况：于宫缩间歇期用胎心听诊器或多普勒仪听胎心，此法能获得每分钟胎心率，但不能分辨胎心率变异、瞬间变化，正常胎心率应在 110~160 次/min。应用胎儿监护仪描记胎心曲线，一般连续 20min，可观察胎心率的变异及其与宫缩、胎动的关系，判断胎儿在宫内的状态。

Note：

电子胎儿监护仪

电子胎心监护（electronic fetal monitoring，EFM）是利用超声波的原理对胎儿在宫内的情况进行监测，是正确评估胎儿宫内状况的主要检测手段，其目的在于及时发现胎儿宫内缺氧，以便及时采取进一步措施。产程中可采用电子胎儿监护仪描述宫缩曲线，持续观察宫缩强度、频率和持续时间。监护仪分为外监护和内监护两种：①外监护，临床应用广泛，将宫缩压力探头固定在孕产妇腹壁子宫体近子宫底部，胎心探头涂抹耦合剂后放置在胎儿的胸部或背部。②内监护，有宫腔内感染的可能且价格昂贵，临床应用较少。

（2）胎头下降：胎头下降是产程观察的另一个重要指标。胎头下降情况的评估有两种方法。①胎儿颅骨最低点与坐骨棘平面的关系：以坐骨棘平面为判断胎头高低的标志。胎头在潜伏期下降不明显，活跃期下降加快，平均每小时下降 0.86cm。在严格消毒下进行阴道检查，先摸清坐骨棘，胎头颅骨最低点平坐骨棘水平时记为"0"，在坐骨棘平面以上 1cm 记为"–1"，在坐骨棘平面以下 1cm 记为"+1"，余依此类推（图 5-13），胎头水平越低，越接近分娩。一般宫口开大至 4~5cm 时，胎头最低点应达到坐骨棘水平。②骨盆入口平面触诊胎头入盆情况的国际五分法：腹部触诊时双手掌置于胎头两侧，触及骨盆入口平面时，双手指尖在胎头下方彼此触及为剩余 5/5；双手掌指尖在胎头两侧有汇聚但不能彼此触及为剩余 4/5；双手掌在胎头两侧平行为剩余 3/5；双手掌在胎头两侧呈外展为剩余 2/5；双手掌在胎头两侧呈外展且手腕可彼此触及为剩余 1/5（图 5-14）。

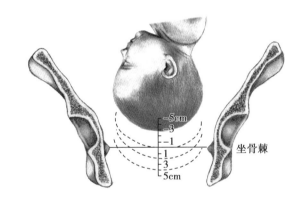

图 5-13　胎头高低的判断

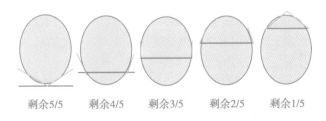

剩余5/5　　剩余4/5　　剩余3/5　　剩余2/5　　剩余1/5

图 5-14　骨盆入口平面触诊胎头入盆情况的国际五分法示意图

（三）辅助检查

1. 实验室检查　常规检测血型、血常规、尿常规、凝血功能、肝肾功能及感染性疾病筛查等。

2. 胎心监护仪　使用多普勒仪、电子胎儿监护仪等可以连续监测宫缩情况及胎心变化，了解产程进展及胎儿在宫腔内的状况。

Note:

（四）心理 - 社会状况

由于环境的陌生及宫缩所致的疼痛,产妇可能出现焦虑或者恐惧,表现为孤独、无助、紧张、急躁、哭泣等,甚至出现呼吸急促、心悸、血压增高等。随着产程的进展家属也开始焦急不安,反复向医护人员询问情况。护士应通过产妇的表情、言语、行为等来评估其心理健康状况,通过询问或问卷调查评估产妇及其家属对正常分娩的认知程度,家庭状况及社会支持情况等。

【护理诊断 / 问题】

1. **疼痛** 与逐渐增强的宫缩有关。
2. **焦虑 / 恐惧** 与疼痛、缺乏相关知识与经验、环境改变、担心自己与胎儿的安全有关。
3. **舒适的改变** 与子宫收缩、膀胱充盈、胎膜破裂、环境不适等有关。

【护理目标】

1. 产妇能应用减轻疼痛的常用技巧,疼痛程度减轻。
2. 产妇消除焦虑、恐惧情绪,情绪稳定。
3. 产程进展顺利,产妇主动参与分娩过程,提高舒适度。

【护理措施】

（一）疼痛护理

采取非药物与药物镇痛减轻产妇疼痛(详见本章第三节)。

（二）心理护理

①向产妇介绍医生、护士及产房的环境,消除其对环境的陌生感;②以亲切的语言、友善的态度向产妇讲解分娩是生理过程,以支持者、照顾者、信息提供者的角色,帮助产妇一起完成分娩;③为产妇讲解分娩相关知识(分娩方式的选择、产程中的配合)、药物疗效及不良反应、镇痛方法的效果及风险;④用语言或非语言的方式鼓励产妇,使其树立自然分娩的信心;⑤提供导乐、丈夫陪产等温馨待产方式,家属、产妇与医护人员共同完成分娩过程;⑥关注妊娠期和分娩期心理筛查出现异常的产妇,必要时请心理医师进行有效干预。

（三）促进舒适

1. **环境与卫生** 待产室内应保持环境清洁,尽量采用自然光线,温度适宜,室内保持安静或播放轻音乐。鼓励产妇采取自觉舒适的任何体位,提供必要的支持工具,如床栏、分娩椅或凳、分娩球、软垫等。为产妇提供干净的床单、被褥及衣物等,及时更换污染物品,协助产妇及时更换会阴垫,保持会阴部清洁,不推荐阴道分娩前常规备皮。

2. **饮食** 对于未行椎管内麻醉的产妇,鼓励和帮助产妇少量、多次进食及进水,可给予清淡而富有营养的饮食,保证液体的摄入量,以适应分娩时的体力消耗。全身麻醉低风险的产妇分娩过程中可根据自己的意愿进食和饮水。饮用碳水化合物饮品并不能改善母儿结局,可根据产妇需求选择产程中的饮品。

3. **活动与休息** 产程中不必限制产妇的体位,应根据产妇意愿选择舒适的体位。不推荐仰卧位,因其可导致仰卧位低血压。未破膜产妇可在病房或待产室内离床活动,有利于促进产程进展。

4. **排尿及排便** 临产后,鼓励产妇每 2~4h 排尿 1 次,以免膀胱充盈影响宫缩及胎头下降,必要时导尿。不推荐常规肠道准备。产妇主诉有便意时,应先检查宫口扩张情况,确需如厕时需专人陪同,并指导产妇勿长时间屏气用力排便。

（四）产程中的护理

1. **测量生命体征** 每 4h 测生命体征 1 次,有异常及时通知医生。临产后,宫缩频繁导致出汗较多,加之阴道血性分泌物及胎膜破裂羊水流出,易导致感染的发生,因此做好基础护理的同时应注意

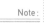

体温的监测。若发现血压升高或高危人群,应增加测量次数并给予相应处理。

2. **胎心监测**　对于低危产妇推荐产程中采用多普勒间断听诊胎心并结合电子胎心监护的方式对胎儿宫内状况进行评估。根据当地医疗条件,潜伏期应至少60min听诊1次,活跃期至少30min听诊1次。当间断听诊发现胎心率异常时,建议使用电子胎心监护进行监测,必要时进行持续电子胎心监护。一旦发现胎心异常,应协助产妇取左侧卧位、给予吸氧并通知医生做进一步处理。

3. **观察子宫收缩**　将手放在产妇的子宫底部,当出现宫缩时,观察者可感到子宫体部逐渐隆起变硬,同时产妇随宫缩出现腹痛并加重,间歇期子宫肌肉松弛变软,产妇疼痛感逐渐消失。潜伏期应每2~4h观察一次,活跃期应每1~2h观察一次,一般需连续观察至少3次收缩,认真记录。观察宫缩时,应指导产妇深呼吸、协助轻揉下腹部及腰部按摩。

4. **监测产程进展**　通过阴道检查监测产程进展,观察并记录宫口扩张、胎先露下降情况,并观察宫颈管位置、长度、软硬度、容受度,子宫颈是否水肿,胎方位,胎头与骨盆的适应度,是否存在脐带先露或脱垂,胎膜完整性、会阴膨隆、阴道血性分泌物、流血或流液的量与性质。对于自然临产的产妇,建议潜伏期每4h进行1次阴道检查,活跃期每2h进行1次阴道检查。如产妇出现会阴膨隆、阴道血性分泌物增多、排便感等可疑宫口快速开大的表现时,应立即行阴道检查。临床采用产程图来连续记录宫口扩张及先露下降程度。产程图以临产时间(小时)为横坐标,纵坐标左侧为宫口扩张程度(cm)(由下至上是0~10cm),纵坐标右侧为先露下降程度(cm)(由上至下是−5~+5cm),画出宫口扩张曲线和胎头下降曲线,两条曲线交叉(图5-15)。近年来新型产程图逐渐兴起,以阶梯状第95百分位数线取代以往的直线型处理线。自产妇入院起开始记录宫口扩张程度,分别以宫口扩张2cm、3cm、4cm和5cm为起点,依据宫口扩张生理功能的变化情况,绘制出4条阶梯状处理线,若越过相应处理线则考虑产程停滞(图5-16)。

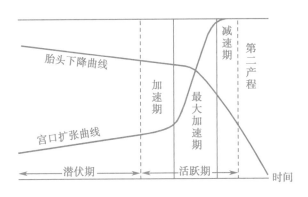

图 5-15　**产程图**

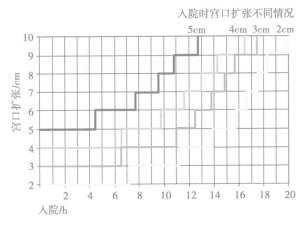

图 5-16　**新型产程图**

5. 破膜的处理　对于产程进展顺利者,不建议宫口开全之前常规行人工破膜术。一旦发现胎膜自然破裂,应立即听胎心,观察羊水性状及羊水量,并记录。如破膜后胎儿头浮或臀位,产妇应卧床,禁止下地活动,警惕脐带脱垂。破膜后应每2h测量产妇体温,注意排查绒毛膜羊膜炎,根据临床指标决定是否启用抗生素预防和治疗感染,保持外阴清洁。若无感染征象,破膜超过12h尚未分娩者,可给予抗生素以预防感染。

【护理评价】

经过护理,产妇是否达到:①接受医护人员及支持系统帮助,舒适度提高;②自述分娩中疼痛程度有减轻;③情绪逐渐稳定,对分娩有信心。

四、第二产程妇女的护理

【处理原则】

密切监测母儿变化,保护母亲会阴,协助胎儿娩出,做好新生儿抢救准备。

【护理评估】

(一) 健康史
回顾第一产程的经过及处理情况。

(二) 身体状况

1. 母亲状况

(1) 一般状况:观察产妇面色、呼吸、脉搏及询问有无不适感觉。

(2) 会阴体状况:观察会阴体长度、弹性、有无瘢痕或疣,是否有水肿、炎症。

(3) 子宫收缩的强度:密切观察宫缩情况。第二产程宫缩的强度及频率都达到高峰,宫缩持续约1min甚至更长,间隙仅 1~2min。

2. 胎儿状况

(1) 胎儿宫内情况:由于第二产程中宫缩频而强,胎儿容易发生缺氧,此期应密切监测胎儿有无急性缺氧,每 5~10min 听诊1 次胎心或持续电子胎心监护。

(2) 胎儿下降及娩出:宫缩使胎头继续下降,胎头在宫缩时露出阴道口,宫缩间歇时又缩回阴道内,称为胎头拨露(head visible on vulval gapping)。随着产程进展,胎头露出的部分逐渐增多,当胎头双顶径越过骨盆出口,宫缩间歇期胎头不能回缩,称为胎头着冠(crowning of head)(图 5-17)。此时,会阴极度扩张变薄,产程继续进展,胎头枕骨从耻骨弓下露出,出现胎头仰伸、复位及外旋转,接着前肩、后肩、胎体相继娩出,后羊水涌出。

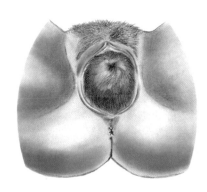

图 5-17　胎头着冠

(三) 心理 - 社会状况

进入第二产程后,产妇多数会信心增强,积极配合,但是急躁情绪比第一产程加剧,表现为烦躁不安,也有些产妇精疲力竭。一般胎儿娩出后产妇先兴奋后安静。

【护理诊断 / 问题】

1. 疲乏　与第二产程自主用力致体力消耗、疼痛导致进食不足有关。

2. 知识缺乏:缺乏宫缩时正确使用腹压的相关知识。

Note:

3. **焦虑** 与缺乏顺利分娩的自信心及担心胎儿健康有关。

4. **有受伤的危险** 与分娩中可能的会阴裂伤、新生儿产伤等有关。

【护理目标】

1. 产妇未发生体液不足,水、电解质平衡。

2. 产妇能正确使用腹压,积极配合分娩。

3. 产妇情绪稳定,具有分娩信心。

4. 产妇未发生会阴撕裂,新生儿未发生产伤。

【护理措施】

(一) 提供舒适护理

为产妇提供饮水、擦汗等生活护理。

(二) 心理护理

陪伴在产妇身旁,告知产妇第二产程时长因人而异,及时向产妇提供产程进展信息,给予鼓励和陪伴,避免使用负性词汇;握住产妇的手,让其感受到强有力的支持和关爱。使产妇建立信心,消除其焦虑和恐惧等负性情绪,能与接产者积极配合(详见本章第三节)。

(三) 产程中的护理

1. **胎心异常的处理** 若有胎心异常应及时通知医生,指导产妇左侧卧位或变换体位、吸氧,动态监测胎心变化,尽快结束分娩。

2. **指导产妇屏气用力** 应充分告知产妇第二产程各种分娩体位的益处及风险,协助产妇根据自己的意愿选择分娩体位。指导产妇正确使用腹压,可以加快胎儿的顺利娩出并保证产妇安全。初产妇宫口开全 5~30min 内,如未出现自主屏气感,则不需鼓励产妇屏气用力。推荐采用椎管内麻醉的初产妇在第二产程开始时即在指导下用力。若采用产床接产,则指导产妇仰卧,双膝屈曲外展,双足蹬在产床脚蹬上,两手分别拉住产床旁把手。当子宫收缩时,先深吸一口气屏住,然后缓慢、均匀、持久地向下如排大便样用力。也可中间短暂换气后再次屏气用力,每次宫缩屏气 2~3 较好。宫缩间歇时,双手和全身肌肉放松,充分休息。当产妇用力不当、胎头下降缓慢时,要积极寻找可能的原因,鼓励产妇改变体位。

3. **接产准备**

(1) 接产时机:初产妇宫口开全、经产妇宫口扩张 6cm 以上且宫缩规律有力时应做好接产准备工作。接产者在适当的时间按要求洗手、戴手套、穿手术衣准备接产。

(2) 清洁会阴部:让产妇双腿分开,露出外阴部,用消毒棉球蘸温水清洗会阴部,顺序是小阴唇、大阴唇、阴阜、大腿内上 1/3、会阴及肛门周围。

(3) 消毒会阴部:用消毒棉球蘸聚维酮碘溶液消毒会阴部,顺序同上。

4. **接产**

(1) 接产步骤

1) 打开产包,穿手术衣,戴手套,按照方便使用的顺序摆放断脐的器械。

2) 协助胎头娩出,胎头双顶径娩出后,额、鼻、口、颏顺次娩出,控制胎头娩出速度。不要急于娩肩,协助胎头复位和外旋转,等待下次宫缩时,协助娩出前肩或后肩,顺势娩出胎儿。若采用产床接产,则胎头娩出后,协助胎头复位和外旋转,将胎儿颈部向下轻压,使前肩自耻骨弓下先娩出,继之再托胎颈向上,使后肩从会阴前缘缓慢娩出,以双手扶持胎身及下肢娩出(图 5-18)。

(2) 保护会阴:第二产程中推荐根据产妇意愿和实际条件,采用一些减少会阴损伤和利于自然分娩的措施(包括会阴按摩、热敷和会阴保护)。不推荐在第二产程阶段应用人工宫底加压加速分娩。对于阴道自然分娩的产妇不推荐常规使用会阴切开术。

Note:

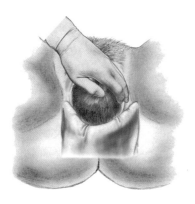

（1）保护会阴，协助胎头俯屈

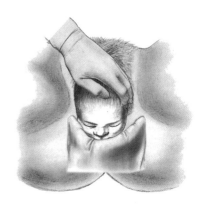

（2）协助胎头仰伸

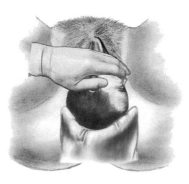

（3）助前肩娩出

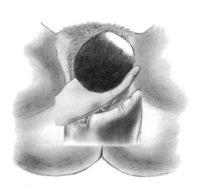

（4）助后肩娩出

图 5-18　接产步骤

知 识 链 接

无保护会阴接生技术

1. 原理　无保护会阴接生技术改变了以手掌托举保护会阴的方式，而只以单手控制胎头娩出的速度，使会阴得到充分的扩张和伸展，减少了会阴体的充血、水肿；使会阴体能与整个会阴同步扩张，减少了会阴裂伤程度。

2. 好处　①降低会阴裂伤程度；②减少出血和感染的机会；③盆底功能恢复快，减少后遗症；④减轻产妇的痛苦；⑤缩短平均住院天数，降低住院费用。

3. 适应证　①胎儿的体重不超过 3.5kg；②胎心音 110~160 次 /min；③羊水清；④会阴体长 3~7cm，弹性良好，无水肿、炎症；⑤产妇愿意且能够配合。

（3）预防产后出血：由助手在胎儿前肩娩出后给产妇肌内注射缩宫素 10U，并计量出血量。

【护理评价】

经过护理，是否达到：①产妇体力恢复，水电解质平衡；②产妇正确使用腹压，整个分娩过程顺利；③产妇情绪稳定；④产妇未发生会阴撕裂，新生儿未发生产伤。

五、第三产程妇女的护理

【处理原则】

照护新生儿,协助胎盘娩出,预防产后出血。

【护理评估】

（一）健康史

回顾第二产程经过及处理情况。

（二）身体状况

1. **新生儿状况**　新生儿一出生,通过观察新生儿面色、是否啼哭可了解新生儿一般情况,然后检查新生儿外观有无畸形,头部有无水肿块（产瘤）、血肿,有无皮肤损伤、骨折以及四肢活动情况,测量体重、身长、头围等。评估和记录新生儿 1min、5min、10min Apgar 评分。Apgar 评分是判断新生儿有无窒息及窒息程度的标准,以心率、呼吸、肌张力、喉反射及皮肤颜色 5 项体征为依据进行评分（表 5-2）。每项为 0~2 分,满分为 10 分。8~10 分为正常新生儿;4~7 分为轻度窒息;0~3 分为重度窒息,需紧急抢救。

表 5-2　新生儿 Apgar 评分法

体征	评分标准		
	0 分	1 分	2 分
每分钟心率	0	<100 次	≥100 次
呼吸	0	浅慢,且不规则	佳,哭声响亮
肌张力	松弛	四肢稍屈曲	四肢屈曲,活动好
喉反射	无反射	有些动作	咳嗽、恶心
皮肤颜色	全身苍白	身体红,四肢青紫	全身粉红

2. **母亲状况**

（1）一般状况:密切关注产妇的生命体征,观察并记录心率及血压的变化。胎儿娩出后,宫底降至脐部,产妇立即感到轻松,呼吸减慢。注意观察产妇有无面色苍白、出冷汗、寒战、打哈欠、烦躁不安等,及时询问产妇感受,有无头晕、口渴、肛门胀痛等。警惕休克、血压升高等并发症的发生。关注产后膀胱充盈和排尿情况。

（2）胎盘评估

1）胎盘剥离征象:宫缩暂停数分钟后恢复,宫腔随子宫收缩明显缩小,而胎盘不能相应缩小与子宫壁发生移位而剥离。胎盘剥离征象包括:①子宫体变硬呈球形,胎盘剥离后降至子宫下段,下段被扩张,宫体呈狭长形被推向上方,宫底升高达脐上（图 5-19）;②阴道少量流血;③阴道口外露的脐带自行延长;④用手掌尺侧在产妇耻骨联合上方轻压子宫下段时,宫体上升而外露的脐带不再回缩。胎盘剥离后从阴道排出体外。

2）胎盘剥离及排出的方式:①胎儿面先排出,胎盘从中央开始剥离,而后向周围剥离,其特点是胎盘先排出,随后见少量阴道流血,此方式临床上多见;②母体面先排出,胎盘从边缘开始剥离,血液沿剥离面流出,其特点是先有较多的阴道流血,胎盘后排出。

Note:

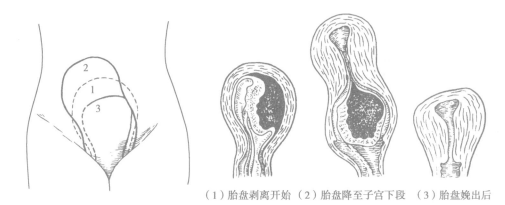

（1）胎盘剥离开始 （2）胎盘降至子宫下段 （3）胎盘娩出后

图 5-19 胎盘剥离时子宫的形状

3）胎盘胎膜评估：将胎盘铺平，先检查母体面胎盘小叶有无毛糙及缺损，然后将胎盘提起，检查羊膜与绒毛膜是否完整；再检查胎儿面胎盘边缘有无血管断裂，查看脐带附着部位、有无脐带真假结、是否为单脐动脉、有无脐带水肿等，测量脐带长度，注意胎儿面边缘有无血管断裂，有无副胎盘（图 5-20）。

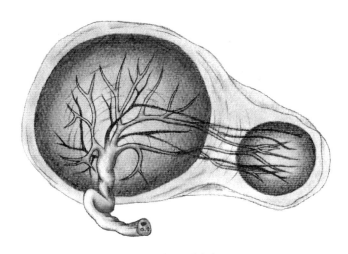

图 5-20 副胎盘

（3）宫缩及阴道流血量评估：胎盘娩出后子宫迅速收缩，子宫底下降至脐下 1~2cm，子宫体变硬，似球形。如子宫收缩不佳，则子宫体软而无力。同时应注意阴道出血的时间、颜色和量。正常分娩出血量一般不超过 300ml，评估阴道出血量的方法有称重法、容积法、面积法和休克指数法等。

（4）软产道检查：胎盘娩出后仔细检查会阴、小阴唇内侧、尿道口周围、阴道及宫颈有无裂伤，有无活动性出血。会阴裂伤程度划分标准：会阴Ⅰ度裂伤是指损伤会阴皮肤及阴道出口处黏膜；会阴Ⅱ度裂伤是指会阴裂伤累及会阴肌肉层，裂伤不规则，裂伤处渗血较多，有时可累及阴道左右两侧壁黏膜及小阴唇擦伤；会阴Ⅲ度裂伤是指会阴裂伤不仅累及阴道、会阴体，还涉及肛门括约肌，助产士手进肛门感觉产妇缩肛运动不明显；会阴Ⅳ度裂伤是指会阴裂伤累及肛门括约肌复合体以及肛门内皮，直肠壁破裂，影响产妇的大便功能。

（三）心理 - 社会状况

胎儿娩出后，产妇疼痛消失，绝大多数产妇有如释重负的轻松感，情绪稳定，心情舒畅，为自己能顺利分娩、见到新生儿而欣慰；少数产妇也可能对新生儿的性别与期望不同而失望。新生儿有异常时个别产妇可能会产生焦虑、烦躁,甚至抑郁情绪。

【护理诊断/问题】

1. **有亲子关系无效的危险**　与疲乏、会阴切口疼痛或对新生儿性别不满意有关。
2. **有受伤的危险**　与会阴裂伤或会阴切开有关。
3. **潜在并发症:产后出血、新生儿窒息。**

【护理目标】

1. 产妇接受新生儿并开展有效的亲子间互动。
2. 产妇未发生产后出血。
3. 新生儿未发生窒息。

【护理措施】

(一) 新生儿护理

1. **新生儿即时护理**

(1) 新生儿保暖及母婴皮肤接触:立即将新生儿置于母亲腹部,用提前预热的干毛巾,彻底、全面、有力擦干新生儿全身(5s内启动,30s内完成),移去湿毛巾,新生儿俯卧位(腹部向下,头偏向一侧),盖上干毛巾,戴上小帽,行母婴皮肤接触。皮肤接触的同时处理脐带,皮肤接触时间至少90min。接触期间推迟任何常规性操作,如测量体重和身长、常规查体等。新生儿出现以下情况不进行母婴皮肤接触:严重胸廓凹陷、喘息或呼吸暂停、严重畸形、产妇出现医疗状况需紧急处理。

(2) 清理呼吸道:对于出生时羊水清亮且出生后已建立自主呼吸的新生儿,或虽存在羊水污染但有活力的新生儿,不推荐采用口鼻吸引的方式常规清理呼吸道。必要时(分泌物量多或有气道梗阻)可用洗耳球或吸管(12F或14F)清理口鼻腔分泌物,但是避免过度用力吸引。当明确气道通畅仍未啼哭时,可用手抚摸新生儿背部或轻拍足底,新生儿啼哭后即可处理脐带。

(3) 处理脐带:在新生儿出生至少60s后或待脐带血管搏动停止后(出生后1~3min),更换手套,在距脐带根部2~5cm的位置一次断脐并结扎脐带(避免二次断脐),注意无菌操作。如果新生儿发生窒息或产妇有大出血风险,应立即断脐并对新生儿及产妇进行紧急救护。

(4) 羊水胎粪污染的处理:当羊水胎粪污染时,应评估新生儿有无活力,新生儿有活力时,继续初步复苏;新生儿无活力时,应在20s内完成气管插管,并用胎粪吸引管吸引胎粪。

2. **新生儿检查**　母婴皮肤接触完成后,仔细检查新生儿全身情况,包括发育状况、头部、五官、胸腹部、脊柱、四肢、外生殖器官、肛门等是否正常,注意外观有无胎记、皮肤有无破损、有无畸形等;托起新生儿让产妇看清其外生殖器、确认新生儿性别;交台下护士测量体重、身长、头围后将新生儿包好,注意保暖。

3. **新生儿身份标志**　①填写新生儿病历,如母亲姓名、年龄、床号、住院号、新生儿出生时间、性别、体重等;②将母亲拇指印和新生儿脚印盖在新生儿病历上;③给新生儿佩戴有身份标志的手足腕带,标明相关信息。

4. **促进母乳喂养**　当新生儿出现流口水、张大嘴、舐舌或嘴唇、寻找或爬行动作、咬手指动作等觅乳征象时,指导母亲开始母乳喂养,并密切观察,保证新生儿面部无遮挡且气道无堵塞。

5. **新生儿注射及免疫接种**　应在与母亲完成肌肤接触和早吮吸后肌内注射1mg维生素K_1,以预防出血性疾病,并完成免疫接种。

(二) 母亲护理

1. **协助胎盘娩出**　当确认胎盘已完全剥离时,接生者一手轻压子宫底,另一手轻拉脐带,协助胎

Note:

盘自然娩出。当胎盘露出于阴道口时,即用双手持纱布托住胎盘,向一个方向边旋转边向外轻轻牵拉,直至胎膜全部滑出(图 5-21)。若有副胎盘、部分胎盘或大部分胎膜残留时,应及时通知医生并协助处理,在无菌操作下徒手深入宫腔或用大刮匙取出残留组织。若仅有少量胎膜残留时,可用子宫收缩剂促进其自然排出,称重胎盘并测量胎盘大小,并详细记录上述检查结果。

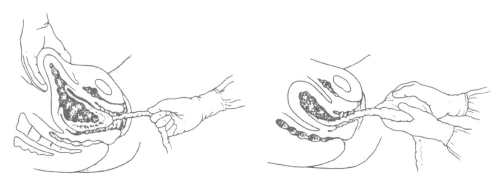

图 5-21　协助胎盘胎膜娩出

2. 预防产后出血

(1) 促进子宫收缩:胎盘娩出后及时按摩子宫,是防止产后出血的一种有力措施。有产后出血高危因素者,可于胎儿前肩娩出时静注缩宫素(oxytocin)10~20U 或立即肌内注射缩宫素 10U,也可在胎儿娩出后立即将缩宫素 10U 加入 0.9% 氯化钠 20ml 内静脉快速注入,均能助胎盘迅速剥离减少出血。若第三产程超过 30min,胎盘仍未排出,应排空膀胱后轻轻按压子宫并静注子宫收缩剂,胎盘仍不能排出应手取胎盘(详见第十六章第四节)。

(2) 缝合会阴伤口:胎盘胎膜娩出后应仔细检查会阴、小阴唇内侧、尿道口周围、阴道、宫颈有无裂伤。对行会阴切开术的产妇,应及时缝合会阴;发现会阴裂伤者,立即修复。

(3) 观察与护理:胎盘娩出后 2h 是产后出血及母体循环障碍发生的高危期,产妇应留在产房内观察并促进其舒适。产后第 1 小时,每 15min 检查 1 次生命体征、宫缩和阴道流血情况并记录;第 2 小时,每 30min 检查并记录 1 次。观察子宫底高度、是否膀胱充盈,注意产妇的疼痛情况和其他不适主诉。及时发现产后出血、会阴血肿等异常情况,并给予相应处理;对于高危产妇须延长观察时间至产后 4h 或病情平稳后方可转出产房。注意保暖,鼓励并协助产妇进食高能量热饮料和食物;协助产妇及时排尿、更换会阴垫,为产妇及时更换被污染的衣物。在产房观察无异常者,将产妇和新生儿一起送母婴同室休息,注意与病房值班护士交接产妇分娩及产后相关情况。

3. 产妇心理护理

产后是产妇心理变化较大的时期,产妇分娩后马上转为母亲角色,处于分娩后的喜悦与极度兴奋中,但由于长时间分娩过程的劳累与进食及休息状态的改变,身体上又处于极度放松与疲劳状态。此时,一方面要照顾到产妇的身体状况,防止产后出血。另一方面,要及时加强心理护理以及产后保健知识的宣教,预防产后感染,促进恢复。帮助产妇及家属尽快适应角色转换,鼓励产妇多亲近孩子,照顾孩子,学会正确的哺乳方式,增进母子情感,避免产后抑郁的发生;同时鼓励家属一起参与新生儿护理,与产妇分享快乐。

【护理评价】

经过护理,是否达到:①产妇的出血量小于 500ml;②新生儿 Apgar 评分 7 分以上;③能接受新生儿并开始与新生儿目光交流、皮肤接触和早吸吮。

第三节　分娩期疼痛管理

一、分娩期疼痛机制及来源

分娩期疼痛是由于分娩过程中来自子宫收缩、宫颈扩张、盆底组织受压、阴道扩张、会阴伸展等，通过感觉神经传导至胸 11~ 骶 4 脊神经后，经脊髓上传至大脑痛觉中枢而产生疼痛。包括：①分娩期宫颈的生理性扩张刺激了盆腔神经，引起后背下部疼痛；②宫缩时子宫的移动引起腹部肌肉张力增高；③宫缩时子宫血管收缩引起子宫缺氧；④胎头压迫引起会阴部被动伸展而致会阴部固定性疼痛；⑤会阴切开或裂伤及其修复；⑥分娩中膀胱、直肠、尿道受压；⑦产妇紧张、焦虑及恐惧可导致害怕 - 紧张 - 疼痛综合征。

二、分娩期疼痛管理的意义

疼痛是一种不愉快的感觉和情绪上的感受，伴随着现有或者潜在的组织损伤。分娩期疼痛并非疾病所引起，但却是常见的护理问题，是产妇对分娩产生焦虑、恐惧的重要原因。分娩时的剧烈疼痛可以导致产妇体内一系列神经内分泌变化，如产妇精神过分紧张、全身血管收缩、心率增加、血压升高、胎盘血流减少、酸中毒等。直接影响分娩过程及产妇、胎儿(新生儿)的健康。另外，由于焦虑、恐惧会使疼痛加重，疼痛更加重了焦虑与恐惧，如此形成恶性循环。分娩期疼痛管理应遵循最大限度地保障母儿安全，最小限度地影响分娩进程的原则，在评估产妇疼痛的基础上，根据产妇的具体情况及自身愿望，采取适合的减痛措施，将产妇的分娩期疼痛降到最低，最终实现"愉悦"分娩。

三、分娩期疼痛的评估

(一) 分娩期疼痛的特点

1. 疼痛的性质多为痉挛性、压榨性、撕裂样疼痛。

2. 由轻、中度疼痛开始，随宫缩的增强而逐渐加剧。

3. 分娩的疼痛源于宫缩，但不只限于下腹部，会放射至腰骶部、盆腔及大腿根部。

(二) 评估内容

评估内容包括疼痛的部位、时间、性质、程度及表达方式，影响疼痛的因素，疼痛对产妇的影响，及伴随症状等。

(三) 评估方法

认真听取产妇的主诉；注意观察疼痛时的生理、行为和情绪反应，检查疼痛的部位；了解既往分娩疼痛的规律以及是否使用镇痛药物等情况。

(四) 常用评估工具

常用评估工具包括：①数字式疼痛评定法，用数字 (0~10) 表示感受疼痛的强度，"0"代表无痛，"10"代表极度疼痛。②口头评分法，将疼痛测量尺与口述描绘评分法相结合构成，特点是将描绘疼痛强度的词汇通过疼痛测量尺图形表达，使描绘疼痛强度的词汇的梯度更容易让产妇理解和使用。分为"无痛、轻度痛、中度痛、重度痛、剧痛"五级。③视觉模拟评定法，用一条直线，不作任何划分，仅在直线的两端分别注明不痛和剧痛，产妇根据自己对疼痛的实际感受在线上标记疼痛的程度。

Note:

四、分娩期镇痛方法

（一）非药物性分娩镇痛

非药物性分娩镇痛的方法众多,总体而言对缓解分娩疼痛有所帮助,但效果有限。

1. 呼吸镇痛法 呼吸镇痛的种类有很多种。最常用的是廓清式呼吸与拉玛泽呼吸。

（1）廓清式呼吸:眼睛注视一个焦点,用鼻子慢慢吸气至腹部膨起,坚持 5~8s,然后用嘴唇像吹蜡烛一样慢慢呼气,5~8s 呼完。

（2）拉玛泽呼吸:拉玛泽呼吸减痛分娩法是 1951 年由法国产科医生 Lamaze 博士设计的分娩镇痛技巧,该呼吸镇痛法也在全世界范围内得到有效推广应用。拉玛泽呼吸减痛法属于一种精神预防性镇痛方法,通过心理预防和反射 - 制约等方式来减轻分娩过程中引起的疼痛感。拉玛泽呼吸的具体做法为:

1）廓清式呼吸:同上。

2）胸式呼吸:较快速的呼吸运动,适用于宫口开大 2~3cm 时,眼睛注视一定点,由鼻子吸气,由口吐气,腹部保持放松,每分钟 6~9 次吸气和吐气,每次速度平稳,吸呼气量均匀。

3）浅而慢加速呼吸:适用于宫口开大 4~8cm,产痛较重时。由鼻子吸气,由口吐气,随着子宫收缩增强而加速,随其减弱而减缓。

4）浅呼吸:当宫缩强且频率高,宫口开大 8~10cm 时,微张嘴吸吐(发出嘻嘻嘻音),保持高位呼吸,在喉咙处发音,呼吸速度依子宫强度调整,吸及吐的气量一样,避免换气过度,连续 4~6 个快速吸吐再大力吐气,重复至子宫收缩结束。

5）哈气运动:用于宫口未开全而有强烈便意感时,以及当胎头接近娩出时,嘴巴张开,像喘息式的急促呼吸。

2. 自由体位分娩 是指产妇根据自身情况如病情、体力、环境、设备等自愿选择自己感到舒适并能有效促进分娩的体位,如侧卧位、站立位、蹲位、跪位、坐位等,而不是静卧在床或固定某种单一的体位,并且多指排除仰卧位以外的体位分娩。自由体位分娩能纠正异常胎方位,改善产妇精神心理状态,增加舒适度,缓解疼痛。在产程中使用自由体位,原则上仅限于低危产妇,实施过程中需实时关注母胎安全,出现胎心异常及产程异常时需指导产妇更换体位,保持统一体位最好不超过 30min。

3. 音乐治疗与慢舞 通过音乐可以分散产妇的注意力,增加"内啡肽"的产生,增强内源性镇痛的作用。一般选择产妇自己喜欢的音乐,以柔和、舒缓的曲调为主,舒缓而美妙的乐曲能使产妇感觉放松,缓解焦虑,增强呼吸技术、按摩等非药物镇痛法的作用。陪伴者双手环腰抱住产妇,产妇的头靠在陪伴者的肩部或胸前,双手下垂,二人随音乐慢舞,并根据音乐的节奏进行呼吸。慢舞利于骨盆关节的活动,使胎儿更易下降和旋转;音乐及其节奏使产妇感觉舒适;陪伴者给予产妇腰部的压力可以减轻腰部疼痛;如果陪伴者是产妇的爱人,可增加产妇的幸福感。

4. 集中和想象 当分娩疼痛来临时,通过让产妇注视图片或固定的物体等方法集中注意力,从而降低对疼痛的感知。此外,通过让产妇想象经历过的某些愉快的情景,并辅以联想诱导等方法分散注意力,从而转移对疼痛的关注。

5. 导乐陪伴分娩镇痛 "导乐"是希腊语"Doula"的音译,原意为"女性照顾女性",一般指有分娩经验的妇女,"一对一"陪伴产妇分娩的全过程,这位陪伴的女性即为"导乐"。在产妇分娩期间,导乐能够耐心倾听产妇的诉说,指导产妇认识分娩是一个正常的生理过程,不断鼓励和安慰产妇,给予其生理上、心理上和情感上的支持,使产妇减轻心理负担,缓解恐惧和焦虑不安情绪,有安全感,从而帮助和支持产妇建立自然分娩的信心,指导产妇配合完成自然分娩,分娩后获得更大初为人母的喜悦感。根据产妇的需求和医院的条件可选择医护人员、专职导乐人员或家属(丈夫、母亲、姐妹等)陪伴。产程中须密切观察产程及母婴状况,选择适宜的助产技术,保障产妇生产过程中母子安全。

6. **按摩镇痛法**　按摩可以减轻因为妊娠而引起的疲劳以及因宫缩所致的疼痛,适于分娩中陪伴者给产妇按摩,产妇也可以自己按摩。

(1) 全身按摩:①按摩从头部开始,两拇指以环形动作按摩前额和"太阳穴",双手移向下颌和颈部,然后从上到下按摩颈椎部分、肩部、上臂、前臂直至每一个手指;②双手掌环绕产妇的手臂,边按压边下滑;双手平铺,用十指尖从乳房到颈根部来回按摩乳房及其周围;③腹部应从下到上环形按摩;需稍用力揉搓大腿和小腿肌以促进血液循环;④按摩双足和每一个脚趾;⑤让产妇侧卧,陪伴者用手指按压脊柱和背部肌。

(2) 腰部按摩:大约有四分之一的产妇会在宫缩时感到明显的腰痛,可能是因为胎儿在下降的过程中,胎头压迫了产妇骨盆后部神经所致。对于明显腰痛的产妇,需陪伴者同时使用以下方法配合镇痛:①按摩,双手涂以按摩油或按摩膏轻轻按摩产妇的腰部和臀部;②按压,用一只手托住产妇的髋骨,让产妇选择效果最好的一点作为按压点,在宫缩时按压,宫缩间歇期间则使用按摩或热敷、冷敷等;③冷、热敷,宫缩间歇,在产妇的腰部放置冰袋或热水袋、冷或热湿毛巾等可减轻腰痛;④淋洒腰部,用热水淋洒产妇的腰部可起到按摩的作用,从而减轻腰痛。

7. **水中分娩镇痛法**　水中分娩是指产妇分娩开始后,入特制分娩池中,在水中待产及分娩,可有效减轻疼痛。水中分娩使得产妇可以采取各种自然舒适的分娩姿势,水的浮力不仅有助于产妇活动,而且温水浸泡可以缓解疼痛,让产妇能够控制自己的分娩过程。具体做法是宫口开至5cm左右,排便、温水淋浴,且胎心监测无异常情况后,即可入水;在此期间,水温保持在37℃左右,产妇可按其意愿选择自由体位,注意水分的补充;每隔2h,离水休息片刻,并进行产妇生命体征、产程进展的评估和胎儿胎心的监测;进入第二产程后,医务人员指导孕妇正确使用腹压,控制胎头下降速度;胎儿娩出后,常规抱至产妇怀里进行早期肌肤接触、断脐,并将产妇移至分娩床处理后续。水中分娩存在一定的风险,需严格掌握适应证,遵循无菌操作的原则,专人陪伴。

8. **经皮神经电刺激疗法**(transcutaneous electrical nerve stimulation,TENS)　可以调动机体内源性镇痛系统,提高机体痛觉阈值,发挥疼痛闸门控制作用,还可通过强啡肽、多巴胺、去甲肾上腺素以及 5- 羟色胺等神经递质的参与缓解分娩疼痛、缩短产程、促进宫颈成熟,从而改善分娩结局、发挥母婴保护作用。此法操作简单,对产妇和胎儿没有危害,产妇还可以根据自身耐受程度调节刺激强度和频率。

(二) 药物性分娩镇痛

1. **药物性分娩镇痛的原则**　①对产程影响小;②安全、对产妇及胎儿不良作用小;③药物起效快、作用可靠、给药方法简便;④产妇自愿;⑤有创镇痛由麻醉医师实施并全程监护。

2. **药物性分娩镇痛种类**

(1) 椎管内镇痛:药物性分娩镇痛首选椎管内分娩镇痛,通过局麻药作用达到身体特定区域的感觉阻滞。

1) 椎管内镇痛的种类:椎管内麻醉最常用的种类是硬膜外镇痛和腰麻 - 硬膜外联合镇痛。

①硬膜外镇痛:又包括连续硬膜外镇痛和产妇自控硬膜外镇痛。连续硬膜外镇痛指连续输入稀释的局麻药和脂溶性阿片类镇痛药。优点为镇痛平面恒定,减少运动阻滞。常用药物为哌替啶、布比卡因;产妇自控硬膜外镇痛的优点是可以减少用药剂量,便于自行给药。

②腰麻 - 硬膜外联合镇痛:优点是镇痛起效快、用药剂量少,运动阻滞较轻。

2) 椎管内镇痛适应证:①产妇自愿;②经产科医师评估,可进行阴道分娩试产者(包括瘢痕子宫、妊娠期高血压及子痫前期等)。

3) 椎管内镇痛禁忌证:①颅内高压;②凝血功能障碍、接受抗凝治疗期间;③穿刺部位及全身性感染未控制;④产妇大出血、难治性低血压及低血容量;⑤原发性或继发性宫缩乏力和产程进展缓慢;⑥对所使用药物过敏;⑦已过度镇静;⑧伴严重基础疾病等。

分娩期椎管内镇痛开始时机

传统观念认为宫口开至3cm时，产妇疼痛逐渐剧烈，此时开始分娩镇痛，对宫缩不会产生明显影响。然而，近年来国内外诸多研究证实潜伏期实施分娩镇痛并不会延长产程，也不会增加剖宫产率。最新的美国产科麻醉指南提出只要规律宫缩开始并且产妇要求镇痛即可给予分娩镇痛。加之WHO与我国《正常分娩指南》《正常分娩临床实践指南》将宫口扩张至5cm作为潜伏期与活跃期的分界点，因此不宜再以产妇宫口大小作为分娩镇痛开始时机的判断标准，分娩期产妇只要有镇痛需求即可实施。但要注重分娩镇痛期间的管理，提高安全性。

4）危急情况的处理：分娩镇痛期间，产妇发生下列危急情况之一者，由产科医师决定是否立即启动"即刻剖宫产"流程：①产妇心搏骤停；②子宫破裂大出血；③严重胎儿宫内窘迫；④脐带脱垂；⑤羊水栓塞；⑥危及母婴生命安全等情况。

（2）静脉给药镇痛：当产妇存在椎管内镇痛禁忌证时，在产妇强烈要求实施分娩镇痛情况下，根据医院条件可酌情选择静脉分娩镇痛方法，但必须加强监测和管理，以防危险情况发生。可选择全身阿片类药物麻醉，常用阿片类药物有哌替啶、芬太尼、瑞芬太尼等。主要作用是镇静，可以产生欣快感，但镇痛效果有限。且可能导致产妇恶心、呼吸抑制、胃肠道排空延长、胎心变异减少、新生儿呼吸抑制等。常用阿片类药物有哌替啶、芬太尼、瑞芬太尼等。

（3）吸入法：起效快，苏醒快，但用时需防止产妇缺氧或过度通气。可选择的药物包括氧化亚氮、氟烷、安氟烷等。

（4）局部神经阻滞：包括外阴及会阴部局部浸润麻醉、宫颈旁阻滞、阴部神经阻滞。其中外阴及会阴部局部浸润麻醉适用于会阴痛和会阴切开缝合术，常用0.5%利多卡因。局部神经阻滞麻醉对第一、二产程的内脏痛和躯体痛觉无效，且镇痛效果不确切。

3. 分娩药物镇痛的护理要点

（1）向产妇讲解药物镇痛的优点、用药方法，纠正对药物镇痛不正确的认识，如成瘾、对大脑的影响等。

（2）开放静脉输液通道。

（3）调整产妇体位为侧卧或半坐位、吸氧，监测产妇生命体征、宫缩、胎心等。

（4）观察产程，调整宫缩。

（5）通过询问、观察、量表评估等方法对疼痛进行正确评估，同时对使用药物的镇痛效果进行评价，并做好记录。

（6）观察镇痛药物的不良反应，如恶心、呕吐、呼吸抑制等。应避免长时间禁食、缺氧，必要时使用止吐药物。

（7）严密观察有无硬膜外麻醉的并发症，如硬膜外感染、硬膜外血肿、神经根损伤、下肢感觉异常等。

（8）异常情况报告麻醉医师或产科医师。

（9）准备呼吸兴奋剂，防止新生儿窒息。

练习与思考

1. 某产妇，34岁，G₁P₀，妊娠39⁺⁴周，自诉昨天晚上出现不规律宫缩，宫缩间隔10min以上，持续10~20s不等，产科检查：宫高33cm，腹围95cm，胎方位LOA，胎心140次/min，胎先露已入盆，宫颈管未消失，宫口可容一指尖。孕妇清晨自感疼痛减轻，自感阴道有少量液体流出，床单上见一3cm×4cm

Note:

淡血性分泌物痕迹。

请思考：

（1）该产妇是否临产？

（2）后续应重点评估哪些内容？

（3）后续如何对其进行护理？

2. 该产妇 2d 后再次就诊，自述阴道较多流液。宫缩间隔 5min/ 次，持续 35s，产科检查：宫颈管已消失，宫口扩张 2cm。

请思考：

（1）该产妇目前处于第几产程？

（2）该产程应如何护理？

（苏　茜）

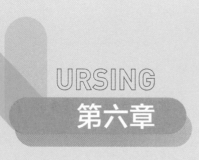

URSING

第六章

正常产褥期管理

06章 数字内容

———— 学 习 目 标 ————

知识目标：

1. 掌握　产褥期的概念及产褥期妇女生殖器官生理的变化；产褥期生理变化的护理评估、护理诊断及护理措施；新生儿的生理特征、新生儿的评估要点及护理措施。

2. 熟悉　产褥期除生殖系统以外的其他器官的生理变化、产褥期妇女的心理调适及影响因素；新生儿的外观特征及常见的医护合作性问题。

3. 了解　产褥期家庭其他成员的心理调适；新生儿的分类。

能力目标：

运用所学知识为正常产褥期的产妇和新生儿进行护理操作，对产妇及家属进行健康宣教和指导新生儿护理技能。

素质目标：

尊重关心产妇，爱护新生儿。

某女,30岁,G₁P₁,孕39周临产入院。入院次日晨8时行会阴侧切术,经阴道自然分娩双胞胎女婴,体重分别是2 300g及2 200g。现为产后第一日,查体:T 37.6℃,P 68次/min,R 20次/min,BP 110/70mmHg,子宫平脐,阴道流出血性恶露,会阴切口缝合处水肿,无痛,乳房肿胀但无乳汁分泌,自诉尿量增多,且哺乳时出现阵发性小腹痛。产后母婴同室,新生儿喂养采用母乳喂养,但缺乏母乳喂养相关知识。产妇不断地说:"如何照顾两个这么小的孩子啊",一直向医护人员询问新生儿的情况:"孩子吃饱了吗?怎么不哭呢?"

请思考:

1. 该产妇的临床表现有无异常?

2. 该产妇最可能的心理方面的护理诊断是什么?

3. 如何对该产妇指导母乳喂养?

产褥期(puerperium)指胎盘娩出至母体全身各器官(除乳房以外)恢复或接近未孕状态所需的一段时期,一般需要6周。产褥期母体的生理、心理方面都会发生很大的变化。由于新生儿的出生,产妇和整个家庭成员都将经历心理和社会的适应过程。因此,这段时间是产妇身心恢复,家庭成员适应的关键时期,护士应在了解产褥期妇女生理变化、心理调适的基础上,对产褥期妇女、新生儿进行护理,对与分娩相关的整个家庭成员进行指导,才能保证产褥期母婴健康和家庭幸福。

第一节　正常产褥期妇女的生理变化

产褥期母体各系统都会发生变化,以生殖系统和乳房变化最为明显。

【生殖系统】

(一) 子宫

子宫在产褥期是生殖系统变化最大的器官。胎盘娩出后的子宫逐渐恢复至未孕状态的过程称之为子宫复旧(involution of uterus)。其主要变化为子宫体肌纤维的缩复和子宫内膜的再生,同时还有子宫血管变化、子宫下段和宫颈的复原等。如果子宫复旧不良,产妇发生产后出血的可能性增加。

1. 子宫体肌纤维的缩复　子宫体肌纤维的缩复不是细胞数目的减少,而是增大的细胞肌浆中蛋白被分解排出、胞质减少,使细胞体积缩小的结果。被分解的产物一部分被血管吸收,另一部分经尿液排出,故产褥期内产妇尿中含氮量增加。随着肌纤维的不断缩复,子宫体积和重量均发生变化,子宫体逐渐缩小。胎盘娩出后子宫大小一般为17cm×12cm×8cm,以后逐渐缩小。产后第1日子宫平脐,以后每日下降1~2cm。产后1周,子宫缩小至妊娠12周大小,在耻骨联合上方可扪及子宫底;产后10d左右,子宫降至骨盆腔内,腹部检查扪不到子宫底;产后6周,子宫恢复到非妊娠子宫大小。子宫的重量在刚分娩以后约1 000g,产后1周时约500g,产后2周时约300g,产后6周左右子宫完全复旧,恢复到未孕时的重量,50~70g。

2. 子宫内膜的再生　胎盘附着部蜕膜海绵层随胎盘排出,子宫胎盘附着面立即缩小到仅为原来面积的一半。胎盘、胎膜娩出后的2~3d,遗留下来的子宫蜕膜分为两层,外层细胞发生退行性变、坏死、脱落随恶露排出;接近肌层的子宫内膜的基底层腺体和间质细胞迅速生长,再生新的功能层,使整个子宫的新内膜逐渐形成,这一过程一般需要3周。但胎盘附着面的恢复较慢,要完全恢复大约需要

6 周。

3. 子宫血管的变化 胎盘娩出以后,由于子宫肌层的收缩使子宫壁间开放的螺旋静脉和静脉窦压缩变窄,数小时以后形成血栓,最后机化使出血逐渐减少。若在新生内膜修复期其胎盘附着面修复不良出现血栓脱落可导致晚期产后出血。

4. 子宫颈及子宫下段的变化 胎儿娩出以后的子宫颈松软、壁薄,宫颈口敞开足够手能伸进宫腔;分娩后宫颈可能有撕裂和水肿等。在产后 7~10d,宫颈内口关闭,宫颈管形成,大约在产后 4 周恢复至未孕状态。但因宫颈外口分娩时容易在宫颈的 3 点和 9 点处发生轻度的裂伤,宫颈外口留下永久细小像裂缝样的开口,初产妇子宫颈外口由产前的圆形(未产型)变为产后的"一"字形(已产型)(图 6-1)。分娩以后,子宫下段因肌纤维缩复逐渐恢复成未孕时的子宫峡部。

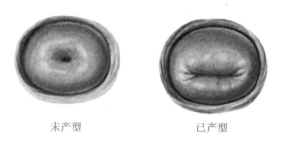

未产型　　　　　　　　已产型

图 6-1　已产型与未产型子宫颈

(二)阴道

分娩后,阴道黏膜及周围组织水肿、淤血,黏膜皱褶减少甚至消失。产褥期,阴道壁肌张力逐渐恢复,阴道腔隙逐渐变小,约在产后 3 周重新出现黏膜皱襞。由于卵巢雌激素的分泌,阴道壁张力开始恢复,并逐渐恢复其弹性。但阴道紧张度不可能完全恢复到未孕前的状态。如在进行母乳喂养的产妇,由于卵巢雌激素的分泌功能不稳定,可能在产后 4~6 个月出现阴道干燥、性交疼痛等。

(三)外阴

分娩后外阴出现水肿、轻度触痛,于产后 2~3d 逐渐消失。外阴皮肤可因毛细血管破裂出现皮下血肿。处女膜在分娩时撕裂形成残缺痕迹称处女膜痕。会阴部血液循环丰富,若有会阴切开缝合或轻度会阴撕裂伤,在产后 3~5d 内愈合。

(四)盆底组织

分娩过程中,由于胎先露长时间压迫,盆底肌和筋膜过度伸展、弹性下降,导致支撑子宫、阴道壁、肛门、尿道、膀胱的能力减弱,若在产褥期过早参加体力劳动,可能引起阴道壁膨出,甚至子宫脱垂。如产褥期坚持盆底肌的锻炼,其收缩力将增加,从而提高盆底肌的张力,帮助盆底肌恢复至接近未孕状态。

【乳房】

泌乳是乳房的主要变化,包括乳汁的产生和射乳。妊娠期间,由于雌激素和孕激素的作用,乳腺小叶、腺管增生,为泌乳做准备。泌乳过程是在垂体分泌的催乳素、促肾上腺皮质激素、生长激素、甲状腺素、促卵泡素、促黄体生成素等激素的参与下进行的。当胎盘娩出以后,血液中雌激素、孕激素及胎盘催乳素水平的突然下降,抑制了下丘脑分泌的催乳素抑制因子(prolactin inhibiting factor,PIF)的释放,使垂体催乳素的合成和释放增加,乳房腺细胞开始分泌乳汁。当婴儿吸吮乳头时,来自乳头的感觉信号经传入神经到达下丘脑,通过抑制下丘脑分泌的多巴胺及其他催乳素抑制因子,使腺垂体催乳素呈脉冲式释放,促进乳汁分泌。同时,吸吮乳头反射性地引起神经垂体释放缩宫素(oxytocin),促使乳腺腺泡周围的肌上皮收缩,使乳汁从腺泡通过导管输入乳窦,喷射出乳汁,此过程称之为喷乳反射。吸吮及不断排空乳房是保持乳腺不断泌乳的重要条件。乳汁分泌量与产妇营养、睡眠、情绪和健康状况密切相关,而射乳同时受产妇对新生儿各方面状况所见、所闻的影响,如看见或想到新生儿的可爱、听见新生儿的哭声等,将这些刺激传入中枢神经系统,垂体缩宫素分泌导致乳房肌细胞收缩,使乳汁射出增加。相反,如果产妇焦虑、紧张、疼痛、寒冷等恶性刺激,乳汁分泌就减弱。因此,保证产妇足够睡眠、营养丰富并避免精神刺激非常重要,产妇应在舒适、放松、良好心情的状态下进行母乳喂养。

【血液循环系统】

胎盘娩出以后,子宫胎盘血液循环结束及组织间液的回吸收,大量血液从子宫进入母体的体循环。产后 72h 以内(特别最初的 24h 内)血液循环增加 15%~25%。因此,产后 72h 内心脏的负荷明显增加,原有心脏病者易发生心力衰竭。循环血量在产后 2~3 周恢复正常。

产褥早期白细胞总数较高,可达到(15~30)×10⁹/L,主要增加的是中性粒细胞和嗜酸性细胞,而淋巴细胞减少;红细胞数和血红蛋白也逐渐增多。红细胞沉降率于产后 3~4 周降至正常。凝血因子 Ⅰ、Ⅱ、Ⅷ、Ⅸ、Ⅹ在分娩后很快就恢复正常,而纤维蛋白原、凝血酶原、凝血酶于产后 2~4 周恢复正常。因此,产后的一段时间内产妇的血液处于高凝状态,这样有利于胎盘剥离面血栓的形成,减少产后出血的发生。

【消化系统】

产后 1~2 周内胃肠功能逐渐恢复正常。由于分娩过程中的能量消耗、体液的丢失、饮入少等因素,产妇常感到饥饿、口渴。产后便秘是产后妇女常见的问题,其主要原因有妊娠期孕激素的作用使肠蠕动缓慢、分娩过程中进食和饮水少、会阴部的切口和痔疮的疼痛、产褥期缺少运动、腹部和盆底肌松弛等。

【泌尿系统】

胎儿娩出后,妊娠期体内潴留的多余水分主要经肾脏排出,故产后 1 周内尿量增多。产后 2~5d,尿量从平时的 1 500ml/24h 可增加到 3 000ml/24h。另外,在分娩的过程中,胎儿通过产道压迫输尿管和膀胱,致使膀胱黏膜不同程度地水肿、充血,膀胱肌张力下降,导致产妇对膀胱内压的敏感性降低,加之外阴切口疼痛、产程中会阴部受压过久、器械助产、区域阻滞麻醉等均可能增加尿潴留的发生。

【内分泌系统】

产后雌激素、孕激素水平急剧下降,一般产后 1 周降至未孕时的水平。胎盘催乳素于产后 6h 已不能测出。垂体分泌的催乳素水平因是否哺乳而异,哺乳的产妇产后虽有下降,但仍处于较高水平。如产妇不哺乳,催乳素于产后 2 周降至非妊娠水平。

月经的恢复及排卵也受哺乳的影响,不哺乳的妇女在产后 6~10 周恢复月经,在产后 10 周左右恢复排卵;哺乳的妇女排卵和月经都可能推迟,推迟的时间与哺乳的次数和时间有关,哺乳的时间越长,月经推迟的时间就越长。有的妇女虽然在哺乳期一直月经不来潮,但排卵在产后 4~6 个月恢复。因此,哺乳期仍应当采取避孕措施。

【腹壁】

分娩以后,初产妇腹部皮肤出现紫红色的妊娠纹,产后 3~6 个月紫红色的条纹逐渐变浅形成永久性的银白色妊娠纹。另外,腹壁皮肤受增大子宫的影响,部分弹力纤维断裂,腹直肌有不同程度的分离,使腹壁皮肤明显松弛,腹壁的紧张于产后 6~8 周恢复。妊娠期出现的下腹部正中线色素沉着在产褥期会逐渐消失。

Note:

第二节　正常产褥期妇女及家属的心理调适

新生儿的出生使整个家庭在结构、功能上发生了很大的变化,家庭成员应适应新的生活模式,产妇需要从妊娠、分娩的疲劳中恢复,逐渐适应母亲角色,树立做母亲的信心。产妇的心理适应过程受很多因素的影响,如:以往的经历、支持系统的有效与否等;而家庭的其他成员(如新生儿的父亲、祖父母等)也会经历心理的适应过程。因此,护士应将产妇、新生儿及其他家庭成员看成一个整体,提供以"家庭为中心"的整体护理,使父母及其他成员的角色良好适应。

【产褥期妇女的心理调适】

20 世纪 70 年代,美国心理学家 Rubin 针对产后妇女的行为和态度,发现产后妇女将其生理和心理上的能量都反映在可以观察到的行为与态度上,提出产褥期妇女的心理调适要经过以下 3 个时期:

1. **依赖期**(taking-in phase)　一般指产后 1~3d。此期产妇主要关注的是自己的食物、水分、睡眠等基本需要,较少关注新生儿,新生儿的护理常常由别人去完成;总在思考着她的新角色;喜欢向别人谈论妊娠、分娩的过程,并乐意与他人分享自己的经历。产妇常常对自己怀里的孩子有一种怀疑的感觉,产生"孩子真的是我的吗?""分娩真的结束了吗?"等想法。因此,此期产妇需要安静休息来恢复体力,纠正奇怪的想法。鼓励产妇说出她的困惑有利于产后的恢复,帮助产妇认识到孕期已经结束,新生儿与母体已经分开。剖宫产的产妇依赖期比阴道分娩的产妇时间稍长些,对剖宫产的产妇应进行特别护理,满足产妇需要,协助进行新生儿护理。

2. **依赖 - 独立期**(taking-hold phase)　指产后 3~14d,产妇的身体逐渐恢复,变得较为独立,显示出自我护理的能力,关注的重心从自己转移到新生儿身上。此期产妇对新生儿的护理产生浓厚的兴趣,此期是产妇学习掌握自我护理及新生儿护理知识最容易的时候,并愿意亲自给新生儿哺乳、换尿布等;总是将自己的孩子与别人的孩子相比较。护士若此时进行健康教育,向产妇演示新生儿护理的方法,并让产妇实践,可以取得理想的效果。但是,此期产妇常担心自己做母亲的能力,怕自己护理不好新生儿,该期是产后抑郁发生的高峰期。

3. **独立期**(letting-go phase)　指产后 14d 以后,产妇进一步确认了自己的角色,从以前没有孩子过渡到现在母亲角色,放弃了对孩子的幻想,而接受了现实中的新生儿。夫妻双方与新生儿建立了正常的家庭生活模式,共同分享快乐与责任。但是,随着新生儿的长大,家庭琐碎事情的增多,新父母会出现兴趣与需要的背离,新父母及与祖父母之间还可能因如何带孩子而出现家庭冲突。

【影响产后妇女心理调适的因素】

产后妇女心理调适受多方面因素的影响:

1. **舒适的改变与疲劳**　分娩导致的会阴部疼痛及产后的宫缩痛等所致的身体不适,使产妇很难将注意力立刻转向新生儿;产后的最初几日,由于分娩的经历、对新生儿的护理以及睡眠模式的改变,可能造成休息时间减少,产妇常感到疲劳。有些产妇的疲劳可以持续到产后 18 个月。

2. **新生儿护理知识缺乏**　新生儿一出生,就常出现哭闹,产妇可能缺乏安抚新生儿的知识而不能使新生儿安静,常因此而感到焦虑,再加上喂养、护理知识的欠缺,产妇常抱怨新生儿出生带来的烦恼。

3. **以往的经历和其他突发事件**　经产妇心理调适要快些,而初次分娩的家庭需要在新生儿护理的过程中逐渐适应。另外,如难产或没有预料的剖宫产、多胎以及新生儿与孕期的期望相差太远,如畸形或出生后的性别与产前期望的不一致等,会使产妇感到失望或沮丧,影响产后的心理调适。

4. **产妇的性格特征**　产妇的性格以及与新生儿情感连接的结果是影响心理调适的一个重要因素。平静、快乐、积极的产妇容易适应产褥期的心理变化;相反,易激动、忧虑、消极的产妇其适应能力较弱。

5. **支持系统**　持续有力的支持系统是产后良好心理适应的一个重要因素,产妇需要生活上的照顾、情感上的支持和鼓励。在产褥期内,其社会支持相对减少,其家庭支持尤为重要。

【父亲的心理调适】

新生儿出生后,其父亲对新生儿外观、反应产生浓厚的兴趣,渴望去摸、抱新生儿。很多父亲不断地评论新生儿的外观特征,给别人描述特征时非常兴奋。在新生儿醒的时候,父亲总是用抚摸、对视、与新生儿说话等语言或非语言的方式与新生儿进行沟通,渴望与妻子一起照顾新生儿,并得到妻子和家庭其他成员的肯定。但在母婴照护中,因为新生儿护理知识缺乏等原因皆导致父亲不同程度的身体疲乏、心理烦躁、焦虑等情况。且父亲角色的转变,产妇配偶大多会思考未来人生规划、家庭责任、经济等问题,这无形中会导致压力的增加,其父亲心理调适需 4~10 周。护理人员应帮助产妇配偶做好角色转变和心理适应。

【兄弟姐妹的心理调适】

生育二孩或三孩及以上的家庭,兄弟姊妹之间的适应就成为了一个重要的问题。由于新成员的到来,父母及其他成员的注意力从原儿(姐)的身上转移了一部分到新生命的身上,其兄(姐)在家中的地位受到了一定的影响,出现"失宠"的感觉,出现黏父母、发脾气、不讲道理或者出现一些回到小时候的退化行为,如:原本不尿床的开始尿床、要求用奶瓶喝牛奶等,甚至趁大人不在的时候有伤害弟弟(妹妹)的行为。也有的孩子知道自己的地位有了变化,为了赢得别人的赞赏变得很乖。这也是一种不正常的表现,应引起父母的注意。为了家庭兄弟姐妹之间的良好适应,父母从准备要下一个孩子就开始给予大一点的孩子进行干预,让其逐步适应,等小一点的孩子出生以后就能良好应对。

【祖父母的心理调适】

新生儿一出生,其祖父母特别高兴,祖父母会想方设法与新生儿接近,希望有足够的机会看见新生儿,并与新生儿建立特殊的关系。在与新生儿的接触过程中,祖父母从中得到欢乐,而且增加其安全感。新父母应给祖父母照顾新生儿的机会,使祖父母从新生儿护理中获取天伦之乐。但是,有的祖父母自新生儿一出生就将全部的时间和精力用于新生儿的护理之中,忽视了其他活动的参与,这样不利于祖父母的身心健康。另外,祖父母是新父母的重要家庭支持系统,应向新父母传授育儿经验,帮助新妈妈从分娩的疲劳中恢复,便于新父母良好的心理调适。

第三节　正常产褥期妇女的护理

产褥期护理的目的是帮助产妇及家庭成员适应新生命降临以后的角色转换,使产妇、新生儿和整个家庭成员健康。因此,护士必须在准确评估产妇生理、心理、社会反应的基础上,提供及时、准确的护理。

【护理评估】

(一)健康史

护士除了解产妇的年龄、职业、文化程度、社会经济状况及支持系统以外,还应了解胎次、分娩史、分娩过程是否顺利、新生儿的状况及是否接受过产前教育等。同时,还应了解产妇是否存在妊娠合并

Note:

症或并发症,以便护士制订产褥期妇女的护理计划。

（二）身体状况

1. 一般状况

（1）体温:由于产妇过度疲劳、脱水和白细胞的增多,产后 24h 内体温可升高,一般不超过 38℃。产后 3~4d 可出现乳房血管、淋巴管极度充盈、乳房肿大,体温可达 39℃,称之为泌乳热(breast fever),一般持续 4~16h 降至正常,不属病态。但需排除其他原因尤其是感染引起的发热。

（2）脉搏:产妇脉搏可缓慢,60~70 次 /min。脉搏缓慢与胎盘娩出以后胎盘血液循环终止以及卧床休息有关。如心率增快,应考虑是否太激动、疲乏、疼痛、出血或者感染等。

（3）呼吸:产妇的呼吸深慢,一般 14~16 次 /min,是由于产后腹压降低,膈肌下降,由妊娠期的胸式呼吸变为胸腹式呼吸所致。

（4）血压:产后血压与产前血压比较,如有升高,可能是妊娠期高血压疾病;若血压比产前低,可能是脱水、出血等。

（5）产后宫缩痛:指产褥早期因子宫收缩引起下腹部阵发性剧烈疼痛,称产后宫缩痛(after-pains)。评估时应注意疼痛的部位、程度、时间、性质等。由于多胎、巨大胎儿使子宫过度膨胀或新生儿吸吮乳汁等原因,产后子宫的收缩增强,其宫缩痛的程度也会增加。宫缩痛于产后 1~2d 出现,持续 2~3d 后自行消失。

（6）其他:由于分娩过程中进食少、休息欠佳、用力等,分娩结束后,产妇即可感到极度疲劳,表现为嗜睡、饥饿、口渴等;另外,产后 1 周内,由于产妇代谢率增高,孕期潴留的水分通过皮肤代谢,尤其以夜间睡眠和初醒时更明显,习称"褥汗",不属病态。

2. 生殖系统

（1）子宫复旧:胎盘娩出后,子宫收缩变得圆而硬,宫底在脐下一横指,产后第 1 日因子宫颈外口上升至坐骨棘水平,子宫底稍上升至平脐,以后每日下降 1~2cm。产后 10d,子宫降到盆腔内,在耻骨联合上不能扪及。应于每日同一时间手测宫底高度,以评估子宫复旧情况,由于膀胱充盈会使子宫底升高,在评估子宫底高度时应先让产妇排空膀胱,平躺于床上,双膝稍屈曲,腹部放松。评估者一手放在耻骨联合上方,另一只手在脐部轻轻按压子宫直到在腹部扪及一圆、硬的包块,即子宫底(图 6-2)。子宫收缩好时,则可以扪及硬、圆、光滑的包块;如子宫底上升、软、宽提示子宫收缩乏力或子宫复旧不良。

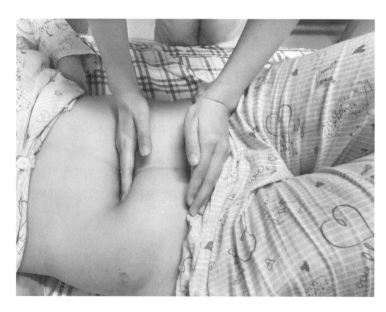

图 6-2　评估子宫底高度的方法

（2）恶露（lochia）：指分娩以后由于子宫内膜的脱落，自阴道排出的血液及坏死的蜕膜组织。在分娩以后的最初 3d，恶露呈鲜红色、量中等，内含大量血液、少量胎膜、坏死蜕膜组织，称之为血性恶露（lochia rubra）；产后 4~14d，出血减少，恶露变成淡红色，其量也逐渐减少，内含少量血液、较多的坏死蜕膜组织、子宫颈黏液、细菌，这时的恶露称浆液性恶露（lochia serosa）；产后 14d 后，恶露变成黄、白色，质黏稠，内含大量白细胞、坏死蜕膜组织、表皮细胞及细菌等，称之为白色恶露（lochia alba）。白色恶露大约持续 3 周，此标志子宫内膜的正常修复。恶露持续 4~6 周，总量为 250~500ml。护士可通过对会阴垫的观察评估恶露的量、颜色、气味等。如果在浆液或白色恶露时期出现血性恶露，提示有感染或出血的可能。正常恶露一般呈血腥味，但无臭味，如恶露有臭味提示有宫腔感染的可能。

（3）外阴：护士应认真评估外阴部是否有红、肿、热、痛等，如有会阴切口者还应观察切口有无渗血、分泌物等。

3. 乳房　正常乳房两侧对称，形态大小一致。产后 1~2d 乳房较软，以后产妇乳房的变化主要决定于哺乳的状况。在评估乳房的形状与大小、对称性、乳头、乳量等的基础上还需要评估：

（1）是否有导致母乳喂养困难的扁平乳头、凹陷乳头等。

（2）乳房胀痛和乳头皲裂：产后的 1~3d，由于乳房充血、水肿，产妇可有乳房胀痛感；初产妇在哺乳的最初几日易导致乳头水疱，甚至出现乳头皲裂，导致乳头皲裂的原因有不正确的哺乳姿势与技巧、用肥皂清洗乳头、潮湿的乳垫未及时更换、使用吸奶器时间过长或吸引力过大等。乳头皲裂使产妇乳头疼痛剧烈、红肿、开裂、长水疱，甚至出血。

（3）乳汁的质与量

1）乳汁的质：产后 2~3d，乳房充血水肿，有压痛及发热的感觉，有时腋下副乳也会肿大，乳房进入大量泌乳阶段，俗称"下奶"。乳汁分为初乳、过渡乳和成熟乳。初乳（colostrum）是指从孕中期到产后 2~5d 内分泌的乳汁。初乳澄清透明黏稠，或带一点点黄色，富含胡萝卜素和维生素 A，含有丰富的蛋白质，尤其是免疫球蛋白较多，可使婴儿在出生后的一定时期具有防御感染的能力。初乳中脂肪及乳糖含量较成熟乳少，但含有丰富的寡糖，帮助婴儿建立肠道正常的菌群，同时具有轻泻作用，促进胎便的排出，降低新生儿黄疸的发生。产后 2~5d 到产后 10~14d 分泌过渡乳，过渡乳中蛋白质含量逐渐减少，脂肪和乳糖含量逐渐增加。产后 14d 以后分泌的乳汁称之为成熟乳，呈白色，含 2%~3% 的蛋白质、4% 的脂肪、8%~9% 的糖类、0.4%~0.5% 的无机盐及维生素等。母乳中一共有 200 多种成分，这些成分还会随着婴儿的成长，精密地自我调节，故母乳是婴儿最理想的天然食品。

2）乳汁的量：产后 1~3d 每次哺乳新生儿可吸出 2~20ml，产后 3d 以后乳汁分泌的量逐渐增加，乳汁的分泌与产妇的哺乳次数有很大关系，乳头被刺激越多，乳汁分泌就越多。

4. 排泄　由于产妇产后对膀胱充盈的感觉下降，护士需认真评估膀胱的充盈状况。如膀胱过度充盈，可以在耻骨联合上方扪及软、界限不清的包块，同时伴有子宫底升高、恶露增多等。此外，由于在分娩过程中，进食少、脱水以及产后肠蠕动下降、腹壁肌松弛、产后卧床等原因，产妇有出现便秘的可能。

（三）心理 - 社会状况

1. 产妇的感受　由于产妇的性格差异及分娩的不同经历，其感受也不一样。有的产妇对分娩过程产生了永久的负面记忆，而有的产妇认为分娩以后自己形象会改变而导致自我形象紊乱。因此，妊娠、分娩过程是舒适还是痛苦直接影响产妇母亲角色的转换与适应。

2. 产妇的行为适应状况　产妇的心理适应从依赖期过渡到独立期的时间一般需要 2 周，从产妇行为的表现可以评估产妇是否从依赖期过渡到独立期，如表现喜悦、积极有效地锻炼、学习护理新生儿的知识与技能等为适应性行为。相反，如产妇不愿接触新生儿、不愿哺喂新生儿或在护理、哺乳的过程中表现不悦、不语、烦躁等，证明行为不适应。

3. 产妇对新生儿行为的看法　有的产妇认为睡觉好、吃奶好的新生儿就是乖孩子，相反是坏孩子，无法正确解释和评价新生儿的行为表现，这不利于母婴情感的连接及母亲角色的适应。

4. 影响因素　认真评估产后妇女心理适应的影响因素是否存在,如产妇的年龄、职业、健康状况、经济状况、性格特征、文化背景、社会支持系统等。

（四）母乳喂养妇女的评估

1. 生理因素　评估产妇有无严重的心脏病、子痫、肝炎活动期、艾滋病;营养不良、失眠或睡眠欠佳;不良的分娩体验、分娩及产后疲劳;会阴或腹部切口疼痛;乳头疼痛及损伤、乳头凹陷、乳胀、乳腺炎;使用某些药物,如可卡因、安乃近、地西泮(安定)、巴比妥类等。

2. 心理因素　评估产妇是否有不良妊娠和分娩体验导致的自尊紊乱、缺乏信心、焦虑或抑郁等问题。

3. 社会因素　评估产妇是否存在得不到家庭或社会的支持、工作负担过重或工作地点过远、婚姻问题、单身或未成年、多胎及知识缺乏等问题。

4. 其他

（1）产妇:产妇对母乳喂养的看法、哺乳的知识和技能、哺乳前乳房的丰满程度及哺乳后乳房是否变软、泌乳的感觉等。

（2）新生儿:可否听见吸吮乳汁的吞咽声;哺乳后新生儿是否安静、满足,体重是否增加理想;尿布24h是否湿6次以上及每日的大便次数。

（五）辅助检查

主要有血、尿常规的检查。产后24~48h应检查全血细胞数、血红蛋白量,观察产妇有无感染、贫血等。

【护理诊断/问题】

1. **知识缺乏**:缺乏产褥期护理的知识。
2. **母乳喂养低效或无效**　与缺乏母乳喂养的知识有关。
3. **尿潴留**　与分娩过程中膀胱受压致肌张力下降及产后会阴伤口疼痛、产后疲劳等有关。
4. **体重过重**　与产后的饮食、锻炼有关。
5. **个人应对无效的危险**　与缺乏新生儿护理的信心有关。

【护理目标】

1. 母婴身心健康。
2. 产妇及家庭成员在产妇及新生儿护理方面的知识和技能增加。

【护理措施】

在产后的最初几日,产妇关心的是自己,而不是新生儿,几日后产妇就将注意力从自己转移到了新生儿身上,而且产褥期妇女与护士的想法存在差异。因此,护士与产妇一起制订健康教育计划,其内容应根据产妇不同时期所关注的、最感兴趣的内容进行,让产妇参与自我护理和新生儿护理。

（一）一般护理

1. 环境　保持房间整洁安静、空气流通,温度、湿度适宜。冬日每日打开窗户通风3~4次,每次20~30min。保持床单位的整齐、清洁、干燥。

2. 休息与饮食　产褥期妇女需要足够的休息,休息时应尽可能地放松,且保证睡眠质量。最好将产妇和新生儿的护理集中在同一时间进行,减少对产妇睡眠的干扰。哺乳期妇女膳食应多样化且营养均衡,有利于产后恢复和新生儿喂养的需要。如无麻醉禁忌产后1h可进食流食或者清淡的半流饮食,然后过渡到普食。由于产后胃肠功能较差,为保证营养应少量多餐。产褥期应增加鱼、禽、蛋、瘦肉和海产品的摄入,适当增饮奶类,多喝汤水,食物多样、不过量,不宜吃辛辣、刺激性食物,忌烟酒,避免喝浓茶或咖啡,适当补充维生素、矿物质及微量元素。

3. **活动**　鼓励产妇应尽早开始适宜活动,向产妇讲解产后早期活动具有促进母体血液循环,预防静脉血栓的发生;有利于膀胱及胃肠道功能的恢复;减少尿潴留、腹胀及便秘等优点。产后应进行有规律、适当强度的活动与锻炼。阴道分娩者产后 6~12h 即可下床轻微活动,产后第 2 日可在室内随意走动。会阴切开或剖宫产者一般 3d 以后开始。产妇产后第 2 日开始可以做产褥期保健操(详见第十五章第二节)。活动应根据产妇的身体状况逐渐增加,避免重体力劳动或长时间站立、蹲位,防止子宫脱垂的发生。运动时应注意运动安全,如有局部疼痛或流血量增加,应及时终止运动,并咨询医护人员。

4. **个人卫生**　产妇出汗多,应勤换内衣、裤,衣着舒适、适宜,冬日要预防着凉,夏日预防中暑。每日应洗脸、刷牙、梳头、洗脚或者沐浴。由于传统文化的差异,产后开始沐浴的时间也不一样。正常分娩后几小时之后就可以进行沐浴。另外,在接触乳房、抱新生儿、进食之前及换尿布、排便以后应洗手,保持良好的卫生习惯。

5. **保持大、小便通畅**　产后 4h 内应鼓励产妇自解小便,以免膀胱充盈影响子宫收缩,如 6h 未解出者可采取以下措施:①解除产妇排尿引起疼痛的顾虑,帮助产妇下床排尿;②用温开水冲洗尿道口周围及听流水声诱导排尿;③进行腹部膀胱区热敷、理疗等;④针灸关元、气海、三阴交等穴位;⑤遵医嘱给予甲硫酸新斯的明 1mg 肌内注射。如上述方法都无效后给予导尿术,并保留尿管 1~2d。另外,保持大便通畅的方法包括:①充足的水分及食用蔬菜、带皮的水果、谷类等及提供足够粗纤维的食物;②早日下床活动,活动常采取散步的方式,散步的距离和强度以逐渐增加为宜;③养成规律的排便习惯;④坐浴、冷敷或热敷以减轻外阴切口的疼痛;⑤若发生便秘,可在医生指导下口服缓泻剂。

6. **观察生命体征**　密切观察产妇生命体征的变化,一般产后 24h 以内每 4~6h 测量 1 次体温、脉搏、呼吸,2~3d 时测量 4 次 /d,3d 以后测量 2 次 /d。正常产后妇女,其血压测量应 1 次 /d,如有异常,遵医嘱增加监测次数。

(二)子宫复旧及恶露的观察

产后 2h 内严密观察宫缩情况,产后即刻、30min、1h、2h 各观察 1 次,若宫底上升、子宫体变软,则可能有宫腔积血,应在腹部按摩子宫以刺激子宫收缩,预防产后出血。回到病房后每 2~4h 观察 1 次;24h 以后,酌情减少观察次数,每日至少观察 1~2 次。应向产妇讲解有关子宫复旧的过程和扪及子宫底的方法,密切观察子宫复旧和阴道出血情况,若有异常及时汇报医生。每日观察恶露的量、颜色和气味,恶露量开始应和经血量接近,但因人而异。由于哺乳时可释放缩宫素促进子宫收缩,所以哺乳时恶露量会增多,腹压增加时,特别是初次下床时恶露量会增多。应向产妇讲解恶露的观察、若红色恶露增多且持续时间延长时,应尽早汇报医生给予处理,若恶露有臭味且子宫有压痛时,应汇报医生遵医嘱给予广谱抗生素控制感染。

(三)会阴护理

指导产妇勤换会阴垫、勤换内裤,保持会阴部清洁。每日可用温开水冲洗会阴部,冲洗应从前到后,避免将水冲入阴道;或用低浓度对外阴无刺激的消毒液擦洗外阴,每日 2~3 次。擦洗的原则是由上到下、从内到外,会阴伤口单独擦洗。另外,会阴部有切口者,应注意观察会阴切口有无渗血、红肿、硬结及分泌物等征象,指导产妇采取健侧卧位,对会阴部水肿明显者,可以用 50% 的硫酸镁湿热敷,每日 2 次,每次 20min;产后 24h 后也可以用远红外线灯照射。若伤口剧烈疼痛或有肛门坠胀感应及时报告医生,以排除阴道壁及会阴部水肿。会阴部切口处缝线是否需要拆除应根据所用缝线的类型而定,如需拆除一般于产后 3~5d 拆除。

(四)体重管理

1. **制订体重管理计划**　护士应与产妇一起根据产妇的身高、体重计算出产妇的体重指数,然后根据体重指数制订体重管理的计划。产后 6 周开始减重,循序渐进,尽量产后 6~12 个月内恢复至孕前体重。

2. **合理膳食**　产后不要刻意节食,哺乳的产妇的能量较孕前每日应多摄取 2 100kJ(500kcal),但是总量不超过 8 370~9 620kJ(2 000~2 300kcal/d)。保证合理的营养供给,多吃蔬菜水果增加饱腹感,适当增加优质蛋白摄入,选择脱脂或低脂奶制品,尽量减少高糖高脂食物,少油少盐。少食多餐(每日5~6 餐),细嚼慢咽。

3. 适量运动 产褥期以低强度活动为主,包括日常生活活动、步行、盆底肌运动和伸展运动等,减少静坐时间。产后 6 周以后遵医嘱可进行温和的有氧运动,如慢跑,走路,游泳等,开始时强度不宜过大,逐渐增加运动量,每天 30~45min,每周 4~5 次,避免剧烈或反复弹跳的运动。

4. 坚持哺乳 乳汁的分泌可加强母体新陈代谢和营养循环,将体内多余的营养成分输送出来,减少皮下脂肪的蓄积。

5. 保持良好的生活方式 保持生活有规律,避免晚睡晚起;保持良好的心态,如需要帮助,积极寻求家人、朋友以及医务人员的帮助。

(五)乳房护理

应穿戴适合乳房大小的纯棉质胸罩以支撑胀大的乳房。每次在哺乳前应用清水将乳头洗净,并清洗双手。乳头处有痂垢,应先用油脂浸软后再用清水洗净。忌用酒精、肥皂等擦洗,以免引起局部皮肤干燥、皲裂。

(六)母乳喂养指导

母乳是婴儿最理想的食物,世界卫生组织建议,婴儿在最初 6 个月内应给予纯母乳喂养,6 个月后在添加辅食基础上继续母乳喂养至 2 岁或以上。

1. 向产妇及家属讲解母乳喂养的优点

(1) 对婴儿:①提供营养,有利于消化,促进生长发育:母乳中的各种营养成分和比例最有利于婴儿的消化吸收,正常情况下,纯母乳喂养能满足 6 月龄内婴儿所需的全部能量、营养素和水;母乳喂养还可降低儿童时期发生糖尿病和肥胖的风险;②增强免疫力、预防疾病:母乳中含有多种免疫活性细胞和丰富的免疫球蛋白,且母乳有利于肠道健康微生态环境的建立及免疫功能的成熟,减少感染性疾病和过敏发生的风险;③有利于心理健康:母乳喂养营造母子情感交流的环境,给婴儿最大的安全感,有利于婴儿心理行为和情感的发展。

(2) 对产妇:①预防产后出血:吸吮乳头增加缩宫素的分泌,促进子宫复旧,减少产后出血;②利于产后控制体重:母乳喂养过程中,需要消耗大量的体力和热量,有利于产后体重恢复,降低 2 型糖尿病的风险;③避孕:哺乳推迟月经复潮及卵巢排卵,有利于避孕;④有利于增进母子情感:通过哺乳与新生儿的接触,便于母婴之间的情感交流,促进母婴情感连接;⑤减少患癌的风险:母乳喂养可降低患乳腺癌、卵巢癌的危险;⑥母乳喂养经济、安全与方便。

2. 尽早建立母乳喂养行为,做到早接触、早吸吮、早开奶 胎儿娩出后尽早母婴肌肤接触,当新生儿出现觅食反射时鼓励其吸吮乳房,第一次哺乳应在产后半小时内;分娩后在产房观察期间要尽可能保证持续的母婴肌肤接触。

3. 实施母婴同室,鼓励按需哺乳 产后母亲和新生儿 24h 在一起,每天分离的时间尽量不超过1 h;指导母亲识别新生儿饥饿征象,按需哺乳的原则,即婴儿饿了想吃奶或者产妇感到乳房充盈时进行哺乳。但由于人乳在新生儿的胃内排空的时间 1.5~2h,母乳喂养一般 2~3h 1 次。产后 1 周内,是母体泌乳的过程,哺乳次数应频繁,每 1~3h 哺乳 1 次。应注意夜间的哺乳;指导母亲掌握正确的母乳喂养相关技能,观察母乳喂哺过程中母婴双方的感受、情绪和哺乳结束后乳房及乳头状态等。对于母婴分离的母亲,应在出生后 6h 内指导和帮助其用手挤出母乳,每天保证 8~12 次挤母乳,挤母乳时间持续 20~30min,注意整个过程要两侧乳房交替进行。

4. 保持正确母乳喂养方法 详见第十五章第一节。

5. 建立母乳喂养社会支持体系 建立母乳喂养咨询门诊和母乳喂养热线电话,由有经验的专业人员负责门诊和电话咨询,也可通过"云随访"或线下访视,了解母乳喂养的困难,并给予支持、保护,促进产妇母乳喂养。

6. 母乳的储存指导 无法直接母乳喂养的产妇,指导产妇正确挤出或吸出母乳,将乳汁吸出于储奶袋中储存。储存时间:20~30℃保存不超过 4h,4℃不超过 48h,−15~−5℃可保存 6 个月。

7. 母亲特殊情况下的母乳喂养

(1) 母亲用药与母乳喂养:如果母亲需要用药治疗,医生应尽可能地为母亲选择对婴儿安全的药品。如需暂时停止母乳喂养,可选择母乳代用品暂时喂养,此期间母亲应挤奶以保持乳房泌乳状态。

(2) 母亲人类免疫缺陷病毒感染:对于人类免疫缺陷病毒(HIV)感染的产妇,一般建议人工喂养;对于不具备人工喂养条件者出生最初 6 个月选择纯母乳喂养(最好消毒后喂养),同时积极创造条件,尽早改为人工喂养;禁忌混合喂养。

(3) 肝炎:乙型肝炎感染的产妇如果婴儿已接种了乙肝疫苗及乙肝免疫球蛋白(HBIG)也可进行母乳喂养;甲型肝炎急性期暂停母乳喂养,隔离期过后可以继续母乳喂养;丙型肝炎母亲母乳喂养不会增加婴儿感染的机会,建议母乳喂养。

(4) 流感:母乳喂养可提高抵抗力,减少婴儿呼吸道感染,因此鼓励患流感的母亲进行母乳喂养。但需注意,流感起病最初 2~3d 建议母婴隔离,可将乳汁挤出哺乳,乳汁无须特别处理;流感恢复期无明显喷嚏、咳嗽时,可指导母亲在哺乳前做好自身清洁,如洗脸、洗手、戴口罩等,即可直接哺乳。

8. 母乳喂养中的常见问题及护理

(1) 乳房肿胀:很多产妇从初乳到过渡乳的时间内,乳房出现充血性的肿胀。正常的乳房充盈不需要任何处理,只需吸吮乳汁。如果母乳喂养延迟或新生儿吸吮不够者,乳房的充盈就会加重,导致乳房肿胀、疼痛等,乳房肿胀使乳头变得扁平,导致新生儿含接困难、乳头皲裂、乳腺炎、母乳喂养中断等。因此,可以用以下方法缓解:①协助产妇尽早哺乳和多吸吮乳房,并采用正确的哺乳姿势,做到充分有效地吸吮;②鼓励按需哺乳,产妇坚持夜间哺乳,使乳房规律地变软;③喂哺前可先热敷和按摩乳房,喂哺后可以冷敷,减轻乳房肿胀和疼痛感;④哺乳时先哺乳患侧,因饥饿的婴儿吸吮力强,有助于吸通乳腺管,乳房疼痛者应缩短哺乳的时间;⑤若乳房肿胀明显,影响新生儿含接乳晕,应帮助产妇用手或吸奶器挤出乳汁。

(2) 扁平及凹陷乳头:指导孕妇从妊娠 7 个月起佩戴乳头罩,妊娠 37 周后做乳头伸展练习;在哺乳前进行乳头牵拉,可使乳头向外突出,便于新生儿含接;改变喂奶体位或使用乳头保护罩以利婴儿含接;用空针筒或吸奶器抽吸乳头帮助乳头向外突出;在婴儿饥饿时可先吸吮平坦一侧,此时婴儿吸吮力强,容易吸住乳头和大部分乳晕。

(3) 母乳不足:乳汁分泌量除与产妇乳腺发育情况、营养状态及健康状况等有关外,还与婴儿吸吮刺激及产妇精神因素密切相关。为保证足够的母乳,产后应做到早接触、早吸吮和早开奶;指导产妇正确的喂哺方法、做到按需哺乳、保证夜间哺乳;同时鼓励产妇建立母乳喂养的信心;调节饮食,多食用汤类,提供足够的营养和水分摄入,并保持心情愉快;另外,还可以服用中药涌泉散或通乳丹;针刺合谷、外关、少泽等穴位,以帮助乳汁分泌。

(4) 回乳护理:不能进行母乳喂养者需要回乳,最简单的方法是停止哺乳,不排空乳房,避免婴儿吸吮乳房、挤奶、乳房热敷等对乳房的刺激,少进汤汁,但有半数产妇会感到乳房胀痛,可口服镇痛药物,2~3d 疼痛减轻。目前不推荐雌激素或溴隐亭回乳。其他回乳方法:①生麦芽 50g 泡水,每日 3 次,连续 3~5d;②芒硝 250g 研成粉末,分装于两个布袋内,敷于两侧乳房并固定,芒硝袋湿硬后及时更换;③维生素 B_6 200mg,每日 3 次,连续 5~7d。

(七) 促进产后妇女心理调适

1. 促进亲子关系

(1) 参与新生儿护理:在医院时,让产妇与新生儿住进母婴同室或者新生儿与父母在一起,产妇尽可能地参与新生儿哺乳、换尿布、沐浴、抚触等护理操作,与新生儿多接触。这样有利于产妇对新生儿的特点和需要的了解,促进情感连接。

（2）与新生儿进行有效的交流：其方法是母亲与新生儿对视、抚摸新生儿皮肤,结合温柔甜美的语言与新生儿沟通,让新生儿注意母亲的言行数秒,然后让新生儿注意点消失,规律地进行的训练。这种与新生儿交流的方式不但可以促进母婴情感连接,也有利于新生儿注意力的训练。

2. 鼓励产妇自我护理　当产妇由依赖期过渡到独立期以后,尽可能让她按自己的计划去做,鼓励其承担自我护理的责任,并强调护士此时只是协助和指导她做好自己和新生儿的护理,更重要的是产妇在出院后的自我护理及新生儿护理中应用这些知识。

3. 促进产妇身体恢复　产后的最初几日,产妇需要基本的生理和舒适的满足,应提供充足的水分、可口的饮食,保证睡眠及保持全身干燥、温暖。对初为人母的产妇,护士应协助其进行产后护理及新生儿护理。注意观察产妇的舒适程度,如休息不好者可以给一定的镇静剂帮助睡眠。

4. 提供支持　护士应仔细听取产妇对分娩经过的描述,并对其在分娩过程中的配合加以赞赏,增加产妇的心理感受;同时,护士应了解产妇对新生儿和新家庭的看法,耐心解答其所提出的问题,让产妇感受到护士的关爱和理解。另外,鼓励和指导丈夫及其他家庭成员参与新生儿护理,理解产妇的辛劳。

（八）家庭其他成员的护理

1. 促进父亲角色尽快适应　父亲与母亲相比,接受的新生儿护理及父亲角色适应的知识较少。因此,应向父亲讲解新生儿护理的知识,教父亲如何更换尿布、协助喂奶、抱新生儿等。另外,新父亲需要平衡工作、自己的需求与照顾妻子、新生儿,积极寻求帮助,尽快适应父亲角色。

2. 促进祖父母角色的适应　新生儿出生的前几天,新生儿的父母一般情况下不愿意祖父母参与过多,希望自己的小家庭拥有单独的空间。但是,随着孩子的长大,孩子的照顾出现应对不良以后就迫切需要祖父母的帮助。因此,祖父母应做好充分的思想准备:虽然以前带过孩子,但随着社会的发展,新生儿护理及产后护理的知识有一定的变化,祖父母也需要参加新生儿护理学习班增加新知识,以便协助儿女带好孙辈。另外,祖父母应以自己为中心,不要将自己的全部精力用在照顾孙辈及儿女身上,自己该有的老年生活应保持。新父母也不要过分依赖祖父母,支持祖父母保持自己的工作与生活。

3. 促进兄弟姐妹之间的适应　从母亲妊娠开始大宝就要参与妊娠的过程,让她(他)了解有一个弟弟(妹妹)一起来爱,一起感受有胎动、胎心的过程,并告诉哥哥(姐姐)一起来照顾弟弟(妹妹);分娩过程中与妈妈一起参与分娩;分娩以后,让大宝带到医院触摸弟弟(妹妹),一起照顾弟弟(妹妹),以弟弟(妹妹)的名义给哥哥(姐姐)奖励。另外,父母在哥哥(姐姐)闹情绪的时候要特别关注,并平衡照顾哥哥(姐姐)及弟弟(妹妹)的时间,特别是爸爸在妈妈坐月子的时候多一些时间照顾哥哥(姐姐)。

（九）出院指导

1. 一般指导　护士应在认真评估产妇自我护理及新生儿护理知识和技巧的掌握程度以及恢复排卵、月经来潮的时间、避孕和对产褥期危险征象等知识的了解基础上,根据具体情况进行健康指导。产后6周内,应避免重体力劳动;为了满足产妇与新生儿的需要,产妇应选择充足热能的食物,营养素应均衡。

2. 性生活和避孕　产后42d内禁止性生活。根据产后检查情况,恢复性生活,并指导产妇选择适当的避孕方式,哺乳者不宜选择药物避孕,以工具避孕为宜,包括避孕套及宫内节育器。正常产后3个月、剖宫产者6个月可放置宫内节育器。不哺乳者工具避孕和药物避孕均可。

3. 教会产妇认识异常症状和体征　向产妇和至少一个家属讲解需要及时就诊的症状和体征,主要包括:发热;乳房的红、肿、痛;持续的腹胀;盆腔充盈感;持续的外阴疼痛;尿频、尿急、尿痛;恶露增加、色鲜红或有血块、恶臭等;会阴切口的红、肿、热、痛或下肢的肿、热或者腹部切口的问题等。

4. 产后访视　产后访视是基层医疗卫生机构于产妇出院后3d、14d、28d进行3次家庭访视,出现母婴异常情况应适当增加访视次数或指导及时就医。主要了解产妇和新生儿的健康状况,其产妇访视内容包括:①了解分娩情况、孕产期有无异常及诊治过程;产妇的饮食、睡眠、大小便情况;哺乳情况;子宫复旧与恶露;会阴或腹部切口及心理情况等;②询问一般情况,观察精神状态、面色和恶露情况;新生儿的生长发育状况。如发现异常,及时进行指导与处理或转诊。③监测体温、血压、脉搏,检查子宫复旧、会阴、腹部伤口愈合及乳房有无异常,了解大小便情况;④提供清洁卫生、膳食营养、生殖器官恢复及避孕方法等保健指导;⑤进行心理卫生指导,关注产后抑郁、焦虑等心理问题;⑥进行盆底康复和适宜的运动指导与宣教;⑦督促产后 42d 进行母婴健康检查。其新生儿访视内容包括:①了解出生、喂养等情况;②观察新生儿精神状态、吸吮、哭声、肤色、脐部、臀部、肢体活动、大小便等;③进行新生儿体检,测量心率、呼吸、体温、身长和体重等;④提供新生儿喂养和日常护理指导;⑤提供疾病预防、免疫规划疫苗与非免疫规划疫苗等保健指导。

5. 产后健康检查　产后 42d,产妇应携婴儿回到分娩医院的门诊进行产后检查,了解产妇各器官的恢复和婴儿的生长发育状况。产后检查包括:①产妇的一般全身检查,如血压、脉搏、血、尿常规;②妇科检查,了解生殖器官复旧的情况;③了解母乳喂养情况;④进行计划生育指导;⑤到儿童保健门诊检查婴儿的生长、发育状况。

知 识 链 接

产后盆底功能障碍性疾病

产后盆底功能障碍性疾病(PFD)包括产后排尿异常(尿潴留、尿失禁等)、盆腔脏器脱垂、盆底肌筋膜疼痛(会阴部疼痛、性交疼痛、腰骶部疼痛等)、产后性功能异常、产后排便异常等。建议产后 42d 检查时全面评估产妇盆底功能情况,具体方法包括询问病史、体格检查、盆底功能评估、特殊检查、问卷调查等,以筛查有无产后盆底功能障碍性疾病(PFD)。临床建议诊断为产后盆底功能障碍性疾病的妇女在产后 42d 至产后 12 周内即可以开始进行相关康复治疗。康复方法主要有盆底肌训练法(Kegel 运动)、盆底肌筋膜疼痛手法治疗、盆底肌肉电刺激、盆底生物反馈治疗、阴道哑铃法、磁刺激治疗等;盆底肌训练法(Kegel 运动)为基础训练,可每日 2~3 次,每次 10~15min。

【护理评价】

通过护理,是否达到:①产妇及家属积极参与新生儿护理;②产妇及家属掌握产妇护理及新生儿护理的有关知识;③产后检查时产妇的各器官恢复良好,新生儿生长发育良好。

第四节　正常新生儿的特征

从脐带结扎到 28d 内的婴儿称之为新生儿(neonate,newborn infant),而胎龄满≥37 并 <42 周出生,出生体重≥2 500g 并≤4 000g,无任何畸形或疾病的活产婴儿叫正常足月新生儿。新生儿一出生,身体就会发生很大的变化来适应新的环境,以满足健康和生存的需要。护士应在了解新生儿的分类及生理、心理变化的基础上对新生儿进行评估和护理,才能使新生儿健康成长。

【新生儿的分类】

1. 根据出生时的胎龄分类　胎龄(gestational age,GA)指从最后一次正常月经第 1 天起至分娩时止的时间,通常以周表示。①足月儿:37 周≤GA<42 周(260~293d)的新生儿;②早产儿:GA<37 周(<259d)的新生儿,其中 GA<28 周称极早早产儿或者超未成熟儿,34 周≤GA<37 周(239~259d)的早产儿称晚期早产儿;③过期产儿:GA≥42 周(≥294d)的新生儿。

2. 根据出生时的体重分类　出生体重(birth weight,BW)指出生 1h 内的体重。①正常出生体重儿:2 500g ≤BW ≤4 000g 的新生儿;②低出生体重儿:BW<2 500g 的新生儿,其中 BW<1 500g 者称极低出生体重儿,BW<1 000g 者称超低出生体重儿或微小儿。低出生体重儿一般为早产儿和小于胎龄儿;③巨大胎儿:BW>4 000g 的新生儿。

3. 根据出生时体重和胎龄关系分类 ①适于胎龄儿:指出生体重在同胎龄儿平均体重的第 10~90 百分位的新生儿;②小于胎龄儿:指出生体重在同胎龄儿平均体重的第 10 百分位以下的新生儿;③大于胎龄儿:指出生体重在同胎龄儿平均体重的第 90 百分位以上的新生儿。

4. 根据出生后周龄分类 ①早期新生儿:出生后 1 周内的新生儿;②晚期新生儿:出生后 2~4 周的新生儿。

5. 高危儿 指已发生或有可能发生危重情况的新生儿。导致高危儿的因素:①母亲异常妊娠史,孕母患有糖尿病、妊娠高血压综合征、先兆子痫、子痫、胎盘早剥、感染、阴道流血、慢性心肺疾患、吸烟、吸毒、酗酒史、Rh 阴性血型等;孕母过去有死胎、死产及性传播疾病史等。②异常分娩史,如各种难产与助产、手术产、急产、产程延长、分娩过程中使用镇静或止痛药物史等。③出生时异常的新生儿,如出生时 Apgar 评分 <7 分、早产儿、多胎儿、过期产儿、小于或大于胎龄儿、巨大胎儿、脐带绕颈、宫内感染和各种先天性畸形的新生儿等。

【外观特征】

正常新生儿体重在 2 500g 以上,身长 47cm 以上,头大;哭声洪亮,有一定的肌张力,四肢屈曲,皮肤红润,毳毛少;耳壳软骨发育良好;乳晕清楚,乳头突起,乳房可扪到结节;足底有较深的足纹,男婴睾丸下降,女婴大阴唇覆盖小阴唇。

【生理特征】

(一)循环系统

新生儿出生以前,在胎盘进行氧气交换,而出生以后就必须通过肺完成,导致心血管系统发生了很大的变化,脐带断开以后,迫使新生儿通过肺吸入氧气。当肺第一次扩张时,胸腔及肺动脉压力逐渐降低,使动脉导管关闭。由于血容量的增加使左心压力增加,压力的作用使卵圆孔关闭。

1. 心脏与心率 出生的最初几日,可在新生儿的心前区听见心脏杂音,这与动脉导管未完全关闭有关。心率随着呼吸的变化而不稳定,当呼吸快时,心率也会增加,反之其心率也变慢。新生儿的正常心率在 120~140 次/min,当哭闹、活动增加时,心率可暂时增加至 160 次/min,熟睡时心率可下降至 100 次/min。

2. 周围循环 新生儿周围循环缓慢,血液多集中在躯干和内脏,肝、脾可触及,容易引起新生儿的四肢发冷,出现发绀。另外,新生儿红细胞、血红蛋白及血细胞比容比成人高。

3. 血压 新生儿的血压特别低,出生时平均为 70/50mmHg,以后慢慢升高。其血压与新生儿的大小、活动情况有关。然而很难准确、无创地测定新生儿的血压。

(二)呼吸系统

胎儿在母体子宫内几乎没有呼吸运动,出生断脐后血液中的二氧化碳增加,刺激了呼吸中枢。同时,本体感受器和温度感受器也受到刺激,反射性地刺激呼吸中枢,使新生儿在出生后 10s 左右产生呼吸运动。刚出生的新生儿肋间肌较弱,呼吸主要靠膈肌的升降,呈腹式呼吸。由于呼吸道管腔狭窄,黏膜柔嫩,血管丰富,故易发生气道阻塞而引起呼吸困难。新生儿的代谢高,氧的需要量大,呼吸浅快,频率 40~60 次/min,呼吸可有节律不规则和强弱不一的现象。

(三)消化系统

新生儿的胃容量为 60~90ml。由于刚出生新生儿的胰酶、脂肪酶、淀粉酶的缺乏,使其消化脂肪、淀粉的能力受到限制,不能过早给淀粉食物;足月新生儿吞咽功能已完善,食管下括约肌发育不完善,幽门括约肌发育较好,胃呈水平位。因此,新生儿容易出现溢乳和呕吐。

新生儿在出生后 24h 内排出的大便叫胎粪。胎粪呈墨绿色黏稠状，内含肠黏膜上皮细胞、羊水、消化液及胎儿皮脂、毳毛等。

（四）泌尿系统

由于新生儿肾的浓缩功能不好，尿的颜色清澈无味，新生儿出生第 1 天尿液 1~2 次，第 2 天 2~3 次，第 3 天后 6 次以上为正常，少数可达 20 次，因此，有发生水、电解质紊乱的可能。新生儿大约在出生后 6 周，肾小管对液体的重吸收及对尿的浓缩功能才形成。

（五）免疫系统

新生儿特异性及非特异性免疫均不成熟，抵抗外界侵袭的能力差，自身抗体在出生 2 个月内开始形成。但是新生儿从母亲获得的抗体 IgG 可以抵抗脊髓灰质炎、麻疹、白喉、百日咳、风疹、破伤风及水痘、单纯疱疹等疾病。而免疫球蛋白 IgA、IgM 则不能通过胎盘，但可通过乳汁传送给新生儿。因此，非母乳喂养的新生儿易患呼吸道、消化道感染及大肠埃希菌、葡萄球菌败血症。

（六）神经系统

新生儿大脑相对较大，占体重的 10%~20%。由于新生儿神经系统发育不成熟，偶尔出现抽搐或强直。新生儿出生即刻存在吸吮、吞咽、觅食、握持、拥抱等先天反射。听觉、视觉、触觉、味觉、温觉发育良好，而嗅觉、痛觉相对较差。

（七）体温调节

新生儿的体温调节中枢发育不完全，基础代谢较低，皮下脂肪少，体表面积相对较大，其容易散热；产热主要依靠棕色脂肪的代谢。体温易受外界因素的影响，如不及时保温，可发生低体温、低氧血症、低血糖、寒冷损伤等。

（八）常见的几种特殊生理状态

1. **生理性体重下降**　指新生儿出生后由于摄入少、经皮肤和肺部排出的水分相对较多所出现的体重下降。下降的范围为出生体重的 6%~9%，最多不超过 10%。生理性体重下降一般出生后 4d 开始回升，7~10d 恢复到初（出）生时的体重。

2. **生理性黄疸**　新生儿出生以后，由于体内红细胞的破坏增加，产生大量间接胆红素，而肝内葡萄糖醛酸转换酶活力不足，不能使间接胆红素全部结合成直接胆红素从胆道排出，导致高胆红素血症，使新生儿的皮肤、黏膜、巩膜发黄，称生理性黄疸。一般于出生后 2~3d 出现，5~7d 最重，10~14d 消退。

3. **乳房胀大及假月经**　由于胎儿在母体内受胎盘分泌的雌激素、孕激素和催乳素的影响，出生后母体雌激素、孕激素突然中断，男、女新生儿出生后 3~4d 可发生乳房肿胀，不需要处理，2~3 周内自然消失。部分女婴在出生后 5~7d 阴道流出少许血性分泌物或大量非脓性分泌物，一般持续 2~3d 自然停止。

4. **马牙及螳螂嘴**　由于上皮细胞的堆积或黏液腺分泌物的积留，新生儿口腔上腭中线和齿龈切缘上常有黄白色、米粒大小的小颗粒，俗称"马牙"，数周后自行消退；新生儿的两颊有突起的脂肪垫，俗称"螳螂嘴"，此有利于乳汁的吸吮；少许新生儿在下切齿或其他部位有早熟齿，称新生儿齿，不需要处理。

【心理特点】

新生儿对饥饿、不舒适、寒冷等表现不安、啼哭，并能对照顾者所提供的各种形式的爱作出反应。Erikson 的社会心理发展理论提出：信任 - 不信任阶段是人格发展的最初阶段，此阶段始于新生儿时期。满足需要，使新生儿感受良好和愉快是建立信任的基础，相反不信任感就会带到今后的心理 - 社会发展过程中，影响健康人格的形成，而亲子互动在新生儿社会心理发展中起着非常重要的作用。

第五节　正常新生儿的护理

【护理评估】

新生儿评估的目的是：①获得有关胎儿生长发育的资料，借以判断新生儿的胎龄与子宫内生长状况；②发现围产期危重情况，如：产伤、窒息、感染等；③发现遗传性综合征及先天畸形，如唐氏综合征、心血管畸形、无肛门等。

(一) 健康史

①既往史：了解父母亲的健康状况、嗜好、家族中的特殊病史；②产妇的既往妊娠、分娩史、本次妊娠的经过、妊娠期胎儿的发育状况以及分娩过程中的母婴情况；③新生儿出生史：出生体重、性别、Apgar 评分及出生后检查结果等；④新生儿记录：检查出生记录是否完整，包括床号、住院号、母亲姓名、性别、出生时间，新生儿脚印、母亲手印是否清晰，并与新生儿身上腕带核对。

(二) 身体状况

1. **生命体征**　生命体征的评估每日至少 3 次，评估内容包括体温、心率、呼吸。一般不测量脉搏和血压。

(1) 体温：一般测腋下体温，正常为 36~37.2℃，体温可随外界环境温度变化而波动。由于容易丢失热量和体温调节中枢的不稳定，体温易受环境因素的影响。体温低可能是环境温度低或低血糖症，而体温高可能是环境温度太高或感染等。

(2) 心率：一般通过心脏听诊获得。由于心脏容量小，每次搏血量较少，心率较快，可达 120~140 次 /min。

(3) 呼吸：测量新生儿的呼吸一定要在安静的状态下进行，并测满 1min，正常为 40~60 次 /min。产妇分娩过程中使用过镇静剂、麻醉剂或新生儿有产伤者，其呼吸可能减慢；迅速改变室内温度，早产儿可出现呼吸增快。持续性的呼吸过快常见于呼吸窘迫综合征、膈疝。

2. **生长发育状况**

(1) 体重：新生儿在生理性体重下降停止后，其体重每日约增加 50g，第一个月体重增加 1~1.5kg，体重测量一般在每日沐浴后测裸体体重。

(2) 身长：为头顶最高点到足跟的距离，初生的正常新生儿的身长 45~55cm。

(3) 头围及颅骨：头围指沿枕部、眉弓一圈的长度。足月新生儿的头围 32~34cm。新生儿的头较大，约占整个身体的 1/4。头先露者，由于阴道分娩的挤压，头部看上去不对称，颅骨与颅骨之间、前囟与后囟之间的骨缝容易扪及。初生新生儿的前囟宽 1.5~2cm，1~2d 后颅骨重叠，前囟变小，前囟完全闭合需要 12~18 个月。后囟呈三角形，位于顶骨和枕骨之间，比前囟小，出生后几乎闭合，完全闭合需要 6~8 周。前囟早闭或过小见于小头畸形，晚闭或过大见于佝偻病、先天性甲状腺功能减低症；前囟饱满说明有颅内高压，见于脑积水；前囟凹陷见于脱水或极度消瘦。

(4) 眼睛：新生儿的眼睛水肿，常闭着，瞳孔等大、等圆，对光反射存在。

(5) 耳与听力：评估耳朵的大小、形状、位置有无异常。耳与听神经管在出生时就达到解剖学上的成熟，新生儿在第一声啼哭后就有听觉反应，出生后的最初几日，其听力很敏锐。可以通过头部周围的摇铃声、哨声来测试听力，这些声音可使新生儿出现眨眼睛、动作的瞬间停止或者受惊的反应。

(6) 唇、嘴：唇部可见到圆而厚的区域称吸吮泡，其内没有液体。偶尔在口腔内能见到"螳螂嘴""马牙"和早熟牙；由于舌系带较短，舌头不能伸出口腔外。注意观察口腔有无唇腭裂等。

(7) 颈部：注意颈部对称性、位置、活动范围和肌张力。新生儿颈部一般较短，颈部异常时不容易被发现。

(8) 胸部:观察胸廓形态、对称性,有无畸形;沿乳头下缘水平绕胸 1 周测量胸围。新生儿的胸围一般比头围小 1~2cm,平均胸围是 32cm。乳头可能肿胀,有白色分泌物。

(9) 腹部:新生儿腹部圆而软,出生即刻就有肠蠕动。肝在肋下 1~3cm。观察呼吸时胸腹是否协调,外形有无异常;触诊肝脾大小;听诊肠鸣音。观察脐带残端有无出血或异常分泌物。新生儿出生 1h 内,脐带就开始干燥、起皱褶、苍白。2~3d 以后就变成黑色,6~10d 脱落。若脐部红肿或分泌物有臭味,提示脐部感染。

(10) 背部和四肢:检查脊柱皮肤有无小的瘘孔、脊柱是否直、完整及有无包块等。四肢是否对称,有无骨折或关节脱位。新生儿的脊柱和骶骨区域平坦、四肢短。

(11) 肛门和外生殖器:检查肛门有无闭锁,外生殖器有无异常,男婴睾丸是否已降至阴囊,女婴大阴唇有无完全遮住小阴唇。正常新生儿的肛门通畅,如 24h 后无胎粪排出,可能有肠梗阻、无肛门及大便阻塞。正常女婴阴道可能有少许的血性分泌物;男婴的睾丸在阴囊内,阴囊有皱褶,阴茎包皮不能伸缩,其顶端有开口。

(12) 肌张力、活动情况:新生儿正常时反应灵敏、哭声洪亮、肌张力正常。如中枢神经系统受损可表现为肌张力及哭声异常。睡眠时,刺激引起啼哭后观察。

(13) 反射:通过观察各种反射是否存在、反射的强度及身体两侧的反应是否对称,足跟反射、吸吮反射、吞咽反射等永久存在,而拥抱、握持反射逐渐减弱至消失。反射活动该出现时不出现或不能及时消退或不对称,提示有神经系统异常。

(三) 心理 - 社会状况

新生儿的心理社会状况应通过观察父母亲与新生儿的交流、对新生儿的了解程度、对新生儿需求的满足状况等方面进行评估。

【护理诊断 / 问题】

1. **有体温改变的危险** 与新生儿体温调节中枢功能不完善,难以适应外界环境有关。
2. **有窒息的危险** 与新生儿容易溢奶和呕吐有关。
3. **有感染的危险** 与新生儿免疫系统不完善和其特殊生理状况有关。

【护理目标】

1. 新生儿环境适应良好,无感染、窒息的发生。
2. 新生儿生长发育良好。

【护理措施】

(一) 一般护理

1. **环境** 新生儿出生以后入住母婴同室,母婴同室一个床单位(一张产妇床和一张婴儿床)所占面积不少于 6m²。新生儿所处环境应光线充足、空气流通;保持室内温度恒定在 24~26℃,湿度在 55%~65%。如室内温度过高时,正常新生儿能通过皮肤蒸发和出汗散热,当体内水分不足的情况下,血液浓缩可发生"脱水热",室内温度过低则可引起硬肿症。另外,新生儿所居住的环境应色彩丰富、活泼,感觉明快、温馨,室内可有色彩鲜艳的装饰,刺激新生儿感觉器官的发育。但应避免噪声及通宵灯光,避免新生儿受到惊吓和影响其生长发育。

2. **保暖** 新生儿出生以后,应立即擦干身体,趴在产妇的胸腹部进行皮肤接触或者将新生儿放在辐射台上保温。给新生儿戴帽、接触新生儿的手、仪器、物品等均应保持温暖。对新生儿进行检查、护理、更换衣被及尿布时,避免不必要的暴露。如房间无空调应加强局部保暖。同时,定时监测新生儿的体温,一般入母婴同室时测量 1 次,以后 4~6h 1 次。

3. **沐浴** 出生 24h 后,体温稳定后可沐浴一次,沐浴频次可视新生儿具体情况而定。沐浴时房间温度应保持在 24~28℃；水温在 38~42℃，以手腕测试较暖即可；为了预防呕吐，沐浴应在哺乳 1h 后进行；沐浴应从最干净的区域到最脏的区域，即从眼睛、面部到四肢，最后清洗臀部，洗眼睛时应从内眦向外眦，每只眼睛均应用干净毛巾。男婴包皮内应清洗干净；对女婴，其清洗外阴的方法应从前到后，预防阴道、尿道被肠道细菌感染。在医院新生儿的用品应保证一人一用一消毒，避免交叉感染。

4. 测量体重　新生儿一般在沐浴后测量体重，每日 1 次，测量体重应定时、定磅秤，每次测量前均要调节磅秤零点，确保测得体重的精确度，以此观察新生儿的营养状况和生长发育。

5. 新生儿抚触　抚触一般在沐浴后进行，抚触时应注意室内温度，动作轻柔，有背景音乐，在抚触过程中应与新生儿沟通交流。

6. 脐部护理　胎儿出生后采用无菌技术断脐，即等待脐带搏动消失后（或胎盘娩出后）无菌断脐，不包裹脐部。每次沐浴后用 75% 酒精消毒脐带残端及脐轮周围，保持脐部干燥，避免尿液污染。

7. 皮肤护理　新生儿身上的胎脂对皮肤有保护作用，可以抑制病原微生物的生长，并使皮肤具有免疫力。因此，新生儿娩出后第一次只需要用温软毛巾将皮肤上的血迹、羊水、胎粪擦干净，胎脂不必急于去除，日后每天的正常护理、洗澡，胎脂会自行消失。尿布或纸尿裤要松紧适宜，及时更换。大便后应用温水清洗臀部，擦干后在臀部涂抹护臀软膏，避免尿液及大便对臀部皮肤的刺激，引起尿布疹。

（二）满足新生儿的心理需求

哭是新生儿表达不舒适的方式，哭不只是饿、渴、湿，新生儿需要爱抚时也会哭。因此，对新生儿的哭一定要关注，并作出反应；鼓励父母多与新生儿说话，亲自参与新生儿的护理，在与新生儿进行沟通交流的基础上，与新生儿达成默契，逐步了解新生儿的需要，以便满足新生儿的需要。

（三）新生儿喂养

新生儿喂养是父母护理新生儿的重要部分，产妇可能因为喂养的成功而感到自豪和满足。新生儿喂养方法有母乳喂养、人工喂养和混合喂养三种。

1. 母乳喂养（详见第十五章第一节）。

2. 人工喂养　以配方奶或动物乳（牛乳、羊乳、马乳等）完全替代母乳喂养的方法，称为人工喂养。4~6 个月内的婴儿由于各种原因不能进行母乳喂养时采用此方法。

（1）奶品种类：①牛乳，其主要成分有蛋白质、脂肪、糖，含量接近人奶，但酪蛋白含量是人奶的 3 倍，不易消化，其矿物质和维生素的比例与人奶不同，不利于吸收，牛奶中缺乏抗体和酶；②羊乳，营养价值与牛奶相似，但叶酸和铁的含量较少，如用羊奶喂养新生儿应补充叶酸和铁剂。③配方奶粉，是以牛乳为基础的改造奶制品，这种奶粉营养接近母乳，但缺乏母乳中的免疫活性物质和酶，故仍不能代替母乳，但较鲜乳或全脂奶粉更易消化吸收，营养更平衡、全面，即冲即食，应用方便，故在不能母乳喂养时首选配方奶粉。

（2）注意事项：①配奶前应检查奶的质量，按年龄阶段推荐不同适合年龄的奶粉。②喂奶量按婴儿的体重及日龄计算，一般新生儿每 3~4h 喂养 1 次，夜间可适当延长时间，根据婴儿的反应按需喂养，对吸吮弱、胃纳欠佳的新生儿应少量多次喂养。出生后第 1 天一般每天 30~60ml/kg，以后逐渐增加，具体增加的量应根据配方奶的说明进行。③选用适宜的奶嘴：奶嘴的软硬度与奶嘴孔的大小应适宜，孔的大小以奶瓶倒置时液体呈滴状连续滴出为宜。④避免空气吸入：喂哺时持奶瓶呈斜位，使奶嘴及奶瓶的前半部充满乳汁，防止婴儿在吸奶同时吸入空气。喂哺完毕轻拍婴儿后背，促进其将吞咽的空气排出。⑤加强奶具卫生：在无冷藏条件下，乳液应分次配制，每次配乳所用奶具等应洗净，消毒好的奶具应妥善保管，避免污染。⑥及时调整奶量：婴儿食量存在个体差异，在初次配乳后，要观察婴儿食欲、体重、粪便的性状，随时调整奶量。婴儿获得合理喂养的标志是发育良好，二便正常，食奶后安静。

新生儿勿轻易添加配方奶

新生儿刚出生,产妇及家属由于担心宝宝母乳吃不饱,偶尔会给新生儿加配方奶,通常也认为偶尔加一点配方奶并不会产生严重危害。但研究认为:产后初期新生儿肠上皮细胞间的致密连接未形成,肠黏膜渗透性高,产后初期加用配方奶会改变新生儿肠道 pH 和肠道微生态;另外,如果产妇本身是易过敏体质者,新生儿也很可能是过敏体质,少量配方奶喂养更容易导致异源蛋白摄入性的过敏或不耐受,这样可诱发新生儿过敏疾病的发生。

3. 混合喂养　即部分母乳喂养,指母乳与配方奶或牛乳、羊乳等动物乳同时喂养婴儿。有两种情况:

(1) 补授法:是补充母乳量不足的方法,指母乳喂哺次数一般不变,每次先喂母乳,两侧乳房吸空后,再根据婴儿需要补充配方奶或动物乳。此方法可使婴儿获得充分母乳,有利于产妇乳汁的分泌。补授的乳量可根据母乳量多少及婴儿的食欲大小而定。

(2) 代授法:指在母乳喂养的基础上,每日采用配方奶或动物乳一次或多次代替母乳的方法。此方法有利于产妇工作,不利于乳汁的分泌。

(四) 保证安全

1. 新生儿出生后,在其病历上印上其右脚脚印及母亲右手示指指印。

2. 身份识别　新生儿一侧手腕、足腕上系上写有母亲的姓名、床号、住院号、新生儿的性别、出生的日期和时间的腕带。每项有关新生儿的操作前后应认真核对。

3. 环境　避免新生儿处于危险的环境中,应远离电源、热源及尖锐的物品,新生儿床应铺有床垫、配有床围,床上不放危险物品,防止意外伤害。

4. 抱与体位　抱起新生儿时动作应轻、稳,使新生儿感到安全。抱起时其头、颈部和臀部需要支撑。新生儿吃奶以后一般以右侧卧位为宜,避免溢乳导致新生儿窒息。

5. 预防感染

(1) 建立完善的消毒隔离制度;每月对母婴同室的空气、物体表面和工作人员的手进行监测;每季度对工作人员咽拭子培养 1 次,对带菌者及患感染性疾病者应暂时调离新生儿护理岗位。

(2) 在护理新生儿之前必须洗手;在哺乳前、换尿布后、接触其他新生儿前、接触不干净的物品后(如工作人员的面部和头发、开门)都应洗手。住院期间,护士应教会新生儿父母正确的洗手方法。

(3) 如果产妇有感染,应指导产妇进行隔离的方法;如新生儿有感染应与其他新生儿隔离开,预防感染的传播。

6. 其他　母婴同室的工作人员应对不明身份的人员进行查问,避免不明身份的人员接触新生儿;各种通道应设有监控;晚上母婴同室病区门要上锁,并向产妇及家属讲解保证新生儿安全的知识,避免新生儿安全受到影响。

(五) 免疫接种

新生儿应接种卡介苗和乙肝疫苗。卡介苗可促进机体形成抗体,使新生儿免于感染结核分枝杆菌,足月正常新生儿出生后 12~24h,难产或异常儿出生后 3d,无异常时可接种卡介苗。方法是将 0.1ml 的卡介苗于左臂三角肌下缘偏外侧皮内注射。早产儿、低体重儿、体温 37.5℃以上、严重的呕吐、腹泻、产伤及其他疾病者应禁止接种卡介苗。乙肝疫苗提供主动免疫,保护新生儿免于乙肝病毒的侵袭,直到自身的抗体生成。正常新生儿一般在出生后 24h 内、1 个月、6 个月各肌内注射重组酵母乙肝疫苗 1 次,每次 10μg。乙肝病毒携带者分娩的新生儿应在出生 12h 内尽早肌内注射高价乙肝免疫球蛋白 100~200IU,同时在不同部位接种 10μg 重组酵母乙肝疫苗。

Note:

（六）出院随访

随访可以采取多种方式，出院以后护士应家庭随访 3 次，也可以由家属将新生儿带到医院由儿科医生对新生儿进行检查。护士应向父母讲解新生儿异常的征象，如有异常应及时就医。

【护理评价】

通过护理，新生儿是否达到：①生命体征正常，无异常征象；②各项生长指标在正常范围。

练习与思考

1. 患者，女，G_1P_1，足月自然分娩一男婴，体重 3 600g，产后第 3 天，查体：T37.0℃，P78 次 /min，R20 次 /min，BP110/70mmHg，宫底脐下 3 横指，阴道流出血性恶露，少于月经量，会阴切口缝合处水肿，产妇自感乳房胀痛，下腹阵发性轻微疼痛。

请思考：

（1）请问该产妇目前子宫复旧情况如何？

（2）如何为产妇进行会阴部的护理？

（3）针对该产妇乳房胀痛的护理措施有哪些？

2. 患者，女，G_2P_2，孕 39^{+3} 周自然分娩。产后第 1 天，产妇产时羊水清，脐带、胎盘正常，Apgar 评分 8-10-10 分，新生儿出生体重 3 800g，产后产房内观察 2h 后转入母婴同室病房。

请思考：

（1）如何对该新生儿进行评估？

（2）对该新生儿的护理要点有哪些？

（3）如何为该新生儿进行接种免疫？

（王小燕）

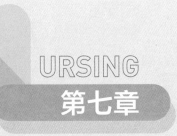

URSING

第七章

高危妊娠管理

07章 数字内容

学 习 目 标

知识目标：

1. 掌握　高危妊娠的定义、范畴；自我监护方法；胎儿窘迫、胎儿生长受限的护理。

2. 熟悉　高危妊娠的常用监护措施。

3. 了解　高危妊娠实验室及辅助检查结果的意义。

能力目标：

运用所学知识为高危妊娠的孕妇进行胎心监护等护理操作和健康宣教。

素质目标：

尊重关心孕妇，能帮助孕妇安全地度过妊娠期。

第一节　高危妊娠概述

某女,39岁,初产妇,妊娠40⁺³周,规律宫缩6h,已自然破膜,羊水呈黄绿色,胎心116次/min,宫口开全,先露+3cm。产妇对此感到非常紧张,担心胎儿的安危。请问:

请思考:

1. 护士需对产妇观察的项目有哪些?

2. 护士应如何对产妇进行心理护理?

高危妊娠(high risk pregnancy)指妊娠期有某种并发症或致病因素可能危害孕妇、胎儿、新生儿或可能导致难产,需要密切观察和监护的妊娠。具有高危妊娠因素的孕妇称高危孕妇。从母婴护理角度看,加强对高危孕妇的系统管理和监护,了解胎儿在子宫内的安危,及早发现高危儿并及时给予处理,对早期发现遗传性疾病、降低围生儿死亡率和先天缺陷都具有重要意义。

【范畴】

本次妊娠具有以下因素而导致在妊娠和分娩时具有更多危险的一类妊娠都属于高危妊娠的范畴。

(一)个人因素

1. **年龄**　孕妇年龄<16岁或>35岁。年龄太小,孕妇的身体和心理尚未发育成熟,不利于妊娠和分娩;年龄过大,卵子中染色体畸变的机会增加,容易发生流产、畸胎或死胎,妊娠、分娩过程中发生妊娠期高血压疾病、产力异常等的机会也增多,难产率增高。

2. **身高和体重**　孕妇身高<140cm,孕前体重<40kg或>70kg。身材矮小者易并发骨盆狭窄;体型矮胖者易发生妊娠期高血压疾病、难产等。

3. **异常妊娠与分娩**

(1)既往史:如异位妊娠、多次自然流产、早产、死胎或死产、难产、新生儿死亡、新生儿畸形、新生儿有先天性或遗传性疾病等。

(2)本次妊娠异常情况:如妊娠早期接触大量化学性毒物、放射线等;妊娠期并发前置胎盘、胎盘早期剥离、妊娠期高血压疾病、胎膜早破及通过辅助生殖技术受孕的孕妇等。

4. **不良生活习惯**　如孕妇有吸烟、饮酒等不良生活习惯。孕妇吸烟或被动吸烟,可使子宫及胎盘血管收缩,影响胎儿发育,导致新生儿出生体重过低、大脑发育迟缓、先天性心脏病等,而且流产、死胎、早产、新生儿死亡的发生率增加;酒后受孕可以导致胎儿发育迟缓、智力低下,在假日狂欢酗酒后孕育的婴儿称为"星期日婴儿",这些婴儿大多有智力缺陷。

5. **内外科合并症**　合并心脏病、糖尿病、高血压、肝炎、恶性肿瘤、性病、精神异常等,可对孕妇健康和胎儿宫内发育造成不利影响。

(二)家庭及社会因素

1. **周围环境**　周围环境中的某些理化因素可影响受孕的质量,不利于优生。如高温环境可使男性精子减少、活力降低,畸形增加;放射线照射可引起染色体畸变或基因突变,导致胎儿畸形;致病微生物所致的宫内感染可导致出生缺陷等。

2. **家庭经济条件**　家庭收入低下,孕妇和胎儿的营养供应难以得到保障;居住条件差,孕(产)妇缺乏良好的休养环境,不利于妊娠和产后康复。

第二节 高危妊娠的监护

【高危孕妇的监护】

根据国家卫生健康委员会的要求,国内已普遍实行了孕产期系统保健三级管理,推广使用孕(产)妇系统保健手册,着重对高危妊娠进行筛查、监护和管理。对于高危孕妇,基层医院要尽早发现、专册登记,并及早转送上一级医院诊治。上级医院应酌情增加产前检查次数,在全面衡量高危因素对母婴的影响程度之后,结合胎儿胎盘单位功能的监测和胎儿成熟度的预测,选择对母婴最有利的分娩方式。不断提高高危妊娠的检出率、随诊率、住院分娩率等三率是降低孕(产)妇死亡率、围生儿死亡率、病残儿出生率的重要手段和措施。

> ### 知 识 链 接
>
> #### 妊 娠 图
>
> 近年来产科提出采用妊娠图来直观地观察孕妇和胎儿的健康状态,即将每次产前检查所得的血压、体重、宫底高度、腹围、水肿、尿蛋白、胎位、胎儿心率等数值记录于图上,绘制成标准曲线,通过该妊娠期动态曲线图能直观地观察整个孕期胎儿宫内发育及孕妇健康状态的动态变化情况。
>
> 通常在妊娠图中会标出正常妊娠情况下人群的第 10 百分位线和第 90 百分位线检查值,如果每次的检查结果连成的曲线在上述两线之间,提示基本正常,如果高于上线或低于下线就会引起医务人员的重视。该图的绘制可以及时发现高危妊娠,并纳入高危妊娠的管理。

【高危胎儿的监护】

(一)胎儿生长发育监测

1. **确定胎龄** 根据末次月经、早孕反应出现的时间、胎动开始的时间等推算胎龄。

2. **测量宫底高度及腹围** 宫底高度是指耻骨联合上缘到宫底的弧形长度。腹围是指下腹最膨隆处绕脐一周的周径。通过测量孕妇的宫底高度和腹围可估算胎儿的大小(g),简易的方法为:宫底高度(cm)× 腹围(cm)+200(已入盆 +500)。

3. **测量孕妇体重** 测量孕妇体重可以间接反映胎儿的生长情况。于妊娠 12 周前无明显变化,妊娠 13 周起每周增加不超过 350g,至妊娠足月平均约增加 12.5kg。妊娠 36 周以后,每周体重增长不应超过 0.5kg,如体重增长过快,提示可能有隐性水肿。

4. **B 超检查** 最早可在妊娠 5 周时见到妊娠囊,从妊娠 22 周起,胎头双顶径值每周增加约 0.22cm;还可扫描胎儿身体的其他部位,获得相应的数值如:股骨长度、腹围、头围 / 腹围比值等。根据上述数值可推算出胎儿生长发育情况。

(二)胎儿成熟度监测

1. **核实妊娠周数** 询问月经史,了解末次月经第一日的确切日期,月经周期是否正常,有无延长或缩短。

2. **B 超检查** 测量胎头双顶径值,若 >8.5cm,提示胎儿已成熟;根据绒毛膜板、基底板、胎盘光点等判定胎盘的成熟度,若见三级胎盘则提示胎儿已成熟。

3. **羊水分析** 卵磷脂 / 鞘磷脂比值(L/S)>2,提示胎儿肺已成熟。还可进行羊水泡沫试验,若两管液面均有完整的泡沫环为阳性,相当于 L/S>2,表示胎儿肺成熟。

(三) 胎盘功能测定

胎盘功能检查能间接判断胎儿状态,早期发现隐性胎儿窘迫。

1. 测定孕妇尿中雌三醇值 如值 >15mg/24h 尿为正常,10~15mg/24h 尿为警戒值,<10mg/24h 尿为危险值。若妊娠晚期多次检测都 <10mg/24h 则表示胎盘功能低下。也可用孕妇随意尿测定雌激素 / 肌酐(E/C)比值,如 >15 为正常值,10~15 为警戒值,<10 为危险值。

2. 测定孕妇血清游离雌三醇值 采用放射免疫法。妊娠足月时该值的下限为 40nmol/L,若低于此值表示胎儿胎盘功能低下。

3. 测定孕妇血清胎盘催乳素(HPL)值 采用放射免疫法。妊娠足月时该值为 4~11mg/L,<4mg/L 或突然下降 50% 提示胎盘功能低下。

4. 测定孕妇血清中妊娠特异性 β 糖蛋白($PS\beta_1G$) 妊娠足月时,若该值 <170mg/L,提示胎盘功能低下。

(四) 胎儿宫内安危监测

1. 胎动 胎动计数可了解胎儿宫内状况,是判断胎儿宫内安危的主要临床指标。孕妇自我监测胎动计数的方法:自妊娠 28 周开始,每日早、中、晚各数 1h 胎动数,3h 胎动数相加乘以 4,即为 12h 的胎动数。如 12h 的胎动数在 30 次或以上,反映胎儿的情况良好。如 12h 内胎动次数累计 <10 次,或逐日下降 >50% 而不能恢复者,应考虑胎儿有宫内缺氧,需及时采取措施。

2. 胎心 正常胎心率为 110~160 次 /min,<110 次 /min 或 >160 次 /min 均为异常。

3. 电子胎心监护 已在临床广泛应用,它不受宫缩的影响,能连续记录胎心率(FHR)的动态变化,并能反映胎心、胎动、宫缩三者之间的关系。

(1) 胎心率基线:指在无胎动、无宫缩或宫缩间歇期间记录的 FHR。FHR>160 次 /min 或 <110 次 /min,持续 10min,称心动过速或心动过缓。

(2) 胎心率基线变异:指 FHR 有小的周期性波动。包括胎心率的摆动幅度和摆动频率,其上下摆动范围为 5~15 次 /min,摆动频率为 ≥6 次 /min。基线波动活跃则频率增高,基线平直则频率降低或消失,基线变异表示胎儿有一定的储备能力,是胎儿健康的表现。胎心率基线变平或变异消失则提示胎儿储备能力的丧失。

(3) 一过性胎心率变化:即与子宫收缩有关的 FHR 变化。

1) 加速:指子宫收缩后胎心率基线暂时增加 15 次 /min 以上,持续时间 >15s,是胎儿宫内情况良好的表现。

2) 减速:指随宫缩出现的短暂性的胎心率减慢。①早期减速:胎心减速与子宫收缩同时开始,子宫收缩后迅速恢复正常,下降幅度 <50 次 /min,时间短,恢复快(图 7-1),可能与胎头受压有关;②变异减速:宫缩开始后胎心率不一定减速,减速与宫缩之间无恒定关系。下降迅速且下降幅度大(>70 次 /min),持续时间不定,恢复快(图 7-2),可能与子宫收缩时脐带受压兴奋迷走神经有关;③晚期减速:子宫收缩开始后一段时间出现胎心率减慢,下降缓慢,下降幅度 <50 次 /min,持续时间长,恢复慢(图 7-3),一般认为是胎儿缺氧的表现,应予以高度重视。

(4) 胎儿宫内储备能力预测

1) 无应激试验(NST):本试验是以胎动时伴有一过性胎心率加快为基础,又称胎心率加速试验。通过该试验观察胎动时胎心率的变化,以了解胎儿的储备能力。连续监测 20min,如果有 2 次以上胎动并伴胎心率加速 >15 次 /min,持续时间 >15s 为正常,称为反应型;胎动与胎心加速少于前述值,称为无反应型。

2) 缩宫素激惹试验(OCT):用缩宫素诱导子宫收缩并用胎儿监护仪记录胎心率的变化。如果多次宫缩后都出现晚期减速,胎心率基线变异减少,胎动后无胎心率增快,为 OCT 阳性。反之为阴性。OCT 阳性提示胎盘功能减退,但假阳性多,意义不如阴性大。OCT 阴性提示胎盘功能良好,1 周内无胎儿死亡的危险。

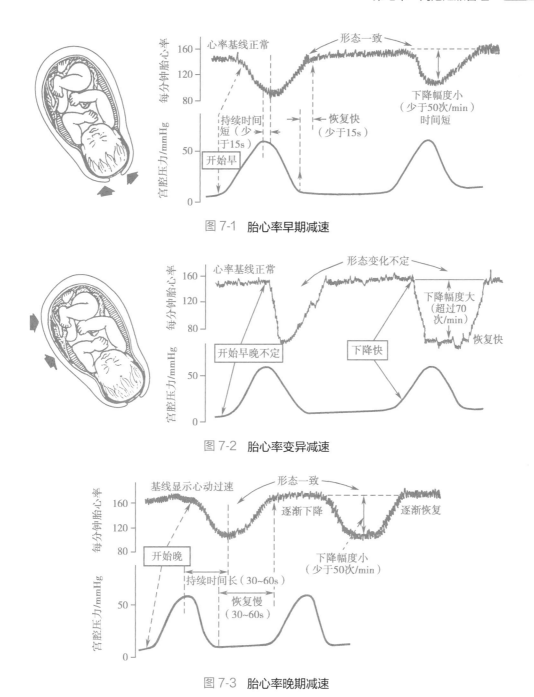

图 7-1 胎心率早期减速

图 7-2 胎心率变异减速

图 7-3 胎心率晚期减速

4. 胎儿生物物理监测　是综合电子胎心监护及 B 超检查结果以判断胎儿有无急、慢性缺氧的一种产前监护方法。临床常用的 Manning 评分法包括无应激试验、胎儿呼吸运动、胎动、肌张力、羊水量共五项。满分 10 分,8 分以上提示胎儿无急慢性缺氧,4 分或 4 分以下提示有急慢性缺氧。

第三节　高危妊娠妇女的护理

【护理评估】

(一)健康史

询问孕妇家族中有无明显的遗传性疾病、多胎史等;了解孕妇的年龄、妊娠和分娩史、疾病史,有无吸烟、饮酒等不良生活习惯。此次妊娠经过情况:妊娠早期是否接触过化学毒物或放射线;有无妊

Note:

娠合并症或并发症的症状和体征及其治疗情况等。

（二）身体状况

1. **症状** 有无发热、心慌、呼吸困难、头晕、头痛等不适；了解胎动及宫缩情况，有无阴道流血流液等。

2. **体征** 观察孕妇入院时的状态，是步行入院还是被搀扶或推送入院，表情是否痛苦，步态是否正常；了解孕妇的身高、体重、宫底高度、骨盆各径线值、胎位等有无异常；测量体温、脉搏、呼吸、血压等生命体征；检查胎心、宫缩情况，了解胎心率是否正常，子宫收缩的强度和频度等。

3. **辅助检查** 了解各器官、各系统检查结果。

（三）心理 - 社会状况

孕妇可因担心流产、胎儿畸形、胎儿死亡、早产等出现焦虑、恐惧；因妊娠或疾病需停止工作而烦躁不安；因自己的健康与维持妊娠相矛盾而感到无助；因不可避免的流产、死胎等而产生悲哀、沮丧等。

【护理诊断 / 问题】

1. **有受伤的危险（胎儿）** 与孕妇存在高危因素有关。
2. **焦虑** 与担心自身与胎儿的生命安全有关。
3. **功能障碍性悲哀** 与现实的或预感到将丧失胎儿有关。

【护理目标】

1. 孕妇恐惧程度减轻，配合治疗。
2. 孕妇安全，胎儿健康。

【护理措施】

处理原则：控制和治疗引起高危妊娠的各种因素。

1. **病情观察** 观察孕妇的生命体征和自觉症状，如体温、呼吸、血压、脉搏及有无心慌、呼吸困难、腹痛、阴道流血流液等；监测胎心、胎动和宫缩情况，记录处理经过。

2. **心理支持** 了解孕妇的心理状态，采用恰当的沟通交流技巧，取得孕妇及其家属的信任，鼓励孕妇采取正确的应对方式，以减轻焦虑和恐惧。

3. **休息与活动** 根据病情减少活动，有的孕妇需要卧床休息，以改善子宫胎盘的血液循环，休息时取左侧卧位为宜。

4. **营养** 尊重孕妇的饮食嗜好，给孕妇提出饮食建议。如对于胎儿生长受限者应进食高蛋白、高能量食物，同时注意补充维生素、铁、钙及多种氨基酸；对于妊娠合并糖尿病者则应控制饮食。

5. **健康指导** 提供关于高危妊娠对母儿危害的信息，告知孕妇及家属进行预防、孕期保健及产前诊断的措施及必要性，嘱孕妇加强产前检查，教会孕妇自我监测，发现异常及时就诊。

【护理评价】

经过治疗和护理，是否达到：①孕妇愿意向医护人员表达感受，情绪稳定，食欲、睡眠良好。②胎儿生长的各项指标在正常范围。

第四节　胎儿异常与多胎妊娠的护理

一、胎儿生长受限

胎儿生长受限（fetal growth restriction，FGR）是指胎儿受各种因素影响，未能达到其潜在所应有的生长速率。表现为足月胎儿出生体重 <2 500g；或胎儿体重低于同孕龄平均体重的两个标准差；或低于同孕龄正常体重的第 10 个百分位数。FGR 不仅影响胎儿的发育，也影响远期的体能及智能发育，其围生儿患病率和死亡率均高于正常体重儿。

【病因】

胎儿生长受限的病因复杂，其中约 40% 病因尚不明确，其影响因素包括母亲的营养供给、胎盘转运及胎儿遗传潜能等，其主要危险因素如下。

1. **孕妇因素**　最常见，占 50%~60%。

（1）营养因素：因偏食、妊娠剧吐等导致孕妇营养摄入不足使胎儿生长受限。

（2）妊娠并发症或合并症：如妊娠期高血压疾病、妊娠期肝内胆汁淤积症、多胎妊娠等，合并症如心脏病、贫血等，均可使胎盘血流量减少，引起胎儿生长受限。

（3）其他：如孕妇的年龄、体重、身高、吸烟、酗酒、高原生活、接触放射线等。

2. **胎儿因素**　胎儿染色体异常（18- 三体、21- 三体）、先天畸形、宫内感染等常伴有胎儿生长受限。

3. **胎盘、脐带因素**　如胎盘病变、脐带过长或过细、脐带打结、脐带扭转等。

【护理评估】

（一）健康史

询问夫妻双方有无遗传性疾病家族史，孕妇有无畸形儿或足月低体重儿分娩史；了解孕妇有无吸烟、酗酒等不良嗜好；此次妊娠有无并发症或合并症，有无有害微生物感染史，有无放射线或有害化学物质接触史。

（二）身体状况

宫高、腹围值连续 3 周在第 10 百分位数以下；妊娠晚期，孕妇体重增长过缓或停止增长，甚至降低。

（三）辅助检查

1. **B 超检查**　可以较为准确地判断胎儿生长受限，常用指标有胎儿双顶径、头围、腹围、胸围、股骨长、羊水量及胎盘成熟度等。

2. **彩色多普勒超声检查**　脐动脉舒张期末波缺失或倒置；妊娠晚期脐动脉 S/D 比值升高。

（四）心理 - 社会状况

孕妇及家属因担心胎儿在宫内的健康与安全而产生紧张和焦虑情绪；家属因缺乏疾病相关知识而不能采取有效应对措施。

【护理诊断 / 问题】

1. **有受伤的危险（胎儿）**　与存在胎儿生长受限的高危因素有关。
2. **母亲（家属）焦虑**　与担心胎儿的健康与生命安全有关。

【护理目标】

1. 胎儿宫内健康,平安出生。
2. 孕妇及家属焦虑程度降低或消失。

【护理措施】

处理原则:积极寻找病因,争取在妊娠32周前进行治疗;补充营养,改善胎盘血液循环。

1. **密切观察胎儿宫内状况**　定期产前检查,监测母亲的宫高、腹围、体重及胎儿双顶径的变化;教会孕妇自数胎动,发现异常及时就诊;监测胎心、羊水情况,必要时行电子胎心监护;协助B超检查及彩色多普勒超声检查胎儿血流,了解胎儿血液循环的改变状况;并将治疗前后进行对比,以便观察治疗后的效果。

2. **积极配合治疗**
(1) 孕妇静脉营养治疗:一般采用氨基酸、脂肪乳、维生素C、葡萄糖等。
(2) 药物治疗:一般采取舒张血管、松弛子宫,改善子宫胎盘血流的药物治疗,常用有丹参、低分子肝素、硫酸镁、β-肾上腺素激动剂等。

3. **做好终止妊娠的准备**　考虑终止妊娠的指征:①治疗后无改善,胎儿停止生长3周以上;②胎盘老化,伴有羊水过少等胎盘功能低下表现;③NST、胎儿生物物理评分及胎儿血流测定等提示胎儿缺氧;④妊娠合并症、并发症病情加重,继续妊娠危害母亲健康或者生命者。终止妊娠一般在34周左右进行,如未满34周者应促进胎儿肺部成熟后再终止妊娠。终止妊娠方法根据胎儿成熟度及储备能力、胎盘功能、宫颈成熟度、胎位等情况综合考虑,适当放宽剖宫产指征。同时,做好新生儿复苏准备。

4. **进行有效的心理护理**　为孕妇及家属讲解胎儿生长受限的原因及治疗方法,缓解其紧张情绪;鼓励孕妇、家属参与治疗及护理决策,增强战胜疾病的信心;向孕妇及家属介绍缓解心理应激的方法,如听音乐、散步、看书、深呼吸等。

5. **其他**　左侧卧位休息,保持充足的睡眠;均衡膳食,鼓励孕妇进食高热量、高蛋白食物,补充各种维生素和矿物质;进行定时的吸氧吸入。

【护理评价】

经过治疗和护理,是否达到:①胎儿各项生长指标逐渐正常;②孕妇及家属情绪稳定,积极配合治疗和护理。

二、胎儿宫内窘迫

胎儿宫内窘迫(fetal distress)是指胎儿在宫内缺氧危及其健康和生命的综合症状,发病率为2.7%~38.5%。胎儿窘迫可分为急性、慢性。急性胎儿窘迫常发生于分娩期,慢性胎儿窘迫常发生于妊娠晚期,慢性胎儿窘迫在临产后往往表现为急性胎儿窘迫。

【病因及分类】

母体血液含氧量不足、母胎间血氧运输及交换障碍、胎儿自身因素异常,均可导致胎儿窘迫。

1. **胎儿急性缺氧**　由于母胎之间血氧运输及交换障碍或脐带血液循环障碍所致。常见因素有:①胎盘异常,如前置胎盘、胎盘早剥;②脐带异常,如脐带绕颈、脐带真结、脐带扭转、脐带脱垂、脐带血肿、脐带过长或过短、脐带附着于胎膜等;③母体严重血液循环障碍致胎盘灌注急剧减少,如各种原因导致休克等;④缩宫素使用不当,造成过强及不协调宫缩,宫内压长时间超过母血进入绒毛间隙的平均动脉压;⑤孕妇应用麻醉药或者镇静剂过量,抑制呼吸。

2. 胎儿慢性缺氧 ①母体血液含氧量不足,如合并先天性心脏病或伴心功能不全、肺部感染、慢性肺功能不全、哮喘反复发作及重度贫血等;②子宫胎盘血管硬化、狭窄、梗死,使绒毛间隙血液灌注不足,如妊娠期高血压疾病、妊娠合并慢性高血压、慢性肾炎、糖尿病、过期妊娠等;③胎儿疾病致胎儿运输及利用氧能力下降,如严重的心血管疾病、呼吸系统疾病、胎儿畸形、母儿血型不合、胎儿宫内感染、颅内出血及颅脑损伤等。

【护理评估】

(一)健康史

了解孕妇有无心脏病、原发性高血压、糖尿病、慢性肾炎、重度贫血等病史;本次妊娠有无前置胎盘、胎盘早剥、妊娠期高血压疾病、胎膜早破、子宫过度膨胀(如羊水过多和多胎妊娠)等;分娩时有无产程延长、缩宫素使用不当、急产及镇静剂、麻醉剂使用不当等情况;胎儿有无严重的心血管系统功能障碍、呼吸系统疾病、胎儿畸形、母儿血型不合、宫内感染;有无脐带异常及胎盘功能异常等。

(二)身体状况

1. 急性胎儿窘迫 主要发生在分娩期。

(1)胎心率的异常:胎心率的异常是急性胎儿窘迫的重要临床表现。正常胎心率为110~160次/min,且规律。缺氧早期在无宫缩时胎心率加快,>160次/min;缺氧严重时胎心率<110次/min。

(2)胎动的改变:正常胎动每小时不少于3~5次,缺氧初期胎动频繁,继而减弱及次数减少,若每12h少于10次提示明显缺氧,若缺氧无改善,最终胎动消失。

(3)羊水被胎粪污染:根据缺氧程度不同,羊水污染分3度:Ⅰ度羊水呈浅绿色,常见于胎儿慢性缺氧;Ⅱ度羊水黄绿色或深绿色并混浊,常提示胎儿急性缺氧;Ⅲ度羊水棕黄色并稠厚,提示胎儿严重缺氧。

2. 慢性胎儿窘迫 多发生在妊娠晚期,往往延续至临产并加重,常因胎盘功能减退引起,主要表现为胎动减少或消失,胎儿生长发育受限,羊水被胎粪污染等。

(三)实验室及其他辅助检查

1. 电子胎儿监护 在无胎动与宫缩时,胎心率>160次/min或胎心率<110次/min持续10min以上,NST无反应型,基线变异频率<5次/min,OCT频繁出现晚期减速、变异减速等。

2. 胎盘功能检查 孕妇24h尿雌三醇(E_3)<10mg/L或连续监测急骤减少30%~40%;尿雌三醇/肌酐比值<10;胎盘催乳素<4mg/L提示胎盘功能下降。

3. 胎儿头皮血气分析 血pH<7.20,提示酸中毒。

4. 羊膜镜检查 可了解胎粪污染羊水程度。

(四)心理-社会状况

孕产妇及家属因担心胎儿安危而感到焦虑,对需要手术结束分娩产生犹豫、无助、恐惧。如果胎儿死亡,孕产妇及家属感情上受到强烈的刺激,可能会表现为否认、愤怒、悲伤、抑郁、接受的过程。

【护理诊断/问题】

1. **气体交换受损(胎儿)** 与胎儿供血供氧不足有关。
2. **焦虑** 与缺氧危及胎儿生命及无法预测胎儿预后有关。
3. **预感性悲哀** 与胎儿可能死亡有关。

【护理目标】

1. 胎儿缺氧情况改善,胎心率正常。

2. 孕产妇焦虑减轻,能够接受胎儿死亡的事实。

【护理措施】

处理原则:①急性胎儿窘迫,积极寻找原因,提高母体血氧含量、改善胎儿缺氧状态,尽快终止妊娠;②慢性胎儿窘迫,结合孕周、胎儿成熟度、窘迫的程度进行处理。

1. 配合医生进行积极治疗

(1) 急性胎儿窘迫者:如宫口未开全,胎儿窘迫情况不严重,嘱产妇左侧卧位、吸氧,观察 10min 后如胎心变为正常,可继续观察;如宫口开全,胎先露已达坐骨棘平面以下 3cm,应立即做好阴道助产的准备;如因缩宫素使宫缩过强导致胎心减慢者,应立即停用缩宫素,并抑制宫缩,如上述处理无效,立即做好剖宫产准备。同时,做好新生儿的抢救准备。

(2) 慢性胎儿窘迫者:指导孕妇取左侧卧位,间断吸氧,配合医生积极治疗各种合并症或并发症;密切监护胎儿状况,如无法改善,则在促进胎儿成熟后做好终止妊娠的准备。因胎儿窘迫需终止妊娠者应同时做好新生儿窒息的抢救和复苏准备。

2. 进行严密的胎儿监测　一般采用连续胎心监护,及时了解胎儿胎动、胎心、胎动时胎心的变化,对慢性胎儿宫内窘迫者应定时监测胎盘功能,了解胎盘功能的状况,以便积极地采取措施。

3. 心理护理　将胎儿的真实情况告知家属,同时将治疗过程及好转情况告知产妇,指导丈夫及其他家属陪伴产妇,有助于缓解其焦虑情绪。如果胎儿不幸死亡,将产妇安排在一个远离其他婴儿和产妇的单人房间,安排其他家人陪伴,鼓励诉说悲伤,接纳其哭泣及抑郁的情绪,帮助产妇采取适合自己的压力应对技巧和方法。死亡胎儿娩出后,将死胎遗体擦洗干净,穿好衣服,并像正常新生儿一样包裹好,征求产妇及家属的意见,是否愿意为死胎进行遗体告别,共同尊重生命的尊严,让产妇和家属得到安慰,并做好相关记录。

4. 健康指导　合并其他疾病者,指导其尽快治疗合并症,促进产妇生理及心理状态的恢复,并为下一次成功妊娠及分娩做好合理计划;再次妊娠时,注意监测胎动情况,发现异常及时就诊。

【护理评价】

经过治疗与护理,是否达到:①胎儿缺氧情况改善,胎心率正常;②孕产妇焦虑减轻,能够接受胎儿死亡的事实。

三、多胎妊娠

一次妊娠同时有两个或两个以上的胎儿时称为多胎妊娠(multiple pregnancy),以双胎妊娠多见。其发生率在不同国家、地区、人种间存在一定差异。近年来,随着辅助生殖技术的广泛开展,多胎妊娠的发生率明显增高。本节主要针对双胎妊娠进行讨论。

【原因】

1. 遗传　夫妇双方或一方家族中有多胎妊娠史者,其发生双胎妊娠的概率增加。
2. 年龄和胎次　随着孕妇年龄和胎次的增加,双胎妊娠的概率增加,尤以 35~39 岁者最多。
3. 药物和辅助生育技术　因不孕而使用了促排卵药物或接受了辅助生育技术者,其双胎妊娠的概率增加。

【分类】

1. 双卵双胎　由两个卵子分别受精而形成的双胎妊娠,约占双胎妊娠的 70%。两个卵子可来自同一成熟卵泡,或同一卵巢的不同成熟卵泡,或两侧卵巢的成熟卵泡。两个胎儿的基因不同,其性别、血型、容貌可相同或不同。双卵双胎各自形成自己的胎盘和胎囊,血液互不相通。

2. **单卵双胎**　由一个受精卵分裂形成的双胎妊娠,约占双胎妊娠的 30%。两个胎儿具有相同的基因,其性别、血型相同,外貌相似。由于受精卵在早期发生分裂的时间不同,可分为以下 4 种类型:①双羊膜囊双绒毛膜单卵双胎,分裂发生在桑葚期,相当于受精后 3d 内,形成两个独立的受精卵、两个羊膜囊,分别着床形成两个胎盘,两个羊膜囊之间有两层绒毛膜、两层羊膜,约占单卵双胎的 30%;②双羊膜囊单绒毛膜单卵双胎,分裂发生在受精后第 4~8 日,两个胎儿共同拥有一个胎盘及绒毛膜,两个羊膜囊之间仅隔有两层羊膜,此型约占单卵双胎的 68%;③单羊膜囊单绒毛膜单卵双胎,分裂发生于受精后第 9~13 日,此时羊膜囊已形成,两个胎儿共存于一个羊膜腔内,共用一个胎盘,此型占单卵双胎的 1%~2%;④联体双胎,分裂发生于受精 13d 后,此时原始胚盘已经形成,机体不能完全分裂成两个,可形成不同形式的联体儿,此型罕见。

【护理评估】

(一) 健康史

询问孕妇及丈夫家族中有无多胎妊娠史者;了解孕妇的年龄及胎次;本次妊娠前是否使用过促排卵药物,或接受了辅助生殖技术。

(二) 身体状况

1. **症状**　妊娠期早孕反应较重;妊娠中晚期子宫增大明显,体重增加迅速;增大的子宫使横膈抬高,导致呼吸困难、胃部胀满等,且下肢水肿、静脉曲张等压迫症状出现早且明显。

2. **体征**　子宫大于妊娠周数;妊娠中晚期腹部可触及两个胎头、多个肢体;胎动频繁,且部位不固定;可于腹部不同部位听到两个胎心,且两者速率相差 >10 次 /min。

(三) 辅助检查

1. **产科检查**　宫底高度大于正常孕周;妊娠晚期触及两个胎头及多个肢体;胎头较小,与子宫大小不成比例;在不同部位听到两个频率不同的胎心,两者之间有无音区或两者相差大于 10 次 /min;妊娠中晚期体重增加过快,但不能用水肿及肥胖进行解释。

2. **B 超检查**　可以及早诊断双胎妊娠,妊娠 6~7 周时宫腔内可见两个妊娠囊;可以筛查胎儿结构畸形,如联体双胎;同时可判断双胎的类型。

(四) 心理 - 社会状况

得知双胎妊娠时,孕妇及家属首先感到兴奋和喜悦,然而双胎妊娠属于高危妊娠,孕妇及家属常担心母儿的安全,甚至担心以后的养育问题。

【护理诊断 / 问题】

1. **有受伤的危险(胎儿)**　与双胎妊娠易引起早产等有关。
2. **潜在并发症:早产、胎盘早剥。**

【护理目标】

1. 胎儿宫内健康,平安出生。
2. 孕妇的并发症被及时发现,母婴安全。

【护理措施】

处理原则:及早确诊,加强孕期监护,防治早产和妊娠期并发症,选择合适的分娩方式,改善妊娠结局。

(一) 病情观察

双胎妊娠易并发妊娠期高血压疾病、羊水过多、贫血、早产等并发症,应加强观察,以及时发现并处理;如发生早产,应注意加强对早产儿的观察与护理。

（二）医护配合

1. 分娩期配合

（1）第一产程:临产后注意观察产程进展情况,定时听诊胎心音。嘱产妇注意休息,补充营养,保存体力,如出现宫缩乏力、胎儿窘迫立即报告医生。

（2）第二产程:第 1 胎儿娩出后,立即断脐;扶正第 2 胎儿的胎位,使之保持纵产式,并密切观察胎心、宫缩及阴道流血,及时发现胎盘早剥及脐带脱垂并处理;约 20min,协助娩出第二胎儿;如 15min 后无宫缩,遵医嘱静脉滴注缩宫素促进宫缩。第 2 胎儿前肩娩出后,遵医嘱及时注射缩宫素,加强宫缩,预防产后出血。

（3）第三产程:第 2 胎娩出后,腹部放置 1kg 沙袋 24h,并用腹带紧裹腹部,预防腹压骤降引起产后循环衰竭。产后注意观察子宫收缩及阴道流血量。

2. 产后出血及休克的预防 第二个胎儿娩出后,立即遵医嘱肌内注射或静脉滴注缩宫素,腹部压沙袋,并用腹带捆紧腹部,以防腹压骤降引起休克。

（三）心理护理

多与孕妇及家属沟通,耐心解答疑惑,提供双胎妊娠的相关保健信息,提高孕妇对妊娠、分娩的信心。协助孕妇顺利完成角色转化,接受妊娠和即将成为两个孩子母亲的现实。告知保持愉快心情、积极配合治疗对保证母婴健康的重要性。指导孕妇及家属准备双份新生儿用物。

（四）健康指导

1. 加强监护 双胎妊娠属于高危妊娠,应注意增加产前检查的次数,每次测量体重、宫高及腹围,监测胎动变化及有无阴道流血。产后指导其注意观察子宫复旧情况,以防产后出血。

2. 休息 双胎妊娠者应保证充足的休息,尤其在妊娠期最后 2~3 个月,以卧床休息为主,以防跌倒意外。休息时以左侧卧位为宜,以保证子宫、胎盘的血供,降低早产的概率。

3. 饮食 妊娠期应加强营养,尤应注意铁、钙及叶酸的补充,以满足妊娠需要。因胃部受压导致纳差、食欲减退时,应鼓励孕妇少量多餐,保证孕期营养供给。

【护理评价】

经过治疗和护理,是否达到:①胎儿平安出生,未发生并发症;②孕妇并发症被及时发现,并得到了妥善的处理,保证了母婴健康。

练习与思考

1. 患者,女,28 岁,因孕 36 周加 4d、自觉胎动减少 1d 入院。查体:T 36.5℃、BP 116/78mmHg、P 82 次 /min,胎心 110 次 /min,宫高、腹围正常范围,心肺听诊无异常。B 超提示胎儿脐带绕颈 2 圈,羊水指数 8.5cm,胎盘功能Ⅲ级。入院后行剖宫产终止妊娠,取出一男婴,体重 2 840g,Apgar 评分 1min 6 分,经清理呼吸道、吸痰、加压吸氧、心脏按压后 5min 评 8 分,10min 评 10 分,术中发现脐带围绕胎儿颈部 2 周且较紧,脐带长 75cm,羊水Ⅲ度污染。

请思考:

（1）该孕妇出现了什么情况? 如何判断?

（2）孕期应该如何指导孕妇进行自我监测胎动?

（3）经剖宫产取出男婴后,1minApgar 评分 6 分,这代表什么含义?

2. 患者,女,36 岁,孕 3 产 1,剖宫再孕,因停经 9 个月,阵发性腹痛 1d 入院。孕妇来自农村,孕期未感特殊不适,只在孕 8 个月时做过 1 次产检。既往流产 1 次,剖宫产 1 次,娩出一活女婴。入院检查:T 36.8℃,P 108 次 /min,R 18 次 /min,BP 98/65mmHg。心肺(−),宫高如足月妊娠,头先露。ROT,胎心 160~172 次 /min,宫缩中等强度,放松不好,按压腹部有明显压痛,孕妇烦躁不安。

请思考:

(1) 该孕妇是否属高危妊娠范畴? 应如何指导其进行产检?

(2) 请针对该孕妇的情况列出主要的护理诊断。

(3) 对于该孕妇应该采取什么护理措施?

（莫洁玲）

第八章

妊娠合并症妇女的护理

08章 数字内容

学 习 目 标

知识目标:

1. 掌握 妊娠合并心脏病、糖尿病、病毒性肝炎、贫血、性传播疾病病人的护理诊断/问题、护理评估和护理措施。

2. 熟悉 妊娠与心脏病、糖尿病、病毒性肝炎、缺铁性贫血、性传播疾病之间的相互影响,以及疾病对母儿的影响。

3. 了解 妊娠合并心脏病、糖尿病、病毒性肝炎、贫血、性传播疾病的处理原则。

能力目标:

运用所学知识为妊娠合并心脏病、糖尿病、病毒性肝炎、缺铁性贫血、性传播疾病妇女进行护理及健康教育,确保母婴安全。

素质目标:

尊重关心产妇,能帮助产妇安全地度过妊娠期、分娩期和产褥期。

第一节　心　脏　病

某女,初产妇,30 岁,产前诊断:妊娠合并风湿性心脏病。剖宫产术后 6h,突然出现胸闷、心悸、呼吸困难,心率 120 次 /min,呼吸 24 次 /min,左肺基底部可闻及少量湿啰音,咳嗽后不消失。请问:

请思考:

1. 该产妇的护理诊断 / 问题是什么?

2. 对该产妇进行的首要护理措施是什么?

妊娠合并心脏病是围生期严重的妊娠合并症,在我国产妇死因顺位中高居第 2 位,是最常见的非直接产科死因,我国发病率约为 1%。妊娠期心脏病可分为两大类,一类是妊娠前已患有心脏病,以风湿性心脏病及先天性心脏病居多,另一类是由妊娠诱发的心脏病。妊娠期、分娩期及产褥期心脏及血流动力学改变,对有潜在心脏病的妇女有巨大的影响,可能使心脏负担加重而诱发心力衰竭。

【妊娠和分娩对心脏病的影响 】

1. **妊娠期**　妊娠第 6 周开始,孕妇的血容量逐渐增加,至 32~34 周达到高峰,比未孕时增加 30%~45%,此后维持较高水平,产后 2~6 周逐渐恢复正常。总循环血量的增加导致心率平均每分钟增加 10 次,心排血量平均增加 30%~50%,加重心脏负担。妊娠晚期,由于子宫明显增大而引起膈肌上升使心脏向左向上移位,导致出入心脏的大血管发生扭曲,进一步加重了心脏负担,易使患心脏病的孕妇发生心力衰竭而危及生命。

2. **分娩期**　分娩期是心脏负担最重的时期。每次子宫收缩有 250~500ml 血液被挤入体循环,增加了全身血容量,每次宫缩时心排血量约增加 24%,同时有血压增高、脉压增宽及中心静脉压升高。第二产程,子宫收缩,腹肌、骨骼肌的收缩使外周循环阻力增加,且产妇屏气用力增加了肺循环压力,如患有先天性心脏病孕妇可使之前左向右分流转为右向左分流而出现发绀。腹腔压力增高使内脏血液向心脏回流增加,此时心脏负担显著增加。第三产程,随着胎儿、胎盘的娩出,子宫突然缩小,胎盘循环中止,回心血量增加。加之腹腔内压力骤然下降,大量血液向内脏灌注,造成血流动力学的急剧变化,使患有心脏病的孕妇极易发生心力衰竭。

3. **产褥期**　产后 3d 以内,由于子宫的缩复作用使大量血液进入体循环,同时妊娠期组织间潴留的液体也开始回到体循环,导致回心血量暂时性增加,加之产妇伤口和宫缩疼痛、分娩疲劳、新生儿哺乳等负担,仍应警惕心力衰竭的发生。

综上所述,妊娠 32~34 周、分娩期、产后 3d 内心脏负担最重,是患有心脏病孕妇的危险时期,需要密切监护,确保母婴安全。

【妊娠合并心脏病的种类 】

妊娠合并心脏病在 1975 年以前以风湿性心脏病最多见,广谱抗生素的应用及风湿病的减少,使妊娠合并风湿性心脏病的发生率显著下降。随着近年心血管外科发展,先天性心脏病已获得早期根治或部分纠正,使越来越多的先天性心脏病女性获得妊娠和分娩的机会。因此,妊娠合并心脏疾病的类型构成比也随之发生改变,先天性心脏病位居第一,占 35%~50%,其次为风湿性心脏病,其他还有妊娠期高血压疾病性心脏病、围生期心肌病、贫血性心脏病以及心肌炎等。

1. **先天性心脏病**(congenital heart disease)

(1) 左向右分流型先天性心脏病:正常时由于体循环压力高于肺循环,左心的压力高于右心,故血从左向右分流而不出现发绀。当肺循环压力超过体循环时,右心的压力超过动脉高压则出现发绀。

1) 房间隔缺损(atrial septal defect):最常见的先天性心脏病,占20%左右。对妊娠的影响取决于缺损的面积大小。缺损面积<1cm²者多无症状,能耐受妊娠及分娩。若缺损面积较大,妊娠期及分娩期可引起右向左的分流而出现发绀,极有可能发生心力衰竭。房间隔缺损面积>2cm²者,最好行矫治手术后再妊娠。

2) 室间隔缺损(ventricular septal defect):缺损大小及肺动脉压力的改变,直接影响血流动力学变化。缺损面积<1.25cm²,既往无心衰史、无其他并发症者,一般能顺利度过妊娠与分娩期。若缺损较大未修补的女性,易出现肺动脉高压,当肺动脉压接近或超过体循环水平时,发展为右向左分流,孕产妇死亡率高达30%~50%。故室间隔缺损面积较大者,禁止妊娠,如果避孕失败,应于妊娠早期行人工流产。

3) 动脉导管未闭(patent ductus arteriosus):因儿童期可手术治愈,故妊娠合并动脉导管未闭者并不多见。妊娠结局与动脉导管未闭部分的管径大小有关。较大分流的动脉导管未闭者,由于大量动脉血流向肺动脉,使肺动脉高压引起血流逆转出现发绀和心力衰竭。未闭动脉导管口径较小,肺动脉压正常者,妊娠期一般无症状,可继续妊娠至足月。

(2) 右向左分流型先天性心脏病

1) 法洛四联症:是四种联合的先天性心血管畸形,包括肺动脉狭窄、室间隔缺损、主动脉骑跨、右心室肥大,是最常见的发绀性心脏病,未行手术矫治者很少存活至生育年龄。此病病人对妊娠血容量增加和血流动力学改变的耐受力极差,孕妇和胎儿死亡率极高达30%~50%,故这类心脏妇女不宜妊娠,若妊娠也应尽早终止。经手术治疗后心功能为Ⅰ~Ⅱ级者,可在严密观察下继续妊娠。

2) 艾森门格综合征:也称为肺动脉高压性右向左分流综合征。实际上是左向右分流的先天性心脏疾病发展的后果。如先天性室间隔缺损、房间隔缺损、动脉导管未闭等持续存在时,肺动脉高压进行性发展,使右心系统压力持续增高甚至超过左心系统压力,原来的左向右分流转变为右向左分流而出现发绀,孕产妇死亡率增高。

(3) 无分流型先天性心脏病

1) 肺动脉瓣狭窄:轻度狭窄者,能度过妊娠及分娩期。重度狭窄(瓣口面积减少60%以上)者,由于妊娠期及分娩期血容量及心排血量增加,加重右心室负荷,严重时发生右心衰竭。因此,严重肺动脉瓣狭瓣宜于妊娠前行手术矫治。

2) 主动脉缩窄:此病在女性较少见。常伴有其他心血管畸形,预后较差,合并妊娠时20%会发生各种并发症。轻度主动脉缩窄,心脏代偿功能良好,病人可在严密观察下继续妊娠,中、重度缩窄者即使经手术矫治,也应劝告避孕或孕早期终止妊娠。

2. 风湿性心脏病

(1) 二尖瓣狭窄:最多见,占风湿性心脏病的2/3~3/4。正常成年人二尖瓣口面积为4~6cm²,无明显血流动力学改变的轻度二尖瓣狭窄(瓣口面积1.5~2cm²)病人,可以耐受妊娠。中、重度的二尖瓣狭窄病人,肺水肿和心力衰竭的发生率增高,孕妇与胎儿死亡率增加,尤其在分娩时和产后孕产妇死亡率更高。因此,病变较严重者,应在妊娠前纠正二尖瓣狭窄,已妊娠者早期终止。

(2) 二尖瓣关闭不全:单纯性风湿性二尖瓣关闭不全较为少见。由于妊娠期外周阻力下降,使二尖瓣反流程度减轻,故二尖瓣关闭不全一般情况下能较好耐受妊娠。

(3) 主动脉狭窄及关闭不全:主动脉瓣关闭不全者,妊娠期外周阻力降低可使主动脉反流减轻,一般可以耐受妊娠。主动脉瓣狭窄增加左心射血阻力,严重者应手术矫正后再考虑妊娠。

3. 围产期心肌病(peripartum cardiomyopathy) 是指既往无心脏病史,妊娠晚期至产后6个月内发生的心脏扩大、心力衰竭为主的心脏病。确切病因不清楚,可能与妊娠期高血压、营养不良、病毒感染等有关。围产期心肌病临床并不常见,发生于妊娠晚期占10%,产后3个月内占80%,产后3个月后占10%。围产期心肌病病人在急性期得到良好治疗者,预后多较好,但再次妊娠可能导致病情加重或复发,可发生脑栓塞、肺栓塞、肾栓塞或心律失常而死亡,故应尽量避免再次妊娠。

【对妊娠、分娩的影响】

妊娠期心脏病不影响受孕。心脏病变较轻,心功能Ⅰ~Ⅱ级、无心力衰竭史者可以妊娠,大部分能顺利度过妊娠期,但需密切观察和监护。有下列情况之一者不宜妊娠:心脏病变重、心功能Ⅲ级以上、既往有心力衰竭病史、肺动脉高压、右向左分流型先天性心脏病、严重心律失常、围产期心肌病遗留右心脏扩大、细菌性心内膜炎等病人极易诱发心力衰竭,故不宜妊娠。

不宜妊娠的心脏病病人一旦妊娠或妊娠后心功能恶化,可导致流产、死胎、胎儿生长受限、早产、胎儿窘迫、新生儿窒息等。心脏病孕妇心功能良好者,胎儿相对安全,但剖宫产概率增加。

【处理原则】

心脏病孕产妇的主要死亡原因是心力衰竭,处理原则是通过规范的孕期保健或干预预防或早期发现心力衰竭。

【护理评估】

(一) 健康史

护士详细、全面地了解既往健康史,特别是与心脏病有关的病史,如所患心脏病的类型、心功能状态、诊疗过程、相关检查结果、药物使用情况等;询问此次妊娠经过,了解妊娠对心脏病的影响情况,如日常生活和工作、活动和休息等;了解有无诱发心力衰竭的潜在因素,如上呼吸道感染、心律失常、贫血、便秘、家务无人代理、缺乏支持系统、孕妇过度焦虑等。

(二) 身体状况

1. 判断心脏功能状态

美国纽约心脏病协会(NYHA)依据病人生活能力状况,将心脏病病人心功能分为4级:

Ⅰ级:一般体力活动不受限制(无症状)。

Ⅱ级:一般体力活动轻度受限制,活动后心悸、轻度气短,休息时无症状。

Ⅲ级:一般体力活动明显受限制,休息时无不适,轻微日常工作即感不适、心悸、呼吸困难,或既往有心力衰竭史者。

Ⅳ级:一般体力活动严重受限制,不能进行任何体力活动,休息时有心悸、呼吸困难等心力衰竭表现。

这种心功能分级的优点是简便易行,主要根据主观症状判断,不依赖任何器械检查。其不足之处是主观症状和客观检查并非完全一致。因此,NYHA对心脏病心功能分级进行多次修订,1994年采用并行的两种分析方案,即第一种是上述病人主观功能性(functional capacity),第二种是根据客观检查手段(心电图、负荷试验、X线、超声心动图等)来评估心脏病严重程度。后者将心脏病分为4级。

A级:无心血管病的客观依据。

B级:客观检查表明属于轻度心血管病病人。

C级:客观检查表明属于中度心血管病病人。

D级:客观检查表明属于重度心血管病病人。

其中轻、中、重的标准未作出明确规定,由医师根据检查结果进行判断。将病人的两种分级并列。如心功能Ⅱ级C、Ⅰ级B等。

2. 症状 心功能Ⅰ级者通常无明显症状,随着心功能减退,可出现劳动能力下降、活动后气促、心悸、乏力、肢体肿胀;严重心力衰竭病人呼吸困难、胸闷、胸痛、咳嗽、咳痰、咯血、不能平卧、端坐呼吸、尿量减少等症状。

3. 体征 心脏扩大,有Ⅱ级以上、性质粗糙响亮且时限较长的收缩期或舒张期杂音,二尖瓣区有舒张期或舒张前期雷鸣样杂音;心力衰竭时心率增加、肝颈静脉逆流征阳性、第三心音、两肺呼吸音减弱、可闻及干湿啰音、肝脏肿大、下肢水肿等。

妊娠合并心脏病常见并发症为急性肺水肿为主要表现的急性左心衰竭,病情加重时可出现血压下降、脉搏细弱,意识模糊,甚至昏迷、休克、窒息而死亡。所以,应重视早期心力衰竭的临床表现:①轻微活动后即出现胸闷、心悸、气短;②休息时心率每分钟超过 110 次,呼吸每分钟超过 20 次;③夜间常因胸闷而坐起呼吸,或到窗口呼吸新鲜空气;④肺底部出现少量持续性湿啰音,咳嗽后不消失。

(三)辅助检查

1. **心电图检查**　有严重的心律失常,如心房颤动、心房扑动、三度房室传导阻滞、ST 段及 T 波异常改变等。

2. **超声心动图检查**　心肌肥厚、瓣膜运动异常、心脏结构异常。

3. **X 线检查**　可显示心脏的扩大、心胸比例变化、大血管口径的变化及肺部改变。

4. **血生化检测**　心肌酶学、肌钙蛋白检测表示有无心肌损伤。脑钠肽的检测可作为有效的心衰筛查和判断预后指标。血常规、血气分析、电解质、肝肾功能、凝血功能等,根据病情酌情选择。

5. **胎儿监测**

(1)胎儿心脏病的筛查:先天性心脏病病人的后代发生先天性心脏病的风险为 5%~8%。因此,先天性心脏病病人孕 12~13 周超声测量胎儿颈后透明层厚度(NT),NT 在正常范围的胎儿先天性心脏病的发生率 1/1 000。孕 20~24 周进行胎儿心脏超声检查。胎儿明确有先天性心脏病,并且继续妊娠者,建议行胎儿染色体检查。

(2)孕 28 周后进行胎儿脐血流、羊水量和无应激试验(NST)等检查。

(四)心理 - 社会状况

孕妇因担心自身和胎儿的生命安全而感到焦虑、恐惧;家属因缺乏妊娠合并心脏病相关知识,特别是心力衰竭的预防和急救知识而不能采取有效的应对措施。因此,应重点评估孕产妇及家属的相关知识掌握情况及心理状况。

【护理诊断 / 问题】

1. **活动无耐力**　与心排血量下降有关。
2. **自理能力缺陷**　与心脏病活动受限及卧床休息有关。
3. **焦虑**　与担心自己和胎儿的生命安全有关。
4. **有感染的危险**　与机体抵抗力低下有关。
5. **潜在并发症**:心力衰竭、感染。

【护理目标】

1. 孕产妇顺利完成妊娠和分娩的全过程,可以进行日常活动。
2. 孕产妇不发生心力衰竭、感染。
3. 孕妇情绪稳定,焦虑程度减轻或者消失。
4. 母婴平安。

【护理措施】

(一)非孕期护理

根据心脏病种类、病变程度、是否需要手术矫治、心功能级别,综合判断心脏耐受妊娠的能力。对不宜妊娠者,指导采取有效措施严格避孕。

(二)妊娠期护理

不宜妊娠者应于 12 周前行人工流产,妊娠 12 周以上慎重行钳刮术或中期引产术。若有心力衰竭,应在心力衰竭控制后再终止妊娠。继续妊娠者,则按高危妊娠处理。

1. 加强孕期保健 心脏病病人应从确定妊娠即开始进行产前检查,妊娠20周以前,每2周1次,20周以后每周1次,并根据病情的需要调节检查间隔时间。检查时除一般产科检查外,重点评估心脏功能情况及胎儿宫内情况,并询问病人的自觉症状,加强心率和心肺的听诊,早期发现诱发心力衰竭的各种潜在危险因素。发现早期心力衰竭征象,应立即住院治疗。孕期经过顺利者,亦应在36~38周提前住院待产。

2. 预防心力衰竭

(1) 充分休息:减少或者限制体力劳动,保证孕妇每天至少10h睡眠时间,休息时宜取半卧位或左侧卧位。根据心脏功能情况,减轻工作量甚至停止工作,限制活动。提供良好的家庭支持系统,避免过劳及情绪激动。

(2) 饮食:指导摄入高蛋白、高维生素、低盐、低脂肪及富含铁、钙等矿物质的食物;少食多餐,多吃蔬菜、水果以防便秘;孕16周后,每日食盐量不超过4~5g;适当控制体重,整个孕期,体重增长不宜超过12kg。

(3) 积极预防和控制诱发心力衰竭的潜在因素:常见诱发心力衰竭的因素有贫血、上呼吸道感染、妊娠期高血压、低蛋白血症、甲亢、心动过速等。因此,指导孕妇注意保暖,尽量避免出入公共场所,保持良好的卫生习惯,预防呼吸道、消化道、泌尿道、生殖道等的感染;有感染征象,应及时给予有效的抗感染治疗;增强机体抵抗力,积极治疗贫血;严格控制输液滴速;严密监测心率、呼吸、血压、血氧饱和度等。

(4) 心理支持:对孕妇表示理解、同情;耐心向孕妇及家属解释病情、治疗情况、介绍出现危险情况的急救措施、与医院联系的方法等,以增加孕妇的安全感,减轻孕妇及家人的焦虑心理。同时完善家庭支持系统,鼓励家属陪伴,给予爱的支持。

知 识 链 接

妊娠合并心脏病病人降压药的选择

在妊娠期间大约1/3的心脏病病人需要药物治疗。妊娠早中期口服降压药物首选硝苯地平,其次可选用拉贝洛尔,高血压危象时推荐静脉用药拉贝洛尔、硝苯地平。妊娠期禁用血管紧张素转化酶抑制剂、血管紧张素受体拮抗药和醛固酮拮抗药,有明确证据表明这类药品可能导致胎儿肾衰竭、胎儿生长受限、胎儿畸形和死亡。妊娠期利尿剂不常规作为降压药物,但氢氯噻嗪和呋塞米对胎儿畸形的影响报道较少,必要时可酌情使用。孕产妇使用钙通道阻滞药如维拉帕米、硝苯地平、地尔硫䓬无明显不良反应,哺乳期间也可以使用。

---

3. 心力衰竭的抢救配合与护理 急救原则是减少回心血量和肺循环血量,增强心肌收缩力,改善肺气体交换功能。根据孕周、疾病严重程度及母儿情况综合考虑终止妊娠的时机和方法。妊娠晚期发生心力衰竭,原则是待心力衰竭控制后再行产科处理,若为严重心力衰竭,病情恶化,也可一边控制心力衰竭一边积极剖宫产,取出胎儿,减轻心脏负担,挽救孕妇生命。

(1) 体位:病人取半卧位或坐位,双腿下垂,以减少回心血量。病人常烦躁不安,谨防跌倒受伤。

(2) 吸氧:立即给予鼻导管吸氧,根据血气分析结果调整氧流量,病情严重者采用面罩呼吸机持续加压给氧或双水平气道正压给氧。

(3) 开放静脉通道,遵医嘱用药

1) 镇静:常用吗啡3~5mg静脉推注,减轻烦躁不安,同时扩张血管而减轻心脏负荷。必要时每间隔15min重复应用,共2~3次。

2) 快速利尿:常用呋塞米20~40mg静脉推注,有效降低心脏负荷。

3)血管扩张药:可选用硝普钠、硝酸甘油,用输液泵控制滴速,根据血压调整剂量。

4)正性肌力药物:常用洋地黄制剂毛花苷 C,首剂 0.4mg,稀释后缓慢静脉注射,以增强心肌收缩力,减慢心率。孕妇对洋地黄类药物耐受性较差,需注意观察其毒性反应。

(4)病情监测:严密监测血压、呼吸、血氧饱和度、心率、心电图,检查血电解质、血气分析等。观察病人意识、精神状态、皮肤颜色、温度及出汗情况、记液体出入量。

4. 健康指导 通过各种途径宣传妊娠合并心脏病的有关知识,如妊娠与心脏病的相互影响,早期心力衰竭的症状和体征,心力衰竭的预防和急救,遵医嘱服药的重要性等。指导孕妇及家属掌握自我监护技巧,如每天测心率、呼吸、称体重、记出入量及胎动计数等。完善家庭支持系统,促进家庭成员适应妊娠造成的压力,以减轻孕产妇及家属的焦虑。

(三)分娩期护理

根据病情、胎儿状况、宫颈条件选择适当的分娩方式。

1. 阴道分娩 适用于心脏功能在 Ⅰ~Ⅱ级、胎儿不大、胎位正常、宫颈条件好者。

(1)第一产程:安慰及鼓励产妇,消除紧张情绪,必要时按医嘱给予镇静剂。定时监测血压、脉搏、呼吸及心率,密切观察子宫收缩、胎头下降及胎儿宫内情况,随时评估产妇的心功能状态,识别早期心力衰竭的症状及体征。

(2)第二产程:避免产妇用力屏气及加腹部,宫口开全后,需阴道助产,尽可能缩短第二产程,以免消耗大量体力,同时做好产妇心力衰竭及新生儿的抢救准备。

(3)第三产程:胎儿娩出后,立即腹部放置沙袋持续压迫 24h,以防腹压骤降而诱发心力衰竭。同时严密观察产妇的血压、脉搏、子宫收缩情况。为防止产后出血过多而加重心肌缺血和心力衰竭,胎儿娩出后应立即肌内注射或静脉滴注缩宫素 10~20U,及时娩出胎盘并按摩宫底以促进子宫收缩。心脏病孕妇禁用麦角新碱,以防静脉压增高而发生心力衰竭。若发生产后出血,应予输血、输液,严格控制输液速度。

2. 剖宫产 对有产科指征及心功能 Ⅲ~Ⅳ级者,均应择期剖宫产。为了减轻心脏负担,主张对心脏病产妇放宽剖宫产指征,减少产妇因长时间宫缩所引起的血流动力学改变。选择连续硬膜外阻滞麻醉,麻醉剂中不应加用肾上腺素,麻醉平面不宜过高。术中、术后应使用输液泵控制滴速和补液量,以免增加心脏额外负担。不宜再妊娠者,可同时进行输卵管结扎术。

3. 预防感染 进行治疗和护理操作时严格按无菌技术操作规程进行,防止医源性感染;按医嘱使用抗生素预防感染。

4. 加强心理支持 提供专人守护,安慰和鼓励产妇,消除紧张情绪和恐惧心理,必要时按医嘱给予镇静剂。及时将产妇的情况告诉家属,减轻家属的焦虑和紧张。

(四)产褥期护理

1. 一般护理 严密监测生命体征,保证充分休息,鼓励其早起下床适度活动,防止血栓的形成。指导摄取清淡饮食、防止便秘,必要时遵医嘱给予缓泻剂。注意保暖,预防上呼吸道感染,注意口腔卫生,保持外阴部清洁。严密观察子宫收缩及阴道流血情况,提醒产妇及时排空膀胱,以免发生产后出血。保持情绪稳定,避免过分激动。

2. 用药护理 按医嘱准确、及时使用抗生素及协助恢复心功能药物,并严密观察其不良反应。

3. 指导喂养方式 根据病情选择恰当的喂养方式。心脏病妊娠风险低且心功能Ⅰ级者建议哺乳,考虑到哺乳,尤其是母乳喂养的高代谢需求和不能很好休息,对于疾病严重的心脏病产妇,即使心功能Ⅰ级也建议人工喂养。不适宜母乳喂养者应及时回乳,指导家属人工喂养的方法。

4. 出院指导 制订详细出院计划,包括社区家庭访视相关内容,确保产妇和新生儿得到良好的照顾。指导产妇和家人与心内科医师定期交流,积极治疗原发心脏疾病,根据病情及时复诊。教会新生儿护理技能,观察阴道恶露情况,保持会阴部清洁,产褥期禁盆浴、禁性生活。未做绝育术者,建议采取适宜的避孕措施,严重心脏病病人终止妊娠后要更加注重避孕指导,避免再次非意愿妊娠。

【护理评价】

1. 孕产妇妊娠和分娩过程顺利,母婴平安。

2. 孕产妇未发生心力衰竭、感染等并发症或被及时发现与处理。

3. 孕妇情绪稳定,以良好的心境配合治疗和护理。

第二节　糖　尿　病

 ——————————　导 入 案 例　——————————

某女,35 岁,妊娠 38 周,G$_1$P$_0$。第一次妊娠因胎儿畸形于 25 周终止妊娠。此次妊娠 30 周,B 超检查发现羊水过多,未见明显畸形。查体:血压 130/85mmHg,宫高 37cm,胎心率 145 次 /min,胎儿大于妊娠周数,孕妇体重 78kg,近期有多饮、多食、多尿症状。

请思考:

1. 该孕妇可能的临床诊断是什么？ 需做哪些检查？

2. 护士应对该孕妇进行的健康教育有哪些内容？

妊娠合并糖尿病包括孕前糖尿病(pregestational diabetes mellitus,PGDM)和妊娠糖尿病(gestational diabetes mellitus,GDM),PGDM 是一种即在妊娠前已被确诊的糖尿病妇女合并妊娠或妊娠前糖耐量异常,妊娠后发展为糖尿病。GDM 为妊娠期首次发病或发现的糖尿病,我国 GDM 发生率 1%~5%,糖尿病孕妇中 90% 以上为 GDM,近年明显增高趋势。GDM 病人多数于产后糖代谢可恢复正常,但部分病人将来发展为 2 型糖尿病。妊娠合并糖尿病属高危妊娠,临床经过复杂,严重危害母婴健康和生命安全,必须引起高度重视。

【妊娠、分娩对糖尿病的影响】

1. 妊娠期　胎儿从母体摄取的葡萄糖增加,使葡萄糖需要量增大;妊娠早期,由于早孕反应进食少,且妊娠后体内的雌、孕激素可增加母体对葡萄糖的利用,孕妇血糖偏低,严重者甚至导致低血糖昏迷;同时妊娠期肾血流量及肾小球滤过率均增加,而肾小管对葡萄糖的再吸收率不能相应增加,使肾糖阈降低,部分孕妇排糖量增加,从而导致孕妇空腹血糖降低。随着妊娠的进展,血容量逐渐增加,血液稀释使胰岛素相对不足;胎盘合体滋养细胞分泌的胎盘催乳素、雌激素、孕酮等抗胰岛素样物质增加,使孕妇对胰岛素的敏感性逐渐下降,为维持正常糖代谢水平,胰岛素需要量必须相应增加,而对于胰岛素分泌受限的孕妇,则不能适应这一变化而使原有的糖尿病加重或出现 GDM。

2. 分娩期　分娩过程中,子宫收缩消耗大量糖原,体力消耗增大,而进食量减少,易导致低血糖。若未及时调整胰岛素使用剂量,则易导致产妇低血糖症状的发生。另外,临产后孕妇紧张及疼痛可能引起血糖发生较大波动,使胰岛素的用量不易掌握,因此严密观察血糖变化,根据孕妇血糖水平调整胰岛素的用量。

3. 产褥期　胎盘娩出后,体内的抗胰岛素物质迅速减少,全身内分泌激素逐渐恢复到正常非妊娠水平,机体对胰岛素需要量减少。

妊娠合并糖尿病的孕产妇,在妊娠期、分娩期、产褥期体内糖代谢复杂多变,应用胰岛素治疗时,若未及时调整胰岛素用量,部分病人可能出现血糖过低或过高,严重者甚至导致低血糖昏迷及酮症酸中毒,应注意观察。

糖尿病的分类和诊断

2019年世界卫生组织（World Health Organization, WHO）首次更新了糖尿病分型,将糖尿病分为1型糖尿病、2型糖尿病、混合型糖尿病、特殊类型糖尿病、妊娠期首次发现的高血糖和未分类糖尿病有6大类。其中,1型和2型糖尿病不再细分亚类,混合型糖尿病则包括缓慢进展的免疫介导成人糖尿病和酮症倾向的2型糖尿病,并指出缓慢进展的免疫介导成人糖尿病和1型糖尿病之间的相对差异,包括肥胖、具有代谢综合征的特征、残留更多β细胞功能、多为单一胰岛自身抗体阳性及携带2型糖尿病易感基因转录因子7类似物2（transcription factor 7-like 2, TCF7L2）基因多态性。

【糖尿病对母儿的影响】

妊娠合并糖尿病对母儿的影响及其程度取决于糖尿病病情及血糖控制水平。

（一）对孕妇的影响

1. **流产**　高血糖可使胚胎发育异常,导致胚胎死亡、流产,孕早期自然流产发生率可达15%~30%。多见于血糖未得到及时控制的病人。

2. **妊娠期高血压疾病**　易并发妊娠期高血压疾病,为正常孕妇的2~4倍。糖尿病病人可导致血管广泛病变,使小血管内皮细胞增厚及管腔变窄。伴有肾血管病变时,妊娠期高血压疾病更易发生。

3. **感染**　糖尿病病人抵抗力下降,易合并感染,以泌尿系统感染最常见。

4. **羊水过多**　其发生率较非糖尿病孕妇高10倍,可能与胎儿高血糖、高渗性利尿致胎尿排出增多有关。

5. **糖尿病酮症酸中毒**　由于妊娠期复杂的代谢变化,加之高血糖及胰岛素绝对不足,代谢紊乱进一步发展到脂肪分解加速,血清酮体急剧升高,进一步发展为代谢性酸中毒,是孕妇死亡的主要原因。

6. **其他**　由于糖尿病病人巨大胎儿发生率高,难产、产道损伤、手术产概率高,并可导致产后出血等并发症;再次妊娠时,疾病复发率可高达33%~69%,远期患糖尿病概率也增加,17%~63%将发展为2型糖尿病。同时,远期心血管系统疾病的发生率也高。

（二）对胎儿的影响

1. **巨大胎儿**　由于孕妇血糖高,通过胎盘转运,而胰岛素不能通过胎盘,胎儿长期处于高血糖状态,刺激胎儿胰岛β细胞增生,产生大量胰岛素,活化氨基酸转移系统,促进蛋白、脂肪合成和抑制脂解作用,导致巨大胎儿发生率高达25%~42%。

2. **胎儿生长受限**　发生率为21%,高血糖抑制胚胎发育的作用,导致胚胎发育落后,糖耐病合并微血管病变者,胎盘血管常出现异常,影响胎儿发育。

3. **流产和早产**　妊娠早期血糖高可使胚胎发育异常,最终导致胚胎死亡而流产,合并羊水过多易发生早产,早产发生率为10%~25%。

4. **胎儿畸形**　畸形发生率是非糖尿病孕妇的7~10倍。主要原因为孕妇代谢紊乱,尤其是高血糖与胎儿畸形有关。其他因素有酮症、低血糖、缺氧及糖尿病治疗药物等。

5. **胎儿窘迫和胎死宫内**　妊娠中晚期发生的糖尿病酮症酸中毒所致。

（三）对新生儿的影响

1. **新生儿呼吸窘迫综合征（neonatal respiratory distress syndrome, NRDS）**　又称为新生儿肺透明膜病,由于胎儿长期处于高血糖状态,刺激胎儿胰岛素分泌增加,形成高胰岛素血症。后者具有拮抗糖皮质激素促进肺泡Ⅱ型细胞表面活性物质合成及释放的作用,使胎儿肺表面活性物质分泌减少,胎儿肺成熟延迟。

2. 新生儿低血糖　新生儿脱离母体高血糖环境后,高胰岛素血症仍存在,如果不及时补充糖,容易发生低血糖,严重时会危及新生儿生命。

3. 新生儿低钙血症和低镁血症　正常新生儿血钙为 2~2.5mmol/L,血镁为 0.6~0.87mmol/L。新生儿出生后 24~72h 血钙水平最低,出生后 72h 血钙 <1.75mmol/L 为低钙血症。部分新生儿同时合并低镁血症,出生后 72h 血镁 <0.48mmol/L。

知 识 链 接

妊娠合并糖尿病对子代的远期影响

对 GDM 母亲所分娩孩子进行的研究结果显示,在 1 岁时,GDM 母亲所分娩的大于胎龄儿组的体重指数、腰围和腹围皮肤褶皱厚度均较其他研究组高;在 4~7 岁时测量结果也跟上述一样。到 11 岁时,GDM 母亲所分娩的大于胎龄儿组的代谢综合征患病率为 15%,远高于 GDM 母亲所分娩适于胎龄儿组(5.3%)、非 GDM 大于胎龄儿组(3.0%)及非 GDM 适于胎龄儿组(4.2%)。

【处理原则】

早期、综合、全面达标及治疗方法个体化原则,采用病人为中心的团队式管理模式和随访结合的模式,严格控制孕产妇血糖值,选择正确的分娩方式,适时终止妊娠,减少并发症发生。

【护理评估】

(一)健康史

询问妊娠前有无超重或肥胖、糖耐量异常史,有无确诊糖尿病、多囊卵巢综合征;询问有无糖尿病家族史、有无异常分娩史,如不明原因多次流产、死胎、死产、早产、畸形或巨大胎儿史;了解此次妊娠经过情况,有无糖尿病的临床表现及其出现时间,病情控制及目前用药情况。同时注意评估有无肾脏、心血管系统及视网膜病变等合并症情况。

(二)身体状况

1. 症状　评估孕妇是否存在不同程度的多饮、多食、多尿"三多"症状,妊娠期孕妇是否存在肥胖、羊水过多,妊娠晚期体重增长较快,孕妇有无皮肤瘙痒,尤其是外阴部瘙痒等症状。评估胎儿宫内发育情况,有无巨大胎儿或胎儿生长发育受限,尤其注意中枢神经系统和心脏的发育。

2. 体征　分娩期注意有无低血糖的症状,如面色苍白、心悸、大汗、饥饿感明显等;有无酮症酸中毒症状,如恶心、呕吐、视物模糊、呼吸加快、呼吸带有烂苹果味等。产后注意有无低血糖或高血糖的症状,有无产后出血及感染征兆,评估新生儿状况。

3. 评估糖尿病的病情及预后　根据病人的发病年龄、病程以及有无血管病变等进行分期(White 分类法),有助于判断病情的严重程度及预后:

A 级:妊娠期诊断的糖尿病。

A1 级:经控制饮食,空腹血糖 <5.3mmol/L,餐后 2h 血糖 <6.7mmol/L。

A2 级:经控制饮食,空腹血糖 ≥5.3mmol/L,餐后 2h 血糖 ≥6.7mmol/L。

B 级:显性糖尿病,20 岁以后发病,病程 <10 年。

C 级:发病年龄 10~19 岁,或病程达 10~19 年。

D 级:10 岁前发病,或病程 ≥20 年,或合并单纯性视网膜病。

F 级:糖尿病性肾病。

R级：眼底有增生性视网膜病变或玻璃体积血。

H级：冠状动脉粥样硬化性心脏病。

T级：有肾移植史。

（三）辅助检查

1. 孕前糖尿病（PGDM）检查　首次产前检查时应明确是否存在妊娠前糖尿病，达到以下任何一项标准应诊断为PGDM。

（1）空腹血糖（fasting plasma glucose，FPG）：FPG≥7.0mmol/L（126mg/dl）。

（2）75g口服葡萄糖耐量试验（oral glucose tolerance test，OGTT）：服糖后2h血糖≥11.1mmol/L（200mg/dl）。

（3）随机血糖：伴有典型的高血糖症状或高血糖危象，同时任意血糖≥11.1mmol/L（200mg/dl）。

（4）糖化血红蛋白（glycosylated hemoglobin，HbA1c）：HbA1c≥6.5%，但不推荐妊娠期常规用HbA1c进行糖尿病筛查。

2. 妊娠糖尿病（GDM）检查

（1）75g口服葡萄糖耐量试验（OGTT）：妊娠24~28周及以后，对尚未被诊断为糖尿病的孕妇进行75g OGTT。

OGTT的方法：试验前连续3d正常饮食，正常体力活动，即每日进食碳水化合物不少于150g，检查期间静坐、禁烟。OGTT前1d晚餐后禁食8h，检查时，5min内口服含75g葡萄糖的液体300ml，分别抽取孕妇服糖前及服糖后1h、2h的静脉血，放入含有氟化钠的试管中，采用葡萄糖氧化酶法测定血糖水平。诊断标准：服糖前及服糖后1h、2h的血糖值应分别低于5.1mmol/L、10.0mmol/L、8.5mmol/L（92mg/dl、180mg/dl、153mg/dl）。任何一项血糖值达到或超过上述标准即可诊断为GDM。

（2）空腹血糖（FPG）：孕妇具有GDM高危因素或者医疗资源缺乏地区，建议妊娠24~28周首选检查FPG。FPG≥5.1mmol/L，可以直接诊断GDM，不必行OGTT；FPG<4.4mmol/L，发生GDM可能性极小，暂时不行OGTT；FPG≥4.4mmol/L，且<5.1mmol/L时，应尽早行OGTT。

3. 胎儿监测

（1）胎儿超声心动图检查：妊娠晚期应每4~6周进行1次超声检查，尤其注意检测胎儿腹围和羊水量的变化。

（2）无应激试验（NST）：需要应用胰岛素或口服降糖药物者，应自32周起每周行1次。

（四）心理-社会状况

孕妇及家属因缺乏妊娠合并糖尿病的有关知识而不能采取有效的应对措施；糖尿病对母婴危害较大，孕妇及其家属可因此产生焦虑、恐惧心理。如不幸新生儿有畸形或生命危险，甚至死亡，需要评估产妇及家属的情绪与心理状态。

【护理诊断/问题】

1. **营养失调：低于或高于机体需要量**　与血糖代谢异常有关。
2. **知识缺乏：**缺乏饮食控制及胰岛素治疗的相关知识。
3. **有受伤的危险（胎儿）**　与糖尿病可能引起胎儿异常有关。
4. **有感染的危险**　与糖尿病导致抵抗力下降有关。

【护理目标】

1. 孕妇改变生活方式，合理饮食、适当运动，体重增长保持正常范围。
2. 孕妇及家人掌握血糖监测方法，用药依从性良好，血糖稳定。
3. 母婴平安。

Note：

【护理措施】

（一）非孕期

糖尿病病人于妊娠前应确定糖尿病严重程度,确定其是否适合妊娠以及妊娠的最佳时机。未经治疗的 D、F、R 级糖尿病一旦妊娠,对母儿危害较大,不宜妊娠,应避孕。器质性病变较轻、血糖控制良好者,可在积极治疗、密切监护下继续妊娠。

（二）妊娠期

妊娠合并糖尿病孕妇的监护及治疗应由产科医师、内分泌医师、营养师和糖尿病专科护士等多学科成员密切配合,制定血糖控制目标、生活方式管理、营养治疗方案,从而确保母婴健康与安全。

1. **定期产前检查**　妊娠合并糖尿病孕妇的产前检查次数和间隔时间视病情轻重而定。妊娠前已患有糖尿病或者每周检查一次直至妊娠第 10 周,以后每两周检查一次,妊娠 32 周以后每周检查 1 次。检查内容包括产科常规检查,血糖、尿糖、尿酮体等测定,每 1~2 个月测定肾功能及糖化血红蛋白含量。

2. **指导孕妇血糖自我监测**　妊娠期血糖的控制目标:餐前血糖值 <5.3mmol/L,餐后 1h 血糖<7.8mmol/L,餐后 2h 血糖 <6.7mmol/L。每天多次自我血糖监测可达到严格控制血糖、减少妊娠并发症的效果。针对不同治疗方案给出不同的血糖检测方案,接受饮食、运动治疗及口服药物治疗的病人检测空腹和餐后 1h 血糖,而使用胰岛素治疗者检测餐前、餐后 1h、睡前血糖。孕期高血糖病人每天检测血糖 3~4 次,1 周内可转换检测时间。对于医疗资源缺乏地区,至少每天测 1 次血糖,并记录与用餐的时间关系。

3. **饮食护理**　根据个体的文化背景、生活方式、经济条件和受教育程度进行合理的营养治疗计划。饮食控制是糖尿病治疗及护理的关键,目的是使糖尿病孕妇的血糖控制在正常范围,保证孕妇和胎儿的合理营养摄入,减少母儿并发症的发生。

（1）控制能量摄入:每日摄入总能量应根据不同妊娠前体重和妊娠期的体重增长速度而定。①低体重者（BMI<18.5kg/m²）,每天平均摄入能量为 2 000~2 300kcal;②正常体重者（BMI18.5~24.9kg/m²）,每天平均摄入能量为 1 800~2 100kcal;③超重者（BMI25~29.9kg/m²）,每天平均摄入能量为 1 500~1 800kcal;④肥胖者（BMI≥30kg/m²）其总热量的摄入较孕前减少 30%,但每天不应低于 1 600~1 800kcal。注意避免能量限制过度,早期应不低于 1 500kcal,晚期不低于 1 800kcal,以免发生酮症。

（2）营养搭配:保持健康饮食习惯,采用健康的烹饪方式,减少精加工、高糖、高脂、高盐及低纤维含量食物的摄入,以降低远期 2 型糖尿病及代谢性疾病的发生风险。建议每日碳水化合物占摄入总热量的 35%~45%,将碳水化合物适当分配在 3 次正餐及 2~4 次加餐中（晚上加餐有助于预防夜间酮症的发生）,总摄入量不少于 175g。对于糖尿病肾病病人,建议蛋白摄入量需降至 0.6~0.8g/kg（按理想体重计算）。此外,应选用升糖指数低、纤维含量高的食物。在热量分配方面,实行少量多餐,定时定量进餐。

（3）体重管理:肥胖增加不良妊娠结局的发生,控制体重有利于维持孕期正常血糖水平。建议患有糖尿病的超重 / 肥胖妇女在孕前减轻体重后妊娠,所有孕妇在孕期适当控制体重增长（表 8-1）。

表 8-1　基于妊娠前体重指数推荐的妊娠期体重增长标准

孕前体重指数 /(kg·m⁻²)	孕期体重增加总量 /kg	妊娠中晚期体重增加值 /(kg·周⁻¹)
低体重（<18.5）	12.5~18.0	0.51（0.44~0.58）
正常体重（18.5~24.9）	11.5~16.0	0.42（0.35~0.50）
超重（25.0~29.9）	7.0~11.5	0.28（0.23~0.33）
肥胖（≥30.0）	5.0~9.0	0.22（0.17~0.27）

4. 运动护理　适当的运动可降低妊娠期基础胰岛素抵抗。选择一种低至中等强度的有氧运动，如瑜伽、散步、上臂运动、太极拳、孕妇操等。每天锻炼 30min，每次运动持续时间自 10min 开始逐步延长至 30min。运动治疗的注意事项：①运动前行心电图检查以排除心脏疾患，并需确认是否存在大血管和微血管的并发症。②GDM 运动疗法的禁忌证，1 型糖尿病合并妊娠、心脏病、视网膜病变、多胎妊娠、宫颈功能不全、先兆早产或流产、胎儿生长受限、前置胎盘、妊娠期高血压疾病等。③防止低血糖反应和延迟性低血糖，进食 30min 后再运动，运动后休息 30min。运动时应随身携带饼干或糖果，有低血糖征兆时可及时食用。④运动期间出现以下情况应及时就医：腹痛、阴道流血或流水、憋气、头晕眼花、严重头痛、胸痛、肌无力等。⑤避免清晨空腹未注射胰岛素之前进行运动。

5. 用药护理　妊娠过程中机体对胰岛素的需求不断变化，妊娠中、晚期对胰岛素需要量有不同程度的增加，妊娠 32~36 周胰岛素需要量达高峰，妊娠 36 周后稍下降。通过饮食、运动护理不能控制的 GDM 孕妇可应用胰岛素或者口服降糖药物控制血糖。应根据血糖监测结果，选择个体化的胰岛素治疗方案。

（三）分娩期护理

1. 分娩时机　无须胰岛素治疗而血糖控制达标的 GDM 孕妇，如无母儿并发症，在严密监测下等待至预产期。PGDM 或胰岛素治疗的 GDM 孕妇，如血糖控制良好且无母儿并发症，在严密监测下，妊娠 38~39 周后可终止妊娠；如血糖控制不满意、出现母儿并发症或糖尿病伴发微血管病变或既往有不良产史者，需严密监护，根据病情决定终止妊娠。

2. 分娩方式　妊娠合并糖尿病本身不是剖宫产的指征，应制订分娩计划，产程中密切检测孕妇血糖、宫缩、胎心变化，避免产程过长。选择性剖宫产的指征：糖尿病伴微血管病变及其他产科指征，如胎儿窘迫、巨大胎儿、胎位异常等。妊娠期血糖控制不好，或既往有死胎、死产史者，应适当放宽剖宫产的指征。

3. 分娩时护理

（1）一般护理：注意休息、镇静，给予适当饮食，严密监测血糖、尿糖和尿酮体变化，及时调整胰岛素用量，加强胎儿监护。

（2）阴道分娩：产妇情绪紧张及疼痛可使血糖波动，胰岛素用量不易掌握，严格控制血糖水平对母儿十分重要。临产后仍采用糖尿病饮食，提供足够的葡萄糖以防低血糖。密切监测宫缩、胎心变化，尽量缩短产程。产程中应停用所有皮下注射胰岛素，根据血糖值维持小剂量胰岛素静脉滴注。

（3）剖宫产：手术日停止皮下注射所有胰岛素，监测血糖及尿酮体，根据其空腹血糖水平及每日胰岛素用量，改为小剂量胰岛素持续静脉滴注。每 1~2h 监测血糖，术后每 2~4h 测 1 次血糖，直到饮食恢复。

（四）产褥期护理

1. 积极监测与控制血糖　①用药：产后由于胎盘娩出，抗胰岛素物质迅速下降，产妇需要的胰岛素急剧下降，大部分 GDM 病人在分娩后即不需要使用胰岛素，仅少数病人仍需胰岛素治疗，胰岛素用量应减少至分娩前的 1/3~1/2，并根据产后空腹血糖值调整，多数在产后 1~2 周胰岛素用量逐渐恢复到孕前水平。②注意观察产妇有无出汗、脉搏增快等低血糖的表现。③进行有效的体重管理，根据产后状况，制订个体的产褥期体重管理计划。④指导产妇及家属做好自我血糖监测及低血糖的表现，如有异常及时通知医生处理。

2. 预防产褥感染　注意观察产妇的体温，每日测体温 4 次；保持皮肤和会阴部清洁，注意保暖，防止发生感染；密切观察有无发热、恶露异常、子宫压痛等。鼓励母乳喂养，对有严重并发症不能哺乳者，应回乳，注意防止发生乳腺炎。

3. 新生儿护理　新生儿出生后 1h 内，多发生低血糖，甚至昏迷、红细胞增多症、低血钙、高胆红素血症及呼吸窘迫综合征。因此新生儿出生后应严密监测其血糖变化，建议新生儿出生后 30min 内行末梢血糖监测。无论出生时体重多少，均按高危儿处理，注意保暖、吸氧，必要时给予口服或者静脉滴注葡萄糖。

4. **产后随访指导**　通过定期的产后随访,医务人员可指导产妇改变生活方式、合理饮食及适当运动,鼓励母乳喂养,教会病人自我监测血糖的方法以及识别结果的意义。建议产后 6~12 周随访,进行身高、体质量、体重指数、腰围及臀围的测定,同时了解产后血糖的恢复情况。所有 GDM 产妇产后行 OGTT,若产后血糖正常也应每 3 年复查血糖一次。产后采取合适的避孕措施,建议使用安全套,不宜使用避孕药及宫内避孕器具。

（五）心理护理

由于自己及胎儿的健康受到威胁,糖尿病孕妇多存在焦虑、害怕、低自尊等反应。如妊娠失败、婴儿死亡或生下不健康的新生儿,产妇的心理压力更大。护士应提供机会与孕产妇讨论其面临的问题,鼓励其说出内心感受与担心,协助其澄清错误的观念,鼓励孕产妇以积极的方式面对压力、解决问题。

（六）健康教育

1. **疾病预防指导**　做好孕前健康宣教,使计划妊娠的妇女进行妊娠前咨询和详细的评估,并了解 GDM 高危因素:①孕妇因素,年龄≥35 岁、妊娠前超重或肥胖、糖耐量异常史、多囊卵巢综合征;②家族史,糖尿病家族史;③妊娠分娩史,不明原因的死胎、死产、流产史、巨大胎儿分娩史、胎儿畸形和羊水过多史、GDM 史;④本次妊娠因素,妊娠期发现胎儿大于孕周、羊水过多及反复外阴阴道假丝酵母菌病者。

2. **疾病知识指导**　采取多种方法,进行妊娠糖尿病相关知识宣教,讲解妊娠合并糖尿病对母儿的危害,教会高血糖及低血糖的症状及紧急处理步骤。鼓励其外出携带糖尿病识别卡及糖果,避免发生不良后果。

3. **自我监护及自我护理指导**　指导孕妇学习和掌握监测血糖、血压、体重指数的方法,了解糖尿病控制目标。使用胰岛素者,使孕妇掌握注射胰岛素的正确方法,药物作用药峰时间,用药依从性较好。指导孕妇配合合理的饮食、合适的运动和休息,生活规律,戒烟酒,注意个人卫生,预防各种感染。

【护理评价】

1. 孕妇血糖值维持在正常水平或接近正常水平,体重增长维持在正常范围。
2. 产妇顺利完成妊娠和分娩的全过程,母婴健康。

第三节　病毒性肝炎

导 入 案 例

某女,25 岁,G_1P_0,妊娠 30 周,恶心、呕吐、乏力伴右上腹部疼痛 10d 入院。查体:体温 37.3℃,脉搏 86 次/min、呼吸 19 次/min、血压 128/72mmHg。肝大,肝区有压痛和叩击痛。血清学检查结果:HBsAg+、HBeAg+、HBcAb+。

请思考:

1. 该孕妇主要的护理诊断/问题是什么?

2. 如何对该孕妇进行分娩期护理和健康保健指导?

3. 新生儿应该接受的免疫治疗内容及方法是什么?

妊娠合并病毒性肝炎是威胁母婴生命安全的严重妊娠合并症,国内外报道其发病率为 0.8%~17.8%,约为非孕妇女的 6 倍。致病病毒包括甲型（HAV）、乙型（HBV）、丙型（HCV）、丁型（HDV）、戊型（HEV）、庚型（HGV）肝炎种类型,其中以乙型肝炎病毒感染最多见,可发生在妊娠的任何时期。乙型病毒性肝炎在妊娠期更容易进展为重型肝炎,是我国孕产妇死亡的主要原因之一。

【妊娠、分娩对病毒性肝炎的影响】

妊娠以后,母体新陈代谢加快,营养消耗增加,肝内糖原储备降低,不利于疾病康复;妊娠早期食欲减退,体内营养物质相对不足,蛋白质缺乏,肝脏抗病能力降低;孕妇体内雌激素水平增高,而雌激素需在肝内灭活,妨碍了肝脏对脂肪的转运和胆汁的排泄;胎儿的代谢产物需在母体肝脏内解毒;分娩过程中的疲劳、缺氧、麻醉、出血等加重了肝脏负担。

【病毒性肝炎对母儿的影响】

1. **对母体的影响**　妊娠早期可加重早孕反应,妊娠晚期因肝脏灭活醛固酮的能力下降,使子痫前期发病率增高。分娩后,因肝脏功能受损,凝血因子合成障碍,产后出血率增高,可发生弥散性血管内凝血(DIC)。妊娠晚期合并肝炎易发展为重型肝炎,增加孕产妇死亡率。

2. **对胎儿及新生儿的影响**　妊娠期间感染病毒性肝炎者,其胎儿畸形的发生率增高,流产、死胎、死产、早产及新生儿死亡率也增加。另外,胎儿可通过垂直传播而被肝炎病毒感染,尤其以乙型肝炎病毒多见。围产期感染的婴儿,免疫功能尚未完全发育,部分转为慢性病毒携带状态,易发展为肝硬化或原发性肝癌。

【病毒性肝炎的传播方式】

1. **甲型肝炎病毒**　主要经粪 - 口途径传播,其病毒不经胎盘传给胎儿。孕期感染 HAV 不必进行人工流产或引产,但分娩过程中如果接触母体血液或吸入羊水及粪便污染可导致新生儿感染。

2. **乙型肝炎病毒**　可经消化道以及输血、血液制品、注射用具等传播。垂直传播是主要的传播途径,可通过胎盘进入胎儿体内,分娩过程中胎儿经过产道时接触含有 HBsAg 的母血、羊水或阴道分泌物传播,产后接触到母亲的乳汁、汗液、唾液等传播。

3. **丙型肝炎病毒**　传播方式与 HBV 相似,但孕妇感染后易发展为慢性肝炎,最终发生肝硬化及肝癌。

4. **丁型肝炎病毒**　必须同时与 HBV 感染,传播方式基本与 HBV 相同,一般经输血引起感染,也可垂直传播。如感染 HBV 的基础上重叠感染 HDV,易发展为重症肝炎。

5. **戊型肝炎病毒**　传播途径及临床表现与 HAV 相似,易急性发作。目前已有母婴间传播的病例报告,孕妇一旦感染,病情重,死亡率高。

6. **庚型肝炎病毒**　慢性乙、丙型肝炎病人易发生 HGV 感染。可发生垂直传播,但婴儿感染HGV 后并不导致肝功能紊乱。

【处理原则】

积极进行护肝、对症、支持疗法。出现黄疸者立即住院治疗,按重症肝炎处理。重症肝炎主要是保护肝脏、积极预防和治疗肝性脑病、DIC 及肾衰竭。

【护理评估】

(一) 健康史

详细询问有无与肝炎病人接触史,半年内有无输血或注射血液制品以及使用污染注射用具史等;了解此次妊娠经过情况,其间有无乏力、食欲减退、恶心、厌油、肝区疼痛等症状。同时评估孕妇接受治疗的经过和掌握肝炎相关知识的程度。

(二) 身体状况

1. **症状**　甲型肝炎潜伏期为 2~7 周(平均 30d),起病急,病程短,2~3 周完全康复。乙型肝炎潜伏期为 1.5~5 个月(平均 60d),起病慢,病程长,易迁延成慢性。普通型肝炎病人常表现为消化道症状,如食欲减退、恶心、厌油、肝区疼痛、乏力等。无黄疸型肝炎病人症状轻;黄疸型肝炎者除上述症状外还出现黄疸,深黄色小便,灰白色大便。重症肝炎者则多在发病后 7~10d 病情突然加重,黄疸迅速加深,同时伴频繁呕吐、肝臭味,继而出现意识障碍并迅速陷入昏迷。

2. 体征　孕妇可能有皮肤、巩膜黄染,肝脏肿大、触痛,肝区叩击痛等。重症肝炎者可有肝脏进行性缩小,腹水甚至出现肝性脑病的表现。

(三) 辅助检查

1. 肝功能检查　检测血清丙氨酸转氨酶(ALT)和天冬氨酸转氨酶(AST),其中 ALT 是反映肝细胞损伤程度最常用的指标。1% 的肝细胞发生坏死时,血清 ALT 水平可升高 1 倍。总胆红素升高在预后评估上较 ALT 及 AST 更有价值。胆红素持续上升而转氨酶下降,成为"胆酶分离",提示重型肝炎的肝细胞坏死严重,预后不良。凝血酶原时间百分活度(PTA)的正常值为 80%~100%,<40% 是诊断重型肝炎的重要指标之一。

2. 血清病原学检测　相应肝炎病毒血清学抗原抗体检测阳性有诊断意义。

(1) 甲型病毒性肝炎:检测血清 HAV 抗体及血清 HAV RNA。HAV-IgM 在急性期后期和恢复期出现,属保护性抗体,HAV-IgM 阳性代表近期感染。

(2) 乙型病毒性肝炎:检查血清中 HBV 标志物。①乙型肝炎表面抗原(HBsAg),是 HBV 感染的特异性标志,其滴度与乙型病毒性肝炎传染性强弱相关,用于预测抗病毒治疗效果。②乙型肝炎表面抗体(HBsAb),是保护性抗体,表示机体有免疫力,不易感染。③乙型肝炎 e 抗原(HBeAg):HBV 感染肝炎细胞进行病毒复制时产生。其阳性被视为存在大量病毒的标志,滴度高低反映传染性的强弱。在急性 HBV 感染后,在 HBsAg 出现几日或几周后 HBeAg 出现。如果 HBeAg 存在的时间超过 12 周,被视为 HBV 慢性感染。在急性 HBV 感染的恢复期,HBeAg 是第一个转阴的标志物。④乙型肝炎 e 抗体(HBeAb),血清中病毒颗粒减少或消失,传染性减低。⑤乙型肝炎核心抗体(HBcAb),分为 IgM 型和 IgG 型,IgM 型阳性见于急性乙型肝炎及慢性乙型肝炎急性活动期,IgG 型阳性见于恢复期和慢性 HBV 感染。⑥HBV DNA,主要用于观察抗病毒药物疗效和判断传染性大小。

(3) 丙型病毒性肝炎:单项 HCV 抗体阳性多为既往感染,不可作为抗病毒治疗的证据。

(4) 丁型病毒性肝炎:同时检测血清中 HDV 抗体和乙肝血清学标志物。

(5) 戊型病毒性肝炎:由于 HEV 抗原检测困难,而抗体出现较晚,在疾病急性期有时难以诊断,即使抗体阴性也不能排除诊断,需反复监测。

(6) 庚型病毒性肝炎:检测血清中 HGV RNA 以及 HGV 抗体。

3. 影像学检查　超声检查,必要时可行磁共振检查,可以观察肝脾大小,有无出现肝硬化、腹腔积液、肝脏脂肪变性等表现。

(四) 心理 - 社会状况

绝大多数孕妇由于担心胎儿感染,分娩时母儿不安全,会产生焦虑、矛盾及自卑心理。由于疾病有些母婴需要隔离,会导致母婴隔离焦虑。另外,由于疾病,母婴均需要治疗,用药过程中的药物不良反应等都会导致孕产妇情绪变化。然而,家属是孕产妇的良好的支持系统。因此,应仔细评估孕妇及其家属对病毒性肝炎的认知程度、心理状况及家庭、社会的支持状况等。

【护理诊断 / 问题】

1. **营养失调:低于机体需要量**　与食欲下降、厌油、呕吐等有关。
2. **焦虑**　与担心胎儿被传染病毒性肝炎及不能母乳喂养有关。
3. **知识缺乏**:缺乏有关病毒性肝炎感染途径、传播方式、母婴危害及预防保健等知识。
4. **潜在并发症**:肝性脑病、产后出血。

【护理目标】

1. 母婴营养状况良好。

2. 孕产妇情绪稳定。

3. 孕产妇及家人有关肝炎相关知识及自我保健应对措施知识增加。

4. 母儿健康状态良好,无发生并发症。

【护理措施】

(一) 妊娠各期的特殊护理

1. **妊娠期** 轻症急性肝炎、经积极治疗后好转者可继续妊娠,慢性活动性肝炎妊娠后可加重,对母儿危害较大,治疗后效果不好应考虑终止妊娠。

(1) 定期产前检查、严格消毒隔离:定期进行肝功能,肝炎病毒血清病原学标志物、凝血功能检查,必要时增加产前检查次数。医疗机构须开设隔离诊室,所用物进行严格的消毒灭菌。

(2) 保证休息、加强营养:减少工作量,避免重体力劳动,每日应睡足,并有适当的午休时间;进食优质蛋白、高维生素、富含碳水化合物、低脂肪食物,并多食用新鲜蔬菜和水果,保持大便通畅。

(3) 保护肝脏:根据病情需要使用葡醛内酯、多烯磷脂酰胆碱等护肝药物,减轻免疫反应损伤,协助转化有害代谢产物,改善肝脏循环,有助于肝功能恢复。

2. **分娩期护理** 非重型肝炎可阴道分娩,重型肝炎经积极控制,待病情稳定,24h 后尽快终止妊娠,分娩方式以剖宫产为宜,必要时行此全子宫切除术。

(1) 密切观察产程进展,促进产妇身心舒适:提供安全、温馨、舒适的待产分娩环境,避免各种不良刺激。加强观察,密切监测产程进展情况,防止并发症发生。

(2) 预防凝血功能障碍:注意观察产妇有无口鼻、皮肤黏膜出血倾向,监测出血、凝血时间及凝血酶原等。为预防 DIC,于分娩前 1 周肌内注射维生素 K_1 20~40mg/d,配备新鲜血液。

(3) 正确处理产程:严格执行操作程序,必要时行阴道助产,缩短第二产程,减少产妇体力消耗,避免软产道损伤及新生儿产伤等引起垂直传播。胎肩娩出后立即静脉推注缩宫素以防止子宫收缩乏力导致产后出血。

(4) 严格隔离和消毒灭菌:合并病毒性肝炎的产妇应置于隔离待产室和分娩间,产妇接触过的所有物品以及产妇的排泄物等均应进行严格的消毒灭菌。

3. **产褥期护理**

(1) 预防产后出血:观察子宫收缩及阴道流血情况,准确、及时使用宫缩剂。

(2) 预防和控制感染:按医嘱使用对肝脏损害较小的抗生素控制感染,防止肝炎病情恶化。

(3) 指导母乳喂养:对 HBsAg 阳性母亲的新生儿,经过主动以及被动免疫后,可以接受 HBsAg 阳性母亲的哺乳喂养,无须检测乳汁中有无 HBV DNA。不宜哺乳者回乳,回乳药物应避免使用对肝脏有损害的药物如雌激素,可口服生麦芽或乳房外敷芒硝等,同时教会人工喂养的知识和技能。

(二) 新生儿的特殊护理

新生儿出生以后,应联合使用乙型肝炎疫苗和乙型肝炎免疫球蛋白,以阻止或减少乙肝病毒的母婴垂直传播。孕妇 HBsAg 阴性时,无论 HBV 相关抗体如何,新生儿出生后、1 个月、6 个月接种乙型肝炎疫苗。对 HBsAg 阳性母亲的新生儿,接种乙型肝炎疫苗同时应在出生后 24h 内尽早注射乙型肝炎免疫球蛋白(HBIG),剂量 100~200IU。HBsAg 阳性孕妇所生新生儿应在疫苗接种完成后 6 个月监测 HBV 标志物,以判断免疫接种是否成功。

(三) 心理护理

向孕妇及其家属讲解肝炎对母儿的影响以及消毒隔离的重要性,积极争取孕妇及家属的理解与配合,帮助孕妇消除因患传染病而产生的顾虑和自卑心理。

Note:

（四）健康指导

1. 采取适当的避孕措施　产妇 HBeAg 呈阳性者应做好避孕计划,采取避孕措施,以免再次受孕影响身体健康。

2. 做好孕前准备　对准备妊娠者育龄女性应常规检测 HBV 标志物,若无抗体者应进行常规乙型肝炎疫苗接种,以预防妊娠感染 HBV。感染 HBV 的女性在妊娠前应行肝功能、血清 HBV DNA 监测以及肝脏 B 型超声检查,最佳的受孕时机是肝功能正常、血清 HBV DNA 低水平、肝脏 B 型超声无特殊改变。肝功能异常者,如果经治疗后恢复正常,且停药后 6 个月以上复查正常则可妊娠。

3. 做好产妇、家属及新生儿之间的隔离,各种用物均进行严格的消毒。

【护理评价】

1. 妊娠和分娩过程顺利,母婴健康状态良好,无发生并发症。

2. 孕产妇情绪稳定。

3. 孕产妇及其家属能正确描述病毒性肝炎的传播和隔离的有关知识,并进行有效的自我保健和消毒隔离。

第四节　妊娠合并贫血

贫血(anemia)是指血红蛋白值低于健康人群血红蛋白平均值的两个标准差。常以血红蛋白浓度作为诊断标准。世界卫生组织规定外周血红蛋白 <110g/L 及血细胞比容 <0.33 为妊娠期贫血。根据血红蛋白水平分为轻度贫血(100~109g/L)、中度贫血(70~99g/L)、重度贫血(40~69g/L)和极重度贫血(<40g/L)。贫血是妊娠期常见的合并症,属高危妊娠范畴。妊娠期合并贫血包括缺铁性贫血、巨幼红细胞贫血、再生障碍性贫血等,其中缺铁性贫血是妊娠期最常见的贫血,占妊娠期贫血的 95%。故本章节重点介绍妊娠合并缺铁性贫血。

【贫血与妊娠的相互影响】

1. 正常非妊娠妇女,铁的排泄量与摄取量之间保持动态平衡。但在妊娠期随着血容量增加需铁量也增加,妊娠期总铁需求量为 1 000mg,其中胎儿生长发育需要 250~350mg,每日需铁至少 4mg。孕妇每日从饮食中可摄取铁 10~15mg,但机体吸收利用率仅为 10%,即 1~1.5mg,妊娠中晚期虽然铁的吸收率增加,但仍不能满足需求,容易耗尽体内储存铁导致贫血。

2. 对母体的影响　妊娠可使原有的贫血病情加重,贫血则增加妊娠风险。轻度贫血对妊娠影响不大,重度贫血时,由于心肌缺氧导致贫血性心脏病,可因心肌供氧不足引起心力衰竭;胎盘缺氧易发生妊娠期高血压疾病;贫血对出血的耐受性差,产后可发生出血;贫血严重者常伴有营养不良、蛋白质含量低、抗体不足,使机体易发生感染。

3. 对胎儿的影响　严重贫血本身可致子宫缺血缺氧,胎盘灌注不足,可引起胎儿生长受限,甚至可引起早产、胎儿窘迫、新生儿窒息、死胎及死产等。

【处理原则】

补充铁剂、输血,纠正导致缺铁性贫血的原因,治疗并发症,预防产后出血和感染。

【护理评估】

（一）健康史

了解孕妇既往有无月经过多等慢性失血性疾病史,有无长期偏食,孕早期呕吐、胃肠功能紊乱等导致营养不良的病史;了解是否铁摄入不足;询问是否有饮食不当、吸收不良或代谢性障碍的病史。

（二）身体状况

1. 症状　与贫血程度相关,疲劳是最常见的症状。贫血严重者有乏力、头晕、耳鸣、心悸、气短、倦怠、食欲减退、腹胀腹泻等症状,以及出现贫血性心脏病、妊娠期高血压疾病性心肌病、胎儿窘迫、胎儿生长受限、早产等并发症的相应症状。严重者有消化道症状和周围神经炎症状,如手足麻木、针刺、冰冷等感觉异常以及行走困难。

2. 体征　皮肤黏膜苍白、毛发干燥无光泽、脱发、指甲脆薄易裂或反甲,并伴有口角炎、舌炎等,部分孕妇可出现脾脏轻度肿大。

（三）辅助检查

1. 血常规　外周血涂片表现为低色素小红细胞以及典型的"铅笔细胞"。血红蛋白 <110g/L,红细胞 <3.5×10^{12}/L;血细胞比容 <0.30,红细胞平均体积(MCV)<80fl,红细胞平均血红蛋白浓度(MCHC)<0.32。

2. 血清铁测定　血清铁 <6.5μmol/L,正常成年妇女血清铁 7~27μmol/L。

3. 骨髓检查　骨髓象为红细胞系统增生活跃,中、晚幼红细胞增生为主,骨髓铁染色可见细胞内、外铁均减少,尤其细胞外铁减少明显。

（四）心理 - 社会状况

孕妇由于贫血会出现疲倦,导致心理烦躁。由于知识缺乏关于妊娠期贫血的知识,不了解妊娠期贫血会给胎儿(新生儿)带来的影响,担心胎儿及自身安全,导致紧张、焦虑。另外,贫血严重的孕产妇需要用药治疗,药物的不良反应也会导致孕产妇情绪的变化。因此,护士应认真评估孕产妇的心理状况、家庭及社会支持系统是否完善等。

【护理诊断 / 问题】

1. 活动无耐力　与红细胞减少导致携带氧能力受损有关。
2. 有感染的危险　与组织低氧血症、白细胞数异常导致机体抵抗力下降有关。
3. 有受伤的危险　与贫血引起的头晕、眼花等症状有关。
4. 焦虑　与担心胎儿及自身安全有关。

【护理目标】

1. 孕产妇结合自身情况,可以进行日常活动。
2. 妊娠期、分娩期过程顺利,母儿健康,未发生感染等并发症。
3. 孕产妇住院期间未发生跌倒、受伤等意外。

【护理措施】

（一）休息和饮食

1. 休息　轻度贫血者根据耐受情况适当活动,严重贫血者应卧床休息,以减轻机体对氧的消耗。孕产期保证足够的睡眠、休息,避免劳累。同时应注意安全,防止病人在体位突然改变时因头晕、乏力晕倒而发生意外。

2. 饮食　多食高铁、高蛋白、高维生素、易消化的食物,以改善缺铁性贫血。摄取含铁丰富的食物,如肉类、动物肝脏、蛋白和菠菜、甘蓝等深色蔬菜、葡萄干、胡萝卜等。

（二）正确补充铁剂

血红蛋白70g/L以上者,可以口服给药。常用的口服药物有多糖体复合物、硫酸亚铁、琥珀酸亚铁、10% 枸橼酸铁铵等。指导正确服用铁剂:铁剂对胃黏膜有刺激作用,引起恶心、呕吐、胃部不适等症状,应指导饭后或餐中服用;为促进铁的吸收,同时服维生素 C 或酸性果汁;由于铁与肠内硫化氢作用而形成黑便,应予以解释;如有便秘,可合并使用软化剂,不可擅自停药;纠正贫血不能喝茶,以免影响铁吸收。

对于妊娠重度缺铁性贫血、口服铁剂胃肠道反应较重者、依从性不确定或口服铁剂无效者可选择注射补充铁剂,如右旋糖酐铁或山梨醇铁、蔗糖铁等深部肌内注射或静脉滴注。注射铁剂的主要不良反应为注射部位疼痛,还可有头痛和头晕等症状,偶有致命性过敏反应。

（三）加强母儿监护

孕期定期检测血常规,注意观察胎儿生长发育及胎心变化,以防宫内生长迟缓、胎儿宫内窘迫、死胎等。重度贫血者注意观察心率、呼吸、血压及体重等,警惕贫血性心脏病所致急性心力衰竭,并积极预防各种感染。

（四）产时及产后护理

密切观察产程进展情况,为减少产妇用力,可助产缩短第二产程。贫血产妇易发生因宫缩乏力所致的产后出血,且贫血对失血的耐受力差,故产后应注意产后出血情况,产后及时用缩宫剂预防产后出血。重度贫血者临产后应配血备用,出血多时及时输血,输血时严格控制速度,遵循少量多次的原则。接产过程中严格执行无菌操作规程,产后按医嘱给予广谱抗生素预防感染。

（五）心理护理

护士向孕妇及家属详细讲解疾病知识,使其了解目前身体状况。分娩时,陪伴产妇,给予支持及鼓励,与产妇共同面对因产程进展带来的压力,提供信息以帮助其了解并配合,减轻其焦虑。

（六）健康教育

妊娠前应积极治疗慢性失血性疾病,依据贫血的程度合理安排工作及活动量,注意劳逸结合。改变长期偏食等不良饮食习惯,调整饮食结构,鼓励进食含铁丰富的食物。及时补充叶酸,尤其高危因素的孕妇,从妊娠 3 个月开始,口服 0.5~1mg/d,连续服用 8~12 周。对于重度贫血者详细讲解不宜哺乳的原因,指导人工喂养方法及正确回奶方法,如口服生麦芽冲剂或芒硝外敷乳房。

【护理评价】

1. 孕产积极应对缺铁性贫血对身心的影响,完成日常生活所需的活动。
2. 妊娠和分娩过程顺利,未发生感染等并发症和跌倒、受伤等意外,母婴健康。

第五节　性传播疾病

性传播疾病(sexually transmitted diseases,STD)是指通过性行为为主要传播途径的一组传染病,主要包括淋病、梅毒、艾滋病、尖锐湿疣、生殖器疱疹、沙眼衣原体感染和支原体感染。妊娠合并性传播疾病者可通过胎盘、产道、产后哺乳或密切接触使胚胎、胎儿或新生儿感染,从而导致流产、早产、胎儿生长受限、死胎、出生缺陷新生儿死亡等。

【病因】

1. 淋病(gonorrhea)　是由革兰氏阴性的淋病奈瑟菌(neisseria gonorrheae)感染引起的泌尿生殖系统化脓性炎症,也可造成眼、咽喉、直肠等全身各脏器的损害。淋病是最常见的性传播疾病,分娩时由母亲传给胎儿。淋病奈瑟菌为革兰氏阴性双球菌,离开人体不易生存,喜潮湿环境,在微湿的衣裤、毛巾中生存,离体后在完全干燥的情况下 1~2h 死亡。一般消毒剂或肥皂液可使其迅速灭活。

2. 梅毒(syphilis)　是由苍白密螺旋体(treponema pallidum,TP)引起的慢性全身性的性传播疾病。苍白密螺旋体在体外干燥条件下不易生存,但耐寒力强,梅毒是严重危害人类健康的性传播疾病。早期主要表现为皮肤黏膜损害,晚期侵犯心血管、神经系统等各重要脏器。

3. 艾滋病(acquired immunodeficiency syndrome,AIDS)　全称是获得性免疫缺陷综合征,

是由人类免疫缺陷病毒(human immunodeficiency virus,HIV)感染引起的一种以人体免疫功能严重损害为临床特征的高度传染性疾病。HIV 病毒主要破坏 T_4 淋巴细胞,使整个依赖 T_4 细胞调节的各种免疫反应均处于抑制状态,多个器官出现机会性感染及罕见恶性肿瘤,最终导致死亡。HIV 属反转录 RNA 病毒,分为 HIV-1 型和 HIV-2 型。

【对母儿的影响】

1. **淋病**　妊娠期任何阶段感染淋菌,对妊娠预后均有影响。妊娠早期可导致感染性流产与人工流产后感染,妊娠晚期后可发生胎膜早破,羊膜腔内感染,早产,产后子宫内膜炎,甚至产后败血症。产道淋菌于分娩过程感染胎儿致新生儿淋菌性结膜炎,多在生后 1~2 周内发病,可见双眼睑肿胀,结膜发红,有脓性分泌物流出。若不及时治疗,可发展成角膜溃疡,甚至发生角膜穿孔或全眼球炎,导致失明。

2. **梅毒**　梅毒可引起不孕,妊娠后更易患各种继发感染。妊娠合并梅毒时,妊娠 2 周起梅毒螺旋体即可感染胎儿,引起流产,妊娠 16~20 周后梅毒螺旋体可通过感染胎盘播散到胎儿所有器官,引起死胎、死产或早产。妊娠合并梅毒如未及时诊治,即使新生儿幸存,仍有可能为先天性梅毒儿。先天性梅毒儿占死胎 30% 左右,即使幸存,病情也较重。早期表现为皮肤大疱、皮疹、鼻炎及鼻塞、肝脾肿大,晚期发展为楔状齿、鞍鼻、间质性角膜炎、骨膜炎、神经性耳聋,死亡率、致残率均高。孕妇梅毒一、二期传染性最强,感染率几乎 100%。

3. **艾滋病**　HIV 感染本身对妊娠无直接影响,并不增加流产、早产,也不影响新生儿出生体重,然而由于妊娠本身的免疫机制,加速了从感染 HIV 到发展为 AIDS 的病程,也加重了 AIDS 和相关综合征的病情。免疫力下降、崩溃,导致机会性感染、全身严重感染及恶性肿瘤等各种疾病的发生,增加母儿死亡率。

【传播途径】

1. **淋病**　性接触感染为主要的传播途径,占成人淋病的 99%~100%。间接传播比例较少,可通过淋病分泌物污染的衣物、便盆、毛巾、浴盆等物品及消毒不彻底的器械感染。新生儿多在分娩时接触污染的阴道分泌物感染。淋病的原发部位多见于宫颈和尿道,若病情继续发展,沿生殖道黏膜上行,引起子宫内膜炎、输卵管黏膜炎、盆腔腹膜炎及播散性淋病。

2. **梅毒**　性接触传播为主要的传播途径,占 95%。少数病人可通过输入含有梅毒螺旋体的血液或用未消毒的医疗器械等感染。人是梅毒的唯一传染源,正常人的皮肤和黏膜对梅毒螺旋体是屏障,当皮肤黏膜破损后,梅毒螺旋体才能侵入人体造成感染。未经治疗的病人在感染后 1 年内最具传染性,病期超过 4 年者基本无传染性。患梅毒的孕妇即使病期超过 4 年,仍可通过胎盘感染给胎儿,引起先天性梅毒,若孕妇软产道有梅毒病灶,新生儿出生时受感染。未经治疗的一期、早期潜伏和晚期潜伏梅毒的母儿垂直传播率分别为 70%~100%、40%、10%。新生儿也可在分娩时通过产道被传染,还可通过产后哺乳或接触污染衣物、用具而感染。

3. **艾滋病**　HIV 主要存在于感染者的体液,如血液、精液、阴道分泌物、眼液、尿液、乳汁、脑脊液中,可经同性及异性性接触直接传播;其次为血液传播,多见于吸毒者共用注射器,接收 HIV 感染的血液、血制品,接触 HIV 感染者的血液、黏膜;HIV 感染的孕妇在妊娠期可通过胎盘传染给胎儿,或分娩时经过软产道和出生后经母乳喂养感染新生儿。其中垂直传播 20% 发生在妊娠 36 周前,50% 发生在分娩前几日,30% 发生在产时。母乳喂养传播率可高达 30%~40%,并与 HIV 病毒载量有关,病毒载量 <400 拷贝 /ml,垂直传播率 1%,病毒载量 >100 拷贝 /ml,垂直传播率 >30%。

【处理原则】

尽早、彻底治疗;用药应及时、足量、规范、彻底。

【护理评估】

(一) 健康史

详细了解妊娠合并性传播疾病的感染途径、症状及其出现时间、治疗经过等。

(二) 身体状况

1. **淋病**　潜伏期 3~7d,以生殖、泌尿系统黏膜柱状上皮与移行上皮的化脓性感染为主要表现。感染淋病后 1~14d 出现尿频、尿急、尿痛等急性尿道炎症状,白带呈黄色、脓性,外阴红肿、有烧灼样疼痛。若病情继续发展,可发生子宫内膜炎、急性输卵管炎、盆腔脓肿、弥漫性腹膜炎,甚至中毒性休克。若急性淋病未经治疗可逐渐转为慢性淋病。病人表现为慢性尿道炎、慢性宫颈炎、慢性输卵管炎等。

2. **梅毒**　潜伏期 2~4 周。一期梅毒可见发生于生殖器官的无痛溃疡性硬下疳病灶,伴有局部淋巴结肿大;梅毒螺旋体由硬下疳附近的淋巴结进入血液扩散到全身,使几乎所有的组织及器官均受侵害,称为二期梅毒。二期梅毒可见梅毒疹,肛周、外阴出现扁平湿疣,全身淋巴结肿大;三期梅毒表现为永久性皮肤黏膜损害,晚期可侵犯心血管、神经系统等重要脏器,严重危及病人生命。

3. **艾滋病**　潜伏期 1~5 年或更长,早期常无明显症状,部分病人有原因不明的淋巴结肿大,颈、腋窝处最为明显。发病后,表现为全身性、进行性病变,临床表现为免疫缺陷所致的机会性感染和少见的恶性肿瘤,如不明原因的发热、乏力、消瘦、胸痛、咳嗽、呼吸困难、慢性腹泻、体重下降,头痛、人格改变等。罕见的恶性肿瘤如卡氏肉瘤最为常见。

(三) 辅助检查

1. **淋病**　取宫颈管或尿道口脓性分泌物涂片,革兰氏染色,急性期可见中性粒细胞内有革兰氏双球菌;诊断淋病的金标准方法为取宫颈管分泌物进行培养。

2. **梅毒**　病原体检查,即在一期梅毒的硬下疳取少许渗出液进行暗视野显微镜检查,见到梅毒螺旋体可确诊;梅毒血清学检查,包括非梅毒密螺旋体抗原血清试验、密螺旋体抗原血清试验。脑脊液检查,主要用于神经梅毒检查,包括脑脊液 VDRL、白细胞计数及蛋白测定等。

3. **艾滋病**　HIV 抗体阳性,血清 p24 抗原阳性,CD4$^+$T 淋巴细胞总数 $<0.2 \times 10^9$/L,外周血白细胞计数及血红蛋白含量下降。

(四) 心理 - 社会状况

合并性传播疾病的孕产妇及其家属是一个特殊的群体,承受巨大的心理、社会压力。孕产妇常因害羞、害怕遭人耻笑等原因未能及时就诊,或在出现典型的症状后才被迫就医。有的因担心胎儿被感染而感到恐惧、悲观、绝望,甚至出现失眠、食欲下降等。有的即使到医院就诊,也羞于启齿,避重就轻,不肯详述病史;有的到非正规医院就诊,被滥施医药,以致延误病情,造成严重后果。

【护理诊断 / 问题】

1. **有受伤的危险(胎儿)**　与性传播疾病所致的宫内感染有关。
2. **焦虑**　与担心胎儿宫内安危及自身疾病的预后有关。
3. **自我形象紊乱**　与患性传播疾病后感到自卑有关。
4. **知识缺乏**:缺乏对疾病传播性以及预后的认识。
5. **社交孤立**　与个人对疾病认识不足及周围环境对病人的不认同有关。

【护理目标】

1. 新生儿不发生感染。
2. 孕产妇及家属能正视所患疾病,尽快接受正规治疗。
3. 熟悉疾病传播有关知识,并积极参与预防过程。
4. 孕产妇恢复自尊,情绪稳定,信心增强。

【护理措施】

孕产妇及其家属能正视所患疾病,尽快接受正规治疗;熟悉疾病传播有关知识,并积极参与预防过程。

（一）孕产妇的护理

1. 心理护理 向孕产妇及其家属讲解妊娠合并性传播疾病的相关知识,特别是认为艾滋病是最可怕的性传播疾病,应强调普通接触不会被传染;孕妇应该面对现实,尽快接受正规治疗;护士应理解孕产妇和家属的心情,鼓励孕产妇说出心中的感受;同时,号召全社会关心和理解孕产妇及家属,帮助人们正确认识和面对艾滋病,为艾滋病人创造非歧视的社会环境。

2. 用药护理 用药原则为尽早彻底治疗,及时、足量、规范用药。

（1）淋病:病人的首选治疗药物为第三代头孢菌素,可首选头孢曲松钠,轻症可大剂量单次给药,重症应连续每日给药。

（2）梅毒:病人首选青霉素治疗,若青霉素过敏,脱敏后青霉素治疗,脱敏无效,用红霉素或头孢曲松钠或阿奇霉素,禁用四环素类药物。

（3）艾滋病:尚无治愈方法,目前主要采用抗反转录病毒药物（antiretroviral therapy,ART）及一般支持对症治疗。妊娠期 ART 可使 HIV 的垂直传播率由 30% 降至 2%。常用药物有齐多夫定（AZT）、拉米夫定（3TC）、替诺福韦（TDF）等。在治疗的过程中,严密观察药物疗效和不良反应,如齐多夫定可造成骨髓抑制,引起贫血和粒细胞减少,应注意观察孕妇是否出现疲困乏力、头昏眼花及面色苍白等症状。拉米夫定可引起头痛、腹泻、腹胀不适等。有异常应及时通知医护人员进行及时处理。

3. 监测胎儿宫内状况 密切注意胎心、胎动及宫缩情况,尽早发现胎儿窘迫及早产、胎儿宫内死亡的征象。

（二）新生儿护理

1. 新生儿隔离 性传播疾病可通过子宫内感染、产道感染等传给新生儿,因此为了保护其他新生儿,应将已感染和有感染危险的新生儿隔离,其使用过的器械、布类以及呕吐物、大小便等需经消毒处理。

2. 新生儿治疗 母亲合并性传播疾病的新生儿应尽快采取措施,预防和治疗淋菌结膜炎、肺炎,先天性梅毒等。淋病产妇的新生儿,均用 1% 硝酸银液滴眼,预防淋菌性眼炎,预防性用头孢曲松钠肌内注射或静脉注射。对所有艾滋病感染孕产妇所生新生儿进行垂直传播风险评估,以确定预防治疗方案。出生后 6h 内根据风险评估服用抗病毒药物。

3. 新生儿喂养 性传播疾病病人可通过乳汁感染新生儿,产妇应在医生的指导下进行母乳喂养或采用人工喂养。

知 识 链 接

艾滋病垂直传播风险评估

艾滋病垂直传播风险评估依据孕产妇抗病毒治疗,实验室检测等情况,分为高暴露风险和普通暴露风险新生儿。符合以下条件之一者为艾滋病高暴露风险新生儿,其他为普通暴露风险新生儿。

1. 感染孕产妇孕晚期 HIV 病毒载量 >50 拷贝 /ml。

2. 感染孕产妇无孕晚期 HIV 病毒载量检测结果,孕期抗病毒治疗不足 12 周。

3. 孕产妇临产时或分娩后 HIV 初筛试验阳性。

Note:

（三）随访指导

指导病人随访，判断疗效。淋病治疗结束后每月复查一次，连续 3 个月阴性，方能确诊为治疗。梅毒经充分治疗后，应检查随访 2~3 年，第 1 年每 3 个月随访一次，以后每半年随访一次。若在治疗后 6 个月内血清滴度未下降 4 倍，应视为治疗失败或再感染。晚期梅毒治疗后应延长随诊时间，神经梅毒和心脏梅毒常常需要终生随访。

（四）健康指导

加强卫生宣教，杜绝婚外性行为。加强个人卫生，尽量不与他人共用用具，病人内衣裤被褥应全部煮沸消毒，保持干燥。早发现、早治疗、以防止转为慢性。治疗期间应禁止性生活，配偶同时检查治疗。

【护理评价】

1. 新生儿血液检测无被感染的阳性体征。
2. 孕产妇及其家属能正视疾病，尽快接受正规治疗。
3. 孕产妇情绪稳定，能正确面对现实，自尊感有所提高。

练习与思考

1. 患者，女，34 岁，初产妇，妊娠 37 周，有先天性心脏病史，既往未发生过心力衰竭。因规律性下腹痛，伴心慌、气短、呼吸困难而入院。查体：BP 130/85mmHg，P 90 次 /min，规律宫缩，宫颈口开 2cm，胎心 130 次 /min。

请思考：

（1）目前主要的护理诊断 / 问题是什么？

（2）最适宜的护理措施是什么？

2. 患者，女，24 岁，停经 37⁺⁴ 周，B 超示胎儿偏大、羊水多，产检血糖高而入院。查体：BP 125/80mmHg，P 86 次 /min，宫高 37cm，胎心 135 次 /min；B 超：BPD 8.8cm，FL 6.5cm；羊水指数 25.8cm，空腹血糖 8.9mmol/L，随机血糖 19.8mmol/L。

请思考：

（1）目前可能的护理诊断 / 问题是什么？

（2）最适宜的护理措施是什么？

（3）护士如何对该女士进行健康教育？

（崔仁善）

URSING

第九章

妊娠期并发症妇女的护理

09章 数字内容

学 习 目 标

知识目标:

1. 掌握常见妊娠并发症的概念、护理评估及护理措施。

2. 熟悉常见妊娠并发症辅助检查方法、临床分型、处理原则。

3. 了解常见妊娠并发症的病因、病理。

能力目标:

运用所学知识为妊娠并发症患者进行护理操作和健康宣教。

素质目标:

尊重关心患者,能帮助患者安全地度过妊娠期。

第一节 流 产

 —————————— 导 入 案 例 ——————————

　　患者,女,30岁,停经2个月,出现早孕反应,今日少量阴道出血,轻微腹痛就诊,查体:宫口闭,子宫质软,2个月妊娠大小,尿HCG(+),B超检查宫内有胎囊,大小与孕周相符,可见胎动。
　　请思考:
　　1. 该妇女临床诊断和处理原则是什么?
　　2. 存在哪些护理问题? 护理措施包括哪些?

　　流产(abortion)是指凡妊娠不足28周、胎儿体重不足1 000g而终止者。发生于妊娠12周以内流产者,称为早期流产(early abortion),而发生于妊娠12周或者之后流产者,称为晚期流产(late abortion)。流产可分为自然流产(spontaneous abortion)和人工流产(artificial abortion)。胚胎着床后31%发生自然流产,其中80%以上为早期流产。在早期流产中,约2/3为隐性流产(clinically silent miscarriages),即发生在月经期前的流产,也称生化妊娠(chemical pregnancy)。本节仅介绍自然流产。

【病因】

　　1. 胚胎因素　胚胎染色体异常是自然流产的主要原因。早期流产者,有50%~60%与胚胎染色体异常有关。染色体异常多为数目异常,其中以三体居首,常见的有13、16、18、21和22-三体,其次为X单体,三倍体及四倍体少见。染色体结构异常引起流产不常见,主要有平衡易位、倒置、缺失和重叠及嵌合体等。除遗传因素外,药物、感染等因素也可导致胚胎染色体异常而引起流产。

　　2. 母体因素

　　(1)全身性疾病:妊娠期孕妇高热、严重感染等可引起子宫收缩而发生流产;合并严重贫血或心力衰竭等可致胎儿缺氧而发生流产;细菌毒素或TORCH感染病原体可通过胎盘进入胎儿血液循环感染胎儿,导致胎儿死亡而发生流产;血栓性疾病、慢性消耗性疾病、合并慢性肾炎或高血压者可发生胎盘梗死而导致流产。

　　(2)生殖器官异常:子宫发育不良、子宫纵隔、子宫肌瘤(如黏膜下肌瘤及某些肌壁间肌瘤)、子宫腺肌瘤、宫腔粘连等均可影响胚胎的着床、发育,而导致流产;宫颈重度裂伤、宫颈部分或全部切除术后、宫颈内口松弛等所致的宫颈功能不全,可引起胎膜早破而发生晚期流产。

　　(3)内分泌功能失调:黄体功能不足者、甲状腺功能减退者,可因胚胎发育不良而流产。高催乳素血症、多囊卵巢综合征、糖尿病血糖控制不良等,均可导致流产。

　　(4)免疫因素:对母体来讲,胚胎及胎儿属于同种异体移植物,若母体对胚胎及胎儿的免疫耐受降低则可导致流产。

　　(5)其他因素:妊娠期手术、腹部撞击、性交过度等躯体刺激或过度紧张、焦虑、恐惧、忧伤等心理应激均可导致流产;孕妇过量吸烟、酗酒,过量饮用咖啡、吗啡(海洛因)等毒品也可导致流产;母儿血型不合也可能引起晚期流产。

　　3. 父亲因素　有研究证实精子的染色体异常可以导致自然流产。但临床上精子畸形率异常增高者是否与自然流产有关,尚无明确的依据。

　　4. 外界不良因素　妊娠期过度接触砷、铅、甲醛、苯、氯丁二烯、氧化乙烯等有害化学物质,放射线、高温、噪声等物理因素,均可引起流产。

Note:

【病理】

1. 早期流产 多为胚胎先死亡,继之底蜕膜出血,使胎盘绒毛与底蜕膜分离,分离后的胚胎组织作为异物刺激子宫收缩,而被完全排出。少数妊娠产物有部分或全部残留于子宫内,影响子宫收缩而导致出血较多。

2. 晚期流产 多数胎儿排出前有胎心音,若发生流产,往往先有腹痛,然后排出胎儿和胎盘。若胎儿死亡过久,可被血块包围,形成血样胎块稽留于子宫内,引起反复阴道出血。也可因血红蛋白长时间被吸收而形成肉样胎块,或胎儿钙化后形成石胎。

【处理原则】

根据流产类型进行相应的处理,并积极预防感染。

【护理评估】

1. 健康史 流产主要表现为停经、腹痛和阴道出血。详细询问患者有无停经史、早孕反应等;了解患者有无腹痛及其部位、性质和程度;阴道出血的量及持续时间;有无阴道排液及妊娠物排出;有无发热、阴道分泌物性状、颜色、量及有无臭味。同时,全面了解患者妊娠期间有无全身性疾病、生殖器官疾病,有无有害物质接触史,有无流产史、畸胎史等,以协助判断发生流产的原因。

2. 身体状况及分类 不同类型的流产,其症状和体征也不同。妇科检查,了解宫颈口是否已扩张,羊膜囊是否膨出或破裂,有无妊娠产物堵塞于宫颈口内;子宫大小与停经周数是否相符,有无压痛;双侧附件区有无压痛、增厚或包块(图 9-1)。

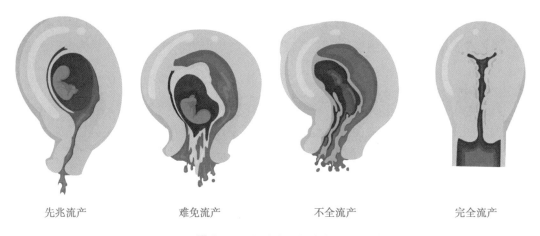

先兆流产　　　　　难免流产　　　　　不全流产　　　　　完全流产

图 9-1　自然流产的临床类型

(1) 先兆流产(threatened abortion):指妊娠 28 周前出现少量阴道流血,一般为暗红色或血性白带,少于月经量,无妊娠产物排出,无腹痛或轻微下腹痛。妇科检查:宫口未开,胎膜未破,子宫大小与停经周数相符。经过休息与治疗,若症状消失,可继续妊娠。

(2) 难免流产(inevitable abortion):指流产已不可避免。一般由先兆流产发展而来,阴道流血量增多,阵发性腹痛加剧。妇科检查:宫颈口已扩张,有时可有羊水流出或见胚胎组织或胎囊堵塞于宫颈内口,子宫大小与停经周数相符或略小。

(3) 不全流产(incomplete abortion):由难免流产继续发展而来,部分妊娠产物已排出体外,剩余部分仍残留于子宫内或嵌顿于宫颈口处,影响子宫收缩,导致阴道出血不止,严重时可引起失血性休克。妇科检查:宫颈口扩张,血液不断经宫颈口流出,有时可见妊娠产物堵塞于宫颈口或部分妊娠产物已排出于阴道内,子宫一般小于停经周数。

（4）完全流产（complete abortion）：妊娠产物已全部排出体外，阴道出血逐渐停止，腹痛逐渐消失。妇科检查：宫颈口已关闭，子宫接近正常大小。

综上，自然流产的发展过程可简示如下：

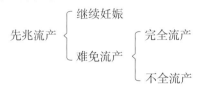

（5）特殊流产

1）稽留流产（missed abortion）：又称为过期流产。指胚胎或胎儿已经死亡，但滞留于宫腔内尚未自然排出。表现为早孕反应消失，子宫不再增大反而缩小，妊娠中期者可感胎动消失，孕妇腹部不见增大。妇科检查：宫颈口关闭，子宫小于妊娠周数，不能闻及胎心音。

2）复发性流产（recurrent spontaneous abortion，RSA）：指同一性伴侣连续发生自然流产3次或3次以上者。复发性流产大多数为早期流产，少数为晚期流产。每次流产常发生于同一妊娠月份，其临床经过与一般流产相同。早期复发性流产多见于胚胎染色体异常、免疫功能异常、黄体功能不全、甲状腺功能减退等；晚期复发性流产常见于子宫解剖异常、自身免疫异常、血栓前状态等。

3）流产合并感染（septic abortion）：如流产过程中阴道流血时间过长，或有组织残留于子宫内或非法堕胎，有可能引起宫腔感染。严重者可扩展至盆腔、腹腔，甚至全身，并发盆腔炎、腹膜炎、败血症或感染性休克。

3. 辅助检查

（1）B超检查：可显示有无胎囊及其形态、胎动、胎心等，以确定胚胎或胎儿是否存活或存在，指导正确的处理方法。妊娠8周前阴道超声检查更准确。

（2）妊娠试验：早孕诊断试纸法对诊断妊娠有一定价值。为进一步了解流产的预后，多采用血hCG的连续定量测定，正常妊娠6~8周时，血hCG每日以66%的速度增长，若48h增长速度<66%，提示妊娠预后不良。

（3）孕激素测定：血孕酮水平的测定值波动很大，缺乏临床指导意义。

4. 心理 - 社会状况　出现阴道流血时，孕妇及家属常惊慌失措；因担心出血威胁胚胎或胎儿的安全以及自身的健康，孕妇多表现为强烈的情绪反应，如焦虑、烦躁、恐惧等。

【护理诊断/问题】

1. 有感染的危险　与阴道流血时间过长或宫腔内有残留组织有关。

2. 有组织灌注不足　与出血过多有关。

3. 焦虑　与担心胎儿安全和自身的健康有关。

【护理目标】

1. 孕妇体温正常，无感染征象。

2. 孕妇生命体征正常，出血量少。

3. 孕妇情绪稳定，能积极配合治疗护理。

【护理措施】

1. 配合医生根据流产类型进行处理　不同流产，处理方式不一样：①先兆流产，嘱卧床休息，禁止性生活，避免刺激，若黄体功能不足，遵医嘱给予黄体酮治疗，并及时了解胚胎发育情况；②难免流产和不全流产，应及时做好终止妊娠的准备，协助医生进行吸宫术或钳刮术，以防出血和感染；③完全流产，如无感染征象，一般不需特殊处理；④稽留流产，协助医生促使胎儿及胎盘排出，以免稽留过久发生凝血功能障碍;⑤复发性流产,采取以预防为主,指导男女双方于妊娠前进行详细检查,明确原因,并进行治疗;⑥流产合并感染,遵医嘱给予抗生素的同时协助医生尽快清除宫内残留物。

2. 密切观察病情　护士应注意观察患者的病情变化,如有无腹痛加剧、阴道流血量增多等,若阴道有排出物,应注意观察是否妊娠产物及其是否完整;监测患者的体温、脉搏及血压,观察其面色和意识,如发现有休克征象,应及时通知医生,并做好抢救准备。

3. 做好心理护理　保胎患者的情绪状态是影响保胎效果的重要因素。因此,应告知患者保持良好情绪状态的重要性,稳定其情绪,增强保胎信心;对于保胎失败者,患者及家属往往表现为伤心、忧郁等,护士应给予同情和理解,协助其度过悲伤期;让患者和家属了解治疗的方法,共同参与治疗与护理;帮助患者及家属分析自己的思维陷阱,引导走出思维陷阱。心理问题严重请心理治疗专家会诊或者转院到专科医院治疗。

4. 预防感染　护士应注意监测患者的体温、脉搏、血常规,观察阴道流血、流液的颜色、性质、气味等,加强会阴部护理,嘱患者使用消毒会阴垫,养成良好的卫生习惯,保持会阴部清洁。如发现感染征象,及时通知医生,遵医嘱予抗感染治疗。流产后,嘱患者保持会阴部清洁,禁止性生活1个月,1个月后复查,无禁忌证后方可恢复性生活。

5. 健康指导　为患者讲解流产相关知识,与患者及家属共同探讨本次流产的原因,指导其为下次妊娠做好准备。习惯性流产者,在下次妊娠时应注意休息,加强营养,避免性生活,补充维生素E、黄体酮等,治疗期需超过以往发生流产的周数。对于病因明确者,应对因治疗,如宫颈内口松弛者,于妊娠前行宫颈内口修补术,或于妊娠12~18周行宫颈内口环扎术;子宫畸形者于妊娠前先行矫治术;黄体功能不足者,按医嘱正确补充黄体酮治疗。

【护理评价】

经过治疗和护理,患者是否达到:①孕妇体温正常,无感染征象。②生命体征正常,出血量少;③能面对现实,情绪稳定,积极配合治疗。

第二节　异位妊娠

———————————————— 导 入 案 例 ————————————————

某女,28岁,已婚。正常性生活3年未孕,现停经52d,阴道少量流血4d。今晨突感下腹剧痛,伴明显肛门坠胀感,BP 60/40mmHg。妇科检查:宫颈举痛明显,子宫稍大稍软,右附件区有明显触痛。

请思考:

1. 还需收集哪些病史资料及辅助检查?

2. 考虑可能的疾病是什么?

3. 请提出首要的护理问题。

异位妊娠(ectopic pregnancy)是指受精卵着床于子宫体腔以外,习称宫外孕(extrauterine pregnancy),是妇产科常见急腹症之一。发病率为2%~3%,是孕产妇死亡原因之一。近年来,由于对异位妊娠的更早诊断和处理,使患者的存活率和生育保留能力明显提高。根据受精卵着床部位不同,可将异位妊娠分为输卵管妊娠、卵巢妊娠、腹腔妊娠、阔韧带妊娠、宫颈妊娠等(图9-2)。此外,剖宫产瘢痕部位妊娠近几年在国内明显增多。在异位妊娠中,以输卵管妊娠最为常见,约占异位妊娠的95%。本节主要针对输卵管妊娠进行阐述。

输卵管妊娠以壶腹部妊娠最为多见,其次为峡部,而伞部、间质部妊娠较为少见。

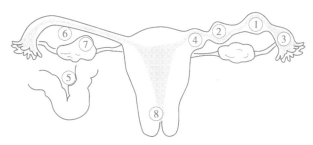

①输卵管壶腹部妊娠；②输卵管峡部妊娠；③输卵管伞部妊娠；
④输卵管间质部妊娠；⑤腹腔妊娠；⑥阔韧带妊娠；
⑦卵巢妊娠；⑧宫颈妊娠。

图 9-2　异位妊娠发生部位

【病因】

1. **输卵管炎症**　是引起输卵管妊娠最常见的原因,包括输卵管黏膜炎和输卵管周围炎。输卵管黏膜炎可使输卵管黏膜粘连、管腔狭窄,或使纤毛功能受损,从而导致受精卵运送受阻而发生输卵管妊娠;输卵管周围炎可导致输卵管周围粘连,输卵管扭曲、狭窄,蠕动减弱,从而影响受精卵运行而发生输卵管妊娠。淋病奈瑟菌或沙眼衣原体所致的输卵管炎症多累及黏膜,而流产或分娩后感染多引起输卵管周围炎。

2. **输卵管手术史**　有输卵管绝育史及手术史,输卵管妊娠的发生率为 10%~20%。尤其是腹腔镜下行电凝输卵管及硅胶环套绝育者,可因输卵管瘘或再通而引起输卵管妊娠;输卵管妊娠史,不管是经过保守治疗后自然吸收,还是接受输卵管保守性手术,再次妊娠复发的概率达 10%。因不孕而接受输卵管粘连分离术、输卵管修复整形术者,术后妊娠时输卵管妊娠的概率增加。

3. **输卵管发育不良或功能异常**　输卵管过长、肌层发育差、黏膜纤毛缺乏等发育不良均可导致输卵管妊娠;输卵管蠕动、纤毛活动及上皮细胞的分泌功能异常,也可成为输卵管妊娠的原因。另外,精神心理因素也可导致输卵管痉挛和蠕动异常,从而影响受精卵的运送。

4. **其他**　内分泌失调、辅助生殖技术、输卵管子宫内膜异位、宫内节育器避孕失败、口服紧急避孕药失败、子宫肌瘤或卵巢肿瘤压迫输卵管等均可增加输卵管妊娠的概率。

【病理】

由于输卵管管腔狭窄,管壁薄,其肌层远没有子宫肌层厚与坚韧,受精卵植入后不能形成完好的蜕膜,不利于胚胎的生长发育,当输卵管妊娠发育到一定程度,常可发生以下结局。

1. **输卵管妊娠流产**　多见于输卵管壶腹部妊娠,常发生于妊娠 8~12 周。由于蜕膜形成不完整,发育中的囊胚常向管腔突出,最终突破包膜而出血,囊胚与管壁分离(图 9-3),若整个囊胚剥离,落入管腔,则刺激输卵管逆蠕动,将囊胚排入腹腔,形成完全流产,出血量一般不多;若囊胚剥离不完整,部分妊娠产物仍残留于管腔,则形成输卵管不完全流产,导致反复出血,形成输卵管血肿或盆腔积血,量多时可流入腹腔出现腹膜刺激症状,甚至休克。

2. **输卵管妊娠破裂**　多见于妊娠 6 周左右的输卵管峡部妊娠。囊胚发育过程中,绒毛侵蚀管壁的肌层及浆膜,最终穿破浆膜层而形成输卵管妊娠破裂(图 9-4)。输卵管肌层血管丰富,可于短期内发生大量腹腔内出血,导致患者休克,或

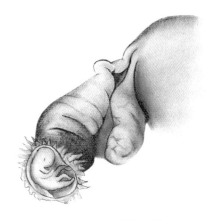

图 9-3　输卵管妊娠流产

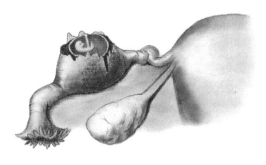

图 9-4　输卵管妊娠破裂

反复出血形成盆腔及腹腔血肿。输卵管妊娠破裂绝大多数为自发性,也可发生于性交或盆腔双合诊后。

3. 陈旧性异位妊娠　若输卵管妊娠流产或破裂未及时治疗,长期反复内出血形成的盆腔血肿可机化变硬并与周围组织粘连,临床上称为陈旧性异位妊娠。机化性包块可存在多年,甚至钙化形成石胎。

4. 继发性腹腔妊娠　输卵管妊娠流产或破裂后,胚胎被排入腹腔,多数会死亡,偶尔也有存活者,若存活胚胎的绒毛组织附着于原来位置或在腹腔内重新种植而获得血供,可继续生长发育,形成继发性腹腔妊娠。

与正常妊娠一样,输卵管妊娠时滋养细胞产生的 hCG 维持黄体生长,使甾体激素分泌增加,导致月经停止来潮,子宫增大变软,子宫内膜出现蜕膜反应。若胚胎死亡或受损,滋养细胞活力消失,则蜕膜从子宫壁剥离而发生阴道流血。有时蜕膜完整剥离,可随阴道流血排出三角形蜕膜管型;有时则呈碎片排出。排出的蜕膜见不到绒毛,组织学检查无滋养细胞。

知 识 链 接

剖宫产瘢痕部位妊娠

剖宫产瘢痕妊娠(cesarean scar pregnancy,CSP)是指既往有剖宫产史孕妇,胚胎着床于子宫下段剖宫产切口瘢痕处,是一种特殊部位的异位妊娠。近年来由于剖宫产率的比例较高,CSP 的发生率呈上升趋势,也是剖宫产术后远期潜在的严重并发症之一。诊治不当可能发生大出血、子宫破裂等并发症,严重危害妇女健康甚至威胁生命。临床以早孕期的 CSP 多见,特别是孕 10 周前。剖宫产瘢痕妊娠临床诊断主要依据超声检查,治疗原则包括及时终止妊娠并清除病灶、预防出血、保留生育功能、保障生命安全。根据孕周大小、病程长短、胎囊与子宫剖宫瘢痕处的相关程度、局部血供状态、血 β-hCG 值以及医疗机构的条件等综合考虑选择治疗方案。子宫动脉栓塞(uterus artery embolization,UAE)后清宫是目前较常用的治疗方法。

【处理原则】

以手术治疗为主。早期异位妊娠,且有生育要求的年轻患者可在严密监护下行保守治疗,治疗过程中若发生内出血或有胚胎继续生长时应及时进行手术治疗。

【护理评估】

1. **健康史**　典型症状为停经后发生腹痛与阴道流血。

(1) 停经:除输卵管间质部妊娠停经时间较长外,多有 6~8 周的停经史。有 20%~30% 患者由于月经刚过期几天或将不规则阴道流血误认为月经而无停经主诉。

(2) 腹痛:是输卵管妊娠患者就诊的最常见症状。输卵管妊娠流产或破裂前,由于胚胎在输卵管内逐渐增大,常表现为一侧下腹部隐痛或酸胀痛。输卵管妊娠发生流产或破裂时,突感一侧下腹部撕裂样疼痛,常伴恶心、呕吐。若血液积聚于直肠子宫陷凹,可出现肛门坠胀感;随后血液流向全腹,刺激膈肌,引起肩部放射性疼痛及胸部疼痛。

(3) 阴道流血:胚胎死亡后,常有不规则阴道流血,暗红或深褐色,量少呈点滴状,一般不超过月经量。少数患者阴道流血量较多,似月经。阴道流血可伴有蜕膜管型或蜕膜碎片,为子宫蜕膜剥离所致。阴道流血多在病灶清除后停止。

（4）晕厥与休克：腹腔内出血及剧烈腹痛可导致患者晕厥，严重者出现失血性休克。内出血越多，症状出现越迅速越严重，但与阴道流血量不成正比。

（5）腹部包块：输卵管妊娠流产或破裂后形成血肿时间较久者，可因血液凝固、机化变硬并与周围组织粘连而形成包块。

此外，要详细询问患者月经史，注意不规则阴道流血与月经的区别，以准确判断停经时间；了解患者有无输卵管手术、盆腔炎症等相关病史。

2. 身体状况

（1）一般情况：腹腔内出血较多时，患者可出现面色苍白、脉搏细弱、心率增快、血压下降等休克表现。体温通常正常，休克时体温略低，腹腔内血液吸收时体温略升高，但不超过 38℃。

（2）腹部检查：下腹部有明显压痛及反跳痛，尤以患侧为甚。出血较多时，叩诊可出现移动性浊音。出血时间较久，形成血凝块者，可扪及下腹部包块。

（3）妇科检查：阴道内可有少许来自宫腔的血液。输卵管妊娠未发生流产或破裂时，除子宫增大变软外，仔细检查可触及胀大的输卵管及轻度压痛；输卵管妊娠流产或破裂后，阴道后穹隆饱满，有触痛。轻轻上抬或左右摇摆宫颈时，因加重对腹膜的刺激而发生剧烈疼痛，称为宫颈举痛或摇摆痛，是输卵管妊娠的主要体征之一。内出血较多时，检查子宫有漂浮感。

3. 辅助检查

（1）阴道后穹隆穿刺：是一种简单可靠的诊断方法，多用于疑有腹腔内出血者。由于腹腔内出血最易积聚于直肠子宫陷凹，即使有少量出血，也可以经阴道后穹隆穿刺抽出血液，抽出暗红色不凝血为阳性，说明存在腹腔积血症。若无内出血、内出血很少、血肿位置较高或直肠子宫陷凹粘连，则可能抽不出血液，因此阴道后穹隆穿刺阴性并不能排除输卵管异位妊娠的可能。

（2）hCG 测定：放射免疫法连续测定尿或血 β-hCG 水平是早期诊断异位妊娠的重要方法，也是评价异位妊娠治疗效果的重要指标。异位妊娠时，血 β-hCG 多为阳性，但其量较宫内妊娠低。

（3）超声检查：B 超检查有助于诊断异位妊娠。阴道 B 超较腹部 B 超检查准确性更高。若结合临床表现及血 β-hCG 测定，更有助于诊断早期异位妊娠。

（4）腹腔镜检查：腹腔镜检查有 3%~4% 患者因妊娠囊过小而被漏诊，也可因输卵管扩张或颜色改变而误诊为异位妊娠，目前不再是异位妊娠诊断的"金标准"。

（5）诊断性刮宫：仅适用于阴道流血较多者，目的在于排除宫内妊娠流产。若排出物仅见蜕膜，未见绒毛，有助于诊断异位妊娠。目前已很少用此方法协助诊断。

4. 心理 - 社会状况　输卵管妊娠流产或破裂前，患者及家属常因妊娠失败表现出自责、抑郁情绪；输卵管妊娠流产或破裂后，腹腔内大出血及剧烈的腹痛使患者及家属表现出担心和恐惧，担心输卵管被切除、之后能否再次妊娠，害怕病情危及生命。

知 识 链 接

输卵管妊娠鉴别

输卵管妊娠应与自然流产、急性输卵管炎、急性阑尾炎、黄体破裂及卵巢囊肿蒂扭转鉴别，主要是通过病史、症状、体征、辅助检查综合分析，进行鉴别。详见表 9-1。

表 9-1　输卵管妊娠鉴别要点

主要鉴别疾病	症状	体征	辅助检查
输卵管妊娠	多有停经史，突发撕裂样剧痛，阴道流血量少	休克程度与外出血不成正比，宫颈有举痛	血红蛋白下降，阴道后穹隆穿刺可抽出不凝固血液，HCG 多为阳性

续表

主要鉴别疾病	症状	体征	辅助检查
自然流产	有停经史,下腹正中阵发性坠痛,阴道流血多	休克程度与外出血成正比,子宫增大变软	血红蛋白正常或稍低,阴道后穹隆阴性,HCG 多为阳性,B 超宫内可见孕囊
急性输卵管炎	无停经史,两侧下腹持续性腹痛,无阴道流血	体温升高,举宫颈时两侧下腹痛	白细胞升高,阴道后穹隆穿刺可抽出渗液或脓液,HCG 阴性
急性阑尾炎	无停经史,转移性右下腹痛,无阴道流血	体温升高	白细胞升高,阴道后穹隆阴性,HCG 阴性
黄体破裂	多无停经史,下腹一侧突发性疼痛,无或有阴道流血如月经量	无或轻度休克,一侧附件有压痛	血红蛋白下降,阴道后穹隆可抽出血液,HCG 阴性
卵巢囊肿蒂扭转	无停经史,下腹一侧突发性疼痛,无阴道流血	无休克,体温稍高,宫颈举痛,可触及边界清楚肿块	白细胞稍高,阴道后穹隆穿刺阴性,HCG 阴性,B 超可见附件区低回声区

【护理诊断/问题】

1. **疼痛**　与输卵管妊娠破裂有关。
2. **恐惧**　与生命受到威胁及担心不能再次妊娠有关。
3. **潜在并发症:失血性休克。**

【护理目标】

1. 患者生命体征平稳,失血性休克及时发现并得到纠正。
2. 患者疼痛减轻或消失。
3. 患者情绪稳定,积极配合治疗与护理。

【护理措施】

1. **心理护理**　异位妊娠多属于急诊入院,其患者和家属都表现紧张、恐惧,应向患者及家属介绍疾病及治疗相关知识,安慰患者与家属,缓解其紧张、恐惧心理;术后协助患者面对现实,促进康复,增强对下次妊娠的信心。

2. **急诊手术患者的护理**　急诊手术用于严重内出血并发休克征象患者。护士应立即建立静脉通道,协助交叉配血,做好输液、输血准备,配合医生积极纠正休克,同时按照急诊手术要求迅速做好备皮、留置尿管及与家属沟通等术前准备,并联系手术室做好相应准备。

3. **保守治疗患者的护理**　保守治疗用于早期妊娠、需要保存生育能力、无药物禁忌证的年轻妇女。

(1)病情观察:严密监测患者的生命体征及面色、意识、尿量等,重视患者主诉,及早发现内出血及休克征象。

(2)用药护理:常用氨甲蝶呤(MTX)进行肌内注射的全身或注入孕囊的局部治疗;中药治疗则以活血化瘀、消症为治疗原则。用药过程中,应遵医嘱按时用药或督促患者服药;注意观察药物的不良反应及治疗效果,如有异常及时通知医生进行处理。用药过程中需要做好手术准备,应对发生内出血时能及时手术治疗。

Note:

（3）休息与活动：指导患者卧床休息，避免增加腹压的活动，如突然改变体位、用力咳嗽、便秘等，以免增加异位妊娠破裂的机会。

（4）饮食指导：护士应指导患者摄取高铁、高蛋白食物，如动物肝脏、绿叶蔬菜、黑木耳、蛋黄等，以促进血红蛋白的增加，增强患者抵抗力。

4. 健康教育　指导患者保持良好的卫生习惯，以免导致盆腔感染，增加下次异位妊娠的概率；输卵管妊娠患者下次妊娠时，再发异位妊娠的可能性增加，应指导患者下次妊娠时及时就诊；指导患者出院后坚持每周复查血 hCG 水平，直至正常。

【护理评价】

经过治疗和护理，患者是否达到：①疼痛减轻，并逐渐消失；②情绪稳定，并能说出应对措施；③未发生失血性休克的症状及体征。

第三节　前置胎盘

── 导 入 案 例 ──

患者，女，25 岁。已婚，孕 5 产 0，停经 31 周，无痛性阴道少量流血 2d。今晨起床时发现阴道流血增多，多于月经量，伴有头昏、心悸，急诊入院。查体：BP 70/50mmHg，P 100 次 /min，腹软，无压痛，宫高 28cm，胎心音 161 次 /min。阴道有少量活动性出血。

请思考：

1. 该孕妇可能的医疗诊断是什么？

2. 作为护士应采取哪些必要的护理措施？

正常妊娠时胎盘是附着在子宫体部的前壁、后壁或侧壁。如果妊娠 28 周以后，胎盘附着于子宫下段，甚至胎盘下缘达到或覆盖宫颈内口，其位置低于胎儿先露部，称为前置胎盘（placenta previa）。前置胎盘是妊娠期严重并发症之一，也是妊娠晚期最常见的出血性疾病。若不及时处理或处理不当，可危及母儿生命。其发病率国外报道是 0.3%~0.5%，国内报道是 0.24%~1.57%。

【病因】

目前尚未明确，可能与以下因素有关。

1. 子宫体部内膜病变或损伤　多次人工流产、刮宫、多产、子宫手术史、产褥感染等可导致子宫内膜损伤，引起子宫内膜炎或萎缩性病变。受精卵植入时，子宫蜕膜血管形成不良，胎盘血供不足，为了摄取足够的营养胎盘面积增大而延伸到子宫下段。子宫手术史者，手术瘢痕可妨碍胎盘在妊娠晚期向上迁移，从而增加了前置胎盘的可能性。

2. 胎盘异常　多胎妊娠时，胎盘面积过大而达到子宫下段形成前置胎盘，双胎妊娠的前置胎盘发生率较单胎妊娠高 1 倍；有副胎盘者，主胎盘位置正常，而副胎盘位于子宫下段近宫颈内口处；膜状胎盘大而薄，可延伸到子宫下段，形成前置胎盘。

3. 受精卵发育迟缓　受精卵到达宫腔时，其滋养层尚未发育到可以着床的阶段，因此受精卵继续游走而到达子宫下段，并在该处着床发育，形成前置胎盘。辅助生殖技术，促排卵药物改变了体内性激素水平，使子宫内膜与胚胎发育不同步等，导致前置胎盘的发生。

4. 其他　高龄初产妇（年龄 >35 岁）、孕妇不良生活习惯（吸烟或吸毒妇女）、辅助生殖技术受孕、子宫形态异常、妊娠中期 B 型超声检查提示胎盘前置状态等为高危人群。

【分类】

根据胎盘下缘与宫颈内口的关系,可将前置胎盘分为 4 类(图 9-5)。

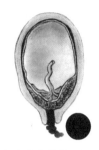 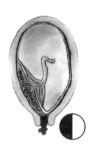 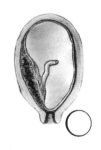 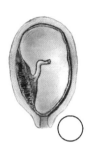

（1）完全性前置胎盘　　（2）部分性前置胎盘　　（3）边缘性前置胎盘　　（4）低置胎盘

图 9-5　前置胎盘的类型

1. **完全性前置胎盘**（complete placenta previa）　又称为中央性前置胎盘（central placenta previa）,宫颈内口全部为胎盘组织所覆盖。

2. **部分性前置胎盘**（partial placenta previa）　宫颈内口部分为胎盘组织覆盖。

3. **边缘性前置胎盘**（marginal placenta previa）　胎盘附着于子宫下段,其边缘到达宫颈内口,但未覆盖宫颈内口。

4. **低置胎盘**（low lying placenta）　胎盘位于子宫下段,胎盘边缘距宫颈内口 <2cm。

前置胎盘的类型可因诊断时期不同而改变。临床上,前置胎盘类型的确定以处理前最后一次检查的结果为标准。既往有剖宫产史或子宫肌瘤剔除史,此次妊娠胎盘附着于原手术瘢痕部位者,发生胎盘粘连、植入和致命性大出血风险高,称为凶险性前置胎盘。

【对母儿的影响】

1. **胎盘植入**　子宫下段蜕膜发育不良,胎盘绒毛易穿透底蜕膜而侵入子宫肌层,发生胎盘植入,且产后常因胎盘剥离不全而发生产后出血。

2. **产后出血**　子宫下段收缩力较弱,难以使附着于此处的胎盘完全剥离,且不能有效地收缩压迫血窦而止血,因此常发生产后出血,且难以控制。

3. **产褥感染**　前置胎盘的剥离面靠近宫颈外口,病原体易经阴道上行导致感染,加之多数产妇反复多次阴道出血而致贫血,抵抗力较弱,易发生产褥感染。

4. **围产儿死亡及早产**　大量出血可致胎儿宫内窘迫,甚至缺氧死亡;常因挽救孕妇或胎儿生命而终止妊娠,导致早产率较高。

【处理原则】

应根据孕妇的一般情况、阴道流血量、有无休克、妊娠周数、胎儿是否存活、是否临产、产道条件以及前置胎盘的类型等进行综合分析而采取期待疗法或终止妊娠。处理原则抑制宫缩、止血、纠正贫血、预防感染及适时终止妊娠。

【护理评估】

1. **健康史**　前置胎盘的典型症状是妊娠晚期或临产时发生无诱因、无痛性反复阴道流血。前置胎盘出血前无明显诱因,初次出血量一般不多,剥离处血液凝固后,出血自然停止;也有初次即发生大出血而致休克者。

出血是由于妊娠晚期子宫下段逐渐伸展,牵拉宫颈内口,使宫颈管缩短;临产后规律宫缩使宫颈管消失成为软产道的一部分。随着宫口扩张,附着于子宫下段及宫颈内口的胎盘前置部分不能相应伸展而与其附着处移位分离,使血窦破裂出血。由于子宫下段不断伸展,前置胎盘出血常反复发生,出血量也越来越多。阴道出血发生的时间、出血量多少以及反复发生的次数与前置胎盘的类型有关。

此外,需要了解孕妇有无人工流产、子宫手术、子宫内膜炎症等相关疾病史。

2. 身体状况　患者一般情况与出血量有关,反复多次或一次大量出血者可发生贫血,贫血程度与出血量成正比,严重者可出现面色苍白、脉搏增快微弱、血压下降等休克表现。胎儿发生宫内缺氧、窘迫,甚至胎死宫内。

腹部检查:子宫软,无压痛,大小与妊娠周数相符。由于胎盘位于子宫下段,占据了正常的胎位空间,影响胎先露下降,常伴有胎先露高浮或臀位、横位等异常胎位。

临产检查:宫缩呈阵发性,间歇期子宫完全松弛。若前置胎盘附着于子宫前壁,可在耻骨联合上方听到胎盘杂音。

阴道检查:只针对低置胎盘或产前没有明确诊断、在分娩过程中需通过阴道检查以明确诊断或选择分娩方式时,可在输液、备血及可立即行剖宫产术的条件下进行。禁止肛门检查。

3. 辅助检查

(1) B超:可清楚地显示子宫壁、胎盘、胎先露及宫颈的位置,并可根据胎盘下缘与宫颈内口的关系,确定前置胎盘的类型,可反复检查,是目前最安全、有效的首选检查方法。阴道B型超声能更准确地确定胎盘边缘和宫颈内口的关系,但在已有阴道流血时应谨慎使用。

(2) 磁共振(MRI):怀疑有胎盘植入者可以选择磁共振检查,特别是对凶险性前置胎盘的诊断更有帮助。

4. 心理 - 社会状况　孕妇及家属可因突然的阴道出血而感到紧张、恐惧、手足无措,既担心自身安危,又担心胎儿的健康状况和生命安全。

【护理诊断/问题】

1. **组织灌注量不足**　与前置胎盘所致大量出血有关。
2. **有感染的危险**　与长期反复出血致机体抵抗力下降及前置胎盘剥离面靠近子宫颈口,病原体易经阴道上行感染有关。
3. **有受伤的危险(胎儿)**　与出血导致胎盘供血不足有关。
4. **焦虑**　与担心自身及胎儿的安危有关。

【护理目标】

1. 孕(产)妇组织灌注量恢复,未发生感染及失血性休克。
2. 胎儿健康,孕妇焦虑程度减轻。

【护理措施】

1. **维持有效的组织灌注量**

(1) 病情观察:密切观察阴道流血量,监测孕妇生命体征;加强巡视,夜间需揭开被子观察阴道流血情况;定时测血压,并随时做好抢救及手术准备;胎儿娩出后,遵医嘱及时使用宫缩剂,以防产后出血;回病房后,密切观察产妇生命体征,注意阴道流血情况,加强子宫按摩,发现异常及时通知医生进行处理。

(2) 纠正贫血:指导孕妇多食高蛋白及含铁丰富的食物,如动物肝脏、豆类、绿叶蔬菜等,必要时遵医嘱口服铁剂或输血。维持血红蛋白水平≥110g/L、血细胞比容≥30%。

(3) 需立即终止妊娠者的护理:因阴道大量流血需要立即终止妊娠者,应迅速安排孕妇去枕侧卧位、吸氧,建立静脉通道,协助配血,做好输血、输液准备;严密监测生命体征,在抢救休克的同时做好剖宫产术前准备,并做好处理产后出血和抢救新生儿的准备。

2. 预防感染　有阴道流血者,及时更换会阴垫,每日行会阴擦洗 2~3 次,保持会阴局部清洁、干燥;严密观察与感染有关的征象,如体温升高、脉搏增快等,发现异常及时通知医生,必要时遵医嘱予抗生素预防感染。

3. 保障母婴安全

(1) 减少刺激:绝对卧床休息,以左侧卧位为宜;禁止性生活,慎用阴道检查及禁止肛查,腹部检查动作轻柔;遵医嘱按时吸氧,以提高胎儿血供;遵医嘱使用宫缩抑制剂,如硫酸镁、盐酸利托君等;保持心态平静,必要时遵医嘱予镇静剂。

(2) 胎儿监测:监测胎儿宫内情况,包括胎心率、胎动计数、胎儿电子监护及胎儿生长发育情况等;估计近日需终止妊娠,但孕周小于 34 周者,遵医嘱肌内注射地塞米松,以促进胎肺成熟。

4. 心理护理

(1) 协助进行决策:对于难以选定治疗方案者,护士可为其讲解各种治疗方案的指征,综合分析其利弊,协助孕妇及家属选择适合自己的治疗方案,并指导其配合治疗护理工作;对于存在不良心理情绪者,鼓励其采取积极的应对方式,以利于母婴的健康发展。

(2) 相关知识讲解:护士应向孕(产)妇及家属讲解前置胎盘相关知识,耐心解答其提出的问题,使其感受到温暖和亲切。同时,让家属尽量多陪伴在床旁,为孕(产)妇提供社会支持。

5. 健康指导　搞好计划生育,宣传避孕知识,避免多产、多次刮宫或引产,预防宫腔感染;拟受孕妇女应戒烟、戒酒、戒毒;加强孕期管理,对妊娠期出血,无论量多少,均应及时就医,做到早期诊断,正确处理。

【护理评价】

经过治疗与护理,孕(产)妇是否达到:①阴道出血量逐渐减少或停止,生命体征平稳;无感染征象出现。②采取积极的应对措施,情绪平稳。胎儿胎心、胎动正常,无缺氧征象。

第四节　胎盘早期剥离

妊娠 20 周后正常位置的胎盘在胎儿娩出前部分或全部从子宫壁剥离,称为胎盘早期剥离(placental abruption),简称胎盘早剥。胎盘早剥是妊娠晚期的一种严重并发症,往往起病急、进展快,若处理不及时,可危及母婴生命。发病率国内报道为 0.46%~2.1%,国外为 1%~2%。

【病因】

目前尚不十分清楚,可能与以下因素有关。

1. 血管病变　妊娠期高血压疾病、慢性肾脏疾病的孕妇易发生胎盘早剥。原因是底蜕膜螺旋小动脉痉挛或硬化,导致远端毛细血管缺血坏死以致破裂出血,血液流至底蜕膜与胎盘之间形成血肿,使胎盘与子宫壁分离。

2. 机械性因素　腹部受到直接撞击、挤压或行外倒转术纠正胎位,均可引起胎盘剥离;脐带过短或因脐带绕颈、绕体导致脐带相对过短时,分娩过程中胎儿下降可牵拉脐带造成胎盘剥离;羊膜腔穿刺时若刺破前壁胎盘附着处,可因血管破裂出血导致胎盘剥离。

3. 宫腔内压力骤减　妊娠足月前发生胎膜早破;双胎妊娠分娩时,第一胎儿娩出过快;羊水过多时,人工破膜后羊水流出过快,均可导致宫腔内压力骤减,子宫出现骤然收缩,胎盘与子宫壁发生移位而剥离。

4. 子宫静脉压突然升高　妊娠晚期或临产后,孕妇长时间仰卧位,妊娠子宫压迫下腔静脉,可致

Note:

回心血量减少,血压下降,而子宫静脉淤血,静脉压增高,蜕膜静脉床淤血或破裂,引起胎盘剥离。

5. 其他　高龄孕妇、经产妇、吸烟、吸毒、营养不良、孕妇有血栓形成倾向、子宫肌瘤、胎盘附着部位子宫肌瘤、胎盘早剥史等均为胎盘早剥的高危因素。

【病理】

胎盘早剥的主要病理变化为底蜕膜出血并形成血肿,使胎盘自附着处剥离。胎盘早剥可分为显性、隐性(图 9-6)。若剥离面小,出血量少并很快自行凝固停止,可无明显临床症状。如果剥离面大,继续出血,可形成胎盘后血肿。若胎盘边缘仍附着于子宫壁,使血液积聚于胎盘与子宫壁之间,称为隐性出血或内出血;若胎盘剥离面不断扩大,血液冲开胎盘边缘沿胎膜与子宫壁之间经宫颈外流,为显性出血或外出血;内出血严重时,胎盘后血肿压力增加,血液向子宫肌层浸润,引起肌纤维分离、断裂甚至变性,子宫表面呈现出紫蓝色瘀斑,称为子宫胎盘卒中(uteroplacental apoplexy),又称为库弗莱尔子宫(Couvelaire uterus)。

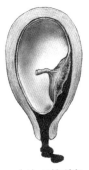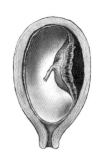

（1）显性剥离　　（2）隐性剥离

图 9-6　**胎盘早剥的类型**

严重胎盘早剥时,从剥离处的胎盘绒毛和蜕膜中释放大量组织凝血活酶,进入母体血液循环,激活凝血系统,导致弥散性血管内凝血(DIC)。

【处理原则】

纠正休克,及时终止妊娠。终止妊娠的方式应结合孕妇病情轻重、胎儿宫内情况、产程进展、胎产式等决定。

【护理评估】

1. 健康史　了解孕妇有无妊娠期高血压疾病、慢性肾炎、外伤史等胎盘早剥高危因素;详细询问本次妊娠过程中的腹痛及阴道流血情况;评估腹痛的性质和程度,有无阴道流血及阴道流血的色、量等;评估有无贫血及休克征象。

2. 身体状况及分级　胎盘早剥主要表现为妊娠晚期突然发生腹部持续性疼痛,伴有或不伴有阴道流血。早期常表现胎心率异常,宫缩间歇期子宫呈高张状态,胎位出不清。严重时子宫呈板状,压痛明显,胎心音改变或消失,可出现恶心、呕吐、面色苍白、四肢湿冷、脉搏细数及血压下降等休克征象。

临床上按照胎盘早剥的 Page 分级标准评估病情的严重程度(表 9-2)。

表 9-2　**胎盘早剥的 Page 分级标准**

分级	标准
0 级	分娩后回顾性产后诊断
Ⅰ 级	外出血,子宫软,无胎儿窘迫
Ⅱ 级	胎儿宫内窘迫或胎死宫内
Ⅲ 级	产妇出血性休克症状,伴或不伴弥散性内出血

3. 辅助检查

(1) B 超检查:在胎盘与子宫壁之间可见边缘不清楚的液性低回声区,胎盘增厚或胎盘边缘裂开。注意 B 型超声检查阴性结果不能完全排除胎盘早剥,尤其是子宫后壁的胎盘。

Note：

（2）实验室检查：包括全血细胞计数、血小板计数、凝血功能、肝肾功能和血电解质检查。Ⅲ级者应检查肾功能和二氧化碳结合力，并进行 DIC 筛选试验，结果可疑者进一步行纤溶确诊试验。

4. 心理 - 社会状况　剧烈腹痛和大量阴道流血，以及医护人员的紧张抢救，常使孕妇感觉自身和胎儿的安危受到了威胁，表现出高度的紧张和恐惧；面对紧张的场面，家属常表现为惊慌失措，应对能力明显下降。

【护理诊断 / 问题】

1. **恐惧**　与病情危及母婴安全有关。
2. **有受伤的危险（胎儿）**　与胎盘血供减少或中断有关。
3. **潜在并发症**：失血性休克、产后出血、DIC、羊水栓塞。

【护理目标】

1. 孕（产）妇及家属恐惧程度减轻或消失。
2. 胎儿宫内安全，平安出生。
3. 孕（产）妇未发生产后出血、凝血功能障碍等并发症。

【护理措施】

1. 心理护理　护士应以亲切的态度和切实的行动取得孕（产）妇及家属的信任；紧张抢救的同时注意保持环境安静、有序，操作熟练，缓解孕（产）妇恐惧感；及时向家属仔细传达患者的病情，缓解家属的焦虑、恐惧情绪。

2. 严密监测病情　护士应及时发现凝血功能障碍的表现，如皮下、黏膜或注射部位出血，子宫出血不凝，尿血、咯血、呕血等；及时发现少尿、无尿等肾衰竭的表现。发现异常，及时通知医生并配合处理。

3. 及时纠正休克　护士应迅速建立静脉通道，遵医嘱积极补充血容量，及时输注新鲜血液，既能补充血容量，又可补充凝血因子。

4. 做好终止妊娠准备　一旦确诊Ⅱ、Ⅲ级胎盘早剥，护士应及时做好终止妊娠准备。

5. 预防产后出血　子宫胎盘卒中影响子宫肌层收缩，易导致产后出血，若并发 DIC，产后出血的可能性更大且难以纠正。因此，对于胎盘早剥者，护士应加强产后子宫收缩及阴道流血情况监测，及时给予宫缩剂，必要时做好切除子宫的术前准备。

6. 产褥期护理　应注意加强营养，纠正贫血；保持会阴清洁，及时更换消毒会阴垫，以防感染；根据产妇自身情况给予母乳喂养指导；死产者，及时行回奶指导，如少进汤类、生麦芽代茶饮等（详见第五章）。

7. 健康指导　胎盘早剥重在预防。护士应通过健康指导，提高孕（产）妇的自我保健意识，下次妊娠时定期接受产前检查，积极预防及时治疗妊娠期高血压疾病、慢性肾病等合并症；妊娠晚期避免长时间仰卧位和腹部外伤；行外倒转术时注意动作轻柔。

【护理评价】

经过治疗与护理，是否达到：①孕（产）妇及家属能积极应对，情绪稳定。②胎儿宫内情况稳定，无缺氧征象，并平安出生。③孕（产）妇未发生 DIC、产后出血等并发症。

第五节　妊娠期高血压疾病

────────────────── 导入案例 ──────────────────

患者,女,34 岁,初孕。末次月经 2020 年 3 月 1 日,从孕 7 个月开始双下肢水肿,经休息不消退,近 1 个月常有头晕、头痛。2020 年 11 月 20 日晚突然出现抽搐,急诊抬送入院。查体:T 37.0℃,P 100 次 /min,BP 150/100mmHg,心肺检查未见异常,妊娠腹型,宫高 33cm,腹壁硬,胎位触不清,胎心音未听到,双下肢水肿(+++)。实验室检查:Hb 100g/L;尿蛋白(++)。

请思考:

1. 该孕妇的医疗诊断是什么? 如何进行处理?

2. 根据当前孕妇的状况,提出目前主要的护理问题,并制订相应的护理计划。

──

妊娠期高血压疾病(hypertensive disorders in pregnancy,HDP)是妊娠与血压升高并存的一组疾病,包括妊娠期高血压(gestational hypertension)、子痫前期(preeclampsia) - 子痫(eclampsia)、慢性高血压并发子痫前期(chronic hypertension with superimposed preeclampsia)及妊娠合并慢性高血压(chronic hypertension)。以高血压、蛋白尿、水肿为主要症状,可伴有全身多器官功能损害或衰竭,重者可出现抽搐、昏迷甚至死亡,严重危害母婴健康。妊娠期高血压疾病严重威胁母儿健康和安全,是产科常见的并发症,发生率 5%~12%,是孕产妇及围产儿病死率升高的主要原因。

妊娠期高血压、子痫前期、子痫与慢性高血压发病机制和临床处理不同,本节重点阐述前三种疾病。

【高危因素与病因】

1. **高危因素**　初产妇、孕妇年龄≥40 岁、多胎妊娠、分娩间隔时间≥10 年、妊娠期高血压疾病史及家族史(母亲或姐妹)、慢性高血压、慢性肾炎、糖尿病、体型矮胖、营养不良、社会经济状况差等均可增加妊娠期高血压疾病的发病风险。

2. **病因**　至今尚未阐明,当前认为较为合理的原因有异常滋养层细胞侵入子宫肌层、炎症免疫过度激活、血管内皮细胞受损、遗传因素、营养缺乏、胰岛素抵抗等。

(1) 胎盘学说:妊娠期高血压患者的滋养细胞浸润过浅,只有蜕膜层血管重铸,俗称"胎盘浅着床"。由于螺旋小动脉重铸不足,使胎盘血流量减少,引发子痫前期一系列表现。造成子宫螺旋小动脉重铸不足的机制尚待研究。

(2) 炎症免疫过度激活:胎儿对于母体是一个半移植物,成功的妊娠要求母体免疫系统对其充分耐受。子痫前期患者无论是母胎界面局部还是全身均存在着炎症免疫反应过度激活现象。

(3) 血管内皮细胞受损:子痫前期的基本病理变化是血管内皮细胞损伤,它使扩血管物质如一氧化氮(NO)、前列环素 I2 合成减少,而缩血管物质如内皮素(ET)、血栓素 A2 等合成增加,从而促进血管痉挛。此外血管内皮损伤还可激活血小板及凝血因子,加重子痫前期高凝状态。

(4) 遗传因素:妊娠期高血压疾病具有家族倾向性,提示遗传因素与该病发生有关,但遗传方式尚不明确。在子痫前期遗传易感性研究中,尽管目前已定位了十几个子痫前期染色体易感区域,但在该区域内进一步寻找易感基因仍面临很大的挑战。

(5) 营养缺乏:目前已发现子痫前期发生发展与多种营养物质缺乏有关,如蛋白质、钙、镁、锌、硒等。有研究发现饮食中钙摄入不足者血清钙下降,导致血管平滑肌细胞收缩。硒可防止机体受脂质过氧化物的损害,提高机体的免疫功能,避免血管壁损伤。锌在核酸和蛋白质的合成中有重要作用。

Note:

维生素 E 和维生素 C 均为抗氧化剂,可抑制磷脂过氧化作用,减轻内皮细胞的损伤。

(6) 胰岛素抵抗:近年有研究发现高胰岛素血症可导致 NO 合成下降及脂质代谢紊乱,影响前列腺素 E2 的合成,增加外周血管的阻力,升高血压。因此认为胰岛素抵抗与妊娠期高血压疾病的发生密切相关。

【病理】

本病的基本病理变化是全身小动脉痉挛,内皮损伤及局部缺血。小动脉痉挛导致管腔狭窄,周围阻力增大,内皮细胞损伤,通透性增加,体液和蛋白质渗漏。临床表现为血压升高、水肿、蛋白尿、血液浓缩等。

1. 脑　因脑血管痉挛,通透性增加,导致脑水肿、充血、局部缺血、血栓形成及出血等。子痫前期脑血管阻力和脑灌注压均增加。高灌注压可致明显头痛。大范围脑水肿所致中枢神经系统症状主要表现为感觉迟钝、思维混乱。个别患者可出现昏迷,甚至发生脑疝。

2. 肾脏　肾小球内皮细胞肿胀,纤维素沉积于内皮细胞。血浆蛋白自肾小球漏出形成蛋白尿,尿蛋白的多少与妊娠期高血压疾病的严重程度相关。肾血流量及肾小球滤过量下降,导致血浆尿酸浓度升高。肾脏功能严重损害可致少尿及肾衰竭,病情严重时肾实质损害。

3. 肝脏　子痫前期可出现肝功能异常,如各种转氨酶水平升高,血浆碱性磷酸酶升高。肝脏损伤表现门静脉周围出血,严重时门静脉周围坏死。肝包膜下血肿形成,甚至发生肝破裂危及母儿生命。

4. 心血管　血管痉挛,血压升高,心肌收缩力和射血阻力增加,心排血量明显减少,心血管系统处于低排高阻状态。内皮细胞活化使血管通透性增加,血管内液进入细胞间质,导致心肌缺血、间质水肿、心肌点状出血或坏死、肺水肿,严重时导致心力衰竭。

5. 血液

(1) 容量:由于全身小动脉痉挛,血管壁渗透性增加,血液浓缩,血细胞比容上升。当血细胞比容下降时,多合并贫血或红细胞受损或溶血。

(2) 凝血:妊娠期高血压疾病患者伴有一定量的凝血因子缺乏或变异所致的高凝血状态,特别是重症患者可发生微血管病性溶血,主要表现血小板减少,肝酶升高,溶血,其特征为红细胞碎片、血红蛋白尿及血红蛋白病。

6. 内分泌及代谢　由于血浆孕激素转换酶增加,妊娠晚期盐皮质激素、去氧皮质酮升高可致钠潴留,血浆胶体渗透压降低,细胞外液可超过正常妊娠,但水肿与妊娠期高血压疾病的严重程度及预后关系不大。通常电解质与正常妊娠无明显差异。

7. 子宫胎盘血流灌注　子宫螺旋小动脉重铸不足导致胎盘灌流下降,螺旋动脉平均直径仅为正常孕妇螺旋动脉直径 1/2,加之伴有内皮损害及胎盘血管急性动脉粥样硬化,使胎盘功能下降,胎儿生长受限,胎儿窘迫。若胎盘床血管破裂可致胎盘早剥,严重时母儿死亡。

【处理原则】

应根据病情轻重分类,进行个体化治疗。妊娠期高血压的处理原则为休息、镇静、间断吸氧、密切监护母儿状态;子痫前期的处理原则为休息、镇静、解痉、降压、合理扩容和必要时利尿,密切监测母儿状态,适时终止妊娠;子痫的处理原则为控制抽搐,纠正缺氧和酸中毒,及时终止妊娠。

【护理评估】

1. 健康史　详细询问患者有无高血压或妊娠期高血压疾病的家族史;既往有无原发性高血压、肾炎、糖尿病等疾病史;妊娠前及妊娠 20 周前有无水肿、高血压、蛋白尿等征象。

2. 身体状况及分类　妊娠期高血压疾病的分类与症状、体征见表 9-3。

表 9-3　妊娠期高血压疾病的分类及症状、体征

分类		症状与体征
妊娠期高血压		妊娠期 20 周后出现高血压，收缩压≥140mmHg 和 / 或舒张压≥90mmHg，产后 12 周后恢复正常；尿蛋白(-)；产后方可确诊
子痫前期	轻度	妊娠 20 周后出现收缩压≥140mmHg 和 / 或舒张压≥90mmHg，伴有下列任意一项：①尿蛋白≥0.3g/24h ②或随机尿蛋白(+) ③或尿蛋白 / 肌酐比值≥0.3 ④或虽无蛋白尿。伴有以下任何 1 种器官或系统受累：心、肺、肝、肾等重要器官，或血液系统、消化系统、神经系统的异常改变，胎盘、胎儿受到累及等。
	重度	子痫前期孕妇出现下列任何一项者为重度子痫前期：①收缩压≥160mmHg，或舒张压≥110mmHg ②持续性头痛、视觉障碍或其他中枢神经系统异常表现 ③持续性上腹部疼痛及肝包膜下血肿或肝破裂表现 ④转氨酶水平异常：血丙氨酸转氨酶(ALT)或天冬氨酸转氨酶(AST)水平升高 ⑤肾功能受损：尿蛋白 >2.0g/24h；少尿(24h 尿量 <400ml，或每小时尿量 <17ml)，或血肌酐水平 >106μmol/L ⑥低蛋白血症伴腹水、胸腔积液或心包积液 ⑦血液系统异常：血小板减少(<100×10⁹/L)；微血管内溶血，贫血、血乳酸脱氢酶(LDH)水平升高或黄疸 ⑧心力衰竭 ⑨肺水肿 ⑩胎儿生长受限或羊水过少、胎死宫内、胎盘早剥等
子痫		子痫前期患者发生抽搐而不能用其他原因解释
慢性高血压并发子痫前期		慢性高血压妇女妊娠前无蛋白尿，妊娠 20 周后出现蛋白尿；或妊娠前有尿蛋白，妊娠后尿蛋白明显增加，或血压进一步升高等上述重度子痫前期的任何一项表现
妊娠合并慢性高血压		孕妇既往存在高血压或在妊娠期 20 周前收缩压≥140 和 / 或舒张压≥90mmHg(除外滋养液细胞疾病)，妊娠期无明显加重；或妊娠期 20 周后首次诊断高血压并持续到产后 12 周后

子痫：典型的子痫发作过程为突然意识丧失，眼球固定、瞳孔放大，瞬即头扭向一侧，牙关紧闭，继而口角及面部肌肉颤动，数秒后全身及四肢肌肉强直。抽搐时，呼吸暂停，面色发绀。持续 1~1.5min 后，抽搐强度减弱，全身肌肉松弛，随后深长吸气，发出鼾声而恢复呼吸。抽搐过程中易发生唇舌咬伤、摔伤甚至骨折等，舌后坠或昏迷时吸入呕吐物可导致窒息或吸入性肺炎。子痫多发生于妊娠晚期或临产前，为产前子痫；少数发生于分娩过程中，为产时子痫；发生于产后 48h 约占 25%，为产后子痫。

知 识 链 接

HELLP 综合征

HELLP 综合征(hemolysis, elevated liver enzymes, and low platelets syndrome, HELLP syndrome)是子痫前期的严重并发症，以溶血、肝酶升高及血小板减少为特点，常危及母儿生命。主要病理改变与妊娠期高血压疾病相同，但发展为 HELLP 综合征的启动机制尚不清楚，发生可能与自身免疫机制有关。本病多发生于妊娠中后期，在产前发病者占 70% 以上，临床多表现为右上腹或上腹部疼痛、恶心、呕吐、全身不适等非特异性症状，少数可有黄疸。体格检查可有右上腹或上腹肌紧张，体重骤增、水肿。本病通过实验室检查确诊，需注意与血小板减少性紫癜、溶血性尿毒症性综合征、妊娠期急性脂肪肝等相鉴别。一旦确诊，应积极按重度子痫前期治疗，使用肾上腺皮质激素，输注血小板，根据产科因素选择适当的分娩方式，适时终止妊娠。

3. 辅助检查

(1) 尿蛋白:尿蛋白检查应选中段尿,注意避免阴道分泌物或羊水污染。尿蛋白定量≥0.3g/24h,或尿蛋白/肌酐比值≥0.3,或随机尿蛋白定性≥(+)。注意泌尿系感染、严重贫血、心力衰竭和难产时,可导致蛋白尿。

(2) 血液检查:包括全血细胞计数、血红蛋白含量、血细胞比容、全血及血浆黏度、凝血功能检查等,以了解有无血液浓缩、凝血功能障碍等。

(3) 肝肾功能测定:肝功能受损者血清 ALT、AST 升高,白/球蛋白比例倒置;肾功能受损者,血清肌酐、尿素氮、尿酸升高,且肌酐升高与病情严重程度相平行。

(4) 眼底检查:视网膜小动脉的痉挛程度可直接反映本病的严重程度。眼底检查主要可见视网膜小动脉痉挛、视网膜水肿、视网膜脱离,患者表现为视物模糊或失明。

(5) 其他检查:根据病情变化,可行电解质、动脉血气分析、心电图、B 型超声、胎心监测、超声心动图、胎盘功能、胎儿成熟度等检查。

4. 心理 - 社会状况
病情较轻无明显不适者,一般不会出现明显的心理反应,但随着病情进展,当血压明显升高,甚至出现头痛、视力障碍等症状时,患者及家属会感到紧张、焦虑;若发生子痫,患者家属更会感到恐惧,担心母婴生命安全。

【护理诊断/问题】

1. **有受伤的危险(母亲)**　与发生抽搐及意识丧失有关。
2. **有受伤的危险(胎儿)**　与血管痉挛导致胎盘供血不足有关。
3. **焦虑**　与担心自身及胎儿安危有关。
4. **潜在并发症:**胎盘早剥、肾衰竭、DIC、心衰竭、肝衰竭。

【护理目标】

1. 患者病情稳定,未发生抽搐及相关并发症。
2. 患者焦虑程度缓解或消失,积极配合检查和治疗。

【护理措施】

1. 妊娠期高血压患者的护理

(1) **休息与睡眠:**可在家治疗,但应适当减轻工作量,保持环境安静,保证充足的睡眠。休息时以左侧卧位为宜,以改善子宫胎盘的血液循环。必要时可睡前口服地西泮 2.5~5.0mg。

(2) **间断吸氧:**以增加血氧含量,改善全身主要脏器和胎盘的氧供。

(3) **饮食指导:**指导孕妇摄入足够的蛋白质(>100g/d)、蔬菜,补充维生素、铁和钙剂。水肿不明显者不必严格限制食盐。

(4) **密切监测母儿状况:**监测患者体重、血压,询问患者有无头痛、视力改变、上腹不适等症状。血压测量同一手臂至少 2 次。对首次发现血压升高者,应间隔 4h 或以上复测血压。为确保测量准确性,测量血压前,被测者至少安静休息 5min。取坐位或卧位。注意肢体放松,应选择型号合适的袖带(袖带长度应该是上臂围的 1.5 倍)。通常测量右上肢血压,袖带应与心脏处于同一水平。必要时测量两臂了解血压的增高情况。协助患者进行尿蛋白测定、血液检查、胎儿发育状况和胎盘功能检查。发现病情加重及时通知医生进行处理。

2. 子痫前期患者的护理

(1) **一般护理:**住院治疗,卧床休息,左侧卧位。保持病室安静,光线暗淡,限制陪伴和探视人数,治疗护理操作应尽量集中进行。床旁准备开口器、吸氧装置、吸引器、产包等抢救物资及硫酸镁、葡萄糖酸钙等药品。

（2）密切监测母儿状况：监测患者血压变化，询问患者有无头痛、眼花、上腹不适等症状。注意胎心、胎动变化，必要时行胎心电子监护。

（3）硫酸镁用药护理：硫酸镁是目前治疗妊娠期高血压疾病的首选解痉药物。镁离子通过抑制运动神经末梢对乙酰胆碱的释放，阻断神经和肌肉间的传导，使骨骼肌松弛；镁离子还可以刺激血管内皮细胞合成前列环素，抑制内皮素合成，降低机体对血管紧张素Ⅱ的反应，缓解血管痉挛状态，从而预防和控制子痫发作。阻断谷氨酸通道阻止钙离子内流，解除血管痉挛、减少血管内皮损伤。同时，硫酸镁还可以提高孕妇和胎儿血红蛋白的亲和力，改善氧代谢。

1）用药方法：可采用肌内注射或静脉用药。①深部肌内注射：注射后2h血药浓度达到高峰，体内浓度下降缓慢，作用时间长，但局部刺激性强，注射部位疼痛明显。注射时可加利多卡因于硫酸镁溶液中，以缓解疼痛，注射后用无菌棉球覆盖针孔，防止注射部位感染。②静脉用药：可行静脉滴注或推注，静脉用药后约1h血药浓度达到高峰，但停药后血药浓度下降较快。

2）毒性反应：硫酸镁的治疗浓度与中毒浓度接近，因此应严格控制硫酸镁的用量，并严密观察其毒性反应。通常硫酸镁的滴注速度为1~2g/h，24h用量一般不超过25g，用药持续时间不超过5d。硫酸镁过量会使呼吸及心肌功能受到抑制，危及生命。毒性反应首先表现为膝腱反射消失，随着血镁浓度的增加可出现全身肌张力减退及呼吸抑制，严重可发生心脏停搏。

3）注意事项：用药前及用药过程中护士应监测患者血压，同时应注意以下事项：①膝腱反射必须存在；②呼吸≥16次/min；③尿量≥25ml/h或≥600ml/24h。有条件的医院应使用输液泵严格控制硫酸镁输入速度，并监测血镁浓度和肾功能情况。另外，硫酸镁治疗期间需随时准备好钙剂，一旦出现中毒反应，立即静脉注射10%葡萄糖酸钙10ml。

3. 子痫患者的护理

（1）协助医生控制抽搐：一旦发生抽搐，应尽快控制。硫酸镁为首选药物，必要时可加用强有力的镇静剂。

（2）防止受伤：①使用床档，防止坠床；②保持呼吸道通畅，立即给氧；③在上、下白齿间放置一缠好纱布的压舌板，以防唇、舌咬伤；④用舌钳固定舌头，防止舌后坠；⑤将患者的头偏向一侧，以防分泌物吸入呼吸道造成窒息，必要时用吸引器吸出喉部黏液或呕吐物；⑥在患者昏迷或未清醒时，禁止给予一切饮食和口服药，以防误入呼吸道而致吸入性肺炎。

（3）避免再次抽搐：有条件者将患者置于单间，保持病室环境安静，光线暗淡；一切治疗和护理操作应轻柔且相对集中。

（4）严密监护病情：密切观察患者生命体征、意识、尿量等的变化，及早发现脑出血、肺水肿、急性肾衰竭、胎盘早剥等并发症。

（5）做好终止妊娠的准备：子痫发作者往往在发作后自然临产，应及时发现产兆，并做好母子抢救准备。

4. 产时及产后护理

（1）产时护理：经阴道分娩者，第一产程应密切监测产妇的血压、脉搏、尿量、胎心及子宫收缩情况，并注意有无头痛、呕吐等自觉症状；第二产程期间避免产妇用力，尽量缩短产程，初产妇可行会阴侧切，并可采用产钳助产或胎头吸引器助产；第三产程主要是预防产后出血，在胎儿娩出前肩后立即静脉注射缩宫素，但禁用麦角新碱，及时娩出胎盘并按摩宫底。

（2）产后护理：子痫前期患者产后3~6d是产褥期血压高峰期，高血压、蛋白尿等症状仍可能反复出现甚至加剧，因此这期间仍需每日监测血压及尿蛋白变化，重视患者主诉，防止发生产后子痫。

5. 心理护理　告知患者愉快心情对预防疾病发展的重要性，并协助患者合理安排工作与生活，使不感到紧张劳累，又不单调乏味，保持心情愉快、精神放松，积极配合治疗护理措施。

6. 健康指导

（1）预防：加强孕期健康教育，使孕妇了解疾病相关知识，认识到定期接受产前检查的重要性，并坚持检查,以便及早发现异常,及时处理;指导孕妇合理饮食,增加蛋白质、维生素以及富含铁、钙、锌的食物,减少脂肪的摄入,控制食盐摄入(<6g/d),尤其对于有妊娠期高血压疾病高危因素者,应及早补钙;鼓励超重孕妇控制体重至 BMI 为 18.5~25.0kg/m²,腹围 <80cm,以减小再次妊娠时的发病风险。高凝倾向孕妇可从妊娠 11~13⁺⁶ 周每日睡前口服低剂量阿司匹林至 36 周或若妊娠终止前 5~10d 停用。保持足够的休息和心情愉快,并坚持左侧卧位。适度锻炼合理安排休息,以保持妊娠期身体健康。

(2) 监护:对于妊娠期高血压疾病患者,根据病情需要增加产前检查的次数,加强母儿监护;为患者及家属讲解疾病相关知识,并指导自数胎动,监测体重,以便患者及时汇报病情变化,并取得家属的理解与支持。

【护理评价】

经过治疗与护理,是否达到:①患者病情平稳,顺利分娩;患者及新生儿各项生理指标维持在正常范围内;②患者情绪稳定,积极配合治疗、护理。

第六节　妊娠期肝内胆汁淤积症

——————— 导 入 案 例 ———————

某女,35 岁,停经 34 周,皮肤瘙痒半月,阴道流水 3h 入院。入院半月前出现皮肤瘙痒,从四肢渐及躯干,夜间加剧,皮肤、巩膜黄染,恶心、畏食,于感染科就诊。肝功结果:ALT 436IU/L,AST 193IU/L,总胆红素 32μmol/L,直接胆红素 19μmol/L,间接胆红素 12μmol/L,碱性磷酸酶 310U/L,胆汁酸 43μmol/L,甲、乙肝炎系列检查阴性。

请思考:

1. 请提出可能的医疗诊断。

2. 进一步需要做哪些辅助检查?

3. 请提出处理原则和护理措施。

妊娠期肝内胆汁淤积症(intrahepatic cholestasis of pregnancy,ICP)是妊娠中晚期特有的一种并发症,以皮肤瘙痒和黄疸为特征,主要危害胎儿,使围生儿发病率和死亡率增高。有明显的地域和种族差异,以智利和瑞典发病率最高,在我国长江流域等地发病率较高。

【病因】

目前尚不明确,可能与雌激素水平、遗传与环境等多种因素有关。

1. 雌激素　妊娠期妇女体内雌激素水平大幅度上升,下列因素综合作用可能导致 ICP 的发生。①雌激素降低 Na⁺-K⁺-ATP 酶活性,使能量提供减少,导致胆酸代谢障碍;②雌激素使肝细胞膜中胆固醇与磷脂比例上升,流动性下降,影响对胆酸的通透性,导致胆汁流出受阻;③雌激素作用于肝细胞表面的雌激素受体,改变肝细胞蛋白质合成,使胆汁回流增加;④可能与雌激素代谢异常及肝脏对妊娠期生理性增加的雌激素高敏感性有关。

2. 遗传因素　研究发现,母亲或姐妹中有 ICP 病史的妇女,其 ICP 发生率明显增高;此外,ICP 的种族差异地区分布性、家族聚集性和再次妊娠的高复发率均支持遗传因素在 ICP 发病中的作用。

3. 环境因素　流行病学研究发现,ICP 发病率与季节有关,冬季高于夏季。另外,ICP 的发病率与体内血硒浓度有关。

【高危因素】

1. **有慢性肝胆基础疾病**　如丙型肝炎、非酒精性肝硬化、胆结石或胆囊炎、非酒精性胰腺炎,有口服避孕药诱导的肝内胆汁淤积症病史者。

2. **双胎妊娠**　双胎孕妇 ICP 发病率较单胎妊娠显著升高,而 ICP 发病与多胎妊娠的关系仍需进一步研究并积累资料。

3. **人工授精**　人工授精妊娠的孕妇,ICP 发病危险度相对增加。

【对母儿的影响】

ICP 患者脂溶性维生素 K 吸收减少,使凝血功能异常,易发生产后出血。由于胆汁酸的毒性作用,使围生儿发病率和死亡率明显升高,可发生胎膜早破、胎儿宫内窘迫、胎儿宫内死亡、自发性早产、胎儿生长受限、新生儿颅内出血以及新生儿神经系统后遗症等。

【处理原则】

积极对症治疗,缓解瘙痒症状,改善肝功能,降低血胆汁酸水平,加强母儿监护,延长孕周,改善妊娠结局。

【护理评估】

1. **健康史**　皮肤瘙痒为首发症状。多发生于妊娠 30 周以后,瘙痒程度不一,呈持续性,白天轻、夜间重,瘙痒一般始于手掌和脚掌,然后逐渐向肢体近端延伸,甚至发展到面部。瘙痒严重者可导致失眠、恶心、呕吐、食欲减退等。瘙痒症状多于分娩后数小时或数日内迅速消失,少数在 1 周或 1 周以上缓解。少数孕妇出现上腹不适。此外详细询问患者有无 ICP 家族史或既往史;此次妊娠过程中有无瘙痒及黄疸,其发生时间、程度及治疗经过。

2. **身体状况**　可见皮肤抓痕;10%~15% 患者可出现轻度黄疸,一般不随孕周的增加而加重,分娩后 1~2 周内消退。

3. **辅助检查**

(1) 血清胆汁酸检测:ICP 患者空腹血清总胆汁酸≥10μmol/L,血清胆汁是 ICP 最主要的特异性实验室证据,也是检测病情和治疗效果的重要指标。

(2) 肝功能测定:多数 ICP 患者的天冬氨酸转氨酶(AST)与丙氨酸转氨酶(ALT)轻至中度升高,为正常水平的 2~10 倍。分娩后 4~6 周多恢复正常。

4. **心理 - 社会状况**　ICP 患者由于胆汁酸的毒性作用危及胎儿安全和健康,使围产儿的发病率及死亡率增高,使患者及家属担心胎儿的安全,产生焦虑、紧张等心理反应,出现睡不好觉、食欲减退等。

【护理诊断 / 问题】

1. **有受伤的危险(胎儿)**　与疾病导致胎儿宫内窘迫、早产等有关。
2. **舒适的改变:瘙痒**　与胆盐刺激皮肤感觉神经末梢有关。
3. **有皮肤完整性受损的危险**　与皮肤瘙痒抓伤有关。
4. **焦虑**　与担心胎儿安全有关。

【护理目标】

1. 胎儿宫内健康,平安出生。
2. 患者瘙痒症状缓解,皮肤无损伤。
3. 患者情绪稳定,积极配合治疗护理。

Note:

【护理措施】

1. 胎儿监护

(1) 增加产前检查次数,每1~2周复查孕妇血中的胆酸、转氨酶及胆红素水平,及时了解病情变化。妊娠32周后每周行NST检查,必要时行胎儿生物物理评分,以早期发现隐性胎儿宫内窘迫。测定胎儿脐动脉血流收缩期与舒张期比值(S/D值)对预测围产儿预后有一定意义。病情严重者,提前入院待产。

(2) 适当卧床休息,以左侧卧位为宜,以增加胎盘血流量;给予吸氧,遵医嘱予葡萄糖、维生素、能量合剂等,既可保肝,又可提高胎儿对缺氧的耐受性。

(3) 做好终止妊娠的准备:主要根据孕周及胎儿的状况选择适当终止妊娠的方式。由于ICP容易发生胎儿的急性缺氧,导致胎死宫内,轻度ICP在妊娠38~39周终止妊娠。如重度ICP治疗无效,合并多胎、重度子痫前期等可行剖宫产终止妊娠。终止妊娠的过程中加强对胎儿的监护,做好急救新生儿的准备。妊娠34周前,估计7d内需要终止妊娠者,用地塞米松促进胎儿肺成熟,预防早产儿呼吸窘迫综合征的发生。

2. 用药护理　药物可缓解患者的瘙痒症状,同时可改善围生儿预后,常用药物有熊去氧胆酸、S-腺苷甲硫氨酸、地塞米松、苯巴比妥等,其中熊去氧胆酸为治疗ICP的一线用药。遵医嘱用药的同时,应注意观察瘙痒症状有无缓解。产前遵医嘱补充维生素 K_1,以防产后出血。

3. 皮肤护理　保持病室温湿度适宜,床铺整洁。指导患者选择宽松、舒适、透气性及吸水性良好的纯棉衣裤,并保持良好的卫生习惯。避免搔抓,以防加重瘙痒和抓伤皮肤,可轻压或拍局部以缓解瘙痒感,并注意保持手部清洁。洗浴用水不宜过热,勿使用肥皂擦洗。瘙痒严重者可遵医嘱给予炉甘石液、薄荷类、抗组胺类药物,并观察其疗效。

4. 心理护理　耐心倾听患者的叙述,评估其瘙痒程度及睡眠质量,为其讲解疾病相关知识,帮助患者及家属保持良好的心态,积极配合治疗。同时,鼓励患者及家属参与治疗和护理决策,增强战胜疾病的信心,使其顺利度过妊娠期和分娩期。

5. 健康指导　指导患者饮食清淡,多食蔬菜、水果,禁食辛辣刺激性食物及高蛋白食物;产后定期复查肝功能;指导正确的避孕方法,不服用含有雌激素及孕激素的避孕药,以免诱发肝内胆汁淤积。

【护理评价】

经过治疗和护理,是否达到:①胎心、胎动正常,新生儿Apgar评分7分以上;②患者瘙痒症状得到了有效缓解,未抓伤皮肤;③患者情绪平稳,顺利度过了妊娠期和分娩期。

第七节　羊水量异常

一、羊水过多

妊娠期间羊水量超过2 000ml,称为羊水过多(polyhydramnios)。其发生率为0.5%~1%。若羊水量在数日内急剧增多,称为急性羊水过多;若羊水量在数周内缓慢增加,称为慢性羊水过多。

【病因】

在羊水过多的患者中,约1/3缺乏明确原因,称为特发性羊水过多。其他羊水过多多数与胎儿畸形、妊娠合并症及并发症等因素有关。

1. 胎儿畸形　约25%的羊水过多合并胎儿畸形,以中枢神经系统和消化道畸形最常见。如无脑儿、脊柱裂胎儿,因脑脊膜暴露,脉络膜组织增殖,渗出液增加导致羊水过多;或胎儿缺乏中枢吞咽功能,无吞咽反射及缺乏抗利尿激素致尿量增多而引起羊水过多;食管及十二指肠闭锁时因不能吞咽羊水而导致羊水过多。其他还有腹壁缺陷、心脏畸形、胎儿脊柱畸胎瘤及新生儿先天性醛固酮增多症等代谢性疾病。

2. **多胎妊娠**　双胎妊娠的羊水过多发生率约10%,为单胎妊娠的10倍,尤以单卵双胎多见。因为两个胎儿之间血液循环相通,占优势的胎儿循环血量增多,尿量增加,致羊水增多。

3. **胎盘脐带病变**　如胎盘绒毛血管瘤、巨大胎盘、胎盘帆状附着等。

4. **妊娠合并症或并发症**　如妊娠合并糖尿病、妊娠期高血压疾病、急性病毒性肝炎、母儿Rh血型不合、重度贫血均可导致羊水过多。

【对母儿的影响】

1. **对母体的影响**　胎膜早破、早产发生率增加。突然破膜宫腔内压力骤然降低,易发生胎盘早剥。羊水过多时子宫张力增高,孕妇容易并发妊娠期高血压疾病。子宫肌纤维伸展过度可致产后子宫收缩乏力,产后出血发生率明显增加。

2. **对胎儿的影响**　破膜时羊水流出过快可导致脐带脱垂。羊水过多的程度越重,围产儿的病死率越高。易发生胎位异常、胎儿窘迫,早产增多。

【处理原则】

羊水过多合并胎儿畸形者,应及时终止妊娠;羊水过多,胎儿正常者,应根据羊水增多的程度及胎龄选择终止妊娠或延长孕周;合并糖尿病、妊娠期高血压疾病者应积极治疗合并症。母儿血型不合者,必要时可行宫内输血治疗。

【护理评估】

1. **健康史**　了解孕妇的年龄、生育史,有无妊娠期合并症、并发症,有无先天畸形家族史等;询问本次妊娠过程中有无呼吸困难、腹痛、食欲减退等。

2. **身体状况**

(1)急性羊水过多:较少见。多发生于妊娠20~24周。羊水量急速增加,子宫于数日内明显增大,孕妇感腹部胀痛,行动不便,表情痛苦,因横膈上抬出现呼吸困难,甚至发绀,不能平卧。检查见腹壁皮肤紧绷发亮,甚至变薄,皮下静脉清晰可见。巨大子宫压迫下腔静脉,影响静脉回流,出现下肢及外阴部水肿、静脉曲张。子宫明显大于妊娠月份,胎位不清,胎心遥远或听不清。

(2)慢性羊水过多:较多见。多发生于妊娠晚期,羊水于数周内缓慢增多,症状相对缓和,孕妇仅感腹部增大较快,无明显不适或仅有轻微压迫症状,如胸闷、气急等,但多能忍受。子宫大于同期妊娠,腹壁皮肤发亮、变薄。子宫张力大,有液体震颤感,胎位不清,胎心遥远。

3. **辅助检查**

(1)B超检查:是羊水过多的重要检查方法,能了解羊水量和有无胎儿畸形。羊水最大暗区垂直深度(amniotic fluid volume,AFV)≥8cm,或羊水指数(amniotic fluid index,AFI)≥25cm即可诊断羊水过多。

(2)胎儿异常:必要时做胎儿染色体检查,以了解有无染色体异常。还可用PCR技术检测胎儿是否感染病毒、梅毒、弓形体等。

(3)其他:葡萄糖耐量试验,以排除妊娠糖尿病;胎儿水肿者应检查孕妇ABO血型及Rh血型,以排除母儿血型不合。

4. **心理-社会状况**　孕妇及家属因担心胎儿可能有某种畸形而感到紧张、焦虑,甚至恐惧不安。

Note:

【护理诊断 / 问题】

1. **有受伤的危险（胎儿）** 与胎位异常、胎儿窘迫、早产等有关。
2. **焦虑** 与担心胎儿存在畸形有关。
3. **潜在并发症**：孕妇易并发妊娠期高血压疾病、胎盘早剥、产后出血。

【护理目标】

1. 母婴健康平安，未发生并发症。
2. 合并胎儿畸形者，孕妇焦虑程度降低，顺利终止妊娠。

【护理措施】

1. **病情观察** 观察孕妇的生命体征，监测宫高、腹围和体重，以判断病情进展；观察胎心、胎动及宫缩情况，以及早发现胎儿宫内窘迫、早产等并发症；人工破膜时，密切观察胎心、宫缩和阴道流血，及时发现脐带脱垂和胎盘早剥征象。产后密切观察子宫收缩及阴道流血情况，以防产后出血。

2. **医护配合** 行羊膜腔穿刺放羊水者，应严格无菌操作，以防发生感染；放出羊水时速度不宜过快，以约 500ml/h 为宜，不超过 1 500ml/ 次。放羊水过程中，密切观察孕妇的血压、心率、呼吸变化，监测胎心、宫缩和阴道流血情况，必要时遵医嘱予镇静剂，以防早产。放羊水后，腹部放置沙袋，以防血压骤降，甚至休克。

3. **心理护理** 合并胎儿畸形者，护士应给予同情和理解，指导患者及家属选择适宜的妊娠终止方式，协助其度过悲伤期。

4. **健康指导** 为孕妇及家属讲解羊水过多的常见原因；指导其摄取低钠饮食，多食水果蔬菜，以防便秘增加腹压；同时尽量减少咳嗽、负重等增加腹压的活动，以防胎膜早破。

【护理评价】

经过治疗和护理，是否达到：①母婴安全，未发生并发症；②胎儿合并畸形者，孕妇正确面对现实，积极配合治疗护理。

二、羊水过少

妊娠晚期羊水量少于 300ml 称为羊水过少（oligohydramnios）。其发生率为 0.4%~4%。羊水过少严重影响围生儿预后，若羊水量少于 50ml，胎儿宫内窘迫的发生率达 50% 以上，围生儿的死亡率也高达 88%，应予以高度重视。

【病因】

羊水过少主要与羊水产生减少或羊水吸收、外漏增加有关。

1. **胎儿畸形** 以胎儿泌尿系统畸形最多见，如胎儿肾缺如、肾发育不全、输尿管或尿道梗阻导致少尿或无尿，使羊水减少。其他如染色体异常、小头畸形、甲状腺功能减低等也可引起羊水过少。

2. **胎盘功能减退** 胎盘功能减退时，胎儿宫内慢性缺氧使胎儿血液重新分布，为保障心脑血供，肾脏血流量减少，导致胎儿尿液产生减少引起羊水过少。

3. **羊膜病变** 某些原因不明的羊水过少与羊膜通透性改变，以及炎症、宫内感染有关。胎膜破裂，羊水外漏速度超过羊水生成速度，可导致羊水过少。

4. **母体因素** 孕妇脱水、血容量不足时，孕妇血浆渗透压增高，使胎儿血浆渗透压相应增高，尿液生成减少而引起羊水过少。妊娠期高血压疾病可致胎盘血流减少。孕妇服用某些药物，如前列腺素合成酶抑制剂、血管紧张素转化酶抑制剂等有抗利尿作用，使用时间过长，可发生羊水过少。

【对母儿的影响】

1. **对胎儿影响**　羊水过少时,围产儿病死率明显增高。羊水过少如发生在妊娠早期,胎膜与胎体粘连造成胎儿畸形,甚至肢体短缺;如发生在妊娠中、晚期,子宫外压力直接作用于胎儿,引起胎儿肌肉骨骼畸形,如斜颈、曲背、手足畸形等。轻度羊水过少时,围产儿病死率增高 13 倍;重度羊水过少时,围产儿病死率增高 47 倍,死亡原因主要是胎儿缺氧和胎儿畸形。

2. **对母体影响**　手术分娩率和引产率均增加。

【处理原则】

羊水过少合并胎儿畸形者,应及时终止妊娠;羊水过少,胎儿正常者,应根据羊水减少的程度及胎龄选择终止妊娠或期待治疗。对妊娠已足月、胎儿宫外可存活者,应终止妊娠。对妊娠未足月,胎肺不成熟者,可针对病因治疗,尽量延长孕周。

【护理评估】

1. **健康史**　了解孕妇的月经史、生育史、用药史,有无妊娠期合并症,有无先天畸形家族史等;询问孕妇所感觉到的胎动情况。

2. **身体状况**

(1) 症状:孕妇于胎动时感觉腹痛。子宫敏感,轻微刺激即可引发宫缩。临产后阵痛明显,宫缩多不协调,宫口扩张缓慢,产程延长。

(2) 体征:宫高、腹围均小于同期妊娠,有子宫紧裹胎儿感。临产后,前羊膜囊不明显,胎膜紧贴胎儿先露部,破膜时羊水量极少。

3. **辅助检查**

(1) B 超检查:是最重要的辅助检查方法。同时可以发现胎儿肾缺如、肾发育不全、输尿管或尿道梗阻等胎儿畸形。妊娠晚期羊水深度(AFV)≤2cm 为羊水过少,≤1cm 为严重羊水过少;羊水指数(AFI)≤5cm 可确诊羊水过少。

(2) 胎心电子监护:羊水过少导致胎盘和脐带受压,使胎儿储备能力降低,NST 呈无反应型,宫缩时脐带受压加重,出现胎心变异减速和晚期减速。

(3) 胎儿染色体检查:需排除胎儿染色体异常时可做羊水细胞培养,或采集胎儿脐带血细胞培养,做染色体核型分析,荧光定量 PCR 法快速诊断。

4. **心理 - 社会状况**　孕妇及家属因担心胎儿可能存在某种畸形或胎儿预后不良而感到焦虑、紧张,甚至恐惧不安。

【护理诊断 / 问题】

1. **有受伤的危险(胎儿)**　与胎儿缺氧和羊水过少易导致胎体粘连等有关。

2. **焦虑**　与担心胎儿存在畸形、早产有关。

【护理目标】

1. 胎儿没有因为护理不当发生胎儿宫内窘迫。

2. 孕妇焦虑程度降低,顺利终止妊娠。

【护理措施】

1. **病情观察**　观察孕妇的生命体征,监测宫高、腹围和体重,以判断病情进展;根据胎心、胎动、宫缩情况以及胎盘功能测定结果,及时发现并发症。

2. **医护配合**　若妊娠已近足月,应严密监测羊水量及胎心、胎动情况;若为过期妊娠,或合并胎儿生长受限,应遵医嘱及时做好终止妊娠的准备;对妊娠未足月,胎肺不成熟者,需进行预防性羊膜腔灌注者,延长妊娠期。注意严格无菌操作,同时遵医嘱予抗生素预防感染。此外,应选用宫缩抑制剂预防早产。

3. **心理护理**　合并胎儿畸形者,护士应给予同情和理解,指导其选择适宜的妊娠终止方式,协助其度过悲伤期。

4. **健康指导**　为孕妇及家属讲解羊水过少的常见原因;指导其左侧卧位休息,以改善胎盘血供;教会孕妇监测胎儿宫内情况的方法和技巧,嘱孕妇自行计数胎动,同时避免胎膜早破。

【护理评价】

经过治疗和护理,是否达到:①胎儿没有因为护理不当发生胎儿宫内窘迫。②胎儿合并畸形和早产者,孕妇正确面对现实,积极配合治疗护理。

第八节　早　产

早产(premature birth)是指妊娠满 28 周至不满 37 足周期间分娩。此时娩出的新生儿称为早产儿(preterm neonates),占国内分娩总数的 5%~15%,出生体重多小于 2 500g。由于早产儿各器官发育不成熟,出生周数小、体重轻,死亡率高,出生 1 岁以内死亡的婴儿约 2/3 为早产儿。随着早产儿治疗及监护手段的不断提高,早产儿生存率有了很大的提高,伤残率也有了下降。目前,有些国家将早产的时间定义在妊娠的 24 周或者 20 周。

【分类与病因】

早产分为:自发性早产(spontaneous preterm labor)和治疗性早产(preterm birth for maternal or fetal indications)。前者又分为胎膜完整性早产和未足月胎膜早破早产(preterm prematurely ruptured membranes,PPROM)。胎膜完整性早产是最常见的类型,约占 45%。常见原因:

1. **宫内感染**　最常见为下生殖道病原体经宫颈管逆行而上导致宫内感染。母体全身感染病原体也可通过胎盘感染胎儿,或盆腔感染病原体经输卵管进入宫腔。

2. **子宫过度膨胀**　如羊水过多、双胎或多胎妊娠等。

3. **妊娠并发症与合并症**　如妊娠期高血压疾病、妊娠期肝内胆汁淤积症、妊娠合并心脏病、严重贫血等母体不能继续妊娠。

4. **子宫畸形及宫颈内口松弛**　如纵隔子宫、双角子宫等宫腔容量受限。宫颈内口松弛,前羊膜囊楔入,受力不均。

5. **其他**　孕妇精神压力过大、PPROM 史、体重指数小于 19.0kg/m^2、营养不良、吸烟、酗酒。

【处理原则】

胎儿情况良好,胎膜未破时,应通过休息或药物治疗抑制宫缩,尽量维持妊娠至足月;胎膜已破,早产已不可避免时,则应尽可能地预防新生儿合并症,提高早产儿的存活率。

【护理评估】

1. **健康史**　详细询问孕妇有无流产史、早产史,是否存在与早产有关的诱发因素;了解此次妊娠过程中是否出现过腹痛、阴道流血等症状,及其治疗经过;本次出现的具体症状、时间,是否接受过治疗。

2. **身体状况**　早产的主要表现是子宫收缩,最初的子宫收缩是不规则的,常伴有少许阴道流血或

Note:

血性分泌物,然后逐渐发展为规律的子宫收缩,其过程与足月产相似。子宫颈管先逐渐消退,后进行性扩张。若出现规律宫缩(20min 内≥4 次,或者 60min≥8 次),伴宫颈管展平≥80% 及宫颈扩张 1cm 以上,可诊断为早产临产。

3. **辅助检查**　通过全身检查及产科检查,核实孕周,了解产程进展情况。

4. **心理 - 社会状况**　早产已不可避免时,孕妇常将责任归咎于自己,产生自责感;因担心新生儿的健康与安全,孕妇及家属可能产生紧张、焦虑等情绪反应。

【护理诊断 / 问题】

1. **有受伤的危险(新生儿)**　与早产儿各器官发育不成熟有关。
2. **焦虑**　与担心新生儿预后不良有关。

【护理目标】

1. 新生儿不存在因护理不当而发生的并发症。
2. 孕(产)妇及家属能面对现实,焦虑程度降低或消失。

【护理措施】

1. **使用抑制宫缩药治疗的护理**　抑制宫缩药物治疗是防治早产的主要措施之一,护士应清楚药物的作用及用法,并能识别药物的不良反应。常用的宫缩抑制剂包括:①钙通道阻滞药,如硝苯地平,用药过程中注意观察孕妇血压和心率的变化。②前列腺素合成酶抑制剂,吲哚美辛,仅在妊娠 32 周前短期选用。用药注意监测羊水量及胎儿动脉导管血流。③β- 肾上腺素受体激动剂,常用利托君,应注意观察药物的不良反应,如心率增快、血压下降、血糖升高、恶心、出汗等。④阿托西班,为缩宫素受体拮抗剂,效果与利托君相似,不良反应轻,无明确的禁忌证。⑤硫酸镁,镁离子拮抗钙离子对子宫收缩活性,抑制子宫收缩。硫酸镁可降低妊娠 32 周前早产儿脑瘫风险和严重程度。硫酸镁用药注意事项详见本章第六节妊娠期高血压疾病。

2. **新生儿合并症的预防**　保胎治疗过程中,每日行胎心监护,并教会孕妇自数胎动,以及时发现异常;分娩前,遵医嘱给予孕妇糖皮质激素,如地塞米松、倍他米松等,以促进胎肺成熟,以防发生新生儿呼吸窘迫综合征。

3. **预防感染**　感染是早产的重要原因之一,配合医师对未足月胎膜早破、先兆早产和早产临产孕妇做阴道分泌物细菌学检查,阳性者应根据药敏试验选用对胎儿安全的抗生素,对未足月胎膜早破者,必须预防性使用抗生素。

4. **终止妊娠的准备**　若早产已不可避免,应尽早决定合理的分娩方式。下列情况,需终止妊娠:①宫缩进行性增强,经多种药物治疗无法控制者;②有宫内感染者;③衡量母胎利弊,继续妊娠对母胎的危害大于胎肺成熟对胎儿的好处;④孕周已达 34 周,如无母胎并发症,可停用抗早产药,顺其自然,不必干预,只需密切监测胎儿情况即可。经阴道分娩者,不提倡常规会阴切开术,也不支持无指征钳助术;如胎位不正、胎儿成熟度低等,可采用剖宫产结束分娩。分娩前应做好早产儿保暖和复苏的准备,临产后慎用镇静剂,以免发生新生儿呼吸抑制;分娩过程中给予产妇氧气吸入。早产儿娩出后延长至 60s 结扎脐带,可减少新生儿输血的需要和脑室内出血的发生率。

5. **心理护理**　为孕妇讲解早产的常见诱因,使其了解早产的发生并非她的过错;由于分娩的提前到来,孕妇多没有精神和物质方面的准备,对产程中的孤独、无助尤为敏感,因此护士应给予充分的心理支持,并鼓励家属给予更多的陪伴,以协助孕(产)妇尽快地进入母亲角色。

6. **健康指导**　为预防早产的发生,妊娠期妇女应保证充足的休息与睡眠,加强营养,保持心情愉快,妊娠晚期避免性生活,积极治疗合并症。如发生先兆早产,应左侧卧位卧床休息,积极配合药物治疗。已明确宫颈功能不全者,一般建议妊娠 12~14 周行宫颈环扎术。

Note：

【护理评价】

经过治疗和护理,是否达到:①新生儿各项生理指标正常;②孕妇及家属能面对现实,积极配合治疗和护理。

练习与思考

1. 患者,女,29 岁,已婚,停经 45d,少量阴道出血 3d,今晨突然发生右下腹剧痛,有肛门坠胀感,急来医院就诊。测脉搏 126 次 /min,血压 100/60mmHg,下腹有压痛,反跳痛,肌紧张,妇科检查:有宫颈举痛,右附件有压痛。

请思考:

(1) 为尽快地诊断,应采取哪项辅助检查最适宜?

(2) 此病人最可能的诊断是什么?

(3) 此病人最适宜的紧急处理是什么?

2. 患者,女,26 岁,孕 2 产 0,孕 37 周,4h 前自觉头痛剧烈,继之出现抽搐,昏迷,反复 3 次急诊入院。测血压 200/120mmHg,有规律宫缩,少量阴道出血,宫口扩张 3cm,胎心 144 次 /min,已入盆。

请思考:

(1) 该孕妇可能的医疗诊断是什么?

(2) 该孕妇可能的护理问题有哪些?

(3) 对该孕妇应采取哪些护理措施?

3. 患者,女,35 岁,孕 5 产 1,孕 38 周,因反复少量阴道出血 4d 入院。测体温 36.9℃,脉搏 70 次 /min,呼吸 16 次 /min,血压 110/70mmHg,胎心音 136 次 /min,无宫缩。

请思考:

(1) 该孕妇可能的医疗诊断是什么?

(2) 该孕妇需要做哪些辅助检查?

(3) 该孕妇可能的护理问题有哪些?

(4) 对该孕妇应采取哪些护理措施?

(罗　阳)

URSING

第十章

异常分娩妇女的护理

10章 数字内容

学 习 目 标

知识目标：

1. 掌握　异常分娩的概念、产力异常类型及护理措施。

2. 熟悉　产力异常的护理目标、产道异常的临床表现。

3. 了解　胎儿及胎位异常的表现及处理原则。

能力目标：

运用所学知识为异常分娩的产妇进行护理操作和健康宣教。

素质目标：

尊重关心产妇，能帮助产妇安全地度过分娩期。

产力、产道、胎儿及产妇精神心理因素是影响分娩的主要因素,当其中一个或一个以上因素在分娩过程中发生异常或四个因素间相互不能协调、适应,而使分娩进展受到阻碍时,称为异常分娩(abnormal labor),又称难产(dystocia)。在分娩过程中,难产与顺产之间并无绝对界线,可以相互转换。因此,有必要了解导致难产的各种因素,出现异常分娩时,能够给予及时、适当的处理,以保证母儿安全。

第一节　产力异常

------ 导 入 案 例 ------

某女,30岁,孕40周,临产后出现协调性宫缩乏力,宫颈扩张4cm,胎囊突出宫口,无头盆不称。
请思考:
1. 该孕妇可能有哪些护理问题?
2. 对该孕妇首选的处理措施是什么?
3. 该孕妇需采取的护理措施是什么?

产力是分娩的动力,以子宫收缩力为主,贯穿于分娩全过程。在分娩过程中,子宫收缩的节律性、对称性、极性不正常或强度、频率有改变,称子宫收缩力异常,简称产力异常(abnormal uterine action)。子宫收缩力异常临床上分为子宫收缩乏力(uterine inertia,简称宫缩乏力)及子宫收缩过强(uterine over contraction,简称宫缩过强)两种类型,每类又分为协调性子宫收缩与不协调性子宫收缩(图10-1)。

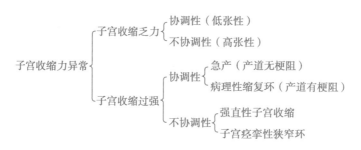

图 10-1　子宫收缩力异常的分类

一、子宫收缩乏力

【病因】

引起子宫收缩乏力(uterine inertia)常见的原因有以下几种:

1. 头盆不称或胎位异常　由于胎儿先露部下降受阻,不能紧贴子宫下段及宫颈内口,影响反射性子宫收缩,导致继发性宫缩乏力。

2. 精神因素　产妇对分娩有恐惧心理,精神过度紧张干扰了中枢神经系统正常功能,导致大脑皮质功能紊乱,待产时间长、睡眠减少、疲乏、膀胱充盈,加之临产后进食不足以及过多的体力消耗,水、电解质紊乱,均可导致原发性子宫收缩乏力。

3. 子宫局部因素　子宫肌纤维过度伸展(如羊水过多、巨大胎儿、多胎妊娠等)使子宫肌纤维失去正常收缩能力;多次妊娠分娩(经产妇)、高龄产妇或宫内感染者、子宫肌纤维变性、结缔组织增生影响子宫收缩;子宫肌瘤、子宫发育不良、子宫畸形等,均能影响子宫收缩。

4. 内分泌失调　临产后产妇体内缩宫素、乙酰胆碱和前列腺素合成及释放减少,以及雌激素不足使缩宫素受体量少,均可导致子宫收缩乏力。胎儿肾上腺发育未成熟,使得胎儿胎盘单位合成与分泌硫酸脱氢表雄酮量少,致宫颈成熟欠佳,亦可引起原发性宫缩乏力。

5. 药物影响　临产后使用大剂量解痉、镇静及宫缩抑制剂如硫酸镁、哌替啶、吗啡等,使宫缩受到抑制,出现宫缩乏力。

【对母儿的影响】

1. 对产妇的影响　由于产程延长,产妇休息不好,进食少,精神与体力消耗,产妇可出现精神疲惫、全身乏力、肠胀气、排尿困难等,严重者引起产妇脱水、酸中毒或低钾血症,剖宫产率增加。第二产程延长者,组织受压、缺血、坏死形成膀胱阴道瘘或尿道阴道瘘;胎膜早破增加感染机会,产后宫缩乏力出现产后出血,使产褥感染率增加。

2. 对胎儿及新生儿的影响　宫缩乏力引起的产程延长、乏力、胎头及脐带受压时间过久等,可造成胎儿宫内窘迫、新生儿窒息、新生儿产伤、新生儿颅内出血等。

【处理原则】

协调性子宫收缩乏力,能经阴道分娩者在改善产妇全身状况下加强宫缩;不协调性宫缩乏力,首先是调整子宫收缩,恢复正常的节律性和极性,然后按协调性子宫收缩乏力处理。

【护理评估】

(一)健康史

对产妇产前检查的一般资料进行评估,了解产妇的身体发育状况、身高与骨盆测量值、胎儿大小及头盆关系等;注意既往病史,尤其是产妇的妊娠及分娩史。注意评估临产后产妇的精神状态、其休息、进食及排泄情况;重点评估宫缩相关内容,如宫缩的节律性、对称性、极性、强度与频率是否正常,以及宫口开大与先露下降的情况,从而了解产程的进展,并评估产妇的支持系统情况。

(二)身体状况

1. 症状

(1) 协调性子宫收缩乏力:又称为低张性宫缩乏力(hypotonic uterine inertia),子宫收缩具有正常的节律性、对称性和极性,但收缩力弱,宫腔内压力低,低于 15mmHg(2.0kPa),持续时间短,间歇期长且不规律,宫缩 <2 次 /10min。根据宫缩乏力发生的时间分为原发性宫缩乏力和继发性宫缩乏力。原发性宫缩乏力是指产程开始就出现宫缩乏力,宫口不能如期扩张,胎先露部不能如期下降,导致产程延长;继发性宫缩乏力,协调性子宫收缩乏力多属于继发性宫缩乏力,产妇临产后子宫收缩正常,但产程进展到某一阶段后,宫缩转弱,产程进展缓慢,随着产程的延长,产妇出现休息差、进食少,甚至肠胀气、尿潴留等情况。常见于中骨盆及骨盆出口平面狭窄者。

(2) 不协调性子宫收缩乏力:又称为高张性宫缩乏力(hypertonic uterine inertia),子宫收缩的极性倒置,起搏信号来自子宫下段的一处或多处,导致宫缩失去正常的节律性、对称性和极性。子宫收缩时,宫底部弱于子宫下段,宫腔内压力虽较高,但不能使宫口有效扩张和胎先露有效下降,反而使产妇持续腹痛、拒按、烦躁不安、体力消耗、产程延长或停滞,严重者出现脱水、电解质紊乱、胎儿宫内窘迫等。

2. 体征

(1) 协调性子宫收缩乏力(低张性宫缩乏力):当宫缩高峰时,宫体隆起不明显,用手指压宫底部肌壁仍可出现凹陷,先露下降及子宫颈口扩张缓慢,产程延长,此种宫缩乏力,多属继发性宫缩乏力,临产早期宫缩正常,但至宫口扩张进入活跃期后期或第二产程时宫缩减弱。协调性宫缩乏力时由于宫腔内压力低,对胎儿影响不大。

(2) 不协调性宫缩乏力(高张性宫缩乏力):产妇往往有头盆不称和胎位异常,使胎头无法衔接,不能紧贴子宫下段及宫颈内口,不能引起反射性子宫收缩。产妇自觉下腹部持续疼痛、拒按,烦躁不安,严重者出现脱水、电解质紊乱、肠胀气、尿潴留,胎儿胎盘循环障碍,出现胎儿宫内窘迫。产科检查:下腹部有压痛,胎位触不清,胎心不规律,宫口扩张早期缓慢或停滞,胎先露部下降延缓或停滞。此种乏力多为原发性宫缩乏力。

(三) 辅助检查

1. **阴道检查** 阴道检查要进行严密消毒,了解宫颈软硬度、厚薄、宫口扩张程度、骨盆腔大小,确定胎位以及胎头下降程度。

2. **胎心及宫缩** 潜伏期每 0.5~1h,活跃期每 15~30min 听胎心 1 次,或使用胎儿监护仪监测胎心,应注意观察胎心监护图的变化。用手放于宫底腹壁或胎儿电子监护仪监测宫缩的强度、频率和节律性。

3. **绘制产程曲线图** ①潜伏期延长 (prolonged latent phase):初产妇 >20h,经产妇 >14h,并不作为剖宫产指征。破膜后且至少给予缩宫素静脉滴注 12~18h,方可诊断引产失败。在除外头盆不称及可疑胎儿窘迫的前提下,缓慢但仍然有进展(包括宫口扩张及先露下降的评估)的第一产程不作为剖宫产指征;②活跃期停滞 (protracted active phase):当破膜且宫口扩张≥6cm 后如宫缩正常,而宫口停止扩张≥4h;如宫缩欠佳,宫口停止扩张≥6h 可诊断活跃期停滞。活跃期停滞可作为剖宫产的指征;③第二产程延长 (prolonged second stage):初产妇,如行硬脊膜外阻滞,第二产程超过 4h 产程无进展(包括胎头下降、旋转);如无硬脊膜外阻滞,第二产程超过 3h,产程无进展为第二产程延长;对于经产妇,如行硬脊膜外阻滞,第二产程超过 3h 产程无进展(包括胎头下降、旋转);如无硬脊膜外阻滞,第二产程超过 2h 无进展为第二产程延长。如图 10-2 所示。

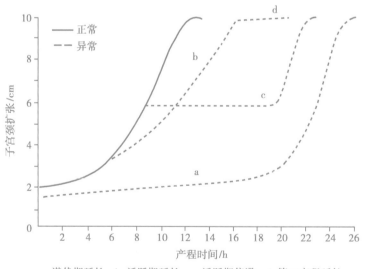

a. 潜伏期延长;b. 活跃期延长;c. 活跃期停滞;d. 第二产程延长。

图 10-2 **异常的宫颈扩张曲线**

(四) 心理 - 社会状况

由于产程进展受阻,产程延长,产妇常表现为烦躁不安,担心自身及胎儿的安危,对于产程的进展无能为力,对有关治疗不能配合等。主要需评估产妇精神状态及其影响因素,了解焦虑、恐惧程度;以前的分娩情况;产妇及其家属对新生儿的看法;是否有良好的支持系统等。

【护理诊断 / 问题】

1. **焦虑** 与产程进展不顺利,产妇担心自身及胎儿安危有关。

2. **疲乏**　与产程延长,产妇进食少、睡眠少及体力消耗过多有关。

3. **有感染的危险**　与产程延长,多次阴道检查和 / 或手术有关。

4. **有体液不足的危险**　与产程延长、孕妇体力消耗、过度疲乏影响摄入有关。

【护理目标】

1. 产妇情绪稳定。

2. 不发生体液不足,水、电解质平衡。

3. 母婴平安。

【护理措施】

(一) 心理护理

产妇的精神心理状况直接影响子宫的收缩。护士必须重视评估产妇的心理状况,应多关心体贴产妇,耐心细致地向产妇解释疼痛的原因,及时给予解释和支持,可用语言和非语言性沟通技巧以示关心;指导产妇在宫缩时做深呼吸,适当转移注意力,尽量全身放松,防止精神紧张;指导产妇左侧卧位,可进行适当的室内活动,加强宫缩;鼓励产妇及家属表达出她们的担心和不适感,护士随时解答产妇及家属的问题,不断对分娩进程作出判断,并将产程的进展和护理计划告知产妇及家属,使产妇心中有数,对分娩有信心。同时,鼓励家属为产妇提供心理支持,减少产妇对分娩的焦虑与恐惧。

(二) 密切观察产妇与胎儿状况

在静脉滴注缩宫素静脉滴注过程中,应有专人观察宫缩、听胎心率及测量血压。外源性缩宫素在母体血半衰期为 1~6min,停药后能迅速好转。若发现血压升高,应减慢滴注速度。若出现宫缩持续1min 以上或胎心率明显减少,应立即停止静脉滴注。对有明显产道梗阻或伴瘢痕子宫者不宜应用。

(三) 改善宫缩乏力

1. **协调性宫缩乏力**

(1) 第一产程护理:包括加强一般护理、改善产妇全身状况,加强宫缩等护理。

1) 一般护理:护士应指导产妇多休息,注意营养与水分的补充。鼓励产妇多进易消化、高热量饮食,对不能进食或入量不足者,可通过静脉补充。伴有酸中毒时应适量补充碳酸氢钠。低钾血症时应给予氯化钾缓慢静脉滴注。对潜伏期出现的宫缩乏力,必要时可遵医嘱使用强镇静剂如哌替啶100mg 或吗啡 10mg 肌内注射,多数潜伏期宫缩乏力者经充分休息后,可自然转入活跃期。排尿困难者,先诱导排尿,无效时及时导尿,以排空膀胱增宽产道、促进宫缩。破膜 12h 以上应给予抗生素预防感染。

2) 人工破膜:对宫口扩张≥3cm、无头盆不称、胎头已衔接者,可行人工破膜术。破膜后,胎头直接紧贴子宫下段及宫颈内口,引起反射性子宫收缩,加速产程进展。破膜前必须检查有无脐带先露,破膜应在宫缩间歇期进行。破膜后术者手指应停留在阴道内,经过 1~2 次宫缩待胎头入盆后,术者再取出手指,以免脐带脱垂。破膜时应同时观察羊水量、性状和胎心变化。

3) 使用药物促进子宫收缩:①破膜后宫缩仍不理想,可用缩宫素静脉滴注加强宫缩。适用于协调性宫缩乏力、宫口扩张≥3cm、胎心良好、胎位正常、头盆相称者。遵医嘱将缩宫素 2.5U 加于0.9% 生理盐水 500ml 内,从 4~5 滴 /min 即 1~2mU/min 开始,在确定无过敏后,剂量可逐渐增加,根据宫缩强弱进行调整,调整间隔为 15~30min,每次增加 4~5 滴 /min 为宜,最大给药剂量通常不超过60 滴 /min (20mU/min),维持宫缩时宫腔内压力达 6.7~8.0kPa (50~60mmHg),宫缩间歇期 2~3min,持续40~60s。对于不敏感者,可酌情增加缩宫素剂量。②地西泮静脉推注:地西泮能使宫颈肌纤维松弛,软化宫颈,促进宫口扩张,适用于宫口扩张缓慢及宫颈水肿时。可遵医嘱 10mg 静脉缓慢推注,与缩宫素联合应用效果更好。

加强宫缩前需要评估宫缩的频率,持续时间及强度。同时进行阴道检查,了解宫颈口的情况。

Note:

4）刺激乳头或按摩、针刺合谷、三阴交、关元等穴位。

经上述处理，试产 2~4h 产程仍无进展或出现胎儿窘迫征象时，应及时行剖宫产术。

（2）第二产程护理：若无头盆不称，于第二产程期间出现宫缩乏力时，也应加强宫缩，可使用缩宫素静脉滴注促进产程进展。若胎头双顶径已通过坐骨棘平面，等待产妇自然分娩，或行会阴后 - 侧切开以胎头吸引术或出口产钳术助产；若胎头仍未衔接或伴有窘迫征象，应立即进行剖宫产术前准备。

（3）第三产程护理：为预防产后出血，当胎儿前肩娩出时，可考虑将缩宫素 10~20U 静脉滴注，促使宫缩增强、胎盘剥离与娩出及子宫血窦关闭。若产程长、破膜时间长及手术产者，应给予抗生素预防感染。密切观察产妇子宫收缩、阴道出血及生命体征等各项指标。注意产后保暖、鼓励产妇饮用高热量饮品，以利于产后 2h 产妇的休息和恢复。

2. 不协调性宫缩乏力　侧重于调节子宫收缩，恢复其正常节律性及极性。可给予哌替啶 100mg 或者吗啡 10mg 肌内注射或地西泮 10mg 静脉推注，使产妇充分休息，恢复为协调性宫缩。在宫缩恢复协调性之前，严禁应用缩宫素。若经上述处理，不协调性宫缩未能得到纠正，或伴有胎儿窘迫征象、头盆不称者，均应及时通知医师，及早行剖宫产术。若不协调性宫缩已被控制，但宫缩仍弱时，可用协调性宫缩乏力时加强宫缩的各种方法处理。

（四）预防宫缩乏力

1. 产前进行有效的健康教育，进入产程后重视消除产妇不必要的思想顾虑和恐惧心理，使产妇认识到分娩是正常的生理过程，并了解分娩的过程及做母亲的喜悦，增强其对分娩的信心。

2. 帮助产妇选择导乐待产、家庭化陪伴分娩等，缓解产妇的紧张情绪，预防精神紧张所致的宫缩异常。

3. 分娩过程中，密切监测产程进展，避免过多使用镇静药物。

4. 指导产妇补充能量，预防因进食少、体力消耗多而引起的产力异常。

【护理评价】

经过治疗和护理，是否达到：①产妇情绪稳定；②产妇不发生体液不足，水、电解质平衡；③母婴顺利度过分娩期，母婴平安。

二、子宫收缩过强

【病因】

目前尚不十分明确，但与以下因素有关：

1. 缩宫素使用不当　如引产时剂量过大，或个体对缩宫素过于敏感，分娩发生梗阻或胎盘早剥血液浸润子宫肌层，均可导致强直性子宫收缩。

2. 待产妇精神过度紧张、过度疲乏、胎膜早破及粗暴多次宫腔内操作等，均可导致子宫壁某部位肌肉出现痉挛性收缩。

3. 急产　多发生于经产妇，其主要原因是软产道阻力小。

【对母儿的影响】

1. 对产妇的影响　宫缩过强、过频，产程过快，可致初产妇软产道撕裂伤；胎儿娩出后子宫肌纤维缩复不良，发生胎盘滞留或产后出血。子宫痉挛性狭窄环可使产程停滞、胎盘嵌顿，增加产褥感染及手术产的机会。宫缩过强，宫腔压力增高，发生羊水栓塞的危险增加。

2. 对胎儿及新生儿的影响　宫缩过强过频可影响子宫胎盘的血液循环，易发生胎儿窘迫、新生儿窒息甚至死亡。胎儿娩出过快，胎头在产道内受到的压力突然解除可致新生儿颅内出血。若来不及消毒即分娩，新生儿易发生感染；若来不及准备分娩可致新生儿坠地，导致骨折、创伤等。

【处理原则】

以预防为主,识别发生急产的高危人群和急产征兆,查找原因,及时纠正。出现宫缩过强时应抑制宫缩、并注意密切观察胎儿安危,预防并发症。

【护理评估】

(一)健康史

了解经产妇有无急产史。认真检查产妇产前检查记录,包括骨盆测量值、胎儿情况及妊娠并发症等有关资料。护理需要重点评估产妇临产时间、宫缩频率、强度及胎心、胎动情况;产程中是否使用缩宫素。

(二)身体状况

1. **协调性子宫收缩过强**　指子宫收缩的节律性、对称性和极性均正常,仅子宫收缩力过强、过频。若产道无阻力,宫口迅速开全,分娩在短时间内结束,总产程不足 3h,称急产(precipitate delivery),多见于经产妇。若存在产道梗阻或瘢痕子宫,可发生病理缩复环或子宫破裂。

2. **不协调性子宫收缩过强**　不协调性子宫收缩过强可表现为:①强直性子宫收缩,其特点是子宫强烈收缩,失去节律性,宫缩无间歇。常见于缩宫药物使用不当。产妇烦躁不安,持续性腹痛、拒按;胎位触不清,胎心消失;有时在脐下或平脐处可见一环状凹陷的病理缩复环、血尿等先兆子宫破裂征象。②子宫痉挛性狭窄环,其特点是子宫局部肌肉呈痉挛性不协调性收缩形成的环状狭窄,持续不放松。多因产妇精神紧张、过度疲劳、不适当应用缩宫药物以及粗暴阴道内操作所致。狭窄环可发生在宫颈、宫体的任何部分,多在子宫上下段交界处,易出现于胎颈、胎腰部位(图 10-3)。

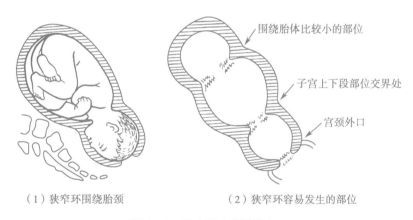

(1)狭窄环围绕胎颈　　　　　　(2)狭窄环容易发生的部位

图 10-3　子宫颈痉挛性狭窄环

(三)辅助检查

1. **阴道检查**　了解宫口扩张的情况及先露下降程度。

2. **胎心及宫缩监测**　监测胎心,应注意观察胎心监护图的变化。观察宫缩及间歇期时限变化及宫腔压力改变情况。

(四)心理-社会状况

产妇临产后突感腹部宫缩阵痛难忍,子宫收缩过频、过强,无喘息之机,产程进展反而减慢。产妇毫无思想准备,尤其当周围无医护人员及家属的情况下,产妇有恐惧和极度无助感,担心胎儿与自身的安危。主要评估产妇紧张、恐惧程度;是否有良好的支持系统。

【护理诊断/问题】

1. **急性疼痛**　与子宫收缩过强过频、痉挛性子宫收缩有关。

2. **焦虑**　与担心自身及胎儿安危有关。

3. **有受伤的危险（母亲、胎儿）**　与急产、手术产有关。

4. **潜在并发症：子宫破裂。**

【护理目标】

1. 产妇能应用减轻疼痛的常用技巧。

2. 产妇情绪稳定。

3. 母婴平安。

【护理措施】

1. **母儿状况观察**　密切观察母体生命体征变化，常规监测宫缩状况，如进入产程以后，应注意产程进展，如宫口开大、胎儿先露及下降等。产妇要求大小便前，先判断宫口大小及胎先露下降情况，防止分娩意外，造成母婴伤害。同时，观察胎心宫内状况。使用宫缩抑制剂者应观察药物的作用与不良反应，如有异常立即通知医生进行处理。

2. **应用宫缩抑制剂**　遵医嘱使用宫缩剂，如 25% 硫酸镁 20ml 加入 5% 葡萄糖 20ml 缓慢静注，哌替啶 100mg 肌内注射（适用于 4h 内胎儿不会娩出者），在抑制宫缩同时密切观察胎儿宫内状况。

3. **防止母婴受伤**　①有急产史的孕妇，在预产期前 1~2 周不应外出远走，以免发生意外，有条件者应提前住院待产；②临产后慎用促进宫缩的干预，如人工破膜、灌肠等；分娩过程中鼓励产妇做深呼吸，或给产妇进行背部按摩等减轻宫缩过强、过频引起的疼痛；③胎儿娩出时，嘱产妇勿向下屏气。如有阴道及会阴撕裂伤，应及时缝合；同时，做好新生儿抢救；④做好产后护理，除观察宫体复旧、会阴伤口、阴道出血、生命体征等情况外，对产妇进行健康教育及出院指导。新生儿如出现意外，协助产妇及家属顺利渡过，并为产妇提供出院后的避孕指导。

4. **提供心理支持**　为产妇及家属提供积极的心理支持，及时告知其处理过程及结果，降低其焦虑、恐惧心理。

知 识 链 接

特殊情况下急产的护理

某些特殊情况下，如产妇接近临产时乘坐车船，过度劳累，运动量突然加大等，部分初产妇可因临产先兆不明显，经产妇因痛觉阈值降低等原因住院不及时，在救护人员到达前分娩或在转运途中分娩，给产妇和新生儿带来极大的威胁。为维护母婴安全，对未入院待产，在院外（如在卫生间，田间，家中等）发生急产的产妇，应采取积极有效的抢救及护理措施：①因地制宜准备接生用具，如干净的布、用打火机烧过消毒的剪刀、酒精（如没有可用白酒）等；②嘱产妇勿用力屏气；③用双手托住娩出的胎头、胎肩，等待胎盘自然娩出；④注意新生儿保暖，用干净柔软的布擦净新生儿口鼻内的羊水；条件不成熟者，勿剪断脐带，并将胎盘放在高于或与新生儿相同高度的地方；⑤尽快将产妇和新生儿送医院；⑥对来不及消毒及新生儿坠地者，立即按医嘱给新生儿肌内注射维生素 K₁ 10mg 预防颅内出血，并尽早肌内注射破伤风抗毒素和抗生素预防感染。

【护理评价】

经过治疗和护理，是否达到：①产妇应用减轻疼痛的技巧，舒适感增加；②产妇情绪稳定，产后 24h 内阴道出血量小于 500ml；③母子平安出院。

第二节　产道异常

──────────────── 导入案例 ────────────────

　　某女,28岁,身高150cm,足月妊娠,骨盆测量结果显示骶耻外径17cm,对角径10.5cm,骨盆入口前后径9.0cm,胎儿估计体重2 500g,产力尚好。

　　请思考:

　　1. 该孕妇最可能的诊断是什么?

　　2. 对于该孕妇,首选的处理措施是什么?

　　产道异常包括骨产道及软产道异常,临床上以骨产道异常多见,常见的骨产道异常包括:骨盆入口平面狭窄、中骨盆及骨盆出口平面狭窄、骨盆三个平面狭窄、畸形骨盆等。

【分类】

1. 骨产道异常

　　(1) 骨盆入口平面狭窄(contracted pelvic inlet):以骨盆入口平面前后径狭窄为主。骨盆入口平面狭窄的程度可分为3级:Ⅰ级为临界性狭窄,对角径11.5cm(入口前后径10cm),多数可以经阴道分娩;Ⅱ级为相对狭窄,对角径10.0~11.0cm(入口前后径8.5~9.5cm),阴道分娩的难度明显增加;Ⅲ级为绝对性狭窄,对角径≤9.5cm(入口前后径≤8.0cm),必须以剖宫产结束分娩。常见的有单纯扁平骨盆(图10-4)和佝偻病性扁平骨盆两种(图10-5)。

　　1) 单纯扁平骨盆(simple flat pelvis):骨盆入口平面呈横扁圆形,骶岬向前下突出,骨盆入口前后径短,横径正常。

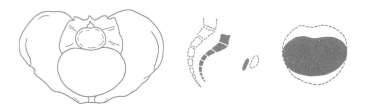

图 10-4　单纯扁平骨盆

　　2) 佝偻病性扁平骨盆(rachitic flat pelvis):骨盆入口平面呈横的肾形,骶岬向前突出,骨盆入口前后径短,骶骨变直向后翘。尾骨呈钩状突向骨盆出口平面。由于坐骨结节外翻,耻骨弓角度增大,骨盆出口横径变宽。

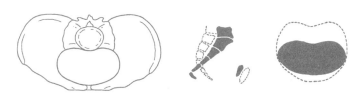

图 10-5　佝偻病性扁平骨盆

　　(2) 中骨盆平面狭窄(contracted midpelvis):中骨盆平面狭窄较入口平面狭窄更常见,主要见于男型骨盆及类人猿型骨盆,以坐骨棘间径及中骨盆后矢状径狭窄为主。中骨盆狭窄的程度可分为3

级:Ⅰ级为临界性狭窄,坐骨棘间径 10cm,坐骨棘间径加中骨盆后矢状径 13.5cm;Ⅱ级为相对性狭窄,坐骨棘间径 8.5~9.5cm,坐骨棘间径加中骨盆后矢状径 12.0~13.0cm;Ⅲ级为绝对性狭窄,坐骨棘间径 ≤8.0cm,坐骨棘间径加中骨盆后矢状径 ≤11.5cm。

(3) 骨盆出口平面狭窄(contracted pelvic outlet):常见于男型骨盆,亦称漏斗型骨盆(funnel shaped pelvis)(图 10-6),骨盆入口前窄后宽,入口各径线值正常。骨盆侧壁内收以及骶骨平直使得坐骨切迹 <2 横指,耻骨弓 <90°,坐骨结节间径 <7.5cm,坐骨结节间径与出口后矢状径之和小于 15cm。

(4) 骨盆三个平面狭窄:骨盆每个平面的径线均小于正常值 2cm 或更多,而骨盆外形属于女型骨盆,称均小骨盆(generally contracted pelvis)(图 10-7)。多见于身材矮小、体形匀称的妇女。

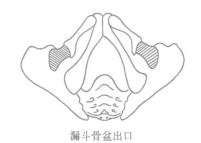

漏斗骨盆出口

图 10-6 漏斗型骨盆

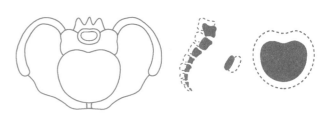

图 10-7 均小骨盆

(5) 畸形骨盆:骨盆丧失正常的形态及对称性,包括跛行及脊柱侧凸所致的偏斜骨盆,骨盆骨折所致的畸形骨盆(图 10-8)。

2. 软产道异常 软产道异常所致难产临床较为少见,常被忽视。应在妊娠早期及时进行常规妇科查体,了解有无软产道异常。通常表现为外阴异常(如外阴瘢痕、外阴水肿、外阴坚韧等)、阴道异常(如阴道纵隔和阴道横隔)及宫颈异常(如宫颈水肿、宫颈瘢痕、宫颈肌瘤、宫颈癌等)。

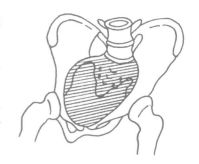

图 10-8 畸形骨盆

【对母儿的影响】

1. 对产妇的影响 若骨盆入口平面狭窄,则影响先露部衔接,易发生胎位异常。若中骨盆平面狭窄,则影响胎头内旋转,易发生持续性枕后位或枕横位。胎头下降受阻常引起继发性宫缩乏力,使产程延长或停滞,进而增加手术助产、产后出血及软产道裂伤的机会。严重梗阻性难产者,宫缩过强时可致先兆子宫破裂,甚至子宫破裂。由于胎膜早破、手术助产、产程异常中多次阴道检查等,亦可增加产褥感染的机会。

2. 对胎儿及新生儿的影响 骨盆入口平面狭窄或头盆不称者使胎头高浮,易发生胎膜早破、脐带脱垂、胎儿宫内窘迫,甚至胎儿死亡。产程延长时,胎头长期受压,缺血缺氧易发生颅内出血。产道异常者,剖宫产机会增多,易发生新生儿产伤及感染。

【处理原则】

明确产道异常的类别、程度及胎儿的状况,如胎位、胎儿大小、胎心率、宫口扩张程度等,并结合年龄、产次、既往生育史,决定分娩方式。

【护理评估】

(一)健康史

了解产妇产前检查的有关资料,尤其是骨盆测量提示产道异常及妇科检查的记录以及相关处理经过和身体的反应。注意产妇的身高是否 <145cm，观察产妇的体型，步态有无跛足；询问孕妇有无佝偻病、脊髓灰质炎、脊柱和骨关节结核以及创伤史。若为经产妇，应了解既往有无难产史及其发生原因，新生儿有无产伤等情况。

（二）身体状况

1. 骨产道异常

（1）骨盆入口平面狭窄：初产妇腹形多为尖腹，经产妇呈悬垂腹（图 10-9）。胎头衔接受阻，产妇已临产而胎头仍未入盆，胎头跨耻征阳性，易出现潜伏期及活跃期早期产程延长，宫缩乏力及产程停滞。临产后产妇的前羊水囊受力不均，易致胎膜早破。偶有狭窄骨盆伴有宫缩过强者，因产道梗阻产妇出现腹痛拒按、排尿困难，甚至尿潴留等症状。检查产妇下腹疼痛明显，宫颈水肿，甚至出现病理性缩复环、肉眼血尿等先兆子宫破裂征象。

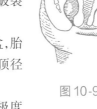

图 10-9　悬垂腹

（2）中骨盆及骨盆出口平面狭窄：常见于男型骨盆及类人猿型骨盆，胎头能正常衔接，但易发生持续性枕横位或枕后位，产程延长。胎头双顶径不能通过骨盆出口。在第一产程产妇常过早出现排便感。

（3）骨盆三个平面狭窄：胎儿小、产力好、胎位正常者可借助胎头极度俯屈和变形，经阴道分娩。中等大小以上的胎儿经阴道分娩则有困难。

2. 软产道异常　相对少见，一旦发生，则易导致产程延长。

（三）辅助检查

1. 一般检查　观察孕妇体型、步态并做常规检查，判断孕妇有无跛足、脊柱、髋关节畸形、悬垂腹及菱形窝是否对称等情况。若身高 <145cm 应警惕均小骨盆。

2. 产科检查　测量宫底高度及腹围以推断胎儿大小；四步触诊以判断胎位是否正常；胎头跨耻征检查以判断头盆是否相称，具体方法：孕妇排空膀胱后取仰卧位，两腿伸直。检查者一手放于耻骨联合上方，另一手将胎头向骨盆腔方向推压。若胎头低于耻骨联合平面，称为跨耻征阴性，表示胎头可以入盆，提示头盆相称。若胎头与耻骨联合在同一平面，称为跨耻征可疑阳性，提示可疑头盆不称。若胎头高于耻骨联合平面，称为跨耻征阳性，提示头盆不称（图 10-10）。此项检查一般在初产妇预产期前 2 周或经产妇临产后，且胎头未入盆者进行。

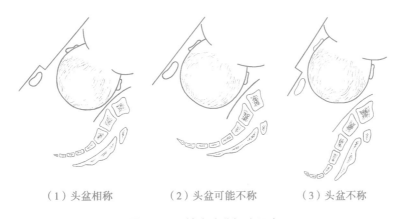

（1）头盆相称　　　（2）头盆可能不称　　　（3）头盆不称

图 10-10　检查头盆相称程度

3. B 超检查　可见胎先露位于骨盆入口平面以上，或经测量胎头双顶径、胸径、腹径、股骨长度均偏大，则胎儿多不能顺利通过骨产道。

4. 骨盆测量　骶耻外径、坐骨结节间径或耻骨弓角度等可低于正常值。

5. 软产道检查　观察外观有无异常，妊娠早期行双手合诊检查，了解阴道和宫颈有无异常。

Note：

（四）心理 - 社会状况

产道异常时,胎儿多不能经阴道自然分娩,产妇对手术过程及何时手术非常关心,希望了解术者水平、手术可能对胎儿及自身造成的危险、对手术麻醉可能带来的影响等感到恐惧。经阴道试产者,对试产过程感到不确定,产生焦虑的心理反应。产妇丈夫及其他家属也很担忧,表现为积极寻求医护人员的帮助,希望能得到肯定和保证的回答。

【护理诊断 / 问题】

1. **焦虑**　与担心胎儿及自身的安全有关。
2. **有新生儿窒息的危险**　与产道异常、产程延长有关。
3. **潜在并发症**:子宫破裂、胎儿窘迫。

【护理目标】

1. 产妇焦虑程度减轻。
2. 产妇、胎儿及新生儿无并发症发生。

【护理措施】

1. 及时向产妇说明产程进展情况,认真解答产妇及其亲属提出的疑问,讲解产道异常对母儿的影响及阴道分娩的可能性和优点。安慰产妇,减轻其焦虑水平,增加产妇对分娩的信心。保证产妇营养及水分的摄入,必要时补液。还需让产妇注意休息,监测宫缩、勤听胎心,检查胎先露部下降及宫口扩张程度。

2. 密切观察产程进展,及时发现产程异常。

（1）轻度头盆不称、足月胎儿体重 <3 000g、胎位胎心正常者,在严密监护下试产。对骨盆入口平面狭窄产妇进行试产,以宫口开大 4cm 以上,胎膜已破为试产开始。胎膜未破者可在宫口扩张 3cm时行人工破膜,破膜前后均应常规听胎心。若破膜后宫缩较强,产程进展顺利,多数能经阴道分娩。试产过程中若出现宫缩乏力,可用缩宫素静脉滴注加强宫缩。试产 2~4h,胎头仍迟迟不能入盆时,做好剖宫产术前准备。对胎头跨耻征阳性,明显头盆不称者,足月活胎不能入盆,不能经阴道分娩,应在临产后协助医师行剖宫产术结束分娩。

（2）中骨盆平面狭窄时,胎头俯屈及内旋转受阻,易发生持续性枕横位或枕后位。产妇多表现活跃期或第二产程延长及停滞、继发性宫缩乏力。若宫口开全,胎头双顶径达坐骨棘平面或坐骨棘平面之下,可经阴道试产。若胎头双顶径未达坐骨棘水平,或出现胎儿窘迫征象,应做好剖宫产术前准备。骨盆出口平面狭窄不应阴道试产,但当坐骨结节间径与出口后矢状径之和 >15cm 时,胎头可通过出口后三角娩出。

（3）骨盆三个平面均狭窄时,若胎儿小,产力好,胎位胎心正常考虑试产,若胎儿较大,合并头盆不称以及出现胎儿窘迫,积极配合行剖宫产术。

（4）对畸形骨盆的产妇,根据畸形骨盆种类、狭窄程度、胎儿大小、产力等情况具体分析。若畸形严重、明显头盆不称者,应及时行剖宫产术。

3. 预防母儿并发症　胎儿娩出后,给予宫缩剂促进子宫收缩,预防产后出血;遵医嘱使用抗生素预防感染。对胎头受压时间过长或手术助产儿,应观察有无颅内出血或其他损伤症状,给予及时处理。

【护理评价】

经过治疗和护理,是否达到:①产妇及新生儿各项生理指标正常;②产妇表达自己的感受,采取积极的应对措施,配合各项治疗、护理。

第三节　胎儿及胎位异常

───────── 导 入 案 例 ─────────

某女，初产妇，孕 39 周，宫口开全 2h 频频用力，未见胎头拨露。检查：宫底部为臀，腹部前方可触及胎儿小部分，未触及胎头。肛查胎头已达坐骨棘下 2cm，矢状缝与骨盆前后径一致，大囟门在前方。

请思考：

1. 该孕妇最可能的医疗诊断是什么？
2. 为进一步明确诊断，可选择的辅助检查方法是什么？

胎儿的胎位异常或发育异常均可导致不同程度的异常分娩，造成难产。胎位异常是造成难产的常见因素之一。其中胎头位置异常居多，分娩时胎头以枕后位或枕横位衔接，如果在分娩过程中胎头持续保持枕后位或枕横位，经过一段时间也不发生旋转，则形成持续性枕后位或持续性枕横位。胎儿畸形时导致头盆不称，产程进展受阻，发生难产。

【病因】

1. **骨盆异常**　常发生于男型骨盆或类人猿型骨盆。这两类骨盆的特点是骨盆入口平面前半部较狭窄，不适合胎头枕部衔接，后半部较宽，胎头容易以枕后位或枕横位衔接。由于扁平骨盆前后径短小，均小骨盆各径线均小，而骨盆入口横径最长，由于骨盆偏小，胎头旋转困难，胎头枕部转至后方或侧方，形成持续性枕后位或持续性枕横位。

2. **胎头俯曲不良**　持续性枕后（横）位胎头俯曲不良，以枕下前囟径（9.5cm）增加 1.8cm 的枕额径（11.3cm）通过产道，影响胎头在骨盆腔内旋转。若以枕后位衔接，胎儿脊柱与母体脊柱接近，不利于胎头俯屈，前囟成为胎头下降的最低部位，而最低点又常转向骨盆前方，当前囟转至前（侧）方，形成持续性枕后（横）位。

3. **子宫收缩乏力**　影响胎头下降、俯屈及内旋转，容易造成持续性枕后位或枕横位。头盆不称使内旋转受阻，而呈持续性枕后位或枕横位，两者互为因果关系。

4. **其他**　前壁胎盘、膀胱充盈、宫颈肌瘤、胎儿发育异常等均可影响胎头俯屈及内旋转，造成持续性枕后位或枕横位。

【对母儿的影响】

1. **对产程的影响**　胎位异常、胎儿发育异常均可致产程延长，常需手术助产。
2. **对产妇的影响**　产妇产褥感染、产后出血、软产道损伤发生的机会增加。胎头位置异常，长时间压迫软产道造成局部组织缺血、坏死，形成生殖道瘘。阴道助产分娩时，强行牵拉易造成宫颈裂伤。
3. **对胎儿及新生儿的影响**　由于胎位异常、胎儿发育异常可致胎膜早破、脐带先露、脐带脱垂，从而引起胎儿窘迫、胎儿死亡、新生儿窒息、产伤，甚至新生儿死亡。臀位时，由于后出胎头导致牵出困难，除了可发生新生儿窒息，还可以发生臂丛神经损伤及颅内出血。

【处理原则】

加强妊娠期与分娩期的监测与护理，减少母婴并发症。

【护理评估】

(一)健康史

了解产妇年龄、妊娠前与现在的体重,产妇与配偶的身高情况。评估产妇孕产次、有无多胎妊娠、畸形儿及巨大胎儿家族史,是否患有糖尿病,本次妊娠相关的辅助检查资料。

(二)身体状况

1. 胎位异常

(1)持续性枕后位:临床表现为产程延长,尤其胎儿枕骨持续位于母体骨盆后方,直接压迫直肠,产妇自觉肛门坠胀及排便感,子宫颈口尚未开全时,过早用力屏气使用腹压,使产妇疲劳,宫颈前唇水肿,胎头水肿,影响产程进展。持续性枕后位常致第二产程延长。如阴道口虽已见到胎头,但历经多次宫缩屏气却不见胎头继续顺利下降时,应考虑持续性枕后位(图 10-11)。

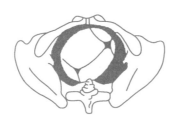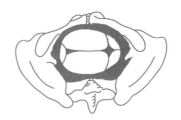

图 10-11 持续性枕后位、枕横位

(2)臀先露:是最常见的异常胎位,指胎儿以臀、足或膝为先露,以骶骨为指示点,占足月分娩总数的 3%~4%。根据胎儿两下肢所取的姿势又可分为单臀先露或腿直臀先露、完全臀先露或混合臀先露以及不完全臀先露。其中以单臀先露最多见(胎儿双髋关节屈曲,双膝关节伸直,以臀部为先露),其次以完全臀先露或混合臀先露较多见(胎儿双髋关节及膝关节均屈曲呈盘膝坐,以臀部和双足先露)。由于臀小于头,后出头困难,易发生胎膜早破、脐带脱垂、胎儿窘迫、新生儿产伤等并发症,臀先露导致围产儿的发病率与死亡率均增高。临床表现为孕妇常感觉肋下或上腹部有圆而硬的胎头,由于胎臀不能紧贴子宫下段及子宫颈,常导致子宫收缩乏力,产程延长,手术产机会增多。

(3)肩先露:胎体横卧于骨盆入口以上,其纵轴与母体纵轴垂直,先露部为肩部。约占妊娠足月分娩总数的 0.25%。以肩胛骨为指示点。是一种对母儿最不利的分娩胎位。临产后由于先露部不能紧贴子宫下段,常出现宫缩乏力和胎膜早破。破膜后可伴有脐带和上肢脱垂等导致胎儿窘迫甚至死亡。足月活胎难于经阴道娩出,处理不及时易致子宫破裂(图 10-12)。

(4)面先露:多于临产后发现,因胎头极度仰伸,使胎儿枕部与胎背接触。经产妇多于初产妇。临床表现子宫收缩乏力,产程延长。由于颜面部骨质不易变,容易发生会阴裂伤,处理不及时,可致子宫破裂,危及产妇生命。国内报道发病率为 0.8‰~2.7‰,国外报道 1.7‰~2.0‰。

2. 胎儿异常 常见巨大胎儿、畸形儿(脑积水、联体儿)等。在妊娠后期孕妇出现呼吸困难、两肋部疼痛等。腹部检查发现明显膨隆、宫底高、先露高、胎心位置稍高,但排除双胎的可能。

(1)巨大胎儿:胎儿出生体重达到或超过 4 000g 者,称巨大胎儿,多见于父母身材高大;孕妇患轻型糖尿病;经产妇;过期妊娠等。临床表现为妊娠期子宫增大较快,妊娠后期孕妇可出现呼吸困难,自觉腹部及肋侧胀痛等症状。常引起头盆不称、肩性难产、软产道损伤、新生儿产伤等不良后果。

(2)脑积水:胎头颅腔内、脑室内外有大量脑脊液(500~3 000ml),

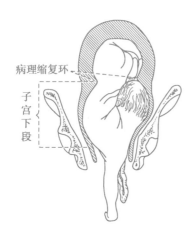

病理缩复环

子宫下段

图 10-12 忽略性肩先露

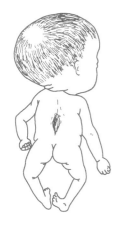

图 10-13　脑积水伴脊柱裂

使头颅体积增大,头周径大于 50cm,颅缝明显增宽,囟门增大,称为脑积水。临床表现为明显头盆不称,跨耻征阳性,如不及时处理可致子宫破裂(图 10-13)。

(3) 其他:联体儿使局部体积增大致难产,通常于第二产程出现胎先露下降受阻,经阴道检查时被发现。

(三) 辅助检查

1. **腹部检查**　持续性枕后位、横位时胎体纵轴与母体纵轴一致,子宫呈纵椭圆形。如在宫底部触及胎臀,胎背偏向母体后方或侧方,前腹壁触及胎体,胎心在脐下偏外侧处听得最清楚时,一般为枕后位。如在宫底部触到圆而硬、按压时有浮球感的胎头,在耻骨联合上方触及软而宽、不规则的胎臀,胎心在脐上左(右)侧听得最清楚时,为臀位。

2. **阴道检查**　持续性枕后位行阴道检查时,盆腔后部空虚感,胎头矢状缝在骨盆斜径上,前囟在骨盆的右或左前方,后囟在骨盆的右或左后方。若触及软而宽且不规则的胎臀、胎足或生殖器则可确定为臀位。若感觉胎头很大、颅缝宽、囟门大且紧张,颅骨骨质薄而软,且有乒乓球感,则可考虑脑积水。应注意的是,为预防感染或减少不必要的刺激,肛查或阴道检查的次数不宜过多,一般肛查少于 10 次。

3. **B 型超声检查**　通过探查胎头位置、形态、胎头双顶径,可估计胎儿大小及头盆是否相称。

4. **实验室检查**　可疑为巨大胎儿的孕妇,产前应做血糖、尿糖检查;妊娠晚期抽羊水做胎儿肺成熟度检查(L/S)、胎盘功能检查。疑为脑积水合并脊柱裂者,妊娠期可查孕妇血清或羊水中的甲胎蛋白水平。

(四) 心理 - 社会状况

在妊娠期,由于胎位和胎儿的异常,孕妇常担心胎儿畸形;在分娩过程中,产妇因产程时间过长、极度疲乏以及对自己和胎儿的担心,对阴道分娩失去信心而产生急躁情绪,要求剖宫产。另外,家属也会因产妇和胎儿的健康问题,出现矛盾心理。

胎位异常或胎儿发育异常均可导致产程延长、继发宫缩无力,或出现胎膜早破、脐先露或脐带脱垂的危险,导致胎心不规则,甚至窒息死亡。产妇因产程时间过长,感到疲乏失去信心而产生急躁情绪,同时也十分担心自身及胎儿的安危。

【护理诊断 / 问题】

1. **有感染的危险**　与胎膜早破、产程延长有关。
2. **有新生儿窒息的危险**　与分娩因素异常有关。
3. **恐惧**　与担心难产及胎儿发育异常有关。

【护理目标】

1. 异常情况得到及时纠正。
2. 母婴安全。

【护理措施】

1. **纠正胎位**　妊娠期应对产妇进行积极的产前监测,及时发现异常胎位及胎儿。妊娠 30 周后臀先露应予以纠正,可让孕妇排空膀胱,松解裤带,臀部抬高,采用膝胸卧位每日 2 次,每次 15min,持续 1 周后复查(图 10-14)。也可进行激光照射或艾灸至阴穴每

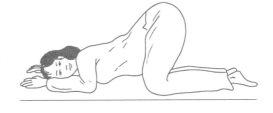

图 10-14　胸膝卧位

日 1 次,每次 15~20min,5 次为一疗程。

2. 选择阴道分娩产妇的护理

(1) 保持产妇良好的营养状况,必要时遵医嘱进行补液,维持电解质平衡;指导产妇合理用力,避免体力消耗。枕后位者,嘱产妇不要过早屏气用力,以防宫颈水肿及疲乏。

(2) 护士在执行医嘱及护理照顾时,给予产妇及家属充分解释;指导产妇进行深呼吸等放松技巧;协助产妇进行腹部抚摸等,以增加产妇的舒适感;鼓励产妇更好地与医护人员配合,以安全度过分娩期。

(3) 防止胎膜早破:产妇在待产过程中应少活动,禁灌肠。一旦胎膜早破,立即监测胎心,抬高床尾,如胎心有改变,及时通知医师,并立即行阴道检查,及早发现脐带脱垂情况。

(4) 协助医师做好阴道助产及新生儿抢救的物品准备,必要时为缩短第二产程可行阴道助产;新生儿出生后应仔细检查有无受伤;第三产程应仔细检查胎盘、胎膜的完整性及母体产道的损伤情况;遵医嘱及时应用宫缩剂与抗生素预防产后出血与感染。

3. 有明显头盆不称、胎位异常或确诊为巨大胎儿的产妇,遵医嘱做好剖宫产术的术前准备。

【护理评价】

经过治疗与护理,是否达到:①异常情况得到及时纠正,顺利分娩;②母婴安全。

练习与思考

1. 患者,女,25 岁,初产,孕 38 周入院待产。入院查体:胎方位 LOA,胎心 140 次/min,宫口开大 1cm,出现规律宫缩 13h。4h 后,宫口开大 2cm,宫缩弱,20s/5~6min,宫缩达高峰时宫体不硬,胎心 145 次/min。经检查,未发现头盆不称。

请思考:

(1) 何种原因导致产妇分娩异常?

(2) 产妇目前的产程进展情况属于哪种类型的异常?

(3) 请制定相应的护理措施。

2. 患者,女,28 岁,初产,妊娠 39 周,阵发性腹痛 10h 入院,自述疼痛难受,哭闹不安,入院查:生命体征正常,子宫处于紧张状态,间歇期不明显,下腹压痛,胎位不清,胎心不规则,宫口开大 3cm,未破膜,先露 S=0。

请思考:

(1) 初步评估此产妇为哪种类型的分娩异常?

(2) 此产妇主要的护理诊断是什么?请制定相应的护理措施。

(3) 经处理宫缩恢复正常,观察 2h,产程无进展,应怎样处理?

(莫洁玲)

Note:

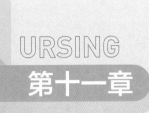

URSING

第十一章

分娩期并发症妇女的护理

11章　数字内容

知识目标:

1. 掌握　产后出血的概念、常见原因、处理原则、护理措施。
2. 熟悉　先兆子宫破裂的临床表现;子宫破裂时的常见原因、评估要点。
3. 了解　羊水栓塞的原因、急救措施。

能力目标:

运用所学知识为产后出血、羊水栓塞、子宫破裂的产妇实施抢救和护理。

素质目标:

以高度的责任心观察分娩期产妇的病情变化,以积极的团队合作精神帮助有分娩期并发症的产妇安全地度过分娩期。

第一节　产后出血

某女,35 岁,妊娠 38^{+5} 周,规律宫缩 22h,自然分娩一男活婴,体重 4 200g,胎盘娩出后,阴道大量流出鲜红色不凝血液约 500ml,检查宫底脐上两横指,质软。

请思考:

1. 该产妇最可能的医疗诊断是什么?

2. 该产妇可能的出血原因有哪些?

3. 针对该产妇目前的情况,首要的护理措施有哪些?

产后出血(postpartum hemorrhage,PPH)是指胎儿娩出后 24h 内,阴道分娩者出血量≥500ml,或剖宫产分娩后出血量≥1 000ml。产后出血是分娩期的严重并发症,可危及产妇健康甚至生命,居我国目前孕(产)妇死亡原因的首位。国内外文献报道的产后出血发病率在 5%~10%,临床上主要以估测出血量为主,但由于估测出血量往往比实际出血量低,因此产后出血的实际发病率更高。

根据与分娩相关出血发生的时间可以将产后出血分为早期或原发性产后出血(产后 24h 内发生)和晚期或继发性产后出血(产褥期内发生的子宫大量出血)。根据出血量,产后出血可分为轻度(出血量 500~1 000ml)和严重(出血量 >1 000ml)产后出血,其中严重产后出血是指胎儿娩出后 24h 内出血量≥1 000ml 者,可进一步分为中度(出血量 >1 000~2 000ml)和重度(出血量 >2 000ml)。我国学者还定义了难治性产后出血,是指经过持续子宫按摩或挤压、使用缩宫素等保守措施无法止血,需要手术、介入治疗甚至切除子宫的严重产后出血。80% 的产后出血发生在产后 2h 内,其预后因孕产妇的体质、失血量及失血速度而不同,短时间内的大量失血可迅速发生失血性休克,长时间休克可发生希恩综合征(Sheehan syndrome),导致腺垂体促性腺激素分泌细胞缺血坏死,引起腺垂体功能低下而出现一系列症状,因此产后出血的防治与护理工作特别重要。

【病因】

产后出血常见的病因有子宫收缩乏力、胎盘因素、软产道裂伤和凝血功能障碍等,其中最常见的为子宫收缩乏力。引起产后出血的因素可以共存,也可相互影响或互为因果。

1. **子宫收缩乏力**　是产后出血最常见病因,占产后出血总数的 70%~80%。胎儿娩出后,胎盘剥离面在子宫肌纤维的收缩和缩复作用下迅速缩小,通过挤压和关闭血窦形成血栓达到止血目的,使出血得到控制。任何影响子宫肌收缩和缩复功能的因素,均可引起子宫收缩乏力性产后出血。常见因素有:

(1) 全身因素:产妇精神过度紧张、对分娩过度恐惧;产妇体力衰竭、体质虚弱;高龄、肥胖、合并慢性全身性疾病(如重度贫血、妊娠糖尿病)等。

(2) 产科因素:产程延长或难产;并发前置胎盘、胎盘早剥;合并妊娠期高血压疾病、宫腔感染等可使子宫肌层水肿或渗血,影响子宫收缩。

(3) 子宫因素:①子宫病变,如子宫畸形导致子宫肌纤维发育不良或合并子宫肌瘤、子宫肌纤维变性等,可影响子宫平滑肌正常收缩和缩复;②子宫过度膨胀,如双胎妊娠、羊水过多、巨大胎儿,使子宫肌纤维过度伸展;③子宫肌壁损伤,如产次过多、剖宫产史、肌瘤剔除术后,可造成子宫肌纤维受损。

(4) 药物因素:临产后过多使用镇静剂或麻醉剂、子宫收缩抑制剂。

2. **胎盘因素**

(1) 胎盘滞留:胎盘多在胎儿娩出后 15min 内娩出,如果 30min 胎盘仍未排出,可影响胎盘剥离面血窦的关闭,导致产后出血。胎盘滞留的常见原因包括:①膀胱充盈,使已经剥离的胎盘滞留宫腔;②胎盘嵌顿,子宫收缩不协调,胎儿娩出后子宫发生局限性环形缩窄及增厚,也可将已经剥离的胎盘嵌顿在宫腔内,造成胎盘滞留;③胎盘剥离不全,胎盘未剥离前过早挤压、牵拉脐带易造成部分胎盘剥离,影响子宫收缩导致剥离面血窦开放出血。

(2) 胎盘植入:胎盘组织不同程度地侵入子宫肌层,根据胎盘绒毛侵入子宫肌层的深度分为胎盘粘连(胎盘绒毛黏附于子宫肌层表面)、胎盘植入(胎盘绒毛深入子宫肌壁间)、穿透性胎盘植入(胎盘绒毛穿过子宫肌层到达或超过子宫浆膜面)。根据胎盘粘连或植入的面积分为部分性或完全性,前者表现为胎盘部分剥离,部分仍未剥离,已剥离面血窦开放发生严重出血;后者因胎盘未剥离,出血不多。胎盘植入可导致严重产后出血,甚至子宫破裂,穿透性胎盘植入则可累及邻近器官导致膀胱或直肠损伤。多次人工流产、宫腔感染等导致内膜受损,胎盘附着子宫下段、宫颈,内膜菲薄,绒毛容易侵入肌层发生胎盘植入。

(3) 胎盘部分残留(retained placenta fragment):部分胎盘小叶或者副胎盘、部分胎膜组织残留在宫腔内,影响子宫收缩导致产后出血。

3. **软产道裂伤**　软产道裂伤包括会阴、阴道和宫颈,严重裂伤者可达阴道穹隆、子宫下段甚至盆壁,导致腹膜后阔韧带内血肿,甚至子宫破裂。分娩过程中可能出现软产道裂伤而导致产后出血,其原因主要包括:软产道瘢痕、水肿、弹性差;软产道静脉曲张;协调性宫缩过强、产程进展过快、胎儿过大、接产时未及时保护好会阴或阴道手术助产操作不当。软产道损伤后,缝合止血不彻底、裂伤未能及时发现,均可引起失血过多,导致产后出血。

4. **凝血功能障碍(coagulation defects)**　任何原发或继发性凝血功能异常均能造成产后出血。孕妇妊娠合并血液系统疾病,如原发性血小板减少、再生障碍性贫血、妊娠合并肝脏疾病如妊娠合并重症肝炎、妊娠期急性脂肪肝;可引起弥散性血管内凝血产科并发症,如重度子痫前期、胎盘早剥、死胎、羊水栓塞等;心脏换瓣术后长期抗凝治疗等。

【处理原则】

找出导致出血的原因,针对原因迅速止血、补充血容量、纠正失血性休克;防止感染。

【护理评估】

(一) 健康史

评估产妇:①产妇是否高龄、肥胖、体质虚弱;②内科疾病史,有无导致凝血功能障碍的内科疾病:如原发性血小板减少症、白血病、再生障碍性贫血、重症肝炎、妊娠期急性脂肪肝;有无合并慢性全身性疾病(如重度贫血);③分娩史及子宫疾病史,有无多产、剖宫产及子宫肌瘤剔除术史;有无子宫肌瘤、子宫畸形、宫腔感染等病史;④妊娠期并发症或合并症情况,产妇是否并发前置胎盘、胎盘早剥或重度子痫前期、羊水栓塞、死胎滞留过久等;有无多胎妊娠、羊水过多、巨大胎儿等;⑤临产及产程经过,临产后有无过多使用镇静剂、麻醉剂、子宫收缩抑制剂等;有无产程过长、难产史;产妇有无精神过度紧张,体力衰竭;分娩过程中是否有宫缩过强、胎儿过大、手术助产等易致产道损伤的因素;⑥分娩后胎盘剥离娩出情况,娩出的胎盘胎膜是否完整,阴道出血的时间、颜色等。

(二) 身体状况

1. **症状**　胎儿娩出后出现阴道流血,依据出血量多少可表现为不同程度的失血性休克、贫血等相应症状。阴道分娩主要表现为大量的血液从阴道流出,剖宫产多表现为胎盘剥离面出血不止。根据不同病因,临床症状有所不同。

(1) 不同原因导致的阴道流血症状

1) 子宫收缩乏力:表现为胎儿娩出后阴道流血较多,血液聚积在宫腔时外出血较少,在按摩子宫后有较多阴道流血,随着按摩子宫和缩宫素的应用,出血量逐渐减少。表现为产程延长、胎盘剥离延缓、间歇性阴道流血,血色暗红,能自凝。

2) 胎盘因素:胎儿娩出后数分钟出现阴道流血,色暗红,能自凝。有胎盘胎膜残留时,胎盘娩出后阴道流血较多。

3) 软产道裂伤:胎儿娩出后立即发生阴道流血,持续不断,色鲜红,能自凝。当裂伤深、波及血管时出血较多。

4) 凝血功能障碍:胎儿或胎盘娩出后阴道持续流血,且血液不凝,表现为全身不同部位出血,最常见为子宫大量出血或少量持续不断出血、不易止血。

(2) 阴道血肿:有明显的失血性临床表现,伴阴道疼痛但阴道出血不多,应考虑为隐匿性软产道损伤,如阴道血肿。

(3) 低血压症状:表现为头晕、面色苍白,出血多者出现脉搏细数、烦躁不安、皮肤湿冷。

2. 体征 子宫收缩乏力出血量多,出血速度较快,可很快出现休克表现。产妇失血原因不同可表现为不同的体征。

(1) 子宫收缩乏力:正常情况下,胎盘娩出后子宫底位置应在平脐或脐下一横指,子宫收缩质硬、呈球状。子宫收缩乏力时,检查宫底升高,子宫质软、轮廓不清;有时阴道流血量不多,按压宫底有大量血液或血块自阴道涌出。按摩子宫和应用宫缩剂后,子宫变硬,阴道流血减少或停止。

(2) 胎盘因素:胎儿娩出后胎盘未娩出,阴道有大量流血,应考虑为胎盘因素导致的出血,其中胎盘部分粘连和植入、胎盘残留,胎盘部分嵌顿、剥离等是引起产后出血的常见原因。胎盘娩出后应常规检查胎盘及胎膜是否完整,确定有无残留。胎盘胎儿面有断裂血管,应考虑有副胎盘残留的可能。徒手剥离胎盘时如发现胎盘与宫壁紧密相连,难以剥离,牵拉脐带时子宫与子宫壁一起内陷,胎盘植入可能性大,应立即停止剥离。

(3) 软产道裂伤:疑有软产道裂伤时,应立即仔细检查宫颈、阴道及会阴处是否有裂伤。①宫颈裂伤:臀牵引、巨大胎儿、手术助产等方式分娩后,应常规检查宫颈。宫颈3点与9点处为裂伤常发部位,有时可向上延伸至子宫下段和阴道穹窿。②阴道裂伤:检查者用中、示指压迫会阴切口两侧,细致检查会阴切口顶端及两侧有无损伤及损伤程度及有无活动性出血。阴道壁血肿时表现为肿物表面皮肤颜色有改变、张力大、压痛明显、有波动感。③会阴裂伤:按损伤程度分为4度,Ⅰ度裂伤时有会阴皮肤及阴道入口黏膜撕裂,未达肌层,出血不多;Ⅱ度裂伤时裂伤达会阴体筋膜及肌层,可累及阴道后壁黏膜,并向阴道后壁两侧沟延伸并向上撕裂,解剖结构不易辨认,出血较多;Ⅲ度裂伤时裂伤向会阴深部扩展,肛门外括约肌已断裂,直肠黏膜尚完整;Ⅳ度裂伤时肛门、直肠和阴道完全贯通,直肠肠腔外露,组织损伤严重,但出血量可不多。

(4) 凝血功能障碍:主要因为失血过多引发继发性凝血功能障碍,表现为持续阴道流血,血液不凝;全身多部位瘀斑、出血。

(三) 辅助检查

1. 凝血功能实验室检查 如血小板计数、凝血酶原时间、纤维蛋白原等。

2. 正确估测失血量 常用的方法有称重法、容积法、面积法和休克指数法。①称重法:失血量(ml)=[胎儿娩出后的接血敷料湿重(g) - 接血前敷料干重(g)]/1.05(血液比重 g/ml)。②容积法:用专用的产后接血容器收集血液,后用量杯测定失血量。③面积法:按照纱布血湿面积粗略估计失血量,10cm×10cm纱布浸湿后含血量为10ml,15cm×15cm纱布浸湿后含血量为15ml等,但应考虑不同纱布的材质、厚度和干湿程度。④休克指数法(shock index,SI):被2022 FIGO指南推荐为衡量产后出血严重程度的指标。休克指数 = 脉率 / 收缩压(mmHg),在妊娠人群中SI的正常波动范围为0.7~0.9,SI>0.9可反映产妇不稳定的血流状态。SI作为评估产后出血的个体化指标,也可以作为早期预警患者不良预后的指标。SI=0.5表示血容量为正常,休克指数与失血量估计见表11-1。⑤血红蛋白测定:血红蛋白每下降10g/L,失血量为400~500ml。但在产后出血早期由于血液浓缩,血红蛋白常无法准确反映实际出血量。

表 11-1 根据不同 SI 值估测失血量

SI	失血量占比 /%	失血量 /ml
1.0	10~30	500~1 500
1.5	30~50	1 500~2 500
2.0	50~70	2 500~3 500

值得注意的是,肉眼估计失血量不准确,产后出血的评估应包括出血所致低血容量的临床症状和体征。

(四) 心理 - 社会状况

胎儿娩出后,产妇往往如释重负,但当发生产后出血时,产妇和家属常表现出高度紧张、焦虑、恐惧、惊慌失措,担心生命安危,迫切希望医护人员进行紧急救护,把全部希望寄托于医护人员。有些产妇因出血过多及精神高度紧张,很快进入休克、昏迷状态。

【护理诊断 / 问题】

1. 组织灌注量改变 与阴道失血过多、体质虚弱等有关。

2. 有感染的危险 与大出血致机体抵抗力下降、失血后贫血、胎盘剥离创面、软产道开放性伤口距肛门过近有关。

3. 恐惧 与出血导致的生命威胁有关。

4. 潜在并发症:失血性休克。

【护理目标】

1. 产妇出血得到及时处理,无休克症状出现。

2. 无产后感染发生。

3. 产妇恐惧程度减轻或消失。

【护理措施】

(一) 预防措施

1. 做好孕前及孕期保健 孕前积极治疗基础疾病,对于合并严重凝血功能障碍、重症肝炎等不宜妊娠的妇女,给予避孕相关知识健康教育,如意外妊娠,应及时终止妊娠。加强围产期保健,孕期定期接受产前检查,及时发现可能发生产后出血的高危人群,进行一般转诊和 / 或紧急转诊,应于分娩前转诊到有输血和抢救条件的医院进行分娩。鼓励患有妊娠期高血压疾病、贫血、多胎妊娠、羊水过多、血小板减少等可能发生产后出血的孕妇,提前住院待产,入院后积极做好抢救准备。

2. 正确处理产程 第一产程和 / 或活跃的第二产程的时间延长与产后出血风险增加相关。

(1) 第一产程:密切观察产妇宫缩、产程进展情况及生理心理状态,防止精神过度紧张,必要时给予镇静剂。保证充分休息,避免疲劳,合理饮食、提供高能量食物。注意评估和预防导致子宫收缩乏力的高危因素,及时发现和处理产程延长。

(2) 第二产程:指导产妇适时正确使用腹压,宫缩过强者,指导其在宫缩间隙使用腹压;正确进行胎儿大小和会阴部状况评估,做好会阴部助产保护,必要时行会阴侧切术。胎头、胎肩娩出要缓慢,使产道充分扩张。

(3) 第三产程:第三产程中常规预防性使用子宫收缩药物,可显著减少产后出血的风险。经阴道分娩的产妇,在胎儿娩出前肩时或胎儿娩出后断脐前可常规肌内注射 10U 缩宫素,此为第三产程中预防产后出血的首选药物,且单用缩宫素预防效果更好。对于剖宫产产妇,应使用缩宫素 5U 缓慢静脉注射(1~2min),促进子宫收缩,预防产后出血。建议至少在新生儿出生后等待 1~3min 后再断脐,剖宫产产妇产后出血增加时,应考虑在缩宫素的基础上,加用氨甲环酸静脉注射(0.5~1.0g)。注意胎盘、胎膜娩出情况,胎盘未剥离前勿过早牵拉脐带或按摩、挤压子宫;采用控制性脐带牵引,牵引前施加耻骨上反压,避免过度地牵拉脐带,否则有脐带断裂或子宫翻转的危险。阴道分娩中当有经验丰富的助产士在场协助时,控制性地牵拉脐带可作为预防产后出血的措施。胎盘娩出后要及时检查有无胎盘胎膜缺损,有无断裂血管,以避免胎盘胎膜残留,并检查软产道有无损伤。经循证研究发现分娩后按摩子宫对预防产后出血无效,不推荐常规进行预防性的子宫按摩来预防产后出血。

目前临床上强调产后出血防治的集束化管理,统一培训各科室相关人员,以改善产后出血患者的预后。强调早期识别产后出血和及时应用促子宫收缩药物,也包括宫腔球囊等非药物的处理措施。

3. 产后 2h 内的护理

(1)密切观察产妇阴道出血情况:向产妇解释观察病情的目的,操作时尽量减轻产妇的不舒适感。一般产后 2h 内每 15~30min 观察一次宫缩、阴道出血情况,注意观察可视的阴唇/会阴流血和阴道流血的量、色、质等,第三产程要警惕缓慢的出血情况,并做好记录,询问产妇有无肛门坠胀感,避免会阴伤口血肿形成。

(2)观察产妇生命体征变化:每 15min 监测一次脉搏、呼吸、血压,30min 测一次体温;密切观察产妇有无脉搏细数、血压下降、皮肤湿冷、出虚汗等休克的表现,准确识别出血征象并及时通知医生。如产妇有呼吸困难,无论血氧饱和度如何,均应给予高浓度面罩吸氧(10~15L/min),保持平卧位,保证脑、肾等重要脏器的血液供应,并做好保暖。患绒毛膜羊膜炎可增加产后出血的风险,如果分娩期间体温升高,应增加对产后出血临床指标的监测频率并加强观察。

(3)告知产妇产后膀胱充盈将影响子宫收缩,协助产妇产后自解小便,最长不应超过每 4h 排尿 1 次,必要时可以留置尿管。

(4)对可能发生产后出血的高危产妇,产后密切观察 4h,保持静脉通道畅通,做好输血、急救人员和物品准备。

(5)依据临床判断并考虑个人情况决定是否开始进食。

(6)初步评估产后疼痛然后按照临床指示进行评估。

(二)一般护理

在寻找产后出血原因的同时给予一般处理。

1. 做好必要的检查及病情监测

向有经验的助产士、产科医师、麻醉师及重症医学科医师求助;交叉配血,通知检验科和血库做好准备;建立双静脉通路,遵医嘱积极补充血容量;保持气道通畅,必要时给氧;监测生命体征和出血量,留置导尿,记录尿量;进行血常规、凝血功能及肝肾功能等动态监测。

2. 提供舒适环境及饮食卫生指导

为产妇提供清洁、安静、舒适、通风的病房环境,保证充足的睡眠;加强营养,少食多餐,以进食高热量、高蛋白、高维生素、富含铁的食物为宜;采取半卧位及侧卧位休息;依据产妇身体状况指导产妇母乳喂养,刺激子宫收缩,减少阴道流血;保持会阴清洁,用 0.1%苯扎溴铵溶液擦洗会阴,每日 2 次;大小便后及时冲洗会阴。

(三)止血的处理

产后出血应针对不同的原因,采取不同的方式迅速止血;并同时注意补充血容量、纠正休克及防止感染。

1. 子宫收缩乏力引起的产后出血

加强宫缩可以达到迅速止血的目的,在导尿排空膀胱后可采取以下止血措施:按摩或按压子宫、使用宫缩剂、无菌纱布条填塞或水囊压迫宫腔行局部止血或子宫动脉结扎、血管栓塞,必要时行子宫切除等。

(1) 按摩或按压子宫：①腹壁按摩宫底，术者一手(拇指在前，其余四指在后)在下腹部按摩并压迫宫底，将宫腔内积血挤出，按摩子宫时应均匀而有节奏；如效果不佳，可用腹部 - 阴道双手压迫子宫法；②腹部 - 阴道双手压迫子宫法，即一手戴无菌手套伸入阴道，握拳置于阴道前穹隆顶住子宫前壁，另一手在腹部按压子宫后壁使得子宫体前屈，双手相对紧压并均匀有节律地按摩或按压子宫。值得注意的是，应有效按摩子宫，有效的评价标准是子宫轮廓清楚、收缩有皱褶、阴道或子宫切口出血减少。按压时间以子宫恢复正常收缩并能保持收缩状态为止，按摩时配合使用宫缩剂(图 11-1)。2022 FIGO 指南推荐在已使用促宫缩药物的前提下，不建议通过子宫按摩来预防产后出血，但持续性的按摩子宫可作为产后出血时的暂时性治疗措施。

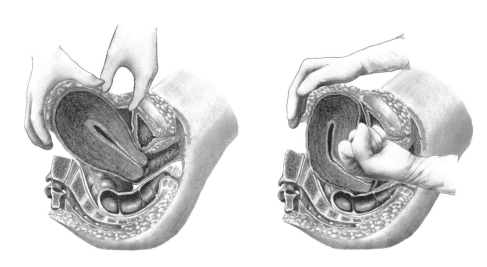

图 11-1　腹部子宫按摩法与腹部 - 阴道子宫按摩法

(2) 遵医嘱应用药物：①缩宫素(oxytocin)，为预防和治疗产后出血的一线药物。可用 10U 缩宫素肌内或宫颈注射后，将 10~20U 缩宫素加入 0.9% 生理盐水 500ml 中静脉滴注，常规 250ml/h；也可缩宫素 10U 肌内注射或子宫肌层注射或宫颈注射，但 24h 内总量应控制在 60U 内。卡贝缩宫素(carbetocin)：起效快(2min)，半衰期长(40~50min)，是预防产后出血的二线药物。常 100μg 缓慢静脉推注或肌内注射，可维持较长的子宫收缩。②麦角新碱(ergometrine)，在妊娠期高血压及其他心血管疾病禁用。马来酸麦角新碱 0.2mg 直接肌内注射或静脉推注，每隔 2~4h 可以重复给药。③前列腺素类药物，在前两种药物无效或麦角新碱禁用时加用，主要包括卡前列甲酯(carvoprost methylate)、米索前列醇(misoprostol)和卡前列素氨丁三醇(carboprost trometamol)等，首选肌内注射。④氨甲环酸，FIGO指南推荐产后出血患者尽早使用(产后 3h 内)，静脉注射 1g，推注时间超过 10min。如注射 30min 后仍有出血，或在第一次注射后 24h 内再次出血，可重复使用氨甲环酸(1g)。但该药物在预防产后出血上的效果仍有待研究证实。

(3) 宫腔填塞：包括宫腔纱条填塞(图 11-2)和宫腔球囊填塞(图 11-3)。阴道分娩后宜使用球囊填塞，剖宫产术中可选用球囊或纱条填塞。助手在腹壁固定子宫，术者用无菌卵圆钳将无菌纱布条在子宫底由内向外逐渐填满、填紧子宫腔，务必填紧，不留空隙，达到局部压迫止血目的。使用球囊压迫者，在确保球囊通过宫颈内口后，注入 250~300ml 无菌生理盐水使球囊膨胀，当观察到出血减少或者停止表明治疗有效，必要时可注入 500~1 000ml 无菌生理盐水。宫腔填塞或球囊压迫后要密切观察出血量、子宫底高度和大小、生命体征变化等，警惕填塞不紧出现子宫腔内持续出血、积血而阴道不流血的止血假象。动态监测血常规及凝血功能。纱条或球囊放置 24~48h 后取出，取出前应先配合使用强有力宫缩剂(麦角新碱、卡前列素氨丁三醇等)，并注意预防感染。目前已研制出新的液体自由流动的球囊装置，如手术手套球囊、Zukovsky 球囊和 Ellavi 球囊，填充液体可根据宫腔压力自由流动，能更好地还原子宫肌肉收缩的生理过程。

Note:

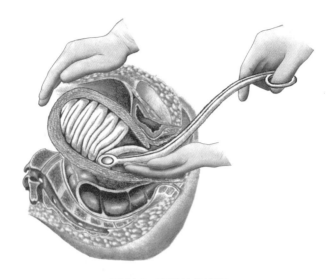

图 11-2　宫腔纱条填塞

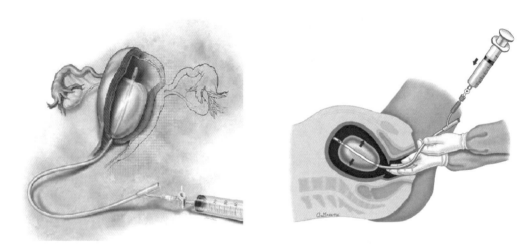

图 11-3　宫腔球囊填塞

（4）子宫压缩缝合术（uterine compression sutures）：适用于使用宫缩剂和按摩或按压子宫无效者，尤其适用于宫缩乏力导致产后出血者。常用 B-Lynch 缝合法（图 11-4），近年来出现了多种改良方法，经循证研究发现，B-Lynch 缝合法与其他缝合方法的失败率差异无统计学意义，可根据实际情况选择不同术式。

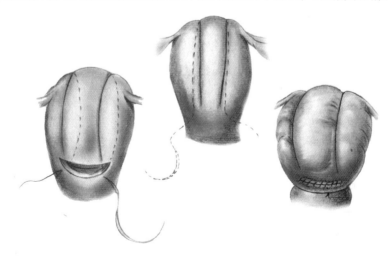

图 11-4　子宫压缩缝合方法

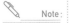

(5) 盆腔血管结扎术:经过上述治疗无效时所使用的快速控制出血的选择之一。可配合医师行子宫动脉上、下行支结扎,同时也推荐进行髂内动脉结扎。主要用于子宫收缩乏力、前置胎盘及 DIC 等所致的严重而持久的产后出血。

(6) 经导管动脉栓塞术(transcatheter arterial embolization,TAE):适用于保守治疗后无效的难治性产后出血且生命体征平稳者。在数字减影血管造影设备监视下,经股动脉穿刺插管至子宫动脉或者髂内动脉,注入吸收性明胶海绵颗粒栓塞动脉。栓塞剂在 2~3 周后吸收,血管复通。选择性血管造影栓塞的有效率高达 90%,需要介入放射科医师和必要的基础设施,手术时间相对稳定(约 1h)。

(7) 子宫切除术:当不能选择输血时,子宫切除术是能最大限度减少危及生命的出血的决定性手术。产后出血经积极抢救无效并危及产妇生命时,应尽早行次全子宫切除术,以挽救产妇生命。当产妇血液动力学极不稳定时可进行子宫次全切除术,可明显缩减手术时间。

2. 胎盘因素引起的产后出血　胎儿娩出后,疑有胎盘滞留应立即行宫腔检查:若胎盘已剥离但未排出、膀胱过度膨胀,应先导尿排空膀胱,再按摩子宫使其收缩,同时另一手轻轻牵拉脐带协助胎盘娩出;若胎盘剥离不全或粘连伴阴道流血,应更换消毒手套试行人工徒手剥离胎盘并取出。若剥离困难,徒手剥离胎盘时发现胎盘与宫壁关系紧密,界限不清,难以剥离,牵拉脐带时子宫壁与胎盘一起内陷,可能为胎盘植入,应立即停止剥离,根据产妇出血情况考虑保守治疗或行子宫切除术。

(1) 保守治疗:可采用局部切除、经导管动脉栓塞术、米非司酮、氨甲蝶呤等治疗。适用于一般状态良好,无活动性出血的产妇;胎盘植入面积小、出血量少、子宫收缩良好者。保守治疗过程中应用彩色多普勒超声监测胎盘周围血流变化并观察阴道出血量,若出血增多,应行清宫术,必要时行子宫切除术。胎盘嵌顿在子宫狭窄环以上者,可在静脉全身麻醉下,待子宫狭窄环松解后取出胎盘。

(2) 子宫切除术:适用于活动性出血、病情加重或恶化、穿透性胎盘植入者。完全性胎盘植入可无活动性出血或出血较少,此时切忌强行剥离胎盘而造成大量出血,可直接行子宫切除术。特别强调注意瘢痕子宫合并前置胎盘,尤其凶险性前置胎盘,临床处理非常棘手,必要时应及时转诊至有条件的医院。

3. 软产道裂伤引起的产后出血　应根据裂伤程度缝合伤口并彻底止血。宫颈裂伤 <1cm 且无活动性出血者不需缝合,裂伤 >1cm 且有活动性出血者应缝合。缝合时第一针应超过裂口顶端 0.5cm,常采用间断缝合。若裂伤累及子宫下段,可经腹修补,充分暴露手术视野,仔细检查损伤部位,及时准确地修补、缝合裂伤,恢复其解剖结构,缝合时应避免损伤邻近器官(如膀胱和输尿管)。修补阴道和会阴裂伤时应按解剖结构逐层缝合,不留死腔,并避免穿透直肠黏膜。如有断裂小血管出血,先用丝线结扎后再缝合,避免血肿形成。若为软产道血肿,则首先切开血肿,清除血块,然后彻底缝合止血,必要时可留置橡皮片引流;小血肿可用碘伏纱条压迫止血,24~48h 取出。

4. 凝血功能障碍所致的出血　应尽快补充凝血因子并纠正休克。妊娠合并凝血功能障碍的疾病,重点针对病因治疗,如血小板减少症可少量多次输入血小板,再生障碍性贫血应输新鲜血或成分血等。常用的血液制品包括新鲜冰冻血浆、血小板、冷沉淀、纤维蛋白原或凝血酶原复合物、凝血因子等。一旦确诊为 DIC,按 DIC 处理。

5. 失血性休克的处理　休克程度与出血量、出血速度及产妇身体状况有关。应密切观察并详细记录产妇的意识状态、皮肤颜色、血压、脉搏、呼吸及尿量,及时发现早期休克;迅速建立静脉通路,及时快速补充血容量,有条件的医院可以做中心静脉压指导输血输液;尽早补充血容量,失血多者以补充同等血量为原则;及时纠正低血压,临时应用升压药物及肾上腺皮质激素,改善心肾功能;抢救过程中做血气分析,及时纠正酸中毒;及时防治肾衰,监测尿量,尿量少于 25ml/h 时,应积极快速补充液体;注意保护心脏,出现心衰时应用强心药物同时加用利尿剂。抢救过程中注意去枕平卧、保暖、吸氧,观察子宫收缩情况及有无压痛、恶露的量、颜色、气味、会阴伤口等情况;注意无菌操作,遵医嘱应用抗生素预防感染;为产妇提供安静整洁的休养环境。

6. 产后出血的输血处理　妊娠期由于循环血量的生理性增加使得低血容量的临床变化并不敏感。何时输血并没有明确标准，应根据临床症状、体征和实验室检查结果来决定输血时机。根据临床实际情况掌握好输血指征，做到输血合理且及时。血红蛋白 <60g/L，几乎均需要输血，血红蛋白 <70g/L，可考虑输血，若评估继续出血风险较大，可适当放宽输血指征。通常给予成分输血，包括红细胞悬液和凝血因子，大量输血最常用的推荐方案为红细胞、血浆、血小板以 1:1:1 的比例输入（如 10U 红细胞悬液 +1 000ml 新鲜冰冻血浆 +1U 机采血小板），至少使纤维蛋白原的水平达到 1.5~2g/L。有条件的医院可进行自体血液过滤后回输。

7. 损伤控制性复苏（damage control resuscitation，DCR）　DCR 是 2022 FIGO 指南推荐在有严重产后出血和失血性休克时使用的新策略，是一种针对伴有活动性出血的严重创伤患者的复苏策略。DCR 主要内容包括允许性低血压、止血复苏和创伤控制手术。该策略的主要目标在于早期的创伤性凝血障碍治疗，即止血复苏，包括尽早使用血液及血液制品（作为主要的复苏液体）、治疗已有的创伤性凝血功能障碍、减少晶体液使用、防止继发的稀释性凝血障碍发生。

（四）心理护理

产妇发生产后出血后，多会产生紧张、害怕等心理；体质虚弱，生活自理比较困难。护士应主动关心产妇，鼓励产妇说出内心感受，尽量满足产妇生理及心理方面的需要，增加其安全感；针对产妇的具体情况，逐步增加活动量，提高自我护理的能力，建立产妇康复的信心。

（五）产后出血的支持

1. 与患者及时且敏感地沟通所提供的护理，尽快向该妇女及其家人提供产后的临床情况、管理计划和可能的治疗方案等信息，解决妇女及家属的担忧。

2. 在最初复苏和所有后续治疗期间应考虑疼痛缓解需求。

3. 如果治疗可能影响妇女的生育能力，优先考虑知情同意程序。

4. 根据临床表现考虑静脉血栓栓塞预防（如应用弹力袜）。

（六）产后健康指导

1. 指导产妇及家属制订产后康复计划　加强营养，食用营养丰富易消化的食物；适当活动，活动量以逐渐增加为宜；身体情况允许应坚持母乳喂养，避免劳累，家庭人员应协助照顾新生儿。根据贫血情况酌情使用铁剂治疗贫血。

2. 监测子宫复旧　密切观察阴道分泌物的量、性状、有无异味。教会产妇及家属观察子宫复旧的方法，以便及时发现异常；如发现异常应及时汇报给医护人员或到医院就诊。

3. 预防感染　观察有无体温升高等，及早发现产后感染的征象。产后失血过多，抵抗力下降，是引起产后感染的一个原因，应保持会阴部的清洁干燥。产褥期禁止盆浴和性生活，警惕晚期产后出血。

知 识 链 接

产后出血的产后风险管理

——澳大利亚昆士兰产后出血临床指南（2020）

一、常规护理

1. 首先进行胎盘检查　如果不完整或有疑问，监护妇女并咨询产科医生。

2. 促进生殖器创伤的迅速修复。

3. 每 15~30min 监测一次产妇，包括子宫张力。

4. 在分娩后积极鼓励／帮助妇女。

5. 通过以下方式促进缩宫素的内源性释放　产后让孕妇保持温暖和平静；协助早期母乳喂养（如果是首选喂养方式）；促进与婴儿的皮肤接触。

二、产前或产时危险因素

1. 视个人情况考虑产后预防性输注缩宫素。

2. 产后第一小时每15min观察一次。

3. 低血容量性休克早期体征的临床监测。

4. 在分娩后24h内停止静脉注射前寻求医疗检查。

三、产褥期血肿的早期识别

1. 疑似　无法确定PPH的原因；明显的症状是过度或持续的疼痛；表现将取决于血肿形成的部位、体积和速度；心动过速是早期症状。

2. 其他标志　生命体征异常（血压、脉搏、呼吸、灌注、颜色、脑灌注）；低血容量性休克与已发现的失血量不成比例；盆腔或直肠受压的感觉；尿潴留。

四、产褥期血肿的护理

1. 迅速采取行动　按要求复苏；进行阴道／直肠检查以确定部位和范围；考虑转到手术室进行血块排出、初次修复和／或血管填塞。

2. 会阴护理。

【护理评价】

经过治疗和护理,产妇是否达到:①组织灌注量得到改善,生理功能得以恢复;②病人能陈述感染的危险因素,体温、恶露在正常范围、生命体征平稳、无感染征象发生;③心理状态稳定,能接受各种诊疗与护理,自述舒适感增加;④生命体征恢复正常,休克症状消失。

第二节　子宫破裂

 ———————— 导入案例 ————————

某女,34岁,G_1P_0,妊娠38周,规律宫缩8h,胎心142次／min,宫口开大2cm,先露−3cm,孕妇自觉下腹剧痛难忍、拒按压、烦躁不安,小便呈粉红色,下腹出现一缩复环,压痛明显,且随产程进展逐渐增强。

请思考:

1. 该产妇最可能的医疗诊断是什么?

2. 针对该产妇目前的情况,应选择何种护理措施?

子宫破裂（rupture of uterus）是指在妊娠晚期或分娩期子宫体部或子宫下段发生破裂,子宫破裂的发生率随着剖宫产率增加有上升趋势,为分娩期极严重的并发症,严重威胁母婴的生命安全。子宫破裂按发生部位分为子宫体部破裂和子宫下段破裂;按照破裂阶段可分为先兆子宫破裂和子宫破裂;按破裂程度分为完全性破裂和不完全性破裂;按发生原因分为自然破裂和损伤性破裂。加强孕产期检查、提高产科质量可使子宫破裂的发生率明显下降,故子宫破裂的发生率是衡量产科质量的重要标准之一。

【病因】

高龄、多产、子宫畸形、先天性发育不良、多次刮宫及宫腔严重感染史等,使子宫壁发生病理改变,易发生子宫破裂。常见的原因有:

1. 瘢痕子宫 子宫因剖宫产术、肌瘤剔除术、宫角切除术、子宫成形术后形成瘢痕子宫,在妊娠晚期或分娩期因宫腔内压力升高而发生瘢痕断裂。前次手术后伴切口感染、切口愈合不良,剖宫产后间隔时间过短再次妊娠,临产后发生子宫破裂的风险均增大。子宫体部瘢痕常发生在妊娠晚期,且为自发破裂、完全性破裂;子宫下段瘢痕破裂多发生在临产后,多为不完全性破裂。

2. 梗阻性难产 主要见于头盆不称、骨盆狭窄、胎位异常、胎儿异常(巨大胎儿或胎儿畸形)及软产道阻塞时,胎先露部下降受阻,为克服阻力引起强烈宫缩,子宫下段过度伸展变薄导致子宫破裂。

3. 产科手术损伤 多发生于不适当或粗暴的阴道助产手术,如宫口未开全行产钳助产、中-高位产钳牵引或臀位牵引术等,可造成宫颈裂伤及延及子宫下段;毁胎术、穿颅术可因器械、胎儿骨片损伤导致子宫破裂;肩先露行内倒转术,或对植入性胎盘、严重粘连胎盘强行剥离,分娩时暴力腹部加压等也可发生子宫破裂。

4. 子宫收缩药物使用不当 缩宫素使用指征把握不严,或其他子宫收缩药如前列腺素类制剂使用不当,引起子宫收缩过强,加之先露部下降受阻或瘢痕子宫等原因,最终可致子宫破裂。

5. 其他 子宫发育异常、多次宫腔操作,局部肌层菲薄,分娩时可致子宫自发破裂。

【**对母儿的影响**】

1. 对母体的影响 先兆子宫破裂,临产后先露下降受阻,产妇下腹膨隆,剧痛难忍,膀胱受压,出现排尿困难,血尿。子宫破裂时产妇腹痛加剧,当不完全破裂累及子宫动脉,可导致产妇大出血,出现疼痛性休克或失血性休克。破裂发生在子宫侧壁阔韧带两叶间,可形成阔韧带内血肿。

2. 对胎儿的影响 先兆子宫破裂,由于宫缩过频、过强,胎盘血液循环减少、胎儿供血受阻,胎心率改变或听不清,进一步发展可出现胎动和胎心不规则或消失,甚至胎死宫内。

【**处理原则**】

先兆子宫破裂时应立即抑制子宫收缩,尽快行剖宫产术;子宫破裂,宜在输血、输液、吸氧、积极抢救休克的同时尽快行手术治疗。

【**护理评估**】

(一)健康史

了解产妇既往分娩史、子宫手术史;进行骨盆测量,评估有无头盆不称、骨盆狭窄;有无植入性胎盘和胎盘粘连;估计胎儿大小、胎儿发育情况,有无巨大胎儿和胎儿畸形。了解此次分娩过程,评估是否宫缩过强、是否使用过量的宫缩剂、在分娩过程中是否有粗暴的宫内操作及助产术等。

(二)身体状况

1. 症状 子宫破裂多由先兆子宫破裂进展为子宫破裂,胎儿窘迫是最常见的临床表现,大多数子宫破裂有胎心异常。子宫破裂的常见临床表现还包括:电子胎心监护(EFM)异常、宫缩间歇仍有严重腹痛、宫缩消失、阴道异常出血、血尿、孕妇心动过速、低血压、晕厥或休克、胎先露异常、腹部轮廓有改变等。

(1)先兆子宫破裂:常见于有梗阻性难产因素、产程长的产妇。产妇全身症状明显:表现为烦躁不安,下腹剧痛难忍,拒按压,心率呼吸加快,子宫呈强直性或痉挛性过强收缩。

(2)子宫破裂:根据破裂程度,可分为完全性与不完全性子宫破裂两种。

1)完全性子宫破裂:指子宫肌壁全层破裂,使宫腔与腹腔相通。常在瞬间发生,产妇突然感觉下腹部撕裂样剧痛,破裂后产妇感觉腹痛骤减,子宫收缩骤然停止。腹痛稍缓和后,因血液、羊水进入腹腔刺激腹膜,出现全腹持续性疼痛,并伴有低血容量性休克。完全性子宫破裂的表现可继发于先兆子宫破裂的症状之后,但发生在子宫体部瘢痕破裂多为完全性子宫破裂,常无先兆破裂的典型症状。

2）不完全性子宫破裂：指子宫肌层全部或部分破裂,浆膜层完整,宫腔与腹腔不相通,胎儿及其附属物仍在宫腔内。产妇表现为腹痛明显,烦躁不安。多见于子宫下段剖宫产切口瘢痕破裂,常无先兆破裂症状,体征不明显,仅在不全破裂处有压痛。若破口累及两侧血管可导致急性大出血,破裂发生在子宫侧壁阔韧带两叶之间可形成阔韧带内血肿,多伴有胎心率异常。子宫前壁破裂时裂口可向前延伸致膀胱破裂。

2. 体征

（1）先兆子宫破裂：①产妇呼吸脉搏加快。②形成病理性缩复环(pathologic retraction ring)：因产程延长、胎先露下降受阻,子宫收缩过强,子宫体部肌肉增厚变短,子宫下段肌肉变薄拉长,在子宫上下段间形成环状凹陷,称为病理性缩复环(图 11-5)。随着产程进展,该环可逐渐上升至平脐或脐上,伴明显压痛。③出现排尿困难及血尿：因膀胱受胎先露部压迫充血引起。④胎心率改变：由于过频宫缩,胎儿供血受阻,表现为胎心率加快、减慢或听不清。⑤子宫下段膨隆,压痛明显,子宫圆韧带极度紧张,可明显触及并有压痛。这种状况若不迅速解除,子宫将在病理性缩复环处及其下方发生破裂。

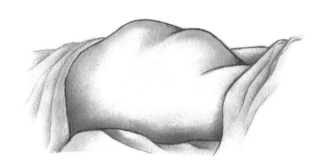

图 11-5　先兆子宫破裂时腹部外观

（2）子宫破裂：完全性子宫破裂检查时有全腹压痛及反跳痛,产妇很快进入休克状态,表现为面色苍白、出冷汗、呼吸浅快、脉搏细数、血压下降。在腹壁下清楚地扪及胎体,缩小宫体位于胎儿侧方,胎心、胎动消失。阴道检查可有鲜血流出,胎先露部升高,已扩张的宫颈口可回缩,若破口位置低,产妇自行可扪及子宫下段裂口。

（三）辅助检查

1. 腹部检查　在子宫不全破裂处有明显压痛。若破裂发生在子宫侧壁阔韧带两叶间,可形成阔韧带内血肿,此时在宫体一侧可扪及逐渐增大且有压痛的包块,听诊胎心多有频率改变。

2. 阴道检查　宫口缩小,胎先露部上移,有时能触到破裂口。

3. B 超检查　可显示胎儿与子宫的关系,协助确定子宫破裂的部位,协助诊断。

4. 实验室检查　血常规检查可见血红蛋白下降,白细胞计数升高。尿常规检查可见红细胞或肉眼血尿。

5. 腹腔穿刺　可协助判断有无腹腔内出血。

（四）心理 - 社会状况

产妇在分娩过程中发生子宫破裂时,产妇及家属常极度紧张、害怕甚至恐惧,因焦急常催促或恳求医护人员为产妇提供有效救护措施,挽救胎儿及母亲生命。胎儿生命受到威胁时,产妇出现预感性悲哀、无助。

【护理诊断 / 问题】

1. 急性疼痛　与病理性缩复环、子宫破裂血液刺激腹膜、子宫收缩过强、过频有关。

2. 有心排血量减少的危险　与子宫破裂引起的大量出血有关。

3. 有感染的危险　与频繁多次行阴道检查、宫腔内损伤、大量出血等有关。

Note:

4. 预感性悲哀　与子宫破裂可能引起胎儿死亡有关。

【护理目标】

1. 产妇疼痛水平减轻。
2. 产妇体液平衡,未出现失血性休克。
3. 产妇情绪稳定。
4. 产妇和胎儿安全。

【护理措施】

(一)预防子宫破裂

1. 通过三级妇幼保健网,加强孕产妇保健知识普及和产前检查。

2. 有产道异常、瘢痕子宫等高危因素者,提前入院待产。有剖宫产史、手术史的孕妇应详细了解上次分娩情况,评估有无头盆不称。

3. 严密观察产程进展,早期识别并发现先兆子宫破裂征象,并及时采取应对措施。

4. 严格掌握缩宫剂使用指征,应用缩宫素引产,应专人守护和监护,按规定稀释为小剂量静脉缓慢滴注,防止发生宫缩过强;应用前列腺素制剂引产应按指征进行,严密观察。

5. 正确掌握手术助产的指征及操作规程,阴道助产术后及时仔细检查宫颈及宫腔,及时发现软产道损伤并修补。

(二)积极配合医生抢救

1. 先兆子宫破裂　密切观察产程进展,及时发现导致异常分娩的诱因,监测胎心率变化。在待产过程中,出现宫缩过强及下腹部疼痛,或腹部出现病理性缩复环时,立即通知医生,并同时停止缩宫剂使用和一切操作。遵医嘱给予抑制宫缩的药物、监测胎儿宫内情况、给予吸氧,并协助医师向产妇家属交代病情,做好剖宫产术前准备以及抢救新生儿准备。

2. 子宫破裂　发生子宫破裂时,无论胎儿是否存活,均应在积极抢救休克的同时做好手术准备。迅速建立静脉通路,遵医嘱给予输液、输血、吸氧等处理,短时间内补充血容量,补充电解质及碱性药物,纠正酸中毒。术中及术后遵医嘱应用大剂量抗生素预防感染。严密观察并记录宫缩、胎心音、母婴生命体征、出入量;急查血红蛋白,评估失血量,结合产妇的临床表现给予指导护理方案。

(三)心理支持

耐心安慰产妇,及时告知产妇及家属子宫破裂的相关诊疗计划及对再次妊娠的影响取得理解和配合;理解产妇及家属的情绪,鼓励产妇及家属表达出焦虑、恐惧与悲伤等情绪,给予安慰和支持;与产妇及家属一起制订产褥期的康复计划,帮助产妇和家属调整心态;胎儿死亡者,应帮助产妇及家属度过悲伤期。

(四)健康指导

选择适当的时机向产妇及其家属说明子宫破裂对再次妊娠产生的影响及下次妊娠的注意事项,两年内做好避孕工作。为产妇提供产褥期康复计划,做好避孕指导。注意会阴部清洁卫生,避免产褥期感染。对于已经发生胎儿死亡的产妇,护士需要指导并协助产妇回乳。为产妇及家属提供舒适环境,给予生活指导和更多陪伴。给予饮食指导,进食富含蛋白质的食物及新鲜蔬菜、水果,增强身体抵抗力。

【护理评价】

经过治疗和护理,判断产妇是否达到以下标准:①低血容量状态得到纠正,母婴的生命体征平稳;②产妇情绪较为稳定,饮食、睡眠恢复正常,自述疼痛减轻;③产妇红细胞计数、血红蛋白恢复正常,未发生因护理不当而导致的严重并发症。

知 识 链 接

2019 年美国妇产科医师协会(ACOG)剖宫产后阴道分娩指南解读

随着高质量循证医学证据的积累和产科急救能力的不断提升,剖宫产后阴道分娩目前已经延伸至多次剖宫产后、双胎妊娠分娩、巨大胎儿分娩等范围。本文根据 2019 年最新版本的 ACOG 剖宫产后阴道分娩指南推荐条款,按循证医学证据的级别将等级为 A、B 水平的推荐条款叙述如下,其推荐强度依次降低。

1　剖宫产后阴道试产(TOLAC)证据等级 A

1.1　有 1 次子宫下段横切口剖宫产史的孕妇,多数都符合 TOLAC 的要求,产科工作者应当为其提供相应的咨询和帮助。

1.2　对有剖宫产史或较大的子宫手术史患者,米索前列醇促宫颈成熟是 TOLAC 催引产时的禁忌。宫颈球囊机械法是 TOLAC 宫颈不成熟者催引产时的很好选择。

1.3　硬膜外麻醉可以作为 TOLAC 的常规技术手段。适度的镇痛能够增加产妇选择 TOLAC 的意愿和信心,并不需要过于担心硬膜外镇痛掩盖子宫破裂的临床症状与体征。TOLAC 和正常分娩过程子宫破裂最大的区别是以胎心率改变为首要表现,腹痛等症状并不明显。

2　TOLAC 证据等级 B

2.1　有古典剖宫产、T 形切口剖宫产、子宫破裂病史等有子宫破裂高风险孕妇,以及本次妊娠存在前置胎盘等阴道分娩禁忌者,不应进行 TOLAC。

2.2　有 2 次子宫下段横切口剖宫产史的孕妇在本次妊娠充分评估后,仍可考虑行 TOLAC。

2.3　对于前次剖宫产具体切口方式部位不清的病例,除非高度怀疑子宫体部切口(如极早剖宫产早产),也可行 TOLAC。

2.4　有 1 次子宫下段横切口剖宫产史的双胎妊娠,可考虑行 TOLAC。

2.5　行 TOLAC 的孕妇可以选择催引产。

2.6　对有 1 次子宫下段横切口剖宫产史者先露异常的外倒转术并非禁忌,可以在外倒转成功后行 TOLAC。

2.7　推荐 TOLAC 产程中予以持续电子胎心监护。

第三节　羊 水 栓 塞

导 入 案 例

某女,35 岁,G_1P_0,妊娠 38 周,因阵发性宫缩入院待产,但产程进展缓慢,宫缩强度弱,拟行人工破膜加强宫缩,在破膜过程中该产妇开始出现烦躁不安、寒战、恶心、呕吐、气急等症状,继而出现呛咳、呼吸困难等症状。

请思考:

1. 该产妇可能的诊断是什么?

2. 在行人工破膜时的注意事项有哪些?

羊水栓塞(amniotic fluid embolism,AFE)是指羊水进入母体血液循环引起肺动脉高压、低氧血症、弥散性血管内凝血(DIC)、循环衰竭以及多器官功能衰竭等一系列病理生理变化的过程。羊水栓塞是妊娠期所特有的罕见并发症,最终可导致母儿死亡等灾难性后果。在全球范围内羊水栓塞的发病率、病死率统计存在很大差异,根据现有国内外报道,羊水栓塞发病率为(1.9~6.1)/10万,死亡率为19%~86%,是孕产妇死亡的主要原因之一。羊水栓塞约70%发生在产程过程中胎儿娩出前,产程中发生羊水栓塞围产儿死亡率可高达50%,常在孕产妇出现典型症状前就可发生胎儿宫内窘迫或者胎死宫内,增加新生儿窒息风险。

【病因】

羊水栓塞的确切发生原因目前仍不清楚,任何可能增加羊水及胎儿成分进入母体机会的都可以成为其高危因素,如前置胎盘、胎盘植入、胎盘早剥等胎盘异常;剖宫产、会阴切开等手术操作。其他被认为是羊水栓塞的高危因素包括:高龄、人种差异;宫颈裂伤、子宫破裂;子痫、羊水过多、多胎妊娠等妊娠期并发症。

【病理生理】

羊水进入母体血液循环是羊水栓塞发生的先决条件,可能的病理生理变化包括:

1. 过敏样反应　羊水中的抗原成分可引起Ⅰ型变态反应,在此反应中肥大细胞脱颗粒、异常的花生四烯酸代谢产物等进入母体血液循环,出现过敏样反应。

2. 肺动脉高压　羊水中的有形物质形成小栓子及其刺激肺组织产生和释放血管活性物质,反射性引起肺血管痉挛,形成肺动脉高压,直接加重右心负荷,导致充血性心力衰竭;左心房回心血量、排出量减少,引起周围血液循环衰竭,导致血压下降并出现一系列休克症状,产妇可因重要脏器缺血而突然死亡。

3. 炎症损伤　炎性介质系统被突然激活,产生类似于全身炎症反应综合征(systemic inflammatory response syndrome,SIRS)。

4. 弥散性血管内凝血(DIC)　是羊水栓塞的临床特点之一,甚至是唯一临床表现,也常是最终死亡的主要原因。羊水中的大量促凝物质可作为凝血活酶,进入母血后形成大量微血栓,同时消耗大量凝血因子和纤维蛋白原;大量释放的炎性介质和内源性儿茶酚胺触发凝血级联反应,导致DIC。

【处理原则】

维持生命体征和保护器官功能。一旦出现羊水栓塞,应争分夺秒,以多学科团队协作的抢救模式按羊水栓塞急救流程施救(推荐包括呼吸、重症医学、母胎医学、麻醉等专家在内的多学科会诊),及时有效的多学科合作对改善预后至关重要。处理主要采取支持性和对症性方法,各种手段应尽快并同时进行。准确、娴熟的日常急救演练是保证羊水栓塞抢救成功的关键,除呼吸循环复苏和支持外,要积极提前处理羊水栓塞继发的难治性产后出血。

【护理评估】

羊水栓塞由于病例散发、少发,目前对其评估诊断标准还缺乏确切的共识。羊水栓塞的评估应以临床表现和诱发因素为依据,是排除性诊断,目前国际尚无统一的羊水栓塞的诊断标准和实验室诊断指标。

(一)健康史

评估产妇:①是否为高龄产妇、有无过期妊娠及急产史;②有无子痫、羊水过多、多胎妊娠等妊娠期并发症;③是否有前置胎盘、胎盘植入、胎盘早剥等胎盘异常;④是否有剖宫产、会阴切开等手术操作史;⑤此次妊娠破膜情况,有无宫颈裂伤、子宫破裂,宫缩情况及缩宫素使用情况等。

(二)身体状况

羊水栓塞起病急,来势凶险,临床表现复杂,异质性大,发生率在19%(剖宫产)~70%(阴道分娩)之间。极少发生在妊娠中期引产、羊膜腔穿刺术中和创伤时。表现为典型羊水栓塞和不典型羊水栓塞。

1. 典型羊水栓塞　表现为羊水栓塞三联症:骤然出现的低氧血症、与失血量不相符的低血压、凝血功能障碍。

(1) 前驱症状:30%~40% 的患者会出现非特异性的前驱症状,如头晕、乏力、寒战、心慌;呼吸急促、胸痛、呛咳、憋气;恶心、呕吐;麻木、针刺样感觉;焦虑、烦躁、濒死感;胎心基线变异消失、胎心减速。及时发现前驱症状有助于尽早识别羊水栓塞。

(2) 心肺衰竭和休克:突然出现呼吸困难和 / 或发绀、抽搐、意识丧失或昏迷、低血压、心动过速;突发血氧饱和度下降、肺底部湿啰音和心电图 ST 段改变及右心受损等。严重者可数分钟内猝死。

(3) 凝血功能障碍:超过 83% 的羊水栓塞病例会表现为凝血功能障碍,出现以子宫出血为主的难以控制的全身出血倾向;全身出血表现为切口渗血、全身皮肤黏膜出血、针眼渗血、血尿等。这种凝血系统表现可发生在呼吸循环障碍症状之后,也有少数病例是以凝血功能障碍为唯一临床表现。

(4) 急性肾衰竭等脏器受损:可表现为全身脏器受损,中枢神经系统和肾脏是最常见的受损器官,还可出现凝血功能障碍和心肺衰竭。

羊水栓塞表现为多样性和复杂性,以上临床表现可按顺序出现,也可不按顺序出现。

2. 不典型羊水栓塞 可表现为仅出现低血压、心律失常、呼吸短促、心搏骤停、抽搐、急性胎儿窘迫、产后出血、凝血功能障碍或典型羊水栓塞的前驱症状。当其他原因不能解释上述症状时,应考虑羊水栓塞。产后出血产妇度过第一阶段后,进入凝血功能障碍阶段,可能出现大量阴道流血,甚至消化道大出血。

3. 急性肾衰竭 由于循环功能衰竭引起的肾缺血及 DIC 前期形成的血栓堵塞肾内小血管,可引起肾脏缺血、缺氧,导致肾脏器质性损害,羊水栓塞后期产妇出现少尿或无尿和尿毒症的表现。

(三) 辅助检查

目前不推荐任何特异性实验室诊断用于确诊或排除羊水栓塞,且该疾病目前仍然是一项临床诊断。众多临床和动物实验证据表明羊水栓塞的发病与是否在母体血液循环中发现羊水有形成分并没有直接的联系。即使找到羊水有形成分,如果临床表现不支持,也不能评估为羊水栓塞;如果临床表现支持为羊水栓塞,即使没有找到羊水有形成分,也应评估为羊水栓塞。因此一些辅助检查仅用于羊水栓塞的病情监测,如血常规、血气分析、凝血功能、心电图、胸部 X 线平片检查、超声心动图、血栓弹力图、血流动力学监测、心肌酶谱等。

(四) 心理 - 社会状况

产妇在短期内出现严重栓塞症状,家属及产妇对此毫无心理准备,无法接受,感到恐惧甚至愤怒,通常会责备他人,甚至出现过激行为,要求陪伴监护抢救现场,请求医护人员挽救产妇生命。一旦抢救无效,家属无法接受现实,产生对医护人员的不满及抱怨心理。

【护理诊断 / 问题】

1. **气体交换受损** 与肺栓塞的发生有关。
2. **组织灌流量改变** 与 DIC 引起的出血过多有关。
3. **恐惧** 与羊水栓塞可致死亡有关。
4. **潜在并发症:失血性休克。**

【护理目标】

1. 产妇气体交换正常,未发生 DIC 及肾衰竭。
2. 产妇恐惧程度减轻。

【护理措施】

1. 维持正常呼吸循环功能

(1) 增加氧合:应即刻保持呼吸道通畅,尽早实施面罩吸氧、气管插管或人工辅助呼吸,维持氧供以避免呼吸心搏骤停。

(2) 心搏骤停的处理：面对突发心搏骤停的产妇，鉴别是否由羊水栓塞引起并不重要。无论原发疾病如何，一旦出现这种危急状况，首先应当予以最及时的、高质量的心肺复苏［包括标准的基础心脏生命支持(BCLS)和后续的高级心脏生命支持(ACLS)］，其中特别强调的是"及时"和"高质量"。如进行胸外按压，应注意按压的位置、深度、频率、节律，包括对轮换的操作人员都有严苛的要求。产科医护人员至少应当严格掌握正确的 BCLS 技能，胸外按压动作标准、到位，人工通气及时、有效，有能力在第一现场即刻展开抢救，同时有效呼救，为后续的治疗赢得时机。在对未分娩的羊水栓塞患者进行胸外按压时，应注意其频率、深度均应与普通患者相同，不能因为顾忌子宫、胎儿而降低按压幅度。同时为缓解子宫对下腔静脉压迫而影响回心血量，应请助手协助腹部左倾。心脏电复律或除颤时应去除母体腹壁的胎儿监护探头，避免电弧损伤。

心肺复苏后的呼吸循环支持依赖于适当的通气、给氧、血管活性药物等以继续维持生命体征和内环境的稳定。此时对血压、血氧、血糖等生命依赖指标并不是越高越好。应当尽量避免循环恢复以后的血氧饱和度过高，保持在 94%~98% 较为理想。

知 识 链 接

新的循环支持策略

羊水栓塞发生后，针对血管活性药物无效的顽固性休克孕产妇，进行有创性血流动力学支持可能是有益的。临床多个病例报道已证明体外膜肺氧合(ECMO)和主动脉内球囊反搏等策略是有效的。因此，在初步复苏干预无反应的情况下，可考虑上述有创性支持方法。

2. **血流动力学支持** 根据血流动力学状态，保持血压和心排血量稳定，避免过度输液。

(1) 维持血流动力学稳定：羊水栓塞的初始阶段由于肺动脉高压，表现为右心功能不全。多巴酚丁胺、磷酸二酯酶 -5 抑制剂兼具强心、扩张肺动脉的作用，是治疗的首选药物。低血压时应使用升压药：多巴酚丁胺 5~10μg/(kg·min)，静脉泵入；去甲肾上腺素 0.01~0.1μg/(kg·min) 静脉泵入；磷酸二酯酶 -5 抑制剂首次 25~75μg/kg 静脉推注，然后 1.2~3mg/h 泵入。

(2) 解除肺动脉高压：如果肺动脉高压不能有效缓解，建议选择一氧化氮、磷酸二酯酶 -5 抑制剂及内皮素受体拮抗剂等特异性舒张肺血管平滑肌的药物。针对低血压可以使用去甲肾上腺素或血管升压素等增强外周血管张力。可以口服西地那非 20mg/ 次，3 次 /d；前列环素 1~2ng/(kg·h) 静脉泵入。也可考虑给予阿托品、氨茶碱、酚妥拉明、盐酸罂粟碱等药物。

(3) 限制液体入量：在循环支持治疗的同时一定要注意限制液体入量，否则极易引发左心衰、肺水肿，部分对利尿剂无反应的左心衰患者还需要透析治疗去除潴留的液体。而且肺水肿也是治疗后期发生严重感染、脓毒症的诱因之一。

3. **抗过敏** 应遵医嘱早期使用大剂量糖皮质激素。首选氢化可的松，先以 100~200mg 加入 5%~10% 葡萄糖液 50~100ml 快速静脉滴注，随后 300~800mg 加入 5% 葡萄糖液 250~500ml 静脉滴注，每日总量可达 500~1 000mg。也可使用地塞米松 20mg 加入 25% 葡萄糖液中静脉推注后，再加 20mg 于 5%~10% 葡萄糖液中静脉滴注。

4. **纠正凝血功能障碍** ①积极处理产后出血；②及时补充凝血因子，包括大量输注新鲜血、血浆、纤维蛋白原等，必要时可静脉输注氨甲环酸；③肝素治疗在 DIC 早期难以把握，且使用肝素治疗的弊大于利，因此不推荐使用肝素。

5. **全面监测** 密切监测产妇血压、呼吸、心率、血氧饱和度、中心静脉压、心电图、心排血量、动脉血气和凝血功能。

6. **产科处理** 羊水栓塞发生于分娩前，抢救孕妇的同时应考虑立即终止妊娠，心搏骤停者在实施心肺复苏后仍无自主心跳可考虑实施紧急剖宫产。原则上应在产妇循环呼吸功能得到明显改善、凝血功能障碍已得到纠正后再处理分娩。

(1) 临产者密切观察产程进展、宫缩情况与胎儿情况。第一产程发病者在产妇情绪平稳后立即剖宫产结束分娩;第二产程发病者可在条件允许的情况下经阴道助产或短时间内行剖宫产术结束分娩;经阴道分娩者要注意检查是否发生子宫颈、阴道等产道裂伤;密切观察出血量和凝血情况,出现凝血功能障碍时应果断实施子宫切除术。

(2) 中期妊娠钳刮术中或于羊膜腔穿刺时发病者,立即终止手术,积极实施抢救。

(3) 正在滴注缩宫素时发生羊水栓塞应立即停药,严密监测病人生命体征变化,记录出入量。

7. 器官功能受损的对症支持治疗 羊水栓塞急救成功后往往会发生急性肾衰竭、急性呼吸窘迫综合征、缺血缺氧性脑损伤等多器官功能衰竭及重症脓毒血症等。心肺复苏后要给予适当的呼吸、循环等对症支持治疗,以继续维持孕产妇的生命体征和内环境稳定,包括神经系统保护、肝脏功能的支持、胃肠功能维护、亚低温治疗、稳定血流动力学、足够的血氧饱和度和血糖维持、血液透析的适时应用、积极防治感染、微循环的监测与改善、免疫调节与抗氧化治疗等。

8. 提供心理支持 意识清醒的产妇应给予安慰和鼓励,以轻松心情接受治疗和护理。对于家属的恐惧、紧张情况表示理解和安慰,适当允许家属陪伴,并向家属交代病情的严重性,以取得配合。

9. 健康指导 产妇病情稳定后共同制订康复计划,讲授产褥期保健知识。增强营养,加强锻炼,产后 42d 按时复查血、尿常规,了解肾功能恢复情况。有再生育要求的应指导其选择合适的避孕方法,1 年后方可计划再次妊娠。

10. 羊水栓塞的预防 密切观察产程,严格掌握宫缩剂的使用指征和方法,防止宫缩过强;人工破膜应选择在宫缩间歇期进行,且破膜时不兼行人工剥膜,减少宫颈管部位的小血管发生破损;产程中避免产伤、子宫破裂、子宫颈裂伤等产道创伤;剖宫产术中刺破羊膜前保护好子宫切口;及时发现其前置胎盘、胎盘早剥等并发症并及时处理,密切观察孕产妇的凝血情况;中期妊娠引产者羊膜穿刺次数不应超过 3 次;人工流产行钳刮术时应先刺破胎膜,待羊水流尽后再钳夹胎块。

知 识 链 接

羊水栓塞临床诊断与处理专家共识(2018)的要点

- 羊水栓塞是以临床表现为基础的排除性诊断,属临床诊断。
- 推荐多学科协作参与抢救处理,特别是有经验的麻醉科医师参与抢救。
- 及时、高质量的心肺复苏至关重要。初始治疗主要是辅助呼吸和升压强心,应限制入量,避免过度输液。
- 使用前列环素、西地那非等药物解除肺动脉高压,也可给予罂粟碱等。
- 基于临床实践经验,尽早大剂量使用糖皮质激素或有价值。
- 尽早评估凝血功能,积极纠正凝血功能紊乱。肝素治疗 DIC 弊大于利,故不作为常规推荐使用。
- 疑似和 / 或诊断为羊水栓塞,应尽快在抢救同时终止妊娠。
- 积极治疗宫缩乏力,必要时使用缩宫素、麦角新碱和前列腺素等宫缩剂。
- 若产后出血危及产妇生命时有必要果断、快速地切除子宫。子宫切除不是治疗的必要措施,不应实施预防性切除。

【护理评价】

经过治疗和护理,产妇是否达到:①呼吸困难缓解,血氧饱和度维持在 90% 以上;②生命体征平稳、肾功能检测的各项指标正常;③胎儿和新生儿无生命危险,产妇出院时无并发症;④情绪稳定,其舒适感增加。

练习与思考

1. 患者,女,32 岁,妊娠 39 周,规律宫缩 2h 入院。入院待产后,潜伏期约 22h,后经会阴侧切助产后自然分娩一男性婴儿,体重 4 200g。现为产后 2h,阴道流血量多伴血块,自觉心慌、头晕、出冷汗。查体:T 37.2℃,BP 90/60mmHg,P 110 次 /min,R 20 次 /min,面色苍白,检查宫底脐上一指,子宫轮廓不清,阴道出血约 850ml,胎盘胎膜完整娩出,妇科检查:阴道及宫颈无裂伤。

请思考:

(1) 该产妇的出血原因是什么? 首选的止血措施是什么?

(2) 护士常规检查时发现上述情况,施行腹部单手按摩,但效果不佳时,请描述如何进行腹壁 - 阴道双手按摩子宫?

(3) 如何评价按摩子宫是否有效? 按摩同时另一护士遵医嘱使用缩宫素,请描述缩宫素的给药途径。

(4) 经上述处理后出血停止,患者一般状况有所好转。10min 后,再次检查时发现患者 P 70 次 /min,BP 70/50mmHg,请计算患者的休克指数,并说明如何估算其出血量?

(5) 请列举下一步的抢救措施有哪些?

2. 患者,女,35 岁,因 G_5P_1,妊娠 36^{+3} 周,重度子痫前期入院。入院后给予解痉、降压等治疗,血压维持在(165~175)/(115~110)mmHg,但仍有头晕,无恶心呕吐。入院治疗 2d 后胎心率基线 120 次 /min,无反应型。立即行硬膜外麻醉下剖宫产术,破膜后羊水Ⅱ度污染,量约 1 100ml,娩出一女性活婴。胎儿娩出后 1min 左右,刘女士突然剧烈呛咳、抽搐、伴寒战、烦躁不安,颜面发绀,血压下降为 65/45mmHg,心率 45 次 /min,子宫切口边缘广泛渗血,色暗红,不凝。医生初步考虑为羊水栓塞。

请思考:

(1) 有哪些因素可导致该产妇出现羊水栓塞?

(2) 该产妇的主要护理诊断有哪些?

(3) 针对该产妇应采取哪些护理措施?

(4) 如何防止羊水栓塞的发生?

(张　巍)

URSING

第十二章

产褥期并发症妇女的护理

12章 数字内容

学 习 目 标

知识目标:

1. 掌握 产褥感染和产褥病率的概念、晚期产后出血的病因。

2. 熟悉 急性乳腺炎的概念及护理措施、产后泌尿系统感染的护理措施。

3. 了解 产后心理障碍的预防。

能力目标:

运用所学知识为产褥期并发症妇女进行护理操作和健康宣教。

素质目标:

尊重关心产妇,保护其隐私,正确规范地使用护患沟通用语,能帮助产妇身心愉悦地度过产褥期。

产褥期为女性一生中生理及心理发生急剧变化的时期之一,多数产妇恢复良好,少数可能发生产褥期并发症,故应通过科学的护理干预,呵护产褥期妇女的健康。

第一节　产褥感染

导 入 案 例

某女,32 岁,G₂P₁,妊娠 36 周,因胎膜早破保守治疗 3d 后行会阴侧切术分娩一活男婴。产后在长辈的照料下,遵循传统"坐月子"的习俗,虽是炎热夏天,但也不能洗澡、洗头或开窗等,产后 3d,产妇出现持续高温,会阴切口红肿、疼痛,有脓性分泌物。相关检查:白细胞明显增高。

请思考:

1. 该产妇可能有哪些护理问题?

2. 该产妇需采取的护理措施是什么?

产褥感染(puerperal infection)指分娩及产褥期生殖道受病原体侵袭,引起产妇局部或全身感染,其发病率约 6%。产褥感染与产后出血、妊娠合并心脏病、子痫构成了目前导致孕产妇死亡的四大原因。产褥病率(puerperal morbidity)是指分娩 24h 以后的 10d 内,每日测量体温 4 次,间隔时间 4h,有 2 次体温≥38℃。引起产褥病率的主要原因是产褥感染,其次是生殖道以外的感染,如急性乳腺炎、上呼吸道感染、泌尿系统感染、血栓性静脉炎等。

【病因】

1. **诱因**　正常女性阴道有自净作用且羊水中含有抗菌物质,故妊娠和正常分娩通常不会造成产妇感染。由于产褥期产妇解剖、生理均发生变化,使机体正常防御结构受损,机体抵抗力与病原体的毒力和数量之间平衡失调时,则会导致感染发生。常见诱发因素:①全身因素,产妇体质虚弱、高龄、贫血、营养不良、肥胖、妊娠糖尿病、免疫反应低下及慢性疾病;②与分娩有关的因素,产程延长、胎膜早破、羊膜腔感染、产道损伤及过多会阴操作、产后出血、产后留置尿管、宫内胎儿监测等;③手术相关因素,剖宫产、急诊手术、人工剥离胎盘、阴道助产操作(产钳助产、胎头吸引术、臀牵引等)、会阴有切口、手术器械、手术室空气质量、手术出血等。瘢痕子宫再次剖宫产将增加产褥感染的风险,与此同时,伴随的术后感染等手术并发症的风险也不断增加。剖宫产切口作为产后感染的重要因素,与阴道分娩相比,剖宫产产妇发生产褥感染的危险增加了 5~20 倍,剖宫产的产褥感染率为 8.67%,远高于自然分娩的 2.67%。

2. **病原体**　产褥感染可为单一的病原体感染,也可为多种病原体的混合感染,其中以混合感染多见。正常育龄期女性下生殖道内寄生大量微生物,包括需氧菌、厌氧菌、真菌、衣原体和支原体,可分为致病微生物和非致病微生物,其致病性病原体包括:①外源性,以性传播疾病的病原体为主,如支原体、衣原体、淋病奈瑟菌等;②内源性,孕期及产褥期生殖道内寄生大量需氧菌、厌氧菌、假丝酵母菌及支原体等,以厌氧菌为主。许多非致病菌在特定的环境下可以致病,称为条件致病菌。常见的病原体有:

(1) 需氧菌:①链球菌,是外源性产褥感染的主要致病菌。乙型溶血性链球菌的致病性最强,能使病变迅速扩散导致严重感染。其临床特点是发热早、寒战、体温 >38℃,心率快,子宫复旧不良,子宫旁或附件区触痛,甚至并发败血症;②葡萄球菌,金黄色葡萄球菌和表皮葡萄球菌为主要致病菌。前者多为外源性感染,容易引起伤口严重感染。后者存在于阴道菌群中,引起的感染较轻;③杆菌,常寄生于阴道、会阴、尿道口周围,以大肠埃希菌、克雷伯菌属、变形杆菌属多见,能产生内毒素,是菌血症和感染性休克最常见的病原体,不同环境对抗生素敏感性有很大差异。葡萄球菌和大肠埃希菌是引起会阴、阴道及子宫颈感染最常见的细菌。

(2) 厌氧菌:①革兰氏阳性球菌,消化链球菌和消化球菌存在于正常阴道内,当产道损伤、胎盘或胎膜残留、局部组织缺氧坏死时,细菌迅速繁殖,若与大肠埃希菌混合感染,可发出异常恶臭的气味;②芽孢梭菌,主要是产气荚膜梭菌,产生外毒素,毒素可溶解蛋白质而产气及溶血。产气荚膜梭菌引起的感染,轻者为子宫内膜炎、腹膜炎、败血症,重者可引起溶血、黄疸、血红蛋白尿、急性肾衰竭、循环衰竭、气性坏疽而死亡;③杆菌属,主要是脆弱类杆菌,这类杆菌多与需氧菌和厌氧性球菌混合感染,形成局部脓肿,还可加速血液凝固,引起感染邻近部位发生血栓性静脉炎,如形成感染血栓,脱落后随血液循环到达全身各器官形成脓肿。

(3) 支原体与衣原体:解脲支原体及人型支原体均可在女性生殖道内寄生,引起生殖道感染,其感染多无明显症状。沙眼衣原体、淋病奈瑟菌等亦可导致产褥感染。

3. 感染途径

(1) 内源性感染:正常孕产妇生殖道寄生有大量病原体,多数并不致病,当出现体质虚弱、营养不良、女性生殖道防御能力和自净作用降低或破坏、细菌数量及毒力增加等感染诱因时,可由非致病菌转为致病菌而引起感染,以厌氧菌多见。研究表明,内源性感染不仅导致产褥感染,还能在妊娠期通过胎盘、胎膜、羊水间接感染胎儿,导致流产、早产、胎膜早破、胎儿生长受限、死胎等。

(2) 外源性感染:指外界病原体进入生殖道而导致的感染。病原体可通过医务人员消毒不严格或被污染的衣物、用具、各种手术器械及产妇临产前性生活等途径侵入机体造成感染,以溶血性链球菌为主。

【处理原则】

清除宫腔残留物;正确使用抗生素,控制感染;加强产妇营养、增加机体抵抗力、缓解症状。

【护理评估】

(一) 健康史

详细询问病史、孕产史及分娩全过程情况,了解妊娠期、分娩期及产后发生感染的诱因。

(二) 身体状况

1. 症状　发热、疼痛与异常恶露是产褥感染的主要症状。产褥早期发热的最常见原因是脱水,如在2~3d低热后突然出现高热,应考虑感染的可能。由于感染的发生部位、程度、扩散范围不同,其临床表现也不同。

(1) 会阴伤口感染:会阴裂伤、会阴切开或阴道助产操作等导致的伤口感染,表现为会阴局部疼痛、压痛、切口边缘硬结、红肿且脓性分泌物增多,甚至发生伤口裂开或整个会阴部水肿、表皮溃疡,坐位困难,可伴有低热,若深部脓肿可伴有高热。

按感染的深浅,将会阴侧切口感染分为4度:Ⅰ度单纯性感染:感染局限于会阴侧切口切缘部位皮肤及浅筋膜,不包括皮肤坏死及全身症状,局部不形成水疱。Ⅱ度浅筋膜感染:感染达到浅筋膜,可出现全层皮肤充血和水肿,不包括皮肤坏死及严重全身症状,局部不形成水疱。Ⅲ度坏死性筋膜炎:多见于A族溶血性链球菌、革兰氏阴性需氧菌和各种厌氧菌感染,常常出现浅筋膜坏死,可出现全层皮肤充血和水肿。在严重病例中,局部可形成水疱、溃疡、局部发紫及显著的皮下坏死,可有捻发音。Ⅳ度坏死性肌炎:浅层筋膜至深部肌肉出现坏死,多见于芽孢梭形杆菌感染,但在感染部位也可发现合并其他细菌感染。

(2) 阴道、宫颈感染:阴道感染可由会阴感染而来,或由阴道裂伤直接所致。如第二产程延长,阴道由于胎先露长时间的压迫产生局部组织缺血坏死。严重者可引起阴道旁结缔组织炎,继而引起阴道壁粘连、瘢痕和尿瘘。阴道裂伤及挫伤的感染表现为黏膜充血、水肿、溃疡、分泌物增多且呈脓性,可伴有轻度发热、畏寒、脉速等。宫颈裂伤在临床常见，但很少发展为感染，但如宫颈严重裂伤至阔韧带时，出现感染则会引起淋巴管炎、宫旁结缔组织炎，甚至菌血症或脓毒症。

（3）子宫感染：包括急性子宫内膜炎、子宫肌炎。病原体经胎盘剥离面侵入子宫蜕膜层称为子宫内膜炎，侵入子宫肌层称为子宫肌炎。两者常伴发，轻型者表现为恶露量多，混浊有臭味、下腹疼痛伴低热。重型者表现为高热、头痛、寒战、心率增快、下腹疼痛，恶露增多呈脓性。

（4）急性盆腔结缔组织炎、急性输卵管炎：多继发于子宫内膜炎或宫颈严重裂伤。病原体沿宫旁淋巴和血行达子宫周围器官及组织如直肠、膀胱及子宫骶骨韧带周围，引起急性炎症反应而形成炎性包块，同时波及输卵管，形成急性输卵管炎。临床表现为持续高热，伴寒战、全身不适、脉速、头痛、单侧或双侧下腹部疼痛伴肛门坠胀等。淋病奈瑟菌沿生殖道黏膜上行感染，达输卵管与盆腹腔，形成脓肿后，高热不退。

（5）急性盆腔腹膜炎及弥漫性腹膜炎：炎症继续发展，扩散至子宫浆膜，形成盆腔腹膜炎，继而发展成弥漫性腹膜炎。全身中毒症状明显，表现为寒战、高热、恶心、呕吐、腹胀、腹痛。腹膜面分泌大量渗出液，纤维蛋白覆盖引起肠粘连，也可在直肠子宫陷凹形成局限性脓肿，若脓肿波及肛管与膀胱可导致腹泻、里急后重和排尿困难。急性期治疗不彻底可发展成慢性盆腔炎，导致不孕。

（6）血栓性静脉炎：分为盆腔内血栓性静脉炎和下肢血栓性静脉炎。病原体多为厌氧菌。①盆腔内血栓性静脉炎：常侵及子宫静脉、卵巢静脉、髂内静脉、髂总静脉及阴道静脉，以卵巢静脉最常见。病变单侧居多，产后 1~2 周多见，表现为寒战、高热，持续数周或反复发作。②下肢血栓性静脉炎：病变多在股静脉、腘静脉及大隐静脉，多继发于盆腔静脉炎，表现为弛张热，下肢持续性疼痛，血液回流受阻，引起下肢水肿，皮肤发白，习称"股白肿"。

（7）脓毒血症及败血症：脓毒血症是一种罕见的并发症，感染血栓脱落进入血液循环可引起脓毒血症，继而可并发感染性休克和迁徙性脓肿（肺脓肿、左肾脓肿），表现为脓毒血症合并感染诱发多器官功能障碍或组织低灌注。产褥期脓毒血症的症状并不典型，甚至部分病例缺乏症状，最初只有剧烈腹痛（常规镇痛剂不能缓解），无发热和心动过速，但疾病进展可很迅速，是产褥期死亡的重要原因。若病原体大量进入血液循环并繁殖则形成败血症，表现为持续高热、寒战、全身明显中毒症状，可危及生命。

2. 体征　仔细检查腹部、盆腔及会阴伤口，确定感染部位和严重程度。

（1）会阴及腹部伤口感染：会阴侧切或腹部伤口触痛。

（2）子宫感染：腹部触诊和双合诊检查发现子宫复旧差，有轻触痛，子宫复旧不良。

（3）子宫周围结缔组织炎、盆腔腹膜炎和弥漫性腹膜炎：腹部触诊时下腹部一侧或两侧有明显压痛、反跳痛、肌紧张，肠鸣音减弱或消失。双合诊检查宫旁一侧或两侧结缔组织增厚、压痛和 / 触及炎性包块，严重者侵及整个盆腔形成"冰冻骨盆"。

（4）血栓性静脉炎：下肢局部静脉可有压痛或触及硬索状。局部检查不易与盆腔结缔组织炎鉴别。病变轻时无明显阳性体征，彩色多普勒超声检查可协助诊断。

（三）辅助检查

1. 血、尿常规、C- 反应蛋白　①血常规：白细胞计数增高，尤其是中性粒细胞升高明显，核左移，预示有感染的存在；②尿常规：可见脓细胞、白细胞；③血清 C- 反应蛋白 >8mg/L，有助于早期诊断感染。

2. 影像学检查　①B 型超声检查：对子宫腔胎盘胎膜残留、子宫直肠窝积液、感染形成的炎性包块、血肿或脓肿、腹部切口积液、血栓。②CT 和 MRI 检查协助诊断血栓性静脉炎。

3. 分泌物或穿刺物培养和药敏试验　取宫颈、宫腔分泌物及穿刺物进行细菌培养及药敏试验，可确定病原体，为选择有效的抗菌药物奠定基础。宫颈、宫腔分泌物培养可帮助诊断子宫内膜炎；后穹隆穿刺脓液培养可帮助诊断盆腔炎、腹膜炎；如产妇出现寒战、高热等全身中毒症状应做血培养，多次采集血样可提高阳性率。

4. 病原体抗原和特异抗体检测　可以作为快速确定病原体的方法。

（四）心理 - 社会状况

产褥感染影响产妇的产后恢复及母乳喂养，加之感染部位的疼痛，令产妇感到焦虑不安，甚至失眠；产褥期产妇正式向母亲角色转变，易产生母婴分离焦虑甚至恐惧的负性心理；随着检查及医护活动的增加，产妇会感到恐慌、无助，原有的虚弱、疲倦感加重。产妇对医护人员及家庭支持的依赖性增加，希望得到更多的帮助。护士应通过对语言、行为的观察，了解产妇的情绪变化，还需评估家属社会支持行为的程度。

【护理诊断 / 问题】

1. **体温过高**　与感染的发生有关。
2. **疼痛**　与生殖道局部发生感染有关。
3. **焦虑**　与疾病及母子分离或护理孩子的能力受影响有关。
4. **知识缺乏**：缺乏产褥感染相关的知识。

【护理目标】

1. 经积极治疗，产妇感染得到控制，体温恢复正常。
2. 感染控制后，产妇疼痛减轻或消失。
3. 经护士的心理疏导，产妇不良情绪得到控制，能主动配合治疗。
4. 经护士健康教育后，产妇了解产褥感染的护理知识，学会自我预防及护理的方法。

【护理措施】

（一）一般护理

1. 保持病室安静、清洁、空气新鲜，床单衣物清洁干燥。产妇取半卧位利于恶露引流。注意保暖，保证产妇充足的休息。
2. 鼓励产妇多饮水，加强营养，给予高蛋白、高热量、高维生素易消化饮食。
3. 高热者应及时采取有效的物理降温措施，并注意保持水、电解质平衡；局部伤口疼痛，脓肿切开引流后保持引流管的通畅，并观察引流液体的量、质、色。

（二）病情观察

1. **生命体征**　密切观察产妇生命体征的变化，尤其是体温，每 4h 测量体温 1 次，并观察有无发热、寒战、全身乏力、恶心、呕吐、腹痛等症状，如发现异常，及时记录并通知医师。
2. **伤口**　注意观察产妇腹部或会阴部伤口是否出现红、肿、热、痛等感染征象。
3. **子宫复旧及恶露**　了解宫底的高度、硬度及有无压痛；观察产妇恶露情况，如恶露的量、颜色、性状、气味、持续时间。

（三）治疗配合

1. 根据医嘱进行支持治疗，纠正贫血和水、电解质紊乱，增加蛋白质、维生素摄入。
2. 配合做好脓肿引流术、清宫术、后穹隆穿刺术、子宫切除术的术前准备及护理。
3. 遵医嘱使用抗生素未能确定病原体时，医生应根据临床表现及临床经验选用广谱高效抗生素；待细菌培养和药敏试验结果明确后，遵医嘱调整抗生素种类和剂量，足量、及时、规范给药时间和给药途径，保持有效血药浓度。
4. **熟悉常用药物及不良反应**　①盐酸左氧氟沙星氯化钠注射液：适用于敏感细菌引起的中、重度感染，如呼吸系统感染、泌尿系统感染、生殖系统感染（宫腔感染、盆腔炎等）、皮肤软组织感染（淋巴管炎、皮下脓肿等）等。静脉滴注时间为每 100ml 至少 60min，不宜与其他药物同瓶混合静脉滴注，或在同一根静脉输液管内进行静脉滴注；肾功能减退者、有中枢神经系统疾病者慎用。不良反应包括：用药期间可能出现恶心、呕吐、腹部不适、腹泻、食欲缺乏等症状，失眠、头晕、头痛等神经系统症状，亦可出现一过性肝功能异常，如血氨基转氨酶增高、血清总胆红素增加等。发生率在0.1%~0.5%。②鲜益母草胶囊：可调理月经，促进子宫收缩。适用于月经不调及产后子宫出血、子宫复旧不全等。孕妇忌服。

（四）心理护理

1. 了解产妇和家属的心理状态，耐心解答产妇与家属的疑问，让其了解产褥感染的症状、诊断和治疗的相关知识，消除疑问，减轻其焦虑与恐惧。

2. 加强与产妇的沟通，鼓励其诉说内心的不安，降低精神和体力消耗，及时向产妇提供新生儿的信息，鼓励产妇与新生儿进行交流、抚触，增加产妇的自信心，使其更好地配合治疗。

3. 改善家庭关系，鼓励家属为产妇提供良好的社会支持，增强产妇对病情治愈的信心和对医务人员的信任，加强两者之间的协同合作，使病情尽快康复。

（五）健康指导

1. 建立良好的个人卫生习惯，保持会阴清洁干燥，及时更换会阴垫，使用单独的便盆及会阴清洁用具。

2. 指导产妇合理膳食、注意营养均衡。

3. 指导产妇进行正确的母乳喂养，定时挤奶维持泌乳。采取半卧位，促进恶露引流，炎症局限，防止感染扩散，鼓励产妇早期下床活动。

4. 产后42d复查，教会产妇识别产褥感染复发征象，如恶露异常、腹痛、发热等，如有异常情况及时就诊。鼓励家属及亲友为产妇提供良好的社会支持。

（六）预防

1. 加强孕期保健和卫生宣传，加强营养，增强体质，告知孕妇临产前2个月应避免性生活及盆浴，避免胎膜早破、胎盘滞留、软产道损伤与产后出血。

2. 及时治疗外阴炎、阴道炎及宫颈炎等慢性疾病和并发症。

3. 定期消毒待产室、产房及各种器械，接产时遵循严格无菌操作原则。

4. 准确掌握手术指征，减少不必要的阴道检查及手术操作，保持外阴清洁。必要时给予广谱抗生素预防感染。

5. 遵医嘱对于剖宫产产妇，尤其是对于合并肥胖、妊娠糖尿病、妊娠期高血压疾病、双胎妊娠、有剖宫产史等危险因素的产妇，应在术后10d内使用低分子量肝素（low molecular-weight heparin，LMWH）预防血栓形成。此外，若产褥期延长住院（≥3d）或再入院的产妇亦应考虑预防血栓形成，降低产褥期静脉血栓栓塞疾病发生的风险。

知 识 链 接

WHO 关于预防围产期感染的建议

一、不建议

1. 分娩前外阴常规备皮。

2. 分娩过程中使用氯己定常规清洗阴道。

3. 对羊膜完整的早产、足月（近足月）胎膜早破的、羊水粪染的产妇常规使用抗生素。

4. 对自然分娩、阴道助产分娩、行会阴切开术的产妇常规使用抗生素预防。

二、建议

1. 每4h行阴道检查，常规评估进入第一产程活跃期的低风险产妇。

2. 为预防新生儿早期B族链球菌感染，对携带者产时使用抗生素预防。

3. 对早产、胎膜早破、人工剥离胎盘、会阴Ⅲ度裂伤的产妇均给予抗生素预防。

4. 实施剖宫产之前用聚维酮碘清洗阴道，对择期或急诊剖宫产产妇进行抗生素预防。

【护理评价】

经过治疗与护理,产妇是否达到:①体温维持在正常范围内;②主诉疼痛减轻或消失;③能表达焦虑,与医护人员讨论病情,积极参与治疗及新生儿的护理活动;④能叙述感染的可能原因及有效预防感染的措施,自我护理能力提高。

第二节　急性乳腺炎

导 入 案 例

某女,28 岁,产后哺乳 2 周,右侧乳房胀痛 2d,高热 1h,伴乏力,无寒战、恶心、呕吐、腹泻等。体格检查:T 39.2℃,P 102 次 /min,R 23 次 /min,BP 128/75mmHg。自主体位,意识清楚,全身皮肤及巩膜无黄染,全身浅表淋巴结无肿大。两肺呼吸音清晰,心率齐,腹部平软,肝脾未触及,未触及腹部包块。右乳外上象限局部红肿,约 5cm×4cm 大小,伴压痛性肿块,无波动感,腋窝淋巴结、锁骨上下淋巴结未扪及肿大。

请思考:

1. 该产妇最可能的诊断是什么?

2. 该产妇需采取的护理措施是什么?

急性乳腺炎(acute mastitis)是指产妇分娩后,在各种原因造成的乳汁淤积基础上引发的乳腺炎症反应,伴或不伴细菌感染。临床表现为乳房疼痛,排乳不畅,乳腺局部出现肿块,形状为楔形或不规则形,可发生于乳房的任何部位,乳房皮肤可出现红、肿、热、痛,病变区域皮温升高,有压痛;全身症状包括发热,体温可达 39~40℃,伴有寒战、全身出汗、头晕、乏力等症状。发病率为 10%~33%,以初产妇多见,常为单侧发生,发病多在产后 3~4 周,致病菌主要为金黄色葡萄球菌、副流感嗜血杆菌、流感嗜血杆菌、大肠埃希菌和链球菌。

【病因】

1. 乳汁淤积　是急性乳腺炎发病的重要原因。因过度排空乳房造成乳汁产生过多或新生儿吸乳过少,乳汁排空不完全;乳腺部分腺管充血、水肿而不通或通而不畅;乳头凹陷或过小,新生儿腭裂或舌系带过短等导致含接困难造成喂哺困难;哺乳间隔时间过长;因新生儿疾病等导致的母婴分离;母亲过度疲劳或严重的负向情绪影响等均是导致乳汁淤积的因素。

2. 细菌入侵　细菌可直接侵入乳管,上行至乳腺小叶,再扩散到乳房间质引起感染,常见于新生儿患口腔炎或含着乳头睡眠;因哺乳时衔接姿势不正确造成的乳头皲裂或破损,使细菌沿淋巴管入侵是感染的主要原因。多发生于缺乏哺乳经验的初产妇,也可发生于新生儿已 6 个月后的哺乳妇女。此外,产妇身体其他部位的病原体,也可经血液循环引起乳腺感染。

3. 乳房外伤　如乳房受压(胸罩压迫)、被新生儿踢伤、被用力按摩等使乳房局部受伤,组织水肿,局部压力增大。

4. 机体免疫力下降　产褥期产妇全身及局部免疫力下降,为微生物入侵机体创造了条件。乳头部潮湿与温度的升高,更易造成细菌感染。免疫力良好者,病变停留在轻度炎症或蜂窝织炎期;免疫力较差者,感染容易扩散,形成脓肿,甚至引起脓毒症。

【处理原则】

乳房局部处理,抗生素控制感染。脓肿形成前,保证充分休息,不中断母乳喂养,有效排出乳汁,以局部处理和抗菌药等治疗为主。对于形成脓肿者,提倡微创治疗,可行超声引导下脓肿穿刺冲洗术(首选治疗方案)、小切口置管冲洗引流术及脓肿切开引流术。

【护理评估】

（一）健康史

评估产妇的分娩过程,特别注意异常情况及其处理经过;评估产妇是否因为疾病或者使用某些特殊的药物而不能喂哺新生儿;评估产妇产后的营养、休息与睡眠状况;评估产妇产后母乳喂养的情况,有无乳头皲裂或损伤,在按摩或挤奶过程中有无损伤乳房组织;评估是否发生乳汁淤积而导致乳房过度膨胀,新生儿口鼻或咽喉有无感染征象;评估产妇及医护人员的双手在哺乳、检查或排空乳房前是否洁净,产妇所用衣物、器具、床单是否清洁。

（二）身体状况

1. 症状与体征　根据临床表现和病程,将急性乳腺炎分为以下 3 种类型:

（1）乳汁淤积型:乳房局部肿胀、疼痛,可触及有压痛的肿块或增厚区,形状为楔形或不规则状,皮肤无明显红肿,皮温可升高,一般无发热、畏寒等全身症状。

（2）急性炎症型:乳房局部肿痛,存在硬结,在排除全身其他系统感染的前提下,出现以下任何一种情况即可诊断:①乳房局部红斑形成,伴或不伴皮温升高;②全身炎性反应表现,如寒战、头痛等流感样症状以及全身不适感;③体温≥37.3℃。同时,急性炎症型乳腺炎按发生部位又分为 2 类:炎症位于乳晕区以外区域为外周型乳腺炎,炎症全部或部分位于乳头乳晕区为中央型乳腺炎。中央型乳腺炎由于解剖结构的特殊性,易进展成为乳腺脓肿;该型治疗困难,容易形成脓肿,因此对中央型产褥期乳腺炎应特别予以重视。

知 识 链 接

乳房胀痛、乳腺管阻塞与乳腺炎的比较

	乳房胀痛	乳腺管阻塞	乳腺炎
发生	逐渐、产后	逐渐、哺乳后	突发、产后 10d
部位	两侧乳房	一侧乳房	一侧乳房
热 / 肿胀	有	微热 / 无热、肿胀	红、肿、热
体温	<38.4℃	<38.4℃	>38.4℃
疼痛	两侧乳房	患侧乳房轻度疼痛	患侧乳房剧烈疼痛
一般症状	无	无	感冒样症状

（3）乳腺脓肿:急性炎症型乳腺炎未及时治疗或治疗不恰当,则会发展成为乳腺脓肿,病变部位皮肤红肿,可扪及肿块,可触及波动感,明显压痛。起初呈蜂窝织炎样表现,一般数日后形成脓肿,脓肿有浅有深,表浅的脓肿波动感明显,可向体表破溃或破入乳管自乳头流出,也可向乳腺后的疏松结缔组织内穿破,在乳腺和胸肌之间形成乳房后脓肿。随着炎症的发展,可有寒战、高热和脉搏加快等表现,少数产妇的乳腺脓肿溃破后可形成乳瘘,经久不愈,感染严重者可并发脓毒症。

2. 辅助检查

（1）血常规:白细胞总数及中性粒细胞数明显增高,可提示感染。

（2）细菌学检查:①脓液涂片,抽取脓液行细菌涂片检查,一般可见革兰氏阳性球菌,亦可行抗酸染色查抗酸杆菌,以确定致病菌种类。②脓液培养及药敏试验,指导临床选用敏感抗生素。③血液细菌培养,急性乳腺炎并发脓肿时,一般每隔一天抽血做细菌培养一次,直到阴性为止。抽血时间尽可

能选在发生寒战和高热前,以提高阳性率。对于临床表现与菌血症相似但血液培养结果多次阴性者,可抽血做厌氧菌培养。

(3)局部穿刺抽脓:对有乳房深部脓肿、炎症明显而无波动者,可行穿刺抽脓术,以确定乳房深部脓肿的位置。

(4)乳腺 B 超检查:是无损伤检查的首选。声像特点:①乳汁淤积超声表现,病变区域腺体层增厚、回声增强,导管明显增粗,有时可见圆形、椭圆形或细管状无回声区,其边界清晰。若积存乳汁稀薄,表现为单纯无回声,若积存乳汁稠厚,则在无回声区内见到细小点状回声或脂 - 液平面,甚至后方可见回声衰减。彩色多普勒血流成像(color Doppler flow imaging,CDFI):病变区域血流信号可正常。②乳腺炎超声表现,病变区域因水肿皮肤增厚,皮下脂肪层回声增强;腺体层可增厚,一般腺体浅层回声增强、深部回声减低,其内无明显液性暗区。CDFI:病变区域血流信号丰富。多伴有同侧腋窝淋巴结肿大。③乳腺脓肿超声表现,病变区域皮肤增厚,皮下脂肪层回声增强,腺体层厚度明显增加,腺体回声不均匀增强或减低,其内可见不规则液性暗区(可呈无回声、低回声或混合回声),病变边界不清,壁厚,形态多不规则,可位于皮下、腺体层、乳房后间隙。脓肿破溃者可见液性暗区延伸至破溃口。CDFI:病变区域血流信号丰富,呈高速低阻。哺乳期乳腺脓肿多伴有同侧腋窝淋巴结肿大。

(5)X 线钼靶摄片:一般不被推荐用于产褥期乳腺检查,只有在不能排除乳腺恶性肿瘤时才考虑进行乳腺 X 线检查。乳房皮肤肿胀增厚,间质阴影增生扭曲,血管阴影明显增加,应用抗生素治疗炎症症状可明显改善。

(6)病理组织学检查:经正规抗感染治疗 1 周,局部症状无缓解或加重,不能排除炎性乳腺癌或其他特殊感染类型时,应考虑行空心针穿刺活组织检查明确组织学诊断。

(三)心理 - 社会状况

急性乳腺炎患者是一个特殊的群体,心理活动复杂。产妇因无法喂奶而感到不能尽到做母亲的责任,担心影响新生儿发育,深感自责和焦虑,情绪不稳定,表现为紧张、失眠、焦虑、哭泣、抑郁等;当得知可能是由于自身缺乏哺乳经验、怕痛、乳头及乳管发育畸形等导致乳汁淤积及产后机体抵抗力低而发病,产妇心理压力增加,过分焦虑;产妇缺乏自信心,担心疾病继续发展对乳房造成进一步损伤,影响今后的生活质量,表现为食欲减退、躁动不安,不适感加强。产妇的焦虑与痛觉有着十分密切的关系,焦虑情绪越严重,机体的痛阈越低,对疼痛的敏感性越高;家属及亲友的知识缺乏,如认为初乳呈黄色是不卫生的或因新生儿得不到母乳喂养而产生的焦虑情绪也会增加产妇的心理压力。

【护理诊断 / 问题】

1. **疼痛**　与乳房肿胀、组织炎症有关。
2. **体温过高**　与乳腺发生化脓性感染有关。
3. **母乳喂养无效**　与乳腺腺管不通、感染导致不能母乳喂养有关。
4. **知识缺乏**:缺乏急性乳腺炎相关的知识。

【护理目标】

1. 产妇乳腺炎症状消失。
2. 产妇能继续进行母乳喂养。
3. 产妇学会预防急性乳腺炎的方法。

【护理措施】

(一)维持有效的母乳喂养

1. **保持乳汁通畅**　对于因使用特殊药物或者本身疾病暂时不能喂哺新生儿的产妇或患侧乳房暂时不能哺乳者,应采取将乳汁挤出的方法,保持乳汁通畅,维持泌乳。对于因疾病一直不准备喂哺新生儿的产妇应及时采取回乳的方法。

(1) 乳房按摩：有效的乳房按摩可以排出淤积的乳汁，刺激泌乳反射，保持乳管通畅，减轻乳房肿胀。此法适用于任何情况引起的乳汁淤积及导管堵塞，但在乳房严重水肿时应避免局部直接按摩，应在该乳腺导管走行的其他无肿胀区域进行适当力度按摩，保持乳腺导管通畅，达到刺激泌乳反射的目的即可。在新生儿吸奶前，应先对乳房进行负压软化，其目的是在新生儿含住乳头前，在乳晕周围建立一个环形凹陷区域以便于新生儿含接。注意事项：按摩前注意洗手、保暖，按摩的力度要适度，切忌暴力按摩，应避免导致疼痛的按摩和各种形式的强力按压，因为这会增加乳腺组织的损伤及水肿，从而加重病情。

(2) 吸乳器的使用：推荐使用电动吸乳器进行吸乳治疗，可佩戴大小合适的吸乳护罩，通过刺激泌乳反射促进乳汁排出。注意吸力要适度，吸乳时间不宜过长。使用吸乳器时，最重要的就是将吸乳护罩放置在正确的位置。此法适用于所有哺乳期患者，禁用于中央区严重水肿者，因吸乳护罩会压迫中央区加重局部水肿。

2. 正确的喂养方法　哺乳前湿热敷乳房 3~5min，同时柔和地从乳房边缘向乳头中心按摩，刺激泌乳反射，两次哺乳期间冷敷乳房以减少局部充血、肿胀；新生儿因饥饿吸吮力强，有利于吸通乳腺管，哺乳时先吸吮患侧乳房；增加哺乳次数，每次哺乳时间至少 20min，哺乳后充分休息，进清淡饮食；每次哺乳应吸净或挤净乳汁，同时按摩患侧乳房；病情严重者可以暂停喂哺，待病情好转继续母乳喂养。

3. 纠正乳头内陷　乳头内陷者于妊娠中期以后应经常挤捏、提拉乳头。常用的方法：①乳头伸展练习（十字操），将两手的拇指或示指平行放在乳头两侧，慢慢向两侧拉开，牵引乳晕皮肤及皮下组织。以同样手法将乳头上下纵向拉开，每日 2 次，每次 15min。②乳头牵拉练习，一只手托住乳房，另一只手的拇指、示指和中指将乳头向外牵拉，每日 2 次，每次 10~15 次。③配置乳头罩，将乳头罩紧罩在乳晕上，柔和的压力可使内陷的乳头突出。④新生儿饥饿时吸吮力强，让其先吸吮乳头内陷侧，这样容易吸住乳头和大部分乳晕，纠正乳头内陷。

(二) 缓解疼痛

1. 指导产妇佩戴合适宽松的胸罩托扶乳房，减轻乳房充盈时的沉重感。

2. 炎症区域（红、肿、痛部位）药物治疗的护理　观察乳房的情况，如出现局部红、肿、热、痛或有痛性结节，进行局部药物外敷。具体方法包括：①湿敷，25% 硫酸镁湿敷，每次 20min，每日 3 次；3% 高渗盐水湿敷，每次 20min，每日 3 次。适用于局部皮肤红肿的患者，禁用于皮肤破损处。②中药外敷，如意金黄散用蜂蜜调糊，均匀涂抹在大纱布上，再以一张纱布将其覆盖成片，将制成的金黄散敷贴放在患处，每日 1 次。适用于急性炎症型及脓肿型患者，禁用于对金黄散过敏或局部已有皮疹者。

3. 超声药物透入治疗的护理　使用超声脉冲电导于患处进行治疗，适用于局部皮肤无破损的患者，禁用于电导贴片过敏者。此法穿透性强，可达乳房组织深部，促进局部血液循环和炎症消散，缓解疼痛、减轻肿胀，效果优于湿热敷的方法。

4. 乳头皲裂及疼痛的护理

(1) 每次排乳后以母乳或羊脂膏外涂，并注意母乳喂养时正确含接。羊脂膏能有效缓解乳头干燥疼痛，滋润肌肤。用水凝胶护垫贴覆盖乳头，能缓解疼痛，以湿性愈合疗法促进愈合并保护伤口；可以使用亲密接触型乳头护罩贴覆盖乳头后再行哺乳，避免乳头反复受损；戴乳头保护罩，以减少衣物摩擦影响创面愈合。伴有乳头红肿者，可口服抗生素治疗 3~5d，预防感染。如果新生儿含接乳头时疼痛严重，导致母亲不能继续患侧乳房哺乳，无论是用手法还是用吸乳器排乳均需确保乳汁有效排出（按哺乳的频率进行）。母乳中有血液不是停止母乳喂养的理由。

(2) 热敷和冷敷交替作用于乳房可以促进乳汁排出和减轻疼痛。热敷适用于哺乳前，并在热敷过程中按摩乳房，可以刺激泌乳，但在局部明显红肿的情况下不推荐局部热敷。冷敷适用于哺乳后、乳房按摩或使用吸乳器后，可以减轻乳房肿胀和疼痛。局部应用卷心菜叶、马铃薯（土豆）片外敷，即使没有科学证据支持其有效性,但在总结实践经验的基础上应用,也是可以被推荐使用的。

(三)有效降温

1. 定时测量体温、脉搏、呼吸,一般每日测量 4 次,高热时应每 4h 测量一次,做好记录,注意发热类型、程度、经过及有无伴随症状。

2. 高热者,采取物理降温,局部冷疗采用冷毛巾、冰袋等,全身冷疗可采用温水擦浴、酒精擦浴等达到降温目的。

3. 对物理降温效果不佳者,遵医嘱应用退热药物,用药过程中注意用药反应,防止出现虚脱或休克现象。

(四)遵医嘱及时给药

感染者应遵医嘱早期、足量使用抗菌药物治疗,首选青霉素类抗菌药,或根据脓液的细菌培养和药物敏感试验结果选用。亦可服用蒲公英、野菊花等清热解毒类药物。避免使用对新生儿有不良影响的抗菌药物,如四环素、氨基糖苷类、甲硝唑和磺胺类药物等。给药途径可以口服、肌内注射或静脉注射。

(五)回乳

1. 感染严重、脓肿引流后并发乳瘘者应终止乳汁分泌,指导产妇停止哺乳或挤奶,限制进食汤类食物。回乳过程应循序渐进,快速回乳易导致乳房过度充盈,进而导致乳腺炎的发生。回乳过程的前 3d 在乳房充盈时,可挤出少许乳汁减轻乳房肿胀,并佩戴松紧适度、有支撑的胸罩。

2. 使用正确的回乳方法 ①可采用炒麦芽 120g 水煎当茶饮,分 3 次温服。②若乳房胀痛,用芒硝 250g 碾碎装布袋分别敷于两乳房上并固定,待芒硝变硬后更换再敷,直至乳房不胀。③口服维生素 B_6 200mg,每天 3 次,连服 3d。④肌内注射苯甲酸雌二醇 4mg,每天 1 次,至乳汁分泌停止。目前不推荐雌激素回乳,卡麦角林、溴隐亭在内的多种麦角类药物,已被禁用于产褥期乳腺炎回乳,仅限于医疗原因不能哺乳的情况,如死产、新生儿死亡、母亲感染人类免疫缺陷病毒(human immunodeficiency virus,HIV)等情况。溴隐亭口服在适宜人群中使用时应注意其不良反应,如增加脑血管血栓和心肌梗死、癌症、抑郁的风险。

3. 密切观察产妇回乳的情况,给予提供辅食及代乳品的喂养建议。

(六)健康指导

1. 鼓励产妇充分有效的休息,注意个人卫生,进食高热量、高蛋白、高维生素、低脂肪、易消化饮食,并注意水分的补充。

2. 指导良好的乳房清洁习惯 妊娠期经常用温水清洗两侧乳头,产后每次哺乳前、后均需用温水毛巾清洁乳头和乳晕,保持局部清洁、干燥,切忌用肥皂水或酒精擦洗,以免引起局部皮肤干燥、皲裂。

3. 养成良好的哺乳习惯 养成新生儿不含乳头睡眠的良好习惯;每次哺乳时应将乳汁吸空;及时处理乳头破损或皲裂,如有皲裂应暂停哺乳,可用吸乳器吸出乳汁喂哺新生儿,局部用温水清洗干净后涂以抗生素软膏;乳汁淤积早期,可继续哺乳,并酌情增加哺乳次数,立即采取有效措施予以解决,切忌暴力排乳。

4. 保持新生儿口腔卫生,及时治疗新生儿口腔炎症。

5. 行微创手术的产妇,指导其保持伤口引流通畅,注意手术部位的清洁。

6. 安慰、鼓励产妇并指导产妇的丈夫及家属提供良好的社会支持,使产妇心情愉快,增强信心,坚持治疗。产后抑郁、焦虑也是乳腺炎形成的诱因之一,建议一旦出现,及时到心理科就诊。

【护理评价】

经过治疗和护理,产妇是否达到:①乳房疼痛减轻,体温恢复正常;②按需哺喂新生儿;③能讲述急性乳腺炎的相关知识,并通过自身实践预防乳腺炎的发生。

Note:

第三节 产后泌尿系统感染

------------------------------------- 导入案例 -------------------------------------

某女,30 岁,自然分娩后第 3d,体温 38.2℃,无恶心呕吐等不适症状,下腹部胀痛,排尿困难,有尿急、尿痛、尿道口烧灼感,尿液混浊有异味,中段尿培养细菌数≥10^5/ml。

请思考:

1. 该产妇可能有哪些护理问题?

2. 该产妇需采取的护理措施是什么?

产后 2%~4% 的产妇会发生泌尿系统感染,根据感染发生的部位可分为上尿路感染和下尿路感染,前者主要指肾盂肾炎,后者主要指尿道炎和膀胱炎。肾盂肾炎常并发膀胱炎,膀胱炎可独立存在。妊娠期女性泌尿道的正常生理改变,易使无症状菌尿孕妇发展为急性肾盂肾炎,从而导致发病率和死亡率的增加。产后尿潴留是产科常见并发症之一,指产后 6~8h 后膀胱有尿而不能自行排出,可诱发尿路感染。膀胱过度充盈会影响子宫收缩,往往是产后出血的诱因。

【病因】

1. 诱发因素 ①女性尿道短(约 4cm)、直而宽,尿道口接近肛门,且产后机体抵抗力低,容易造成泌尿系统上行感染;产妇在妊娠时体内的高水平孕激素会抑制膀胱逼尿肌收缩及肾盂输尿管平滑肌松弛,输尿管、肾盂及肾盏扩张,造成尿液滞留,甚至严重到膀胱输尿管逆流。②膀胱输尿管反流发生率增高,反流可使膀胱内细菌随尿上行。分娩过程中,膀胱受压引起黏膜充血、水肿、挫伤,严重者导致膀胱肌失去收缩力,不能将膀胱内的尿液完全排出,引起尿潴留,容易发生膀胱炎。③分娩过程中安插尿管、过多的阴道检查或执行无菌操作不严格,可使细菌入侵引起感染。④产后尿道和膀胱张力降低,对膀胱内压的敏感性降低,或因会阴部伤口疼痛、不习惯床上排尿,造成尿潴留而引起感染。⑤麻醉显著增加尿路感染的发生,手术助产、会阴阻滞麻醉及频繁的阴道检查也与尿路感染关系密切。⑥剖宫产后泌尿道感染的发生率高于阴道分娩者,这与手术后常规保留导尿管增加感染机会有关。⑦孕妇肾脏疾病、胎盘早剥和住院时间延长也是导致产妇尿路感染的危险因素。

2. 感染途径 主要为上行感染,即病原体经尿道外口进入膀胱,随后再沿输尿管上行至肾盂、肾盏。

3. 病原体 革兰氏阴性杆菌为泌尿系统感染最常见的致病菌,其中以大肠埃希杆菌为多见,其次有链球菌和葡萄球菌,临床上常为混合感染。

【处理原则】

积极控制感染,缓解泌尿系统感染的症状。

【护理评估】

(一)健康史

详细询问既往有无泌尿系统感染的病史,本次分娩的情况,如是否有产程过长、排尿困难、手术助产、留置尿管的经历。了解产后第一次自解小便的时间、尿量、膀胱功能恢复情况。

(二)身体状况

1. 症状与体征 评估产妇体温及全身症状,产后是否出现尿急、尿频、尿痛、尿潴留及排尿形态改变等泌尿系统感染的症状;检查膀胱部位有无压痛、肾区有无叩击痛;评估是局限于下泌尿道的膀胱炎,还是已经上行感染发生肾盂肾炎。

(1) 尿道炎和膀胱炎:多发生在产后 2~3d。主要表现为尿频、尿急、尿痛、下腹部胀痛不适等。部分产妇迅速出现排尿困难,尿液混浊可有异味。部分产妇出现血尿,通常无全身症状,可有轻度发热,体温可达 37.8~38.3℃,膀胱部位有压痛。膀胱炎的尿痛症状较明显,尿急症状较轻,这可能与产后膀胱张力低,敏感度差有关。大部分尿路感染限制在膀胱,表现为尿频和尿痛,很少有发热。

(2) 肾盂肾炎:多发生在产后 2~3d,也可发生在产后 3 周。多由下尿路感染上行所致,较常发生在右侧,也可两侧均受累。表现为高热、寒战,体温可达 40℃;全身不适,头痛、乏力;食欲减退、恶心、呕吐,偶有反射性呕吐;腰痛,以右侧多见。疼痛沿输尿管方向向膀胱部位放射,患者有时主诉下腹痛;膀胱刺激症状,如尿频、尿急、尿痛等。查体:单侧或双侧肋脊角或输尿管点压痛,单侧或双侧肾区叩击痛。

2. 辅助检查

(1) 尿常规:可见脓细胞、白细胞、红细胞;可有蛋白尿、管型尿;中段尿培养细菌数≥10^5/ml,有尿频等症状者,>10^2/ml 也有临床意义。

(2) 尿沉渣涂片染色和尿细菌培养,找到细菌。

(3) 血常规示白细胞升高,中性粒细胞核左移。

(4) 血沉增快。

(5) 肾功能:做血尿素氮及肌酐检查,以确定肾功能有无受损。如肾功能受损可出现肾小球滤过率下降、血肌酐升高等。

(三) 心理 - 社会状况

通过观察产妇的语言、行为,评估产妇的精神心理状态,大部分产妇心理紧张,存在负性情绪,对治疗缺乏信心,自身遵医行为差,常有烦躁忧郁、焦虑不安、羞涩胆怯、睡眠不佳等。如病情反复发作,病程迁延,产妇易产生悲观、失望的情绪。

【护理诊断 / 问题】

1. **排尿障碍** 与泌尿系统感染有关。
2. **疼痛** 与膀胱炎、肾盂肾炎有关。
3. **焦虑** 与排尿异常、周身不适有关。
4. **知识缺乏**:缺乏预防泌尿系统感染的相关知识。

【护理目标】

1. 产妇泌尿道感染得到控制,症状消失,排尿功能恢复正常。
2. 产妇能讲述预防泌尿系统感染的相关知识。

【护理措施】

1. **缓解排尿障碍** ①急性期产妇应卧床休息,摄取营养丰富、易消化、少刺激的食物,多饮水,每日需饮水 3 000~4 000ml,增加尿液引流量,同时达到膀胱自身冲洗的作用,降低或减慢肾实质的损害。对于肾盂肾炎患者,尤其强调要向健侧卧位休息,以利于患侧尿液引流。②评估产妇产后宫底的高度、恶露量并早期识别及预防尿潴留,采取各种方法使产妇自行排尿,提供排尿所需要的环境,协助产妇如厕。必要时用温水冲洗会阴、加压于耻骨联合上方、听流水声、热水熏外阴法或针灸疗法等促进产妇自解小便。③注意观察排尿的时间、尿色、尿量及性状。

2. **缓解疼痛** 护理操作时应动作轻柔,疼痛时可嘱产妇深呼吸,也可通过与其交谈、播放舒缓的音乐等转移注意力来缓解疼痛;必要时遵医嘱使用抗痉挛药和止痛药,缓解不适症状。膀胱刺激症状明显者,可遵医嘱予碳酸氢钠片口服,以碱化尿液、缓解症状。

3. **心理护理**　护士应态度和蔼，针对产妇所存在的问题给予解释和安慰，以缓解其窘迫和焦虑的情绪，使产妇对母亲角色充满期待，增强战胜疾病的信心。促使家属对产妇的积极行为表现给予正面的鼓励和关心，督促和协助产妇培养健康有益的行为。

4. **健康指导**　①保持会阴部的清洁，每次便后冲洗会阴部，以防逆行感染。②保证充足的液体摄入，养成定时排尿的习惯。产后 5d 内为多尿期，应督促产妇每 4h 排尿 1 次，排净感染尿液以免细菌在膀胱里繁殖，避免膀胱过度膨胀，有利于恢复正常的排尿功能。③遵医嘱正确使用抗菌药物，经合理治疗，3d 左右体温即可降至正常，排尿不适症状减轻，症状减轻后仍需持续用药，直至感染症状完全消除，复查尿常规，必要时行尿培养直至确定无菌为止。

【护理评价】

经过治疗和护理，产妇是否达到：①恢复正常的排尿功能；②尿液检查和细菌培养阴性；③出院后能进行自我护理，并能定期复查。

第四节　晚期产后出血

———— 导入案例 ————

某女，33 岁，G_3P_0，妊娠 36^{+2} 周，因胎儿窘迫行产钳助产术结束分娩，胎盘滞留行徒手胎盘剥离术。产后 10d 突然出现阴道大量出血，超过 500ml。相关检查：白细胞及中性粒细胞增高，C 反应蛋白升高，血红蛋白含量降低。

请思考：

1. 该产妇最可能的诊断是什么？可能的原因是什么？

2. 对于该产妇，应如何进行护理和健康教育？

分娩 24h 后至产后 6 周内发生的生殖道大量出血，称为晚期产后出血（late puerperal hemorrhage），也可称继发性产后出血（secondary postpartum hemorrhage，SPPH）、迟发性产后出血（delayed / late postpartum hemorrhage）和产后延迟出血（prolonged postpartum hemorrhage）。以产后 1~2 周发病最常见，是产褥期常见并发症，发生率为 0.5%~2%。阴道流血表现为少量或中等量，持续或间断；亦可表现为突然阴道大量流血，同时有血凝块排出。产妇多伴有寒战、低热，且常因失血过多导致严重贫血或失血性休克。晚期产后出血发生率与各地产前保健及产科质量水平密切相关，近年来随着各地剖宫产率的升高，晚期产后出血的发生率有上升趋势。

【病因】

1. **胎盘、胎膜残留**　为阴道分娩后晚期产后出血最常见的原因，多发生于产后 10d 左右，黏附在宫腔内残留的胎盘组织发生变性、坏死、机化，可形成胎盘息肉，当坏死组织脱落时，基底部血管开放，导致产后出血。

2. **蜕膜残留**　正常蜕膜多在产后 1 周内脱落并随恶露排出。若蜕膜剥离不全或剥离后长时间残留在宫腔内诱发子宫内膜炎症，影响子宫复旧，引起晚期产后出血。

3. **子宫胎盘附着面感染或复旧不全**　胎盘娩出后，子宫胎盘附着部位有血栓形成，继而血栓机化，出现玻璃样变，血管上皮增厚，管腔变窄、堵塞，胎盘附着部位边缘有内膜向内生长，内膜逐渐修复，此过程需 6~8 周。如胎盘附着面复旧不全或感染，可引起血栓脱落，血窦重新开放，导致子宫大量出血。

4. **剖宫产术后子宫切口愈合不良**　多见于子宫下段剖宫产横切口两侧端。引起切口愈合不良造成出血的主要原因有：

(1) 切口局部因素：①子宫下段横切口两端切断子宫动脉向下斜行分支，造成局部供血不足。②术中止血不良，形成局部血肿或局部感染组织坏死，致使切口愈合不良。③多次剖宫产切口处菲薄，瘢痕组织多造成局部供血不好，影响切口愈合。④因胎头位置过低，取胎头时造成切口向下延伸撕裂，出现伤口对合不好而影响愈合。

(2) 横切口选择过低或过高：①横切口过低，宫颈侧以结缔组织为主，血供较差，组织愈合能力差，且切口位置靠近阴道，增加感染的机会；②横切口过高，切口上缘宫体肌组织与切口下缘子宫下段肌组织厚薄程度相差大，缝合时不易对齐，易导致切口愈合不良。

(3) 缝合技术不当：组织对位不佳；手术操作粗暴；出血血管缝扎不紧；切口两侧角部未将回缩血管缝扎而形成血肿；缝扎组织过多过密，切口血液循环供应不良等，均可造成切口愈合不良。

(4) 切口感染：因子宫下段横切口与阴道邻近，术前如有胎膜早破、产程延长、阴道检查次数过多、术中出血多或贫血，易发生切口感染。

上述因素均可因肠线溶解脱落，血窦重新开放，出现大量阴道流血，甚至引起休克。常发生在术后 2~3 周。

5. 感染 以子宫内膜炎症多见，子宫肌炎、盆腹腔感染、产褥期败血症等感染均可引起胎盘附着面复旧不全及子宫收缩欠佳，血窦关闭不全导致子宫大量出血。

6. 其他 生殖道血肿、子宫血管异常(子宫动静脉畸形、假性动脉瘤)、子宫及子宫颈肿瘤，妊娠滋养细胞肿瘤，胎盘部位超常反应，全身性疾病如血液系统疾病、肝脏疾病所致凝血功能障碍等均可引起晚期产后出血。

【处理原则】

根据出血原因采取相应措施，药物治疗可给予足量广谱抗生素、子宫收缩剂等；手术治疗可行刮宫术或酌情做髂内动脉、子宫动脉结扎止血或行髂内动脉栓塞术，甚至行低位子宫次全切除术、子宫全切术。

【护理评估】

(一) 健康史

了解产妇病史及分娩史，若为阴道分娩，应注意产程进展及产后恶露量、颜色、气味的变化，有无反复或突然阴道流血病史；若为剖宫产，应了解手术指征、术式及术后恢复情况，有无发热和切口疼痛症状。晚期产后出血的产妇可追溯到第三产程和产后 2h 阴道流血多或怀疑胎盘胎膜残留病史，同时应排除全身出血性疾病。

(二) 身体状况

1. 症状 根据出血原因的不同而有所差异。

(1) 阴道流血：胎盘、胎膜残留、蜕膜残留引起的阴道流血多发生在产后 10d 左右，表现为血性恶露持续时间延长，反复出血或突然大量出血。蜕膜残留的临床表现与胎盘残留不易鉴别；由胎盘附着面感染、复旧不全引起的出血，多发生在产后 2 周左右，可发生反复多次阴道流血，也可突然大量阴道流血；由剖宫产术后子宫伤口裂开引起的晚期产后出血多在肠线溶解脱落后，即术后 2~3 周出现大量阴道流血，可导致失血性休克。

(2) 腹痛和发热：由感染引起的出血，可有腹痛和发热，伴有恶露增加，恶臭。

(3) 贫血或休克：继发性贫血，严重者因失血性休克危及生命。

2. 体征 子宫复旧不佳可扪及子宫增大、变软，宫口松弛，有时可触及血块或残留组织，伴有感染者子宫明显压痛。

（三）辅助检查

1. 血常规 血红蛋白 <100g/L，红细胞 <3.5×10^{12}/L，血细胞比容 <0.30，白细胞计数增高，尤其是中性粒细胞升高明显，以此了解贫血和感染的情况。

2. 宫腔分泌物培养或涂片检查 晚期产后出血合并产褥感染时可发现致病菌，选择敏感抗生素。

3. B 超检查 了解子宫大小、宫腔内有无残留物及子宫切口愈合情况等。①胎盘残留引起的晚期产后出血，B 超检查显示子宫内膜线不清，宫腔内有强光团回声，有时可见暗区间杂其中；②胎膜残留引起的晚期产后出血，B 超检查显示子宫内膜线不清，宫腔内有细小强光团回声；③蜕膜残留引起的晚期产后出血，B 超检查显示子宫内膜线不清，宫腔内可能有细小光团回声或液性暗区；④子宫复旧不全引起的晚期产后出血，B 超检查显示子宫内膜线不清，宫腔内无组织回声。

4. 血 β-hCG 测定 有助于排除胎盘残留及绒毛膜癌，如血 β-hCG 水平产后持续高水平，或曾一度下降后又上升，对妊娠滋养细胞疾病有鉴别意义。

5. 病理检查 宫腔刮出物或切除的子宫标本送病理检查有助于明确诊断。①蜕膜残留引起的晚期产后出血，宫腔刮出物病理检查可见坏死蜕膜，混以纤维素、玻璃样变的蜕膜细胞和红细胞，但不见绒毛；②胎盘残留引起的晚期产后出血，宫腔刮出物病理检查有绒毛组织；③子宫复旧不全引起的晚期产后出血，宫腔刮出物无胎盘绒毛，蜕膜或肌层内仍保持大小不等的管腔，提示内膜修复过程受阻，再生内膜及肌层有炎症反应。

（四）心理 - 社会状况

晚期产后出血多发生在产妇及家属预料之外，导致其产生强烈的心理应激反应，表现为紧张、焦虑、恐惧、无助等。

【护理诊断 / 问题】

1. **组织灌注量不足** 与出血过多、未能及时补充有关。
2. **有感染的危险** 与宫内组织残留及大出血致机体抵抗力下降有关。
3. **恐惧** 与阴道大出血，担心自身安危有关。

【护理目标】

1. 产妇阴道流血停止，血容量恢复正常。
2. 产妇无感染症状，舒适感增加。
3. 产妇情绪稳定。

【护理措施】

（一）维持有效的组织灌注量

1. 配合医生进行积极救治产妇 阴道大出血合并休克时，应做好抢救准备，配合医生积极抢救失血性休克，建立良好的静脉通道，快速补充血容量，给予宫缩剂和抗生素的同时进行止血。临床常用的止血方法：①清宫，对阴道分娩疑有胎盘胎膜残留者，在抗感染、抗休克的同时及时行清宫术，清出残留的胎盘胎膜后出血即可迅速停止。操作应轻柔，以防子宫穿孔。刮出物应送病理检查，以明确诊断，术后继续给予抗生素及子宫收缩剂。对于出血不多者，尤其合并感染者，可先行抗感染、止血及宫缩剂治疗 2~3d 后再行清宫术，并将清出物送病理检查。对剖宫产术者需首先排除子宫切口感染、裂开后方可在 B 超引导下行清宫术。②髂内动脉结扎术，此方法止血迅速，是一种安全有效的妇产科出血急救方法。③介入治疗，选择性动脉造影栓塞术能迅速有效地止血，方法简单，并发症少，使患者免于开腹及子宫切除，值得推广。④子宫切除术，是一种有效的紧急止血方法，由于产妇多为年轻患者，故仅应用于其他方法治疗无效或急性大量出血危及生命时。

2. 病情观察 密切观察产妇的生命体征、子宫收缩、阴道流血及伤口情况;督促产妇及时排空膀胱,以免影响宫缩导致产后出血。若持续少量或中等量流血,可给予缩宫素促进子宫收缩,减少出血,同时应用广谱抗生素及支持疗法。

(二)预防感染

保持环境清洁,定期消毒;保持床单位及衣物、用物清洁干燥,经常更换卫生垫,保持会阴清洁;遵医嘱按时、按量给予有效抗生素预防感染,常用的广谱抗生素有青霉素、头孢菌素类,待病原体和药物敏感试验结果明确后,选用敏感抗生素。同时,观察用药后的效果。

(三)心理护理

护士应保持镇静的态度,以轻捷准确的操作、高效优质的工作效率,给产妇带来信任感和安全感,做好心理疏导,使产妇保持安静;详细向产妇和家属解释各种处理措施的目的,教会产妇放松的方法,鼓励产妇说出内心感受,允许家属陪伴,提供心理支持,以缓解产妇焦虑不安的情绪;通过护理人员的语言和优质服务,使产妇产生良好的心理效应;充分利用医护人员的语言和肢体、目光接触,与产妇多沟通,掌握各种心理信息,及时发现和纠正产妇的不正确认知,使产妇保持良好的心理状态,减少因不良心理因素造成的并发症。

(四)健康指导

加强对阴道分娩方式的宣传,减少社会因素的影响;鼓励产妇进食营养丰富、易消化的饮食,多吃富含铁的食物如瘦肉、动物内脏等,少量多餐,增强机体抵抗力;教会产妇有关自我保健的技巧,继续观察子宫复旧及恶露情况,及时发现问题,以免导致严重后果。

(五)积极预防晚期产后出血

防治流程取决于出血原因、严重程度以及产妇未来的生育要求(图 12-1)。

1. 对有产后出血史、多次人工流产史、胎盘滞留、双胎、羊水过多及产程延长等高危因素者,应提高警惕,做好产前保健及产时、产后监护。

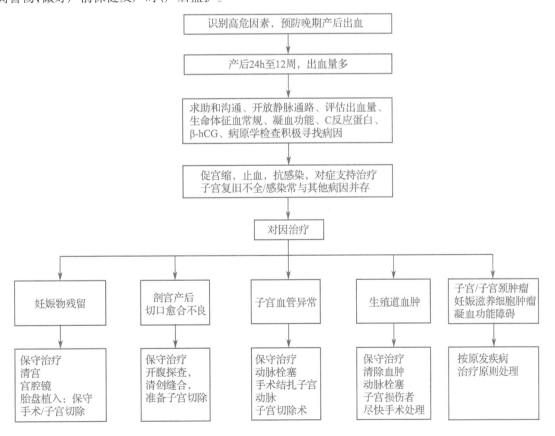

图 12-1 晚期产后出血的防治流程图

2. 严格掌握剖宫产指征,降低剖宫产率;对试产者,应密切观察产程,尽量在宫口扩张的活跃期内作出头盆关系的正确判断,以防产程过长。

3. 若行剖宫产术应合理选择切口,即选在子宫下段,应先切开一个小口再用手撕至合适的长度,出胎头应动作轻柔,避免子宫下端横切口两侧角部撕裂;切口按解剖层次缝合,不宜缝合过多过密。

4. 产后应仔细检查胎盘、胎膜,注意是否完整,如有残缺,应及时取出。不能排除胎盘残留时,应探查宫腔。

【护理评价】

经过治疗和护理,产妇是否达到:①生命体征恢复正常并稳定;②无发热、白细胞增加等感染征象;③生理、心理的舒适感加强。

第五节　产后心理障碍

──────── 导 入 案 例 ────────

某女,36岁。因停经39⁺⁵周,阴道出血半天,门诊以"前置胎盘"于2020年11月26日收入院。因反复阴道出血、前置胎盘,于28日急诊在腰椎麻醉下行子宫下段剖宫产术,手术过程顺利。29日新生儿因反复呕吐转入新生儿科,30日,患者主诉出现幻觉,感觉看到自己剖宫产术的情景,害怕、担心孩子,睡眠差,易惊醒,醒后哭泣、烦躁,激动时双手发抖,表示没人关心自己,主诉自己不能照顾好孩子,想要自杀。

请思考:

1. 该产妇最重要的护理问题是什么?

2. 对于该产妇,应如何进行护理和健康教育?

────────────────────────────

产后心理障碍(postnatal psychological disturbances,PPD)是指分娩后6周内发生有关的精神和行为障碍,其临床主要特征是发病急、精神错乱、多样化症状及易变性,包括产后沮丧、产后抑郁和产后精神病。WHO把与产褥期有关的精神和行为紊乱分为轻度和重度两类,前者是指产褥期抑郁,亦称产后抑郁症(postpartum depression),发生率是15%~20%,多胎者可高达25%。产后沮丧是一种短暂的轻度产后抑郁,其发病率为50%~70%;后者是指产后精神病(postpartum psychosis),发病率是1%~2%。产后心理障碍是生理-心理-社会的疾病模式,对产妇身心恢复及新生儿健康成长均有不良影响,近年来发病率有上升趋势。

【病因】

1. 生理因素　临产前胎盘类固醇的释放达到最高值的时间与产前的情绪高涨时期正相吻合,而分娩后胎盘类固醇分泌突然减少,绒毛膜促性腺激素(hCG)、胎盘催乳素(HPL)、孕激素、雌激素含量急剧下降,以及雌、孕激素不平衡是产后心理障碍发生的生物学基础。

2. 分娩因素　产时并发症、产后并发症、难产、滞产、手术产等均使产妇感到紧张与恐惧,导致神经系统功能状态不佳,进一步促使内分泌功能状态不稳定,其次,有躯体疾病或残疾、感染、发热等均是产后心理障碍不可忽视的诱因。

3. 心理因素　产妇分娩后,新生儿的出生使家庭的重心从产妇转移到新生儿,产妇产生爱的被剥夺感;产妇初为人母的强烈依赖感以及护理新生儿能力和经验的缺乏,常导致其因无法应对角色期望带来的社会压力而对母亲角色出现认同缺陷,从而容易发生产后心理障碍;具有焦虑、敏感、情绪不稳定、强迫个性、社交能力不良、成熟度不够以及过度自我控制、性格内向、保守固执和内倾性格特点的产妇是心理障碍的多发人群。产妇的过度焦虑和抑郁是产后心理障碍的促发因素。

4. 社会因素　孕产期不良生活事件可导致产妇发生产后心理障碍,如夫妻关系紧张或交流困难、婚姻破裂、孕产期丧失亲人、缺少家庭与社会支持、遭受性暴力或家庭暴力、产妇家庭经济困难、文化水平低、围生期保健缺乏、分娩过程中医护人员的态度不良等。研究表明遭受性伴侣暴力的孕产妇发生心理异常的比例至少是没有遭受暴力者的 3~5 倍,被强奸后的妇女发生创伤后应激障碍的概率为 1/3,而没有遭受强奸的妇女发生创伤后应激障碍的概率为 1/20。

5. 新生儿因素　研究证实新生儿健康状况是产后抑郁的一个预测因子。如果分娩后母亲迫切见到自己孩子的心理需要得不到满足,就易产生焦虑、抑郁、恐惧的情绪。不良的分娩结局如早产、死胎、死产、畸形儿、新生儿窒息、新生儿患病、转入 NICU 治疗或死亡及产妇家庭对新生儿性别的反感均可对产妇造成意外的应激性创伤。

6. 遗传因素　家族有精神病史,特别是有抑郁症病史的产妇,产后心理障碍的发病率高,其发生产后抑郁的危险可达 20%~30%。

【**产后心理障碍的影响**】

1. 对产妇的影响　产妇表现出对周围事物不感兴趣,对家人的问候失去反应,心情压抑,亦可表现出紧张、羞愧、易激惹,感到不能胜任母亲的角色,不能感受护理新生儿的幸福,感到生活没有意义,甚至有自杀的念头;不利于产妇精力、体力恢复,身体方面常有疲乏、虚弱、注意力不集中,同时伴有头痛、食欲减退、呼吸加快、睡眠障碍等;增加产妇滥用药物或酒精的风险;导致共患的躯体病或产后并发症恶化或慢性化。

2. 对新生儿的影响　产后抑郁的母亲对新生儿(特别是男性新生儿)的情感、营养状况、智力发育和行为发展会产生不利影响,导致孩子今后的智力、情绪与个性发育障碍;抑郁母亲的新生儿可能有易激动、不满等表现,长时间可影响新生儿行为、认知发育及机体抵抗力,导致新生儿患精神疾病的风险是有正常母亲新生儿的 4 倍;增加青少年发生暴力行为的风险。

3. 对家庭的影响　产妇自我评价降低,自暴自弃、自责、自罪或对身边的人充满敌意、戒心,与家人、丈夫关系不协调。丈夫对此可表现为气愤、挫折感增加等,一些性格脆弱、敏感的丈夫,适应不了角色的转化且无法承受生活和工作的双重压力,也可能患上抑郁症,表现为陪伴孩子的时间和次数明显减少、气色不好、食欲下降等,从而导致家庭关系不和谐。

【**处理原则**】

早期筛查,早期诊断,选择一种安全而有效的治疗方案如心理治疗或抗抑郁药物治疗,以减轻产妇的身心损害,并尽量减少对婴幼儿的伤害。

【**护理评估**】

(一) 健康史

评估产妇的年龄、孕次、产次、分娩史及有无经前期紧张征;在妊娠期有无不良生活事件发生、有无孕产期合并症或并发症、孕产期情绪是否紧张;有无抑郁症、精神病的个人史和家族史、有无重大精神创伤史;产妇的个性特征;分娩过程顺利与否;新生儿健康状况;有无足够的社会支持;产妇及家人对新生儿有无性别期盼,程度如何等。

(二) 身体状况

1. 症状与体征

(1) 产后沮丧:常在产后 3~4d 开始,5~14d 达到高峰,主要表现为失眠、疲乏、易哭、情绪不稳定、焦虑、感觉孤独等。发生这些症状多无明显原因,一般对新生儿的护理不会有很大影响。

(2) 产后抑郁:指产褥期持续和严重的情绪低落以及一系列症候,如失眠、悲伤等,甚至影响对新生儿的照料能力。主要表现为：①情绪改变，抑郁、悲伤、沮丧、哭泣、易怒，有时可表现为孤独、不愿见人；②自我评价过低，自暴自弃、自罪感，与家人、丈夫关系不协调；③创造性思维受损，缺乏主动性；④对生活缺乏信心，出现畏食、睡眠障碍、易疲倦、性欲减退，严重者甚至有自杀或杀婴倾向。常发生于产后 2 周，其症状比产后沮丧持续时间长，可持续几个月甚至更长。

（3）产后精神病：是与产褥期有关的重度精神和行为障碍，其临床特征为精神错乱、急性幻觉和妄想、抑郁或狂躁交叉的多样性病程及症状易变性。绝大多数产褥期精神病发生在分娩后的最初两周内，但是在产后六周内任何程度的精神病都可能发生。产妇表现为不能休息、错觉、判断力差、做事紊乱、不能进行自我和新生儿护理，可出现自我伤害和伤害新生儿的行为。产后精神病可分为六种类型：①抑郁状态；②谵妄状态；③躁狂状态；④幻觉妄想状态；⑤反应性精神病；⑥感染性精神病。

2. 辅助检查 产褥期抑郁症至今尚无统一的诊断标准，诊断的确定主要依据病史、精神症状检查，及结合病程进展的规律综合考虑。诊断采用的方法和标准与一般的抑郁症相同。根据中国精神疾病分类与诊断标准 - 第三版（CCMD-3），关于抑郁症的诊断主要依据 4 个方面：症状、严重程度、病程和排除标准。无论哪个类型的抑郁，首先必须符合抑郁发作的诊断标准，如表 12-1 所示。另外，遵循美国精神病学会（American Psychiatric Association，APA，1994 年）在《精神疾病的诊断与统计手册》（DSM-IV）中制定的标准，产褥期抑郁症诊断标准如表 12-2 所示。目前国内外尚无针对 PPD 的特异性检查项目，但是在产科工作中常用汉密尔顿抑郁量表（Hamilton rating scale for depression，HRSD）、90 项症状自评量表（symptom checklist-90，SCL-90）等心理量表协助诊断产后抑郁，明尼苏达多相人格问卷（Minnesota multiphasic personality inventory，MMPI）、症状评定量表及事件评定量表，有助于产后精神病的诊断。

表 12-1 抑郁障碍的诊断标准

1. 抑郁发作的诊断标准 抑郁发作以心境低落为主，与其处境不相称，可以从闷闷不乐到悲痛欲绝，甚至发生木僵。严重者可出现幻觉、妄想等精神病性症状。某些病例的焦虑与运动性激越很显著。
2. 症状标准 以心境低落为主，并至少有下列 4 项：
①兴趣丧失、无愉快感
②精力减退或疲乏感
③精神运动性迟滞或激越
④自我评价过低、自责或有内疚感
⑤联想困难或自觉思考能力下降
⑥反复出现想死的念头或自杀、自伤行为
⑦睡眠障碍，如失眠、早醒，或睡眠过多
⑧食欲减低或体重明显减轻
⑨性欲减退
3. 严重度标准 至少有以下情况之一：
①社会功能受损
②给本人造成痛苦或不良后果
4. 病程标准
①符合症状标准和严重标准至少已持续 2 周
②可存在某些分裂性症状，但不符合分裂症的诊断。若同时符合分裂症的症状标准，在分裂症状缓解后，满足抑郁发作标准至少 2 周
5. 排除标准
①排除器质性精神障碍，或精神活性物质和非成瘾物质所致抑郁
②抑郁症患者可出现幻觉、妄想等症状，但应注意与精神分裂症相鉴别

表 12-2　产褥期抑郁症的诊断标准

1. 在产后 2 周内出现下列 5 条或 5 条以上的症状,首先必须具备①②两条:①情绪抑郁;②对全部或多数活动明显缺乏兴趣或愉悦;③体重明显下降或增加;④失眠或睡眠过度;⑤精神运动性兴奋或阻滞;⑥疲劳或乏力;⑦遇事皆感毫无意义或有自罪感;⑧思维力减退或注意力溃散;⑨反复出现死亡想法
2. 在产后 4 周内发病

（三）心理 - 社会状况

产后心理障碍的产妇大多情绪低落,心绪欠佳,不愿与人交流,护理新生儿时可表现明显不悦,产妇与家庭成员的关系紧张。新生儿患病的产妇经历的心理反应包括:①因没有生出强健的孩子而感到内疚和羞愧;②忧虑、祈求,担心新生儿疾病的情况;③因希望破灭感到悲伤,对新生儿的康复缺乏信心。此外,由于母婴分离,产妇对学习母乳喂养和新生儿护理等知识及技能产生障碍。新生儿死亡的产妇更易发生产后心理障碍,其心理特点:①痛苦和恐惧,一旦得知新生儿死亡,表示很难接受现实;②焦虑和抑郁,待接受现实,担忧的情绪会随之出现,担忧会不会影响再次妊娠,即使会再次妊娠,腹中的胎儿是否健康,如从此不能再受孕,是否会面临家庭破裂等问题;③失落感和负疚感,由于新生儿死亡,刚刚做母亲的喜悦戛然而止,情绪一落千丈,面对父母和爱人期望后的失望而感到愧疚。

【护理诊断 / 问题】

1. **个人应对无效**　与产后抑郁有关。
2. **养育功能障碍**　与抑郁导致的能力和信心缺乏有关。
3. **家庭运作过程失常**　与抑郁所致的家庭功能改变有关。

【护理目标】

1. 产妇精神愉快。
2. 产妇能积极参与新生儿的护理工作。

【护理措施】

（一）早期筛查

1. 早期的筛查有助于及早控制妊娠期抑郁,发现产后心理障碍发生的危险因素,尽早干预以降低其发病率。目前学者们建议将对抑郁症的筛查列为产前的常规检查项目,护士与助产士经培训掌握相关量表的评定方法有助于在产后早期发现可能发生抑郁的危险人群,并可由医生进行家庭访视时对产妇进行抑郁症的筛查。

2. 产前抑郁的筛查应与产前检查一起进行,可采用抑郁自评量表(self-rating depression scale,SDS)、焦虑自评量表(self-rating anxiety scale,SAS)、医院焦虑抑郁量表(hospital anxiety and depression scale,HADS)等简单易行的自评量表进行初筛,可疑者应提醒产妇及家属予以重视,并转介专业心理医生进行心理干预。

3. 目前国际上对产后抑郁的筛查多使用各种自评量表,其中最常用的包括爱丁堡产后抑郁量表(Edinburgh postnatal depression scale,EPDS)、Beck 抑郁量表(Beck depression inventory,BDI)及产后抑郁筛选量表(postpartum depression screen scale,PDSS)(部分量表见本章章末附表)。此外,在《精神疾病的诊断与统计手册》(DSM-Ⅳ)的草案中,针对抑郁症的患者健康问卷 -9(PHQ-9)和评估焦虑的广泛性焦虑量表(GAD-7),被推荐用于评估监测抑郁及焦虑症状,并可帮助医生筛查焦虑抑郁患者,并且监测病情变化。

（二）心理护理

1. 心理咨询是心理护理的重要措施之一。产后心理障碍往往是产妇对事情的认知曲解所致的情绪不佳,故应首先解除其致病的心理因素,如婚姻关系紧张、对新生儿性别不满意、既往有精神障碍

Note：

史等,使产妇的情感得到疏泄和释放。对识别出的高危产妇或量表测评分值较高者,在了解产妇心理状态及个性特征的基础上,对产妇所面临的身体心像的改变予以解释、疏导和鼓励,提出指导性的建议,使其增强生活自信心,改变价值观念,指导产妇学习自我心态调整的方法,如转移情绪、释放烦恼、与好友或有分娩经历的人交流、改变自我形象或进行放松训练等。同时,应重视开展人际心理治疗的护理工作。

2. 在家属及社会各方面的支持与协作下,调节夫妻之间或产妇与其他家属间的矛盾冲突。指导家属对产妇多加关心照顾,鼓励产妇学会寻求丈夫、家人和朋友的帮助,遇到不顺心的事情应主动倾诉,保持乐观的心态且要养成良好的睡眠习惯。

3. 问题新生儿产妇的心理护理 问题新生儿是指新生儿出生后患病如腹泻、呕吐、湿疹、黄疸、脐部感染、高热惊厥等,严重者需入住新生儿监护室(NICU)接受治疗,使得母亲与新生儿不能同处一室,造成母婴分离,住院时间由几小时到几个月不等,更甚者新生儿死亡。问题新生儿产妇大多存在母亲角色转换困难、母婴分离焦虑、担心新生儿转归等问题,从而影响产妇产褥期的恢复及身心健康。护理人员可以通过健康宣教方式为产妇提供新生儿有关信息,缓解其焦虑情绪,在产妇能下床活动时护送其探视新生儿并给予母乳喂养,鼓励产妇参与 NICU 护理活动,如抚摸新生儿、给新生儿洗澡等,激发其做母亲的责任感和自信心。护理人员在与产妇沟通中应使其感受到关心,消除产妇紧张、恐惧的心理。

知 识 链 接

新生儿死亡产妇的哀伤护理

新生儿死亡的产妇更易发生产后心理障碍,对产妇的身心健康、婚姻、家庭和社会都造成不良的影响。其护理措施如下:

1. 避免心理刺激 将产妇床位调到单人房间,提供安静舒适的环境,不让她看到其他产妇初为人母的喜悦,看到其他正常的新生儿或听到其啼哭的声音。可放置报纸、杂志或让产妇倾听一些轻松的音乐,以转移其注意力,指导其充分休息,避免劳累过度和长时间的心理负担,应提供更多帮助,采用放松疗法,树立正确认识事物和处理问题的态度,提高心理素质。

2. 选择系统脱敏方法 逐渐将新生儿病情告诉产妇,观察产妇的情绪反应,耐心倾听产妇及家属的倾诉并给予安慰和支持,鼓励他们及时宣泄痛苦的情绪。

3. 建立亲属支持系统 科室成立由护士长、专业护士、主管医师、接产助产士组成的伤痛护理小组,为新生儿安排简单的葬礼仪式,向产妇及其家属讲解可能引起新生儿死亡的各种原因,特别说明这些原因并非产妇的责任。同时运用暗示、引导、制造温馨气氛等沟通技巧,充分发挥社会支持系统的作用,指导家属不要在产妇面前流露不良的情绪,增进夫妻、婆媳关系,促使家庭成员尤其是丈夫关心、安抚产妇,让产妇时刻感受到家庭的温暖,消除焦虑、抑郁情绪,对于有哭泣、紧张、焦虑的产妇,以极大的同情心安慰疏导,说明其不良情绪对身体健康可造成不良影响,指导其学会控制自己的情绪,从阴影中走出来,勇于战胜自我,正确面对事实,保持身心健康,尽快恢复正常生活和工作。

4. 乳房护理 护理人员应指导产妇合理膳食,限制进汤类食物并及时使用正确的回乳方法,避免胀乳引起产妇的思婴之痛,同时应密切观察产妇回乳的情况。

(三)建立妇产科 - 心理 / 精神科合作机制

产科医护人员在进行孕产期和产后保健时,应及时发现和识别高危孕产妇,经健康教育、心理咨询和保健指导后,症状无缓解、症状持续或加重者需及时转诊至心理 / 精神科,由精神卫生专业的医师进一步诊治,同时接受产科医护人员的产褥期保健工作。病情严重者,应在心理咨询的同时根据疾病的严重程度及是否进行母乳喂养,在专科医生指导下用药。首选 5- 羟色胺再吸收抑制剂,如盐酸帕罗西汀、盐酸舍曲林等。用药过程中,应注意观察药物的效果及有无不良反应的发生。

（四）预防

产后心理障碍不仅影响产妇的精神和身体健康,甚至导致夫妻分离、家庭破裂和社会的不安定,因此这不是产妇一个人的问题,而是以家庭为单位的整体问题。产后心理障碍虽预后良好,但再次妊娠者,复发率为 20%,且子代的认知能力也会受到一定影响。因此,必须加强对孕产妇的精神关怀,从生理、心理、社会等方面积极预防,减少产后心理障碍的发生。

1. 健康教育和保健指导

（1）加强婚前保健:婚前通过各种健康教育形式,使欲婚青年了解性生理、性心理、性卫生;知道如何正确地选择避孕的方法和计划受孕;学习有关孕期保健、新生儿保健和影响男女婚育的常见疾病及遗传病等医学知识。

（2）加强孕期保健:重视孕妇心理卫生的咨询与指导,主要内容包括:①孕产期心理问题对胎儿和孕产妇健康的不良影响,以引起孕产妇和家人的关注和支持;②对产前检查项目和结果给予认真解释,减少不必要的紧张和焦虑;③鼓励孕妇及其丈夫一起参加孕妇学习班,学习妊娠和分娩的相关知识,了解分娩过程、分娩时的放松技巧及如何与助产人员配合,做好充分的心理准备。

（3）提倡新型分娩模式:积极开展"导乐"或"陪伴"分娩的新型模式,让有分娩经历的人员或者丈夫、其他亲人陪伴在产妇身边,共同参与分娩过程,给予产妇心理支持。在分娩过程中,护士应运用医学心理学、社会学知识对产妇多加关心和爱护,尤其对产程长、精神压力大的产妇,更需要耐心解释分娩的过程,给予心理支持。同时,应提高产科质量,开展分娩镇痛,减少产时、产后并发症及问题新生儿的发生。

（4）重视个体化母婴床旁护理:产妇在住院期间母婴所享受的一切护理均由护理人员在产妇床边进行,由产妇及其家属共同参与,为产妇、新生儿及家庭提供个性化的临床支持和服务。倾听产妇诉说心理问题,做好产妇的心理疏通工作;实行母婴同室,大力提倡母乳喂养,促进和帮助产妇适应母亲角色,培养产妇自信心;指导产妇与新生儿进行交流,早期培养母婴情感;指导产妇学会与新生儿同步休息,养成良好的睡眠习惯;指导产妇及其家属护理新生儿的技能,为出院后照顾新生儿打下基础。

（5）重视产后访视:产后访视的工作内容有心理咨询、营养指导、卫生指导、健康宣教、母乳喂养技术等。产后访视一般安排在产后 1~10d 内进行,具体内容为:①母亲和新生儿的查体,如子宫收缩、恶露和乳房情况,新生儿反应、心肺情况、黄疸情况等。②评估产妇和新生儿的心理状况及家庭环境条件,列出存在和可能存在的问题。③健康教育和技术指导,提供母乳喂养、新生儿抚触、洗澡等服务。通过以上工作,减少产妇因产后知识、技能匮乏而引起的焦虑与抑郁,增加其处理现实问题的能力。

2. 识别高危孕产妇 在常规孕产期保健、产后访视和产后 42d 复查时要认真询问病史,筛查和识别高危孕产妇,包括:①青少年妊娠、未婚;②非意愿妊娠或初产妇;③婚姻关系不和谐或分居,对丈夫或性伴侣不信任;④死胎死产史;⑤精神病史或家族史;⑥孕期合并症 / 并发症、孕期住院、手术产;⑦新生儿生病、虚弱或住院;⑧贫穷或无经济来源,住房拥挤和缺乏私人空间;⑨配偶或家庭暴力或丈夫不良行为（躯体暴力、语言虐待、酗酒、文盲、失业、冷落妻子、反对妊娠等）;⑩在重男轻女的地区,分娩了女婴;⑪产后缺乏支持、照顾和护理。对高危孕产妇应重点做好心理护理,定期密切观察,避免一切不良刺激,给予更多的关爱、指导。

3. 发挥社会支持作用 社会支持是影响妊娠妇女抑郁发生的主要因素之一,良好的社会支持可以对应激状态下的个体提供保护。护士应向家属讲解产后心理障碍发生的原因,指导产妇的丈夫及其他家属在新生儿娩出后,仍需给予产妇足够的重视,满足产妇在身体和心理方面的需要,避免产妇因家庭重心转移而感到孤独和失落。对于重症患者,应高度警惕产妇的伤害性行为,避免危险因素,注意采取安全保护措施,并及时请心理医师或精神科医师给予治疗。

【护理评价】

经过治疗和护理,产妇是否达到:①情绪稳定,精神愉悦,主动参与新生儿护理活动;②能从容应对各种压力,协调好与丈夫及家属、朋友的人际关系。

练习与思考

1. 患者,女,29 岁,顺产后 3d 发热、下腹疼痛 2d 入院。于 3d 前因"足月妊娠,胎膜早破"在某私人医院分娩,破膜后 17h 临产,因胎儿较大且呈持续性枕后位于分娩过程中行会阴侧切术并予产钳助娩。胎盘自然娩出且完整,产后出血 300ml。入院前 1d 发热,下腹部呈持续性隐痛。体格检查:体温 38.9℃,脉搏 108 次 /min,呼吸 20 次 /min,血压 120/85mmHg,面部潮红,神清合作。双侧乳房无异常,腹软,宫底脐平,宫体明显压痛。妇科检查:会阴伤口红肿,有脓性分泌物渗出,压痛明显,血性恶露,量多,有臭味。血常规:血红蛋白 86g/L,红细胞 3.3×10^{12}/L,白细胞 19×10^9/L,中性粒细胞 0.80。

请思考:

(1) 该产妇最可能的临床诊断是什么?

(2) 应给予的护理措施有哪些?

2. 患者,女,32 岁,足月临产 3d,胎动停止 24h,体格检查:体温 38.8℃,脉搏 122 次 /min,血压 70/40mmHg;子宫膨隆,头先露,胎头 S^{+3},未听到胎心音,宫缩弱。血常规:白细胞 24×10^9/L,中性粒细胞 0.9,淋巴细胞 0.1。顺产后 10d,血性恶露持续不断,入院前 4h 突然阴道流血多,约 200ml。查体:子宫底位于耻上 3 横指,轻压痛,宫口容 2 指,有血块堵塞。

请思考:

(1) 该产妇最可能的临床诊断是什么?

(2) 应给予的护理措施有哪些?

(石琳筠)

附:常用产后抑郁筛查量表

爱丁堡产后抑郁量表(EPDS)

爱丁堡产后抑郁量表是应用广泛的自评量表,包括 10 项内容,根据症状的严重度,每项内容分 4 级评分(A=0 分,B=1 分,C=2 分,D=3 分),于产后 6 周进行,完成量表评定约需 5min。10 个项目分值的总和为总分。总分在 12~13 分者可能患有不同程度的抑郁性疾病。总分相加≥13 分者可诊断为产后抑郁症。

指导语:

你刚生了孩子,我们想了解一下你的感受,请选择一个最能反映你过去七天感受的答案。

在过去的七天内:

1. 我能够笑并看到事情有趣的一面,并能笑得开心

A. 同以前一样 　　　　　　　　　B. 没有以前那么多

C. 肯定比以前少 　　　　　　　　D. 完全不能

2. 我欣然期待未来的一切

A. 同以前一样　　　　　　　　　　　B. 没有以前那么多

C. 肯定比以前少　　　　　　　　　　D. 完全不能

3. 当事情出错时,我会不必要地责备自己

A. 没有这样　　　　　　　　　　　　B. 不经常这样

C. 有时会这样　　　　　　　　　　　D. 大部分时候会这样

4. 我无缘无故感到焦虑和担心

A. 一点也没有　　　　　　　　　　　B. 极少这样

C. 有时候这样　　　　　　　　　　　D. 经常这样

5. 我无缘无故感到害怕和惊慌

A. 一点也没有　　　　　　　　　　　B. 不经常这样

C. 有时候这样　　　　　　　　　　　D. 相当多时候这样

6. 很多事情冲着我来,使我透不过气

A. 我一直像平时那样应付得好

B. 大部分时候我都能像平时那样应付得好

C. 有时候我不能像平时那样应付得好

D. 大多数时候我都不能应付

7. 我很不开心,以至失眠

A. 一点也没有　　　　　　　　　　　B. 不经常这样

C. 有时候这样　　　　　　　　　　　D. 大部分时间这样

8. 我感到难过和悲伤

A. 一点也没有　　　　　　　　　　　B. 不经常这样

C. 有时候这样　　　　　　　　　　　D. 大部分时候这样

9. 我不开心到哭

A. 一点也没有　　　　　　　　　　　B. 不经常这样

C. 有时候这样　　　　　　　　　　　D. 大部分时间这样

10. 我想过要伤害自己

A. 没有这样　　　　　　　　　　　　B. 很少这样

C. 有时候这样　　　　　　　　　　　D. 相当多时候这样

抑郁自评量表（SDS）

请根据您近一周的感觉来进行评分（带 * 为反向评分题）,数字的顺序依次为:

（1→从无、2→有时、3→经常、4→持续）

(1) 我感到情绪沮丧,郁闷　　　　　　　　　1 2 3 4

*(2) 我感到早晨心情最好　　　　　　　　　4 3 2 1

(3) 我要哭或想哭　　　　　　　　　　　　1 2 3 4

(4) 我夜间睡眠不好　　　　　　　　　　　1 2 3 4

*(5) 我吃饭像平时一样多　　　　　　　　　4 3 2 1

*(6) 我的性功能正常　　　　　　　　　　　4 3 2 1

(7) 我感到体重减轻　　　　　　　　　　　1 2 3 4

(8) 我为便秘烦恼　　　　　　　　　　　　1 2 3 4

(9) 我的心跳比平时快　　　　　　　　　　1 2 3 4

(10) 我无故感到疲劳　　　　　　　　　　　1 2 3 4

Note:

*(11) 我的头脑像往常一样清晰　　　　　　　　　　4 3 2 1

*(12) 我做事情像平时一样不感到困难　　　　　　　4 3 2 1

(13) 我坐卧不安,难以保持平静　　　　　　　　　1 2 3 4

*(14) 我对未来感到有希望　　　　　　　　　　　　4 3 2 1

(15) 我比平时更容易激怒　　　　　　　　　　　　1 2 3 4

*(16) 我觉得决定什么事很容易　　　　　　　　　　4 3 2 1

*(17) 我感到自己是有用的和不可缺少的人　　　　　4 3 2 1

*(18) 我的生活很有意义　　　　　　　　　　　　　4 3 2 1

(19) 假若我死了别人会过得更好　　　　　　　　　1 2 3 4

*(20) 我仍旧喜爱自己平时喜爱的东西　　　　　　　4 3 2 1

【计分】

此量表最后结果的计算方法如下:先把 20 个题目综合相加,得出总分,再转换成百分指数,方法见公式:

指数计算公式:指数 = 总分(得分) / 总分满分(80)×100

指数与抑郁症状的严重程度的关系如下:指数在 50% 以下:正常范围(无抑郁症状);指数在 50%~59%:轻度抑郁;指数在 60%~69%:中度抑郁;指数在 70% 及以上为重度至严重抑郁。此量表虽然可以测出抑郁的轻重程度,却不能判断抑郁的分类,测出有抑郁症之后,应该及时到精神科门诊进行详细的检查、诊断及治疗。

焦虑自评量表(SAS)

【测试简介】

"焦虑自评量表"是 Zung 于 1971 年编制的,能准确、迅速地反映伴有焦虑倾向的被试者主观感受。为临床心理咨询、诊断、治疗以及病理心理机制的研究提供科学依据。本测验应用范围颇广,适用于各种职业、文化阶层及年龄段的正常人或各类精神病人。包括青少年病人、老年病人和神经症病人。

【要求】

1. 独立的、不受任何人影响的自我评定。

2. 评定的时间范围,应强调是"现在或过去一周"。

3. 每次评定一般可在 10min 内完成。

【填表注意事项】

下面有二十条文字,请仔细阅读每一条,把意思弄明白,然后根据您最近一星期的实际情况在适当的方格里画,每一条文字后有四个格,分别表示:A. 没有或很少时间;B. 小部分时间;C. 相当多时间;D. 绝大部分或全部时间。

1. 我觉得比平时容易紧张或着急　　　　　　(A)　　(B)　　(C)　　(D)

2. 我无缘无故在感到害怕　　　　　　　　　(A)　　(B)　　(C)　　(D)

3. 我容易心里烦乱或感到惊恐　　　　　　　(A)　　(B)　　(C)　　(D)

4. 我觉得我可能将要发疯　　　　　　　　　(A)　　(B)　　(C)　　(D)

5. 我觉得一切都很好　　　　　　　　　　　(A)　　(B)　　(C)　　(D)

Note:

6. 我手脚发抖打颤 　　　　　　　　(A)　　(B)　　(C)　　(D)

7. 我因为头痛、颈痛和背痛而苦恼 　　(A)　　(B)　　(C)　　(D)

8. 我觉得容易衰弱和疲乏 　　　　　　(A)　　(B)　　(C)　　(D)

9. 我觉得心平气和,并且容易安静坐着 (A)　　(B)　　(C)　　(D)

10. 我觉得心跳得很快 　　　　　　　 (A)　　(B)　　(C)　　(D)

11. 我因为一阵阵头晕而苦恼 　　　　 (A)　　(B)　　(C)　　(D)

12. 我有晕倒发作,或觉得要晕倒似的 　(A)　　(B)　　(C)　　(D)

13. 我吸气呼气都感到很容易 　　　　 (A)　　(B)　　(C)　　(D)

14. 我的手脚麻木和刺痛 　　　　　　 (A)　　(B)　　(C)　　(D)

15. 我因为胃痛和消化不良而苦恼 　　 (A)　　(B)　　(C)　　(D)

16. 我常常要小便 　　　　　　　　　 (A)　　(B)　　(C)　　(D)

17. 我的手脚常常是干燥温暖的 　　　 (A)　　(B)　　(C)　　(D)

18. 我脸红发热 　　　　　　　　　　 (A)　　(B)　　(C)　　(D)

19. 我容易入睡并且一夜睡得很好 　　 (A)　　(B)　　(C)　　(D)

20. 我做噩梦 　　　　　　　　　　　 (A)　　(B)　　(C)　　(D)

【计分】

　　正向计分题 A、B、C、D 按 1、2、3、4 分计;反向计分题按 4、3、2、1 计分。反向计分题号:5、9、13、17、19。

　　总分乘以 1.25 取整数,即得标准分,分值越小越好,分界值为 50。

URSING

第十三章

异常新生儿的护理

13章 数字内容

学 习 目 标

● 知识目标：

1. 掌握 新生儿窒息的护理要点；新生儿常见产伤的临床表现及护理要点；新生儿常见症状及护理要点。

2. 熟悉 新生儿窒息的概念、分类及新生儿复苏流程。

3. 了解 新生儿产伤的常见原因及新生儿常见症状产生原因。

● 能力目标：

运用所学知识为异常新生儿进行护理操作，对家属进行健康宣教。

● 素质目标：

尊重关心产妇及家属，能帮助异常新生儿恢复健康。

第一节 新生儿窒息

 ——————————— 导 入 案 例 ———————————

某女,30 岁,G₂P₁,孕 38⁺⁵ 周,妊娠期患糖尿病,自然分娩,第二产程延长,羊水Ⅲ度污染,胎儿娩出后皮肤苍白,呼吸微弱,心率 80 次 /min。

请思考:

1. 该新生儿出现了什么情况?
2. 如何对该新生儿进行处理?

新生儿窒息(neonatal asphyxia)指新生儿出生后无自主呼吸或未能建立规律呼吸的一种缺氧状态。可导致低氧血症、高碳酸血症、代谢性酸中毒及全身多器官损伤,是引起新生儿死亡及儿童伤残的主要原因之一。

【病因】

窒息的本质是缺氧,凡是影响胎儿、新生儿气体交换的因素均可引起窒息。

1. **母亲因素** 孕母缺氧如呼吸功能不全、严重贫血、CO 中毒等。孕母患有充血性心脏病、原发性高血压、妊娠期高血压疾病、妊娠糖尿病、过期妊娠等造成胎盘 - 脐带循环障碍的疾病等。

2. **胎盘和脐带因素** 前置胎盘、胎盘早剥、胎盘老化等;脐带受压、打结、绕颈等。

3. **胎儿因素** 各种高危新生儿,如早产儿、小于胎龄儿、巨大胎儿;羊水或胎粪吸入气道影响气体交换、宫内感染等所致神经系统受损者。

4. **分娩因素** 难产、手术产,如高位产钳、胎头吸引等;产程中麻醉剂、宫缩剂等药物使用不当。

【处理原则】

1. 预防及积极治疗孕母疾病。
2. 早期预测 预测胎儿娩出后有窒息风险时,应充分做好准备工作,包括人员、仪器、物品等。
3. 及时进行复苏。
4. 复苏后持续监测生命体征,防治并发症。

【护理评估】

(一) 健康史

了解本次妊娠的经过,评估产妇是否属于高危妊娠;产前、产时有无新生儿窒息的高危因素。

1. 产程中产妇是否使用麻醉剂、镇静剂,有无产程延长。
2. 有无羊水污染、脐带缠绕、胎盘早剥。
3. 胎儿有无呼吸道阻塞。
4. 是否为早产儿、小于胎龄儿、巨大胎儿。
5. 是否存在胎儿宫内感染。
6. 是否患有先天性心脏病、肺部疾患等。

(二) 身体状况

1. **胎儿宫内窘迫** 早期有胎动增加,胎心率 >160 次 /min;晚期则胎动减少甚至消失,胎心率 <100 次 /min,羊水胎粪污染呈黄绿或墨绿色。

Note:

2. 新生儿 Apgar 评分（见表 5-2） 用以判断有无新生儿窒息及窒息的严重程度,评分内容包括 5 项,分别是皮肤颜色、心率、呼吸、肌张力、对刺激的反应,每项 0~2 分,满分 10 分。新生儿窒息的判断是以出生后 1min 的 Apgar 评分作为标准,8~10 分为正常,4~7 分为轻度窒息,0~3 分重度窒息。Apgar 评分一般于新生儿出生后 1min、5min 及 10min 各进行 1 次,需要复苏的新生儿在 15min、20min 仍需评分。1min 评分反映了窒息的有无及严重程度,5min 和 10min 评分作为评估复苏效果和判断预后的参考。

3. 多脏器损害表现 窒息、缺氧缺血造成了多器官的损害,但其发生率和严重程度有差异。①心血管系统:心率减慢(<100 次 /min)、心音低钝、毛细血管再充盈时间 >3s、心力衰竭等;②呼吸系统:易发生羊水或胎粪吸入综合征,肺出血和持续肺动脉高压,早产儿出现呼吸窘迫综合征、呼吸暂停等;③泌尿系统:少尿、无尿,血尿素氮 >7.14mmol/L,肌酐 >100μmol/L;④中枢神经系统:主要是缺氧缺血性脑病和颅内出血;⑤代谢方面:常见低血糖,电解质紊乱如低钠血症和低钙血症等;⑥消化系统:喂养不耐受、坏死性小肠结肠炎等。

（三）辅助检查

1. 头皮动脉或者脐动脉血气分析 了解胎儿(新生儿)缺氧的程度。

2. 血生化检查 血清钾、钠、钙、镁及血糖等。

3. 头颅 B 超 了解有无颅内出血。

（四）心理 - 社会状况

新生儿窒息会直接威胁患儿的生命,且预后的不确定性常导致家属焦虑、恐惧和不安。同时,家属对患儿救治效果和远期恢复效果的期望值较高。转入新生儿重症监护室继续治疗,家庭的经济负担增加。

【护理诊断 / 问题】

1. 自主呼吸障碍 与羊水吸入、缺氧导致低氧血症和高碳酸血症有关。

2. 体温过低 与体温调节功能不完善、缺氧等多因素影响体温稳定、抢救暴露的温度散失有关。

3. 潜在并发症:缺氧缺血性脑病等。

4. 焦虑(家长) 与新生儿病情危重,担心预后不良有关。

【护理目标】

1. 新生儿自主呼吸恢复,抢救成功。

2. 患儿体温维持在正常范围。

3. 新生儿并发症降低至最低。

4. 家长焦虑程度减轻,情绪稳定。

【护理措施】

处理原则:及时复苏,做好复苏后处理。

（一）新生儿复苏

1. 复苏方案 采用国际公认的 ABCDE 方案:①A(airway):清理呼吸道;②B(breathing):建立呼吸;③C(circulation):维持正常循环;④D(drugs):药物治疗;⑤E(evaluation):评估。前三项最为重要,A 是根本,B 是关键,E 评估贯穿于整个复苏过程,除此之外复苏过程应注意保暖。呼吸、心率、血氧饱和度是评估的三大指标,并遵循:评估→决策→措施,循环反复,直到复苏结束。

2. 复苏的流程 复苏严格按照 A → B → C → D 的步骤进行,顺序不能颠倒。(详见第十五章)

（二）保暖

在整个复苏过程中,必须注意保暖。新生儿娩出后立即置于预热的辐射抢救台上,用温热干毛巾擦干头部及全身的羊水及血迹,减少散热。

（三）家长的心理护理

向家长介绍有关的医学基础知识及患儿的病情,取得家长理解,减轻家长的恐惧心理,得到家长的最佳配合。同时安慰产妇,及时给予产妇心理疏导,消除产妇的紧张情绪,使其尽量保持情绪稳定,维持乳汁的正常分泌。

（四）新生儿窒息的预防

1. 产前做好监测,指导孕妇掌握胎动计数的方法,特别对高危妊娠者,发现问题及时处理。

2. 产时严密观察产程进展,密切观察胎心,加强胎儿监护,避免宫内缺氧;用药要考虑对胎儿的影响,如分娩前 6h 内不应使用吗啡等对中枢神经系统产生抑制作用的药物。

3. 建立联合新生儿抢救团队,估计胎儿出生后可能发生新生儿窒息者,分娩前应做好新生儿复苏准备,包括人员、氧气装置、保暖设备、吸引器、气管插管、急救药品及器械等。

【护理评价】

经过治疗和护理,是否达到:①出生 5min 以后患儿 Apgar 评分达 7 分以上、患儿呼吸道通畅、气体交换正常;②患儿体温正常;③患儿多器官功能正常;④家长能面对现实,情绪稳定。

新生儿窒息诊断和分度标准建议

目前我国新生儿窒息的诊断依据多依据 Apgar 评分系统。但国内外多数学者认为,单独的 Apgar 评分不应作为评估新生儿窒息及神经系统预后的唯一指标。因此 2013 年中国医师协会新生儿专业委员会制定了新生儿窒息诊断和分度标准建议:①出生前具有导致窒息的高危因素;②1min 或 5min Apgar 评分≤7 分且仍未建立有效自主呼吸者或出生时 Apgar 评分不低、但至出生后 5min 降至≤7 分者;③脐动脉血 pH<7.15;④排除其他引起低 Apgar 评分的因素。以上②~④为必要条件,①为参考指标。

第二节　新生儿产伤

产伤是指胎儿在分娩过程中,因机械因素对胎儿或新生儿所造成的损伤。高危因素有产程延长、胎位不正、急产、巨大胎儿、母亲骨盆异常及接产方式不当等。近年来由于加强了产前检查及产科技术提高,产伤发生率已明显下降。产伤可发生于身体的任何部位,本节仅介绍临床常见的产伤。

一、骨折

新生儿产伤性骨折(fracture of neonatal injury)是指在产程延长、难产、巨大胎儿,或胎儿窘迫需要快速娩出时,发生的骨折。常见有锁骨骨折(clavicle fracture)、颅骨骨折(skull fracture)、肱骨骨折(humeral fracture)和股骨骨折(femoral fracture)等。新生儿骨折为非骨裂,骨折后骨痂出现较早,愈合较快,引起永久性畸形者少见。

【病因】

1. **颅骨骨折**　使用产钳、胎头吸引器、骨盆狭窄或牵引用力不当等导致颅骨不均匀受压时可能发生颅骨骨折。胎头吸引易并发顶骨骨折,产钳术则易致凹陷性骨折。

2. **锁骨骨折**　锁骨骨折是产伤性骨折中最常见的一种,与分娩方式、胎儿娩出方位及出生体重有关。大部分患儿无明显症状,故易漏诊。多发生于巨大胎儿肩娩出困难或牵引术牵拉肩部时用力不当。

3. 肱骨骨折　肱骨骨折多见于臀位手术助产。臀位牵引术中,由于胎儿上肢娩出困难,牵拉上肢时用力过度所导致。此外在头位分娩时,若上肢通过耻骨联合下方,压力过大或娩出时将胎肩抬得过高,也容易发生肱骨骨折。

4. 股骨骨折　股骨骨折多见于臀牵引术,在臀牵引时,用手勾出下肢,容易造成股骨骨折。

【处理原则】

1. 对新生儿进行仔细全面的查体,早期发现骨折并积极给予对症治疗。
2. 给予功能位的固定,防止愈合期间出现移位。

【护理评估】

(一) 健康史

评估分娩时情况,了解新生儿出生体重,是否有阴道助产以及助产方式等,评估患儿出生后有无因被动活动患肢而哭闹等表现。

(二) 身体状况

1. 症状　锁骨骨折可见局部肿胀、压痛、患儿上臂活动减少或被动活动时哭闹;肱、股骨干骨折表现患肢出现肿胀、畸形、皮下瘀斑,被动活动患儿哭闹;青枝骨折则易漏诊,至骨折愈合、局部骨痂隆起时才被发现。

2. 体征　锁骨细长而弯曲,呈横 "S" 形,锁骨骨折多发生在中外 1/3 交界处,骨折处可扪及骨摩擦感,拥抱反射减弱或消失;肱骨骨折多发生在中段和中上 1/3 处,以横形或斜形骨折多见,位移明显,患侧上肢活动受限;股骨骨折部位多在股骨中下 1/3 处,患肢活动受限;颅骨骨折可触及颅骨局部凹陷。各类骨折均有可能伴有软组织损伤。

(三) 辅助检查

X 线、CT 或 MRI 有助于骨折的诊断。

(四) 心理 - 社会状态

了解家长的心理状态及对疾病的认知程度,是否缺乏新生儿出院后家庭护理的相关知识,评估其社会支持系统。

【护理诊断 / 问题】

1. 疼痛　与骨折周围软组织损伤、肿胀、血肿压迫等有关。
2. 焦虑　与家长担心患儿伤痛及担心预后有关。

【护理目标】

1. 患儿损伤程度减轻,疼痛缓解。
2. 患儿家属能了解患儿骨折的原因,拥有良好的情绪,可积极配合诊疗。

【护理措施】

(一) 固定患肢

1. 采取适当的固定方法　锁骨骨折可将患侧上臂固定于躯干上,使患侧手部到达对侧锁骨的水平;肱骨骨折可在患侧腋下置一棉垫,使肘关节处于直角位,前臂屈曲置于胸前,然后加以固定;股骨骨折可用小夹板固定或悬垂牵引。骨折经固定 2 周后可形成骨痂。

2. 避免压迫患处或牵动患肢　保持好固定位置,避免移位。指导产妇注意避免患儿患侧肢体受压、过度外展、前屈、后伸及上举;锁骨骨折患儿不能从腋下将其抱起。

3. 减少患肢移动　日常护理过程中应减少患肢移动,如喂奶时产妇采用环抱式或健侧卧位姿势进行;患儿沐浴时脱衣服应先脱健侧,再脱患侧,穿衣服则先穿患侧,再穿健侧,动作轻柔,必要时用温水擦浴。

4. 预防因夹板固定所致的压力性损伤　注意观察局部有无肿胀、压痛,患侧肢体的血液循环及活动情况,每日轻柔按摩远端肢体。

（二）家属的心理护理

新生儿骨折常导致产妇及家属紧张、焦虑,部分产妇及家属甚至不能接受骨折的事实。他们担心患儿日后肢体的功能恢复。在护理过程中应做好解释工作,使产妇及家属了解新生儿骨折只要细心照顾,减少患侧肢体的移动,保持功能位,预后较好,不会留下功能障碍等后遗症。

（三）健康指导

1. 与家长沟通,使其了解患儿病情以及多数会完全恢复的结局,争取其配合治疗及护理。

2. 介绍有关患儿骨折的护理知识,耐心指导产妇及家属正确的喂养方法和抱患儿的姿势。教会家长帮助患儿进行功能锻炼,争取患儿完全康复。

（四）预防

1. 及时筛查巨大胎儿　认真产前检查,结合 B 超提示,提早发现胎位不正,正确估计胎儿体重,及时筛查巨大胎儿。尤其是对糖尿病合并妊娠、身材高大、过期产、曾分娩过巨大胎儿的孕妇,阴道分娩时应警惕肩难产发生。确定对产妇及新生儿产生威胁时,及早采取剖宫产。

2. 熟练掌握助产技术　熟悉头先露的分娩机制,掌握正确娩肩技巧。掌握臀位助产指征、技巧,接产过程中用力适度,切忌暴力牵引。

3. 正确处理肩难产　当发生肩难产时立即采取 McRoberts 法(屈大腿法),指导产妇双手抱大腿或抱膝尽力屈曲大腿,使双大腿紧贴腹壁,以减少腰骶段脊柱的弯曲度,缩小骨盆倾斜度,升高耻骨联合以增大出口平面,有助于嵌顿耻骨后的前肩自然松解,此法简单有效。还可联合采用耻骨上加压法,以减少胎儿双肩峰径,使前肩转向骨盆斜径,提高成功率。

【护理评价】

经过治疗和护理,是否达到:①患儿的疼痛得到缓解,损伤减轻,患肢的功能得到恢复;②患儿家属情绪稳定,了解病情,给予配合治疗。

二、神经损伤

周围神经产伤以臂丛神经麻痹(brachial plexus palsy)和面神经损伤(facial nerve palsy)较多见,可分别引起患侧上肢运动障碍和面部肌肉麻痹。

【病因】

1. 臂丛神经麻痹　即产瘫,是新生儿出生时因臂丛神经受伤引起的部分性或完全性麻痹。肩难产和臀位分娩是臂丛神经损伤的主要原因。在头位产时,当肩部不易娩出而用力拉头部或在臀位产时,胎头不易娩出,强拉锁骨上窝时易发生臂丛神经麻痹。近年来,采用神经显微修补技术使臂丛神经麻痹预后有了明显改善。

2. 面神经麻痹　面神经麻痹多由产钳压迫面神经和面神经周围有血肿压迫而引起。以周围型面神经麻痹或称 Bell 麻痹最常见。给予支持性治疗,多数患儿在生后数周完全恢复。

【处理原则】

其治疗方法包括物理保守治疗、显微外科神经功能重建术、继发性骨关节畸形矫形术及肌肉转移性功能重建。目前新生儿臂丛神经损伤治疗的关键在于根据患儿具体情况实施保守治疗或手术治疗。

Note:

【护理评估】

(一) 健康史

了解患儿分娩时的情况,包括胎位,分娩方式,是否有阴道助产以及助产方式,新生儿的出生体重,是否为巨大胎儿等,询问家长患儿出生后的表现及有无患肢活动受限、疼痛肿胀、吸吮力及哺乳时口角溢奶等。

(二) 身体状况

1. **臂丛神经麻痹** 表现为患肢下垂,上臂靠胸内旋,肘部不能弯曲,可伴有前臂小肌群瘫痪。临床上按受损部位的不同可分为:①上臂型,第5、6颈神经根受损,此型临床最多见。患侧整个上肢下垂、内收,不能外展及外转。肘关节表现为前臂内收,伸直,不能旋后或弯曲。腕、指关节屈曲,受累侧拥抱反射不能引出。②中臂型,第7颈神经根损伤,前臂、腕、手的伸展动作丧失或减弱,而肱三头肌、拇指伸肌为不完全麻痹,受累侧拥抱反射通常不能引出。③下臂型,颈8至胸1神经根受累,腕部屈肌及手肌无力,握持反射弱,临床上较少见。

2. **面神经麻痹** 典型面神经下运动神经损伤时出现上部与下部面肌无力。安静时,患侧眼持续张开及患侧鼻唇沟平坦,啼哭时面部不对称,同侧前额不起皱,口角向另一侧歪斜,哺乳时乳汁从口角溢出。

(三) 辅助检查

神经 - 肌电图检查有助于神经损伤的确诊。

(四) 心理 - 社会状态

了解家长的心理状态及对疾病的认知程度,是否缺乏新生儿出院后家庭护理的相关知识,评估其社会支持系统。

【护理诊断 / 问题】

1. **肢体活动障碍** 与患肢神经损伤造成运动障碍有关。
2. **焦虑** 与家长担心患儿损伤的治疗效果以及是否会留下残疾有关。

【护理目标】

1. 患儿损伤的肢体功能恢复正常。
2. 患儿家长焦虑程度减轻或者消失。

【护理措施】

1. **促进功能恢复** 臂丛神经损伤患儿保持患肢呈松弛状态,将患臂置于外展、外旋、肘部屈曲位,约1周后开始做按摩及被动运动,以防肌肉萎缩;面神经麻痹患儿,眼睑不能闭合者,用眼罩或在睡眠时涂眼膏以保护患侧角膜。

2. **心理护理** 向家长介绍患儿的病情及肢体功能或面部表情会恢复,让家属理解损伤,树立其治愈的信心;指导家属保护患儿的患肢,以及被动运动的方法,鼓励其积极配合或者参与患儿治疗,争取患儿早日康复;避免不良语言刺激家长。

3. **预防**

(1) 识别和正确处理肩难产:当胎儿头部娩出后,如有胎颈回缩,胎儿颏部紧压会阴部,立即采取屈大腿法和压前肩法,协助胎儿娩出前肩和后肩。

(2) 熟练掌握臀位助产技术:正确掌握臀位助产指征和技巧,胎儿躯干娩出后,立即协助双肩内收,双肩娩出后再牵拉胎头,用力适度,不能强行牵拉,必要时行剖宫产。

【护理评价】

经过治疗和护理,是否达到:①患儿损伤程度减轻,肢体功能或面部表情恢复正常;②患儿家长理解疾病,并配合治疗护理。

三、头颅血肿

新生儿头颅血肿(cephalohematoma)是常见的产伤之一,多见于分娩过程中骨盆挤压、摩擦致骨膜下血管破裂,血液蓄积于颅骨与骨膜之间而引起的局部包块。

【病因】

此类患儿产程长,伴难产,常有头位产、产前助产或胎头吸引史,以第一胎第一产患儿多见。

【处理原则】

无并发症的头颅血肿不需要治疗,大约80%的新生儿头颅血肿在3~4周内可自然吸收,血肿伴高胆红素血症达到光疗指征者应给予蓝光治疗,血肿继发性感染者需抗感染治疗,必要时需外科切开引流。

【护理评估】

(一) 健康史

了解患儿分娩时的情况,包括胎位,分娩方式,是否有阴道助产以及胎头吸引史。

(二) 身体状况

头颅血肿不超过骨缝,外观与皮肤颜色一致,触诊肤温正常,有波动感。常在数小时至数天增大,2~3d达高峰,此后逐渐减小。以顶枕部常见,其次为额部与枕部,可出现在单侧或双侧。

(三) 辅助检查

1. **透光试验**　通过透光试验与头皮水肿区别,试验阴性者为头颅血肿。

2. **体检触诊**　患儿头部,可在单侧或双侧触及血肿,以顶枕部多见,伴波动感,血肿大小不超过骨缝。

3. **其他**　多不需要头颅 MRI 检查,出血量较大者则可导致贫血、黄疸加重,需进一步完善血常规、凝血功能、胆红素水平等相关实验室检查。

(四) 心理 - 社会状态

了解家长的心理状态及对疾病的认知程度,是否缺乏新生儿出院后家庭护理的相关知识,评估其社会支持系统。

【护理诊断 / 问题】

1. **有感染的危险**　与术后抵抗力下降有关。
2. **焦虑**　与家属担心患儿治疗效果及预后有关。
3. **皮肤完整性受损**　与血肿部位长期受压有关。

【护理目标】

1. 患儿头颅血肿无加重,无感染发生(消失起码以为周单位计算)。
2. 家属焦虑程度减轻或者消失。
3. 患儿皮肤完好,无损伤。

【护理措施】

1. **体位护理**　每 2h 更换体位,以健侧卧位为主,避免将监护仪导线、输液延长管等压在患儿身下或缠绕。

2. **头部皮肤护理**　观察头部受压部位、大多患处皮肤正常,有时会有破损,破损处予敷料覆盖,头部给予水枕,忌局部按摩或热敷。

3. **病情观察**　每班观察患儿头颅血肿变化的情况,有无明显增加等。观察血肿部位有无红肿热痛及波动感,及时发现问题,及时通知医生处理。由于血肿中红细胞破坏,胆红素吸收,可导致患儿黄疸发生早且重,应密切随访患儿皮肤颜色及胆红素情况。当患儿血肿较大时,应及时随访血红蛋白及凝血功能,监测有无贫血,必要时予以输血治疗。

【护理评价】

经过治疗和护理,是否达到:①患儿无感染发生,无其他并发症;②患儿家属焦虑消失,理解病情,积极配合治疗;③患儿皮肤完好,无损伤。

第三节　新生儿常见症状及护理

一、新生儿黄疸

新生儿黄疸(neonatal jaundice)是由于新生儿时期体内胆红素(大多为未结合胆红素)的累积而引起皮肤巩膜等黄染的现象。病因复杂,可分为生理性黄疸及病理性黄疸两大类。病理性黄疸严重者可导致中枢神经系统受损,产生胆红素脑病,引起死亡或严重后遗症,故应加强对新生儿黄疸的临床观察,尽早找出病因,及时治疗,加强护理。

【新生儿胆红素代谢特点】

1. **胆红素生成较多**　新生儿每日每千克体重生成的胆红素约 8.8mg/dl,成人仅为 3.8mg/dl,其原因是:①胎儿期处于氧分压偏低的环境,故生成的红细胞数量较多,出生后环境氧分压提高,红细胞相对过多、破坏亦多;②新生儿红细胞寿命短,血红蛋白分解速度是成人的 2 倍;③旁路和其他组织来源的胆红素生成较多,如来自肝脏等器官的血红素蛋白和骨髓中无效造血的胆红素前体较多。

2. **血浆白蛋白联结胆红素能力不足**　刚娩出的新生儿常有不同程度的酸中毒,可减少血中胆红素和白蛋白的联结,早产儿胎龄越小,白蛋白含量越低,其联结胆红素的量也越少。

3. **肝细胞处理胆红素的能力尚未完善**　①新生儿肝细胞内摄取胆红素必需的 Y、Z 蛋白含量低;②新生儿肝细胞催化形成结合胆红素的功能差;③新生儿肝细胞排泄结合胆红素的能力不足,早产儿更为明显,可出现暂时性肝内胆汁淤积。

4. **新生儿肠肝循环的特点**　新生儿刚出生时肠道内正常菌群尚未建立,不能将进入肠道的胆红素转化为尿胆原和粪胆原。且新生儿肠道内 β- 葡萄糖醛酸酶活性较高,能很快将进入肠道内的结合胆红素水解成未结合胆红素和葡萄糖醛酸,未结合胆红素又被肠壁重吸收,经门静脉进入血液循环到达肝脏。

【临床表现】

(一) 生理性黄疸

其特点为:①一般情况良好。②足月儿生后 2~3d 出现黄疸,4~5d 达高峰,5~7d 消退,最迟不超过 2 周;早产儿黄疸多于生后 3~5d 出现,5~7d 达高峰,7~9d 消退,最长可延迟到 3~4 周。③每日血清胆红素升高 <85μmol/L(5mg/dl)。④由于受到个体差异、种族、地区、遗传及喂养方式等影响,迄今判

定生理性黄疸与病理性黄疸尚不存在统一标准。通常认为,足月儿胆红素 <220.6μmol/L(12.9mg/dl),
早产儿胆红素 <256.5μmol/L(15mg/dl)为生理性黄疸。血清总胆红素值尚未超过小时胆红素曲线
(图 13-1)的第 95 百分位数,或未达到相应日龄、胎龄及相应危险因素下的光疗干预标准。

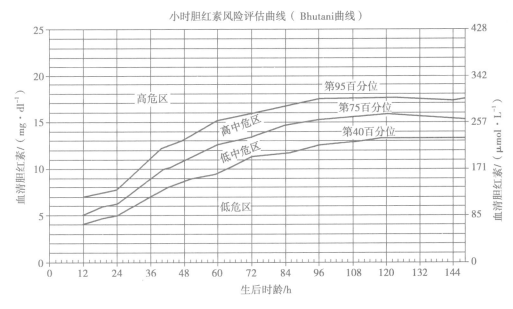

图 13-1　生后时龄胆红素风险评估曲线(Bhutani 曲线)

(二)病理性黄疸

其特点为:①出现时间早,生后 24h 内出现黄疸;②黄疸程度重,血清总胆红素值已达到相应日龄
及相应危险因素下的光疗干预标准,或每日上升超过 85μmol/L(5mg/dl);③黄疸持续时间长,足月儿
>2 周,早产儿 >4 周;④黄疸退而复现;⑤血清结合胆红素 >34μmol/L(2mg/dl)。具备其中任何一项者
即可诊断为病理性黄疸。

血清总胆红素值已达到相应日龄及相应危险因素下的光疗干预标准(图 13-2),或超过小时胆红
素风险曲线的第 95 百分位数。

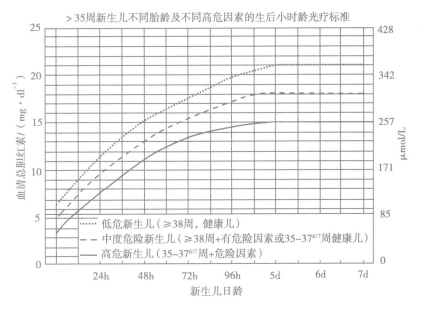

图 13-2　>35 周新生儿不同胎龄及不同高危因素的生后小时龄光疗标准

Note:

病理性黄疸由于病因不同,其症状、体征也不相同。对病理性黄疸应积极查找病因,引起病理性黄疸的主要原因有:

1. 胆红素生成过多　因过多红细胞的破坏及肠-肝循环增加,使胆红素增多。如:红细胞增多症、血管外溶血、同族免疫性溶血、感染、肠-肝循环增加、母乳性黄疸、红细胞酶缺陷及红细胞形态异常、血红蛋白病及其他维生素 E 缺乏和低锌血症等。

2. 肝脏胆红素代谢障碍　由于肝细胞摄取和结合胆红素的功能低下,使血清未结合胆红素升高。如:缺氧和感染、Grigler-Najjar 综合征、Gilbert 综合征、Lucey-Driscoll 综合征、药物因素、先天性甲状腺功能减退等。

3. 胆汁排泄障碍　肝细胞排泄结合胆红素障碍或胆管受阻,可致高结合胆红素血症。如同时有肝细胞功能受损,也可伴有未结合胆红素增高,如:新生儿肝炎、先天性代谢缺陷病、Dubin-Johnson 综合征、肠外营养所致的胆汁淤积、胆道闭锁等。

【处理原则】

1. 找出引起病理性黄疸的原因,采取相应措施,治疗基础疾病。

2. 降低血清胆红素,给予蓝光治疗;早期喂养,诱导肠道正常菌群建立,减少肝肠循环;保持大便通畅,减少肠壁对胆红素的再吸收。

3. 保护肝脏,避免使用对肝脏有损害及可能引起溶血、黄疸的药物。

4. 控制感染、注意保暖、给予足够热量、及时纠正酸中毒和缺氧。

5. 适当应用酶诱导剂、输血浆和白蛋白,降低游离胆红素。

【护理评估】

(一) 健康史

了解患儿胎龄、分娩方式,Apgar 评分、母婴血型、体重、喂养及保暖情况;询问患儿体温变化及大便颜色、药物服用情况、母亲是否有肝炎病史等。

(二) 身体状况

观察患儿的反应、精神状态、吸吮力、肌张力等情况,监测体温、呼吸、患儿皮肤黄染的部位和范围,注意有无感染灶,有无抽搐等。了解胆红素变化。

(三) 辅助检查

1. 红细胞、血红蛋白、网织红细胞、有核红细胞是新生儿黄疸的必须常规检查,有助于新生儿溶血病的筛查。

2. 血型检查　包括父、母及新生儿的血型(ABO 和 RH 系统),特别是可疑新生儿溶血病时,血型检查非常重要。

3. 新生儿黄疸的常见监测方法

(1) 血清胆红素(TSB):TSB 测定是诊断高胆红素血症的金标准。目前在新生儿黄疸的风险评估及处理中均按照 TSB 作为计算值。

(2) 经皮胆红素水平(total percutaneous bilirubin,TcB):TcB 的测定系无创性检查,可动态观察胆红素水平变化,减少有创操作给患儿带来的痛苦,但在临床使用中应每日对仪器进行质控,保证测量的准确性。

(四) 心理-社会状况

了解患儿家长心理状况,对本病病因、性质、护理、预后的认知程度,尤其是胆红素脑病患儿家长的心理状况和有无焦虑。

【护理诊断 / 问题】

1. 潜在并发症：胆红素脑病。
2. 知识缺乏（家长）：缺乏黄疸护理的有关知识。

【护理目标】

1. 患儿胆红素脑病的早期征象得到及时发现、及时处理。
2. 患儿家长能根据黄疸的原因，出院后给予正确护理。

【护理措施】

1. 一般护理

（1）提早喂养：早喂养能提前促进肠蠕动，有利于胎粪的排出，也可尽早建立肠道正常菌群，以减少胆红素的肠肝循环。同时可防止低血糖的发生，也可减轻黄疸的程度。应注意黄疸期间患儿常表现为吸吮无力、食欲缺乏，应耐心喂养，按需调整喂养方式如少量多次、间歇喂养等，保证奶量摄入。

（2）注意保护婴儿皮肤、脐部及臀部清洁，特别是头皮部分皮下有水肿和少量出血，注意局部护理，减少感染机会。

（3）注意保暖：保暖可减少因低体温使游离脂肪酸过高与胆红素竞争和清蛋白的结合，消除黄疸。

（4）注意消毒隔离，预防并控制感染。

2. 密切观察病情　注意观察皮肤黏膜、巩膜的颜色，根据皮肤黄染的部位和范围，估计血清胆红素的近似值，评价进展情况。必要时使用新生儿黄疸测量仪监测患儿黄疸水平。注意观察神经系统的表现，有无出现拒食嗜睡、肌张力减退、反应差等胆红素脑病的早期表现。注意观察患儿大小便次数、量及性质。如存在胎粪延迟排出，应予灌肠处理，促进粪便及胆红素排出。

3. 防止缺氧和感染等诱因的发生　缺氧可影响肝酶的活性，使胆红素的代谢发生障碍；感染不但可引起中毒性肝炎，还可造成溶血现象，使血中胆红素增加。因此，需积极预防皮肤破损或者其他的感染。

4. 配合医生减轻黄疸的治疗

（1）蓝光疗法：利用蓝光照射皮肤，可降低血清胆红素含量，使黄疸消退。在进行光疗时应注意观察黄疸的消退情况，并每 4~6h 经皮监测胆红素。光疗前给患儿佩戴合适的眼罩及专用抗蓝光纸尿裤，以防损伤视网膜和会阴部位。注意观察患儿全身情况，有无抽搐、呼吸暂停等现象发生；观察患儿皮肤状况，如出现大面积的光疗皮疹或青铜症，应及时通知医生暂停光疗。为新生儿补充足够的水分，便于保持体内水分，促进胆红素的排泄。

（2）换血疗法：此方法常用于严重新生儿溶血症所致高胆红素血症，是降低血清胆红素最快、最有效的方法。进行换血疗法前，护士应协助医生做好相应的准备工作（用物、药物和环境的准备），术前患儿停奶一次，并抽出胃内容物以防呕吐。及时做好病室空气消毒，备齐血及各种药品、物品。换血中做好配合工作，选择合适的动静脉通路。换血过程中计算换血量，保证输入量和输出量一致，注意观察患儿有无抽搐、呼吸暂停、呼吸急促等表现。严格操作规程。并做好换血后的护理工作。

（3）其他治疗：①肝酶诱导剂，通常使用苯巴比妥来诱导患儿肝内葡萄糖醛酸转移酶的生成；②输入丙种球蛋白和白蛋白：丙种球蛋白可以阻断溶血过程、白蛋白可与游离的未结合胆红素结合，使血清胆红素浓度降低，也可降低胆红素脑病的发生。

5. 健康指导　向产妇讲解疾病的发病原因及预后，耐心解答家长提出的问题，并介绍成功的病例，安慰产妇及其他家属，减轻心理负担；随时告知家长患儿的状况，以便积极配合治疗护理；若为母乳性黄疸，嘱可继续母乳喂养，但黄疸严重，患儿一般情况差，可考虑暂停母乳喂养，黄疸消退后再恢复母乳喂养。

Note：

【护理评价】

经过治疗和护理,是否达到:①患儿黄疸消退;②患儿家长能给予患儿正确的照护。

二、臀红

臀红,俗称"尿布疹",也称为"尿布皮炎",是臀部皮肤长期受尿液、粪便以及漂洗不净的潮湿尿布刺激、摩擦或局部湿热引起皮肤潮红、溃破甚至糜烂及表皮剥脱发炎。

【病因】

1. **机体因素**　由于新生儿皮肤细嫩、角质层较薄,皮下血管丰富,汗腺分泌旺盛。皮肤易受到损伤,加之受疾病因素影响,住院新生儿极易发生臀红。

2. **发热、腹泻**　都是诱发新生儿臀红的重要原因。发生腹泻时皮肤长时间暴露在粪便及尿液中,导致皮肤屏障结构和功能受损,反复地擦拭清洗也会造成炎性损伤。发热的患儿不显性失水增加,导致皮肤干燥,易引起臀红。

3. **尿布因素**　选用尿布材质不当、更换尿布不及时、患儿对尿布过敏、患儿躁动尿布与皮肤反复摩擦刺激,均可导致患儿臀红的发生。

4. **治疗因素**　光疗时患儿通常大便次数增多,粪便稀薄,患儿大小便中的氨类物质较多,导致臀红发生率较未接受光疗的患儿高。

5. **护理不当**　患儿便后清洗不彻底、使用刺激性清洗剂、擦拭臀部用力过大,都易引起患儿臀红的发生。

【临床表现】

红斑和轻度脱屑是臀红最先出现的症状,如果治疗不当,可能会迅速发展成疼痛且表皮脱落的溃疡性病变。臀红常发生于尿布接触部位,如臀部凸隆部、肛周、会阴、阴囊、下腹部及大腿内侧等。临床将臀红分为轻、重两度。轻度:表皮潮红;重度又分为3度:Ⅰ度为局部皮肤潮红,伴有皮疹,皮疹呈斑点状;Ⅱ度除Ⅰ度所有表现外,还伴有皮肤溃破、脱皮;Ⅲ度为局部大片糜烂或表皮剥脱,严重者可导致继发细菌或真菌感染,引起败血症。

【处理原则】

1. 腹泻患儿积极治疗腹泻,减少粪便对臀部皮肤刺激。
2. 积极促进臀红愈合,防止继发感染。

【护理评估】

(一) 健康史

了解患儿喂养方式及频次,大便的次数、量及性质。了解患儿尿布的种类、吸水程度及更换频率,了解患儿家长臀部护理方法是否正确。评估患儿居住室温、箱温状况。

(二) 身体状况

评估患儿大便的次数、量及性质。评估患儿肛周皮肤情况,红疹的范围,有无糜烂、出血、感染等状况。

(三) 心理 - 社会状况

了解家长对臀红的认知,对臀红的防止态度,是否掌握臀部护理的正确方法。

【护理诊断/问题】

1. **皮肤完整性受损**　与局部皮肤破损有关。
2. **疼痛**　与局部皮肤破损及受大小便、尿布刺激摩擦有关。
3. **潜在并发症:感染**　与局部皮肤破损、出血及大便污染有关。
4. **知识缺乏:**家长缺乏新生儿臀红护理的相关知识。

【护理目标】

1. 促进患儿臀红愈合。
2. 减轻患儿痛苦。
3. 防止发生继发感染。
4. 促使家长掌握新生儿臀红护理相关知识。

【护理措施】

1. **轻度臀红**　每 2h 更换尿布一次,并用温水轻柔擦洗臀部,特别是会阴部、阴囊、肛周等皮肤褶皱处。患部不宜用碱性皂液、清洗剂,水温不可过高。清洗后应充分暴露臀部,保持局部清洁干燥。

2. **重度臀红**　除用以上护理措施外,还应根据不同情况进行局部治疗:①Ⅰ度臀红局部可涂抹液体敷料,使局部形成透气防水的保护膜,有效隔绝外界有害物质刺激。注意液体敷料使用时勿与乳液、乳霜共同涂抹,视局部病情需要每 24~48h 需重复涂抹。Ⅱ、Ⅲ度臀红可涂抹氧化锌制剂(糊剂、油膏)。②红外线照射臀部,可加速炎症吸收,其灯泡距离臀部患处 30~40cm,每日 2 次,每次 15~20min;操作中注意观察皮肤情况,以防烫伤。③男婴应特别注意阴囊下部清洗、涂抹药液与观察。④如继发细菌或真菌感染,可涂用 0.5% 新霉素氧化锌糊剂或用克霉唑制剂。⑤局部皮肤高流量氧疗法,患儿取仰卧位或侧卧位,充分暴露臀红创面,氧气管一端连接未加湿化瓶的氧气表,调节氧流量为 5L/min,将氧气管靠近患儿臀红创面进行氧疗,持续 20~30min,每日 2 次。操作时应注意患儿保暖,防止受凉感冒。

3. **臀部护理的注意事项**

(1) 清洗臀部时,一定要动作轻柔,应以手蘸沾水进行冲洗,避免用毛巾直接擦洗,洗后用浴巾轻轻吸干。女婴应从前向后清洗臀部。

(2) 操作时注意保暖,防止新生儿受凉和烫伤。

(3) 涂抹油类或药膏时,应使用棉签蘸在皮肤上轻轻滚动,不可上下刷抹,以免加剧疼痛和导致损伤。

(4) 严格执行消毒隔离制度,接触患儿前后洁净双手,防止交叉感染。

4. **臀红的预防**

(1) 保持臀部的清洁和干燥,勤换尿布,每次更换尿布前用温水洗净臀部,清洗时忌用肥皂水;洗后用毛巾吸干,涂以婴儿护臀霜。

(2) 选择适合的尿布,最好选择尿不湿或柔软、吸水性好的旧白棉布,尿布外不要用塑料布,否则易使臀部潮湿而发热,致皮肤发红、糜烂。

(3) 换下的尿布一定要充分洗涤,并在阳光下曝晒或经煮沸消毒后备用。

【护理评价】

经过治疗和护理,是否达到:①患儿臀红得到控制;②患儿疼痛减轻;③患儿臀红创面愈合,无继发感染发生;④患儿家长掌握新生儿臀红护理相关知识。

Note:

三、脐部感染

由于目前普遍对脐部感染的预防和重视,脐部感染的发生率已有明显的下降。应保持新生儿脐部的清洁干燥,避免尿液及粪液的污染,及时发现感染征象:如脐周红肿、脓性分泌物、发热等。

【病因】

新生儿脐部感染系因断脐时或出生后处理不当,脐带残端被细菌入侵、繁殖所引起的急性炎症,亦可由于脐血管置保留导管或换血时被细菌污染而导致发炎。可由任何化脓菌引起,最常见的是金黄色葡萄球菌,其次为大肠埃希菌、铜绿假单胞菌、溶血性链球菌等。

【临床表现】

轻者脐轮与脐周皮肤轻度红肿,可伴少量浆液脓性分泌物,或脱落后伤口不愈合,脐窝湿润。重者脐部及脐周明显红肿发硬,脓性分泌物较多,常伴有臭味或形成局部脓肿,病情危重者可导致败血症、腹膜炎,并有全身中毒症状。可伴有发热、拒乳、精神状态差、烦躁不安等。慢性脐炎时局部形成脐部肉芽肿,为一小樱红色肿物突出、表面可有脓性溢液,经久不愈。发生脐炎后如能积极处理,一般均能治愈,但如延误治疗,可造成感染扩散形成腹壁蜂窝织炎,皮下坏疽;向邻近腹膜蔓延可形成腹膜炎;沿未愈合的脐血管蔓延可引起败血症,甚至危及生命。

【处理原则】

1. 断脐应严格无菌,保持脐部清洁。
2. 轻者局部每日进行消毒,伴有全身症状者,还需进行抗生素治疗。

【护理评估】

(一) 健康史

评估患儿的营养状况、大小便情况、睡眠情况及皮肤完整性。询问家长断脐方式,脐部护理方法、次数及使用药品、敷料情况。

(二) 身体状况

1. 局部症状　评估脐部红肿范围和程度、脐窝脓性渗液量,是否有臭味,观察有无脐部赘生物,脐带脱落时间。

2. 全身状况　是否有其他伴随症状,有无发热、腹胀、腹肌紧张、腹部触痛、少吃、少哭、少动等。

(三) 辅助检查

胎儿出生后,脐残端很快就有细菌定植,但由于正常新生儿脐部也会存在多种细菌,不能仅仅依靠培养出定植菌而诊断为脐炎,必须要有脐部的炎症表现。

（四）心理 - 社会状况

评估家长对该病病因、后果、治疗方法和脐部护理方法，和可能导致的并发症的认知程度。

【护理诊断 / 问题】

1. 皮肤完整性受损　与脐部感染性病灶有关。
2. 潜在并发症：败血症、腹膜炎等。
3. 知识缺乏：患儿家长缺乏新生儿脐部护理的相关知识。

【护理措施】

1. 脐部护理　脐部应暴露在外，保持局部干燥，防止受到尿便的污染，避免不必要的摩擦；对于轻者且脐周无扩散者局部用 3% 过氧化氢及 75% 酒精清洗，每日 2~3 次；已形成慢性肉芽肿者要用 10% 硝酸银溶液涂擦，或硝酸银棒局部烧灼，如肉芽较大不易烧灼者，应给予手术切除；各种操作时动作轻稳，注意保暖防止新生儿受凉或损伤。

2. 按医嘱使用抗生素　有明显脓液、脐周有扩散或有全身症状者，除局部消毒处理外，可先根据涂片结果经验性地选用适当抗生素治疗，以后结合临床疗效及药敏试验再决定如何用药。

3. 观察患儿病情　密切观察患儿的生命体征，特别是体温；同时定时观察脐部及周围有无红、肿、渗出。观察患儿有无精神状态差、拒乳、烦躁不安等异常征象。如发现异常及时汇报医生并处理。

4. 健康指导　新生儿出生后，如果脐带护理得当，一般 1 周左右即可脱落。在出院时未脱落者，教会家长正确的护理方法；脐带未脱落前勿强行剥离，如长时间未脱落应咨询专业人员；避免大小便污染，使用吸水透气性好的消毒尿布等。

【护理评价】

经过治疗和护理，是否达到：①患儿脐部感染得到控制，无扩散感染；②避免患儿并发症的发生；③患儿家长掌握新生儿脐部护理的相关知识。

四、腹泻

新生儿腹泻可以由多种病原、多种因素引起，是以大便次数增多或者大便性状的改变为特点的一组临床综合征，严重者可引起脱水和电解质紊乱。

【病因】

喂养不当、肠道内外感染、乳糖不耐受、蛋白质或脂肪吸收障碍、药物反应等。

【临床表现】

1. 大便次数增加　轻症表现为食欲缺乏，偶有呕吐，大便每日数次或十余次，呈黄色或黄绿色稀便或水样便，有酸臭味，可有奶瓣或混有少量黏液。重症表现为常有呕吐，大便每日十余次至数十次，每次量多，呈蛋花汤或水样便，可有少量黏液，有时可呈脓血样或血性。

2. 全身中毒症状　可有呕吐、纳差、发热。重症可有嗜睡、精神萎靡、尿少、四肢发凉、腹胀及体温不升等。

3. 水、电解质和酸、碱平衡紊乱　重症患儿可出现脱水、代谢性酸中毒、低钾血症、低钙和低镁血症等，如不及时发现并进行纠正可危及患儿生命。

【处理原则】

1. 调整患儿饮食。

Note:

2. 纠正水电解质酸碱平衡紊乱。

3. 药物治疗,以控制感染、恢复肠道正常菌群生态平衡、维护和修复肠黏膜屏障功能为主。

4. 重症患儿应监测生命体征,及时发现休克征象并给予干预。

5. 预防营养不良等其他并发症。

【护理评估】

(一) 健康史

评估喂养史包括喂养方式,新生儿是否有乳糖不耐受或牛乳蛋白不耐受,人工喂养应评估奶瓶是否清洁消毒;有无肠道内、外感染表现,询问患儿腹泻开始时间,大便次数、颜色、性状、量、气味,有无发热、呕吐、腹胀、腹痛等症状;既往有无腹泻史;有无其他疾病及长期使用抗生素史。

(二) 身体状况

评估患儿生命体征如意识、体温、脉搏、呼吸血压、皮肤黏膜、脱水程度和营养状态。检查肛周皮肤有无发红、发炎和破损。

1. **胃肠道症状**　①轻型:食欲缺乏,偶有呕吐,大便每日数次或 10 余次,呈黄色或黄绿色稀便或水样便,有酸臭味,可有奶瓣或混有少量黏液;②中重型:常有呕吐,大便每日 10 余次至数十次,每次量多,呈蛋花汤或水样便,可有少量黏液,有时可呈脓血样或血性。

2. **全身中毒症状**　①轻型偶有低热;②中、重型常有发热、精神萎靡、烦躁不安、意识模糊甚至昏迷。

3. **水、电解质和酸、碱平衡紊乱**　①脱水:眼窝及前囟凹陷,眼泪及尿量减少。黏膜及皮肤干燥,皮肤弹性差,烦躁、嗜睡甚至昏迷、休克。②代谢性酸中毒:轻度呼吸稍快,中、重度口唇呈樱桃红色或发绀,呼吸深快,精神萎靡或烦躁不安、嗜睡甚至昏迷。③低钾血症:神经肌肉兴奋性降低,腱反射减弱或消失,腹胀,肠鸣音减弱甚至肠麻痹,心音低钝、心律失常、心电图改变等。④低钙和低镁血症:手足震颤、抽搐或惊厥。

(三) 辅助检查

1. **血常规**　细菌感染时白细胞总数及中性粒细胞增多;寄生虫感染和过敏性腹泻时嗜酸性粒细胞增多。

2. **大便常规**　肉眼检查大便的性状如外观、颜色、是否有黏液脓血等;大便镜检有无脂肪球、白细胞、红细胞等。

3. **病原学检查**　细菌性肠炎大便培养可检出致病菌;真菌性肠炎大便镜检课件真菌孢子和菌丝;病毒性肠炎可做病毒分离等检查。

4. **血液生化**　血钠测定可了解脱水的性质;血钾测定可了解有无低钾血症;碳酸氢盐测定可了解体内酸碱平衡失调的性质及程度。

(四) 心理 - 社会状态

了解家长的心理状态及对疾病的认知程度,是否缺乏新生儿喂养和卫生知识,评估其社会支持系统。

【护理诊断 / 问题】

1. **体液不足**　与腹泻、呕吐丢失过多和摄入量不足有关。

2. **体温过高**　与肠道或全身感染有关。

3. **有皮肤完整性受损的危险**　与大便次数增多刺激臀部皮肤有关。

4. **营养失调:低于机体需要量**　与腹泻、呕吐丢失过多和摄入不足有关。

5. **知识缺乏:**家长缺乏合理喂养知识、卫生知识以及腹泻患儿的护理知识。

【护理措施】

1. **调整饮食**　母乳喂养者考虑腹泻与母乳无关者可继续喂哺母乳;对乳糖不耐受者,可选用无乳糖配方奶;对牛乳蛋白过敏者,可选用深度水解蛋白配方奶。

2. **维持水、电解质及酸碱平衡**　新生儿一般采用静脉补液。液体疗法常用的液体包括非电解质溶液和电解质溶液。补液时需补充生理需要量、累积损失量和继续丢失量。制定补液方案时必须全面掌握病史、体检和实验资料及患儿的个体差异,制定合理、正确的输液量、速度、成分及顺序。

3. **控制与预防感染**　遵医嘱选用针对病原体的抗生素以控制感染,在用药的过程中注意按时、按量;微生态调节制剂的应用,补充肠道正常益生菌群,常用双歧三联活菌;肠黏膜保护剂的应用,吸附病原体和毒素,维持肠细胞的吸收和分泌功能,增加屏障作用,以阻止病原微生物的侵入。常用蒙脱石散,将本品 1 袋 3g 倒入 50ml 温开水,摇匀后口服,剂量每日一袋,分三次服用。严格执行消毒隔离及无菌技术操作,如护理患儿前后要认真洗手,防止交叉感染。

4. **臀部护理**　腹泻的粪便对臀部刺激大,应做好臀部护理(详见本节二)。

5. **密切观察病情**

(1) 监测生命体征:如体温、脉搏、呼吸、血压及意识等。观察大便情况:观察并记录大便次数、颜色、气味、性状及量。及时送检,收集标本时应注意采集黏液脓血部分。

(2) 观察全身中毒症状:有无发热、精神萎靡、嗜睡、拒乳、烦躁等。

(3) 观察水电解质和酸碱平衡紊乱的症状:脱水情况及代谢性酸中毒、低血钾症状等。

6. **健康教育**　向家长介绍腹泻的相关知识;进行正确的喂养;使用过的奶具应煮沸消毒;尿布也应消毒后使用;进行有效的母乳喂养。

【护理评价】

经过治疗和护理,是否达到:①患儿腹泻症状缓解;②感染得到控制,未出现电解质和酸碱平衡紊乱;③保证患儿皮肤完好;④患儿营养状况得到改善;⑤患儿家长掌握新生儿腹泻的预防和护理。

五、呕吐

呕吐是新生儿期的常见症状,它是消化功能紊乱或消化道梗阻的主要表现。新生儿消化系统解剖生理特点在很多情况下容易发生呕吐,尤以出生 3~4d 为多见。由于呕吐物常从口鼻同时喷出,容易呛入气道而引起窒息和 / 或吸入性肺炎,也易引起水、电解质紊乱和酸碱平衡失调,严重误吸者甚至导致死亡。较长时间的呕吐也会影响小儿生长发育,故应重视。

【病因及临床表现】

新生儿呕吐的原因可分为内科性和外科性呕吐两大类型。

(一) 内科性呕吐

1. **黏膜受刺激所致的呕吐**　新生儿出生时所吞咽的羊水、产道血液等刺激胃黏膜可引起呕吐,常在出生第一天尚未进食时发生,呕吐物为泡沫样、咖啡色液体。新生儿出血症、应激性溃疡等所致胃内出血时,呕吐为首发症状。

2. **胃食管反流**　是新生儿呕吐最常见的原因,主要与食管下端括约肌抗反流机制发育不成熟有关。新生儿胃食管反流的主要症状是呕吐,多数在出生一周内出现;当并发反流性食管炎时,呕吐物可带血;部分患儿可无呕吐表现而出现呼吸暂停、心动加速、反复吸入等,甚至猝死。

3. **幽门痉挛**　由幽门神经、肌肉功能暂时性失调所致,不伴有解剖学异常。多在出生一周内发病;呕吐呈喷射性,但常表现为间歇性;呕吐物为水样,有少量乳块,不含胆汁。

4. **感染**　胃肠道感染(如感染性腹泻、坏死性小肠结肠炎等)或其他感染(如败血症、脑膜炎、肝炎、上呼吸道感染、肺炎及尿路感染等)均可引起呕吐。这类患儿往往有食欲减退和其他症状,但呕吐也可为感染的唯一症状。

5. 先天性代谢缺陷 患儿除呕吐外常伴有其他症状,如氨基酸代谢障碍常有神经症状,排泄物有特殊气味;糖代谢障碍常有黄疸、肝脾大、腹泻等;肾上腺皮质增生症有性征异常、皮肤色泽加深等。

6. 其他原因 喂养不当,如乳头内陷、奶嘴孔过大、大量吞入空气、喂奶过多过频、奶方浓度和量不合适;新生儿缺氧缺血脑病及颅内压增高;未成熟儿功能性肠梗阻(消化道无张力症);低血糖症、低钙血症等。

(二) 外科性呕吐

引起新生儿呕吐的外科疾病主要有食管闭锁、肥厚性幽门狭窄、肠闭锁、肠旋转不良、环状胰、胎粪性肠梗阻、胎粪性腹膜炎、肠套叠、先天性巨结肠和肛门直肠闭锁等。临床以呕吐胆汁或粪便成分为主,多为喷射状,呕吐量大,有明显肠梗阻表现,严重呕吐常导致脱水和电解质紊乱,X 线腹部平片、胃肠道造影检查可发现各种消化道病变的特征。

【处理原则】

1. 病因治疗 首先排除外科性呕吐,以免延误手术时机,再针对病因治疗,如合理喂养、控制感染、降颅内压等。

2. 对症治疗 内科性疾患引起呕吐宜采取右侧卧位,以防止呕吐物吸入;胃食管反流主要进行体位治疗,喂奶后保持俯卧并抬高 30°,注意监测生命体征。病情轻者一般不需要特殊处理,如呕吐严重者需要禁食,呕吐频繁伴严重腹胀者,可持续胃肠减压。咽下综合征患儿可用温生理盐水洗胃。

【护理评估】

(一) 健康史

1. 评估患儿呕吐的类型、呕吐物的颜色、量、性状及伴随症状。

2. 评估体重及生长发育情况。

(二) 辅助检查

对于考虑胃食管反流的患儿可进行以下辅助检查:

1. 食管钡剂造影 可对食管形态、运动状况、钡剂的反流、食管与胃连接部的组织结构作出判断,还可观察到是否存在食管裂孔疝等先天性疾病以及严重病例的食管黏膜炎症改变。

2. 食管 pH 动态监测 24h 连续监测食管下端 pH,通过计算机软件进行分析,可区分生理性或病理性反流,是目前最可靠的诊断方法。

3. 其他检查 如食管胆汁反流动态监测、食管动力功能检查、食管内镜检查及黏膜活体组织检查等均有助于诊断。

(三) 心理 - 社会状况

了解家属的心理状态及对疾病的认知。

【护理诊断 / 问题】

1. **营养失调:低于机体需要量** 与反复呕吐致能量和各种营养素摄入不足有关。

2. **有窒息的危险** 与呕吐物反流有关。

3. **潜在并发症:脱水、电解质紊乱、低血糖、吸入性肺炎等。**

【护理目标】

1. 患儿的营养状况与同龄儿相比达到正常水平。

2. 呕吐反流物及时清理,患儿呼吸通畅,各项生命体征平稳。

3. 患儿无并发症发生。

【护理措施】

1. 病情观察

(1) 区分生理性和病理性呕吐:一般生理性呕吐与新生儿生理解剖特点、喂养、护理不当有关。患儿呕吐后及时更换衣被并清除呕吐物,做好皮肤和口腔护理,防止继发感染。

(2) 密切观察新生儿的病情及生命体征变化:严密观察呕吐出现时间与饮食的关系及伴随症状,记录呕吐量及呕吐物的气味、颜色、性质与次数,必要时留取标本化验,同时注意观察有无脱水、电解质紊乱等情况。如有水、电解质紊乱者及时与医生联系,给予补液纠正。呕吐频繁伴严重腹胀者,可行持续胃肠减压。

2. 指导正确的喂养方法　母乳喂养儿胃排空功能成熟较配方乳喂养儿早,即使少量的母乳,虽然不能满足营养需要,但仍能使胃肠道更快成熟,促进胃肠激素分泌。因此建议尽量采用母乳喂养。人工喂养儿奶液应新鲜配制,温度适宜,浓度正确,奶嘴孔隙大小合适,喂奶时奶液充满奶头。避免吸入空气。喂奶后将患儿直立并小心拍背使患儿打嗝。喂哺时,少食多餐,缩短喂奶间隔时间。

3. 体位的护理　恰当的体位是防止呕吐物呛入气管,引起窒息或吸入性肺炎的重要环节。内科性呕吐(胃食管反流)患儿可采取头抬高 30°,前倾俯卧位,但为防止婴儿猝死综合征的发生,睡眠时应采取左侧卧位。

4. 洗胃的护理　咽下综合征的患儿洗胃时,洗胃液的温度以 37~39℃为宜,洗胃时取左侧卧位,洗胃后给予右侧卧位,利于残留液进入十二指肠;洗胃时每次 10~15ml,不可一次大量注入,防止胃扩张或胃内液体反流。

5. 健康指导　告知家长体位及饮食护理的方法、重要性和长期性。指导家长观察患儿有无发绀,判断患儿反应状况和喂养是否耐受,新生儿每日监测体重。带药出院时,详细说明用药方法和注意事项,尤其是用药剂量和不良反应。

【护理评价】

经过治疗和护理,是否达到:①患儿的营养状与同龄儿相比达到正常水平;②患儿呕吐的症状得到缓解,各项生命体征平稳;③患儿无并发症发生。

六、发热

发热(fever)是指产热增多或散热减少所致的体温升高,是机体对致病因子的一种防御反应。体温升高是新生儿时期常见的一种症状,正常新生儿的肛温 36.2~37.8℃、腋下温度在 36~37℃。当新生儿腋温超过 37.2℃或肛温超过 37.8℃时称发热。新生儿体温调节中枢发育不完善,其体温易受环境温度影响。

【发热的类型】

新生儿发热的类型详见表 13-1。

表 13-1　新生儿发热的类型

发热的类型	数值的范围
低热	37.8~38.0℃
中等热	38.1~39.0℃
高热	39.1~41.0℃
超高热	41℃以上

【发热原因】

引起发热的原因可分为感染性与非感染性两方面。

1. 感染性发热　是由细菌、病毒等感染后发病而致发热。

2. 非感染性发热　包括环境因素引起新生儿发热、新生儿脱水热、新生儿骨骼肌强直和癫痫持续状态、先天性外胚叶发育不良的患儿汗腺缺乏，散热障碍、新生儿颅内出血致中枢性发热。

【发热对新生儿的影响】

发热是人体防御疾病和适应内外环境温度异常的一种代偿性反应。感染时，发热刺激单核巨噬细胞系统的吞噬作用，有利于抗体形成，增强白细胞内多种酶的活力，增强脑的解毒功能。这些都是机体抵御疾病的有利因素。发热超过一定限度，尤其是高热持续过久会对机体产生以下不良影响：①高热可使各种营养素的代谢增加，氧消耗量也大大增加。体温每升高 1℃，基础代谢增高 13%。高热时还可影响消化功能，导致患儿腹泻、脱水，而进一步发生代谢障碍。②高热时需加速散热，表皮血管扩张，心血管负担加重，出现心搏加快，体温每升高 1℃，心率加快约 15 次 /min。③高热时可使大脑皮质兴奋性增高产生烦躁或惊厥，也可发生过度抑制引起嗜睡、昏迷等。④高热时消化道分泌减少，消化酶的活力降低，胃肠蠕动减弱，有食欲减退、腹胀、便秘等现象。⑤持续高热反而会使机体防御感染的功能降低，不利于恢复健康。新生儿对高热耐受性差。当体温超过 40℃ 时间较长时，可产生惊厥及永久性脑损伤。

【临床表现】

患儿体温升高，出现烦躁不安、啼哭、面色潮红、呼吸增快，严重者口唇干燥、尿量减少或无尿；感染引起的发热，除体温升高外，还有全身状态差，可找到感染病灶，外周皮肤血管收缩、末梢循环不良、肢端发凉、核心温度与外周温度差增大。

【处理原则】

首先应当明确发热的原因，如发热为感染引起，应查明感染源，积极控制感染。环境因素引起发热，应去除原因，如降低室温，打开新生儿的包裹，调节暖箱、光疗箱温度，检查辐射保暖台皮肤温度传感器是否松动等；如发热因脱水引起，应尽快补充水分。

【护理评估】

（一）健康史

1. 患儿发热起病急缓、发热程度及伴随症状。

2. 患儿既往史有无类似发热史。

（二）体格检查

监测患儿生命体征，观察咽、扁桃体有无红肿，听诊患儿心率、两肺是否有啰音。

（三）辅助检查

血尿便常规及血涂片、白细胞分类、有可疑感染征象者进行血培养检查。

（四）心理 - 社会状况

了解家属的心理状态及对新生儿发热的认知，患儿家属是否有监测患儿体温的习惯。

【护理诊断 / 问题】

1. 体温过高　与发热有关。

2. 有体液不足危险　与发热引起脱水有关。

【护理目标】

1. 患儿体温降至正常范围。
2. 患儿无口唇干燥、尿量减少或无尿等脱水症状。

【护理措施】

1. **一般护理**　保持室内环境安静,温湿度适宜,衣被不可过厚,以免影响机体散热;为患儿补充足够的水分,既有利于体内毒素的排泄,又可达到降温的目的。

2. **去除病因**　因环境因素引起的发热,应立即去除原因,如打开新生儿包被、调节暖箱温度等;因脱水引起的发热,应尽快补充水分;因感染引起的发热,应查明感染源,控制感染。

3. **对症处理**　新生儿发热的处理以物理降温为主,常用凉水袋置患儿枕部,体温过高者可洗温水浴或行温水擦浴。忌用酒精擦浴,慎用退热药,以防药物引起患儿毒副作用及体温骤降,必要时可用对乙酰氨基酚口服或灌肠。退热过程中,患儿往往大量出汗,应及时擦干汗液和更换衣服,预防着凉。

4. **密切观察**

(1) 生命体征:一般每 4h 测量体温、脉搏、呼吸 1 次,准确记录,且将所测体温绘于体温单上,以便观察患儿的热型。物理降温后,密切观察降温情况,须在半小时后测量体温一次。

(2) 观察脱水征象:观察患儿有无口唇干燥、尿量减少或无尿等症状出现。

(3) 其他:大、小便次数及量;新生儿的精神状态。

5. **心理护理**　高热时,家属往往焦虑不安,护士应给其安慰和鼓励,并向其解释发病的原因、治疗和预后。耐心解答家属的疑问,并指导其掌握降温的相关护理措施和护理要点。增强家属的自信心,减轻其担忧和焦虑。

【护理评价】

经过治疗和护理,是否达到:①患儿经过治疗,体温降至正常范围;②患儿体液平衡,尿量在正常范围内,无脱水症状。

七、惊厥

惊厥(convulsion)是神经元功能紊乱引起脑细胞突然异常放电所致的全身或局部肌肉不自主收缩,常伴有意识障碍。是新生儿期常见急症之一。新生儿惊厥是由多种疾病引起的中枢神经系统功能紊乱的一种常见症状,多发生在出生 10d 之内,尤其是头 3d 内最为多见。引起新生儿惊厥的病因很多,常见于围产期并发症(如颅内出血、脑损伤)、感染、代谢因素、脑缺氧、颅脑异常、药物反应、先天性代谢疾病、胆红素脑病等。

【临床表现】

新生儿常有不典型惊厥发作,如表现为面部、肢体局灶或多灶性抽动、局部或全身性肌痉挛,或表现为突发瞪眼、咀嚼、流涎、呼吸暂停、发绀等。根据临床表现可分为以下五种类型:

1. **微小型(subtle seizures)**　指一群不出现肢体抽动或强直的惊厥发作形式,较其他类型更不易引人注意。表现为眼球水平位或垂直位偏斜,眼睑反复抽动,眨眼动作,吸吮、咀嚼或其他口部动作,四肢呈游泳或踏车样运动,某一肢体震颤或固定在某一姿势,以及呼吸暂停、屏气、呼吸增强、鼾声呼吸,心率增快、血压升高、阵发性面红或苍白,流涎、出汗,瞳孔扩大或缩小。

2. **强直型(tonic seizures)**　表现为四肢强直性伸展,有时上肢屈曲下肢伸展并伴有头向后仰。足月儿及早产儿均可见,是病情严重的表现,常伴有呼吸暂停和两眼球上翻,脑电图常有明显异常。

Note:

3. **局限性阵挛型**(focal clonic seizures) 表现为身体某个部位局限性阵挛,这种惊厥常起自一个肢体或一侧面部,然后扩大到身体同侧的其他部位,通常意识清醒或轻度障碍。

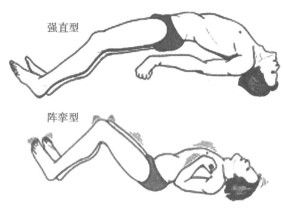

强直型

阵挛型

图 13-3 强直型和阵挛型惊厥发作

4. **多灶性阵挛型**(multifocal clonic seizures) 表现为多个肌肉群的阵发性节律性抽动,常见多个肢体或多个部位同时或先后交替抽动,常为游走性。

5. **全身性肌阵挛型**(myoclonic seizures) 表现为肢体或某个孤立的部位一次或多次短促的屈曲性痉挛,也可牵涉到双上肢或双下肢。全身性肌阵挛,四肢和躯干均可同样痉挛,类似婴儿痉挛症。此型在新生儿期较少见,其存在常表明有弥漫性脑损伤,预后不良。

强直型和阵挛型惊厥发作对比见图 13-3。

【处理原则】

维持生命体征,控制惊厥发作,治疗惊厥病因,预防惊厥复发。

1. **镇静止惊**

(1) 苯巴比妥钠:是新生儿惊厥的首选药物,它具有镇静、保护脑细胞,静脉滴注显效快,抗惊厥作用维持时间长,不良反应小等优点。负荷剂量为 20mg/kg,15~30min 静脉滴入,若不能控制惊厥,1h 后可加用 10mg/kg,每日维持剂量为 3~5mg/(kg·d)。

(2) 苯二氮䓬类:顽固性抽搐者加用咪达唑仑,每次 0.1~0.3mg/kg,静脉滴注。

(3) 10% 水合氯醛:每次 0.5ml/kg(50mg/kg),稀释至 3% 灌肠。

2. **对症治疗** 高热者予降温,维持内环境稳定。

3. **病因治疗** 针对惊厥的不同病因采取相应治疗措施。

【护理评估】

(一) 健康史

1. 了解患儿过去有无类似的发作史,是否有诱发惊厥的相关脑部疾病或全身性疾病。

2. 惊厥有无伴随症状,瞳孔肌张力等变化。

3. 心理社会情况。

(二) 体格检查

惊厥类型、持续时间、发作频率、头围大小、肌张力变化、黄疸程度、颅内压增高征等均有助于诊断。

(三) 辅助检查

1. **实验室检查** 血、尿、便常规;血液生化检查,如血糖、血钙、血镁、血钠、肌酐及尿素氮等。怀疑颅内感染者需做脑脊液常规、生化及病原学检查。

2. **影像学检查** 所有惊厥患儿应做脑电图检查。怀疑颅内出血、占位性病变和颅脑畸形者可做头颅 CT 及 MRI 检查。头颅 B 超适用于前囟未闭的婴儿,对脑室内出血、脑积水有诊断价值。

(四) 心理 - 社会状况

了解家属的心理状态及对新生儿惊厥的认知,家属焦虑紧张,担心患儿预后。

【护理诊断 / 问题】

1. **有误吸的危险** 与意识障碍、咳嗽反射减弱有关。

2. **有受伤的危险**　与意识障碍、惊厥导致不能自主控制有关。

3. **焦虑 / 恐惧**　与家长担心患儿病情、无法应对惊厥发作有关。

【护理目标】

1. 患儿呼吸道通畅。

2. 患儿体位安全。

3. 家属情绪稳定。

【护理措施】

1. **急救护理**

(1) 预防窒息：发作时，立即让患儿平卧，头偏向一侧，以免口腔分泌物或呕吐物流入气管内引起窒息。松解衣服和领口，防止气道受压，及时清除患儿口鼻咽分泌物、呕吐物等，颈部和背部可垫小毛巾，使颈部处于伸展位，防止舌后坠，以保证气道通畅。

(2) 镇静止惊：保证静脉通路通畅，根据医嘱给予快速有效的镇静、抗惊厥药物。

(3) 备好急救用品，如吸痰器、气管插管用具等。惊厥发作时，加强看护，预防外伤。惊厥发作时，禁忌饮食，必要时留置胃管。

2. **一般护理**

(1) 保持环境安静，避免强光，减少对患儿的刺激，各项护理操作应动作轻柔，集中进行。

(2) 新生儿病室温度控制在 24~26℃。温度以 55%~65% 为宜，保持室内空气清新，定期做空气培养检测，并做好记录。

3. **对症护理**

(1) 保暖吸氧：治疗护理中注意为患儿保暖，必要时将患儿置于远红外抢救床上，待稳定后置于暖箱或小床。有呼吸困难及缺氧症状的患儿，根据医嘱，选择合适的给氧方式。

(2) 密切观察病情变化，注意患儿体温、脉搏、呼吸、血压、瞳孔及意识改变，如发现异常及时通知医生，以便采取紧急抢救措施。惊厥发作时，应注意惊厥类型。若惊厥持续时间长、发作频繁，应警惕有无脑水肿、颅内压增高的表现。

4. **健康指导**　向家长详细交代患儿病情、惊厥的病因和诱因，指导家长预防惊厥的措施。定期门诊随访，根据病情调整药物。

【护理评价】

经过治疗和护理，是否达到：①惊厥发作时，抢救迅速，保持患儿呼吸道通畅；②专人守护，使用床档，患儿体位安全；③家属了解惊厥的病因、治疗和预后等知识，情绪稳定。

八、新生儿红斑

新生儿红斑（neonatal erythema）又称新生儿过敏性红斑，既往亦称新生儿中毒性红斑。新生儿生后 1~2d，在头面部、躯干及四肢常出现大小不等的多形性斑丘疹，称为新生儿红斑。患儿无不适感，1~2d 后自然消失。目前对新生儿红斑的发生机制尚不十分清楚，有两种解释：一是认为新生儿经乳汁并通过胃肠道吸收了某些致敏原，或来自母体的内分泌激素而致新生儿过敏反应；二是新生儿皮肤娇嫩，皮下血管丰富，角质层发育不完善，当胎儿从母体娩出，从羊水浸泡中来到干燥的环境，同时受到空气、衣服和洗澡用品的刺激，皮肤就有可能出现红斑。

【临床表现】

以红疹、丘疹及脓疱为特征，脓疱为无菌性，红疹没有固定形状，好发于胸部、背部、脸及四肢。发生率为 30%~70%。一般以足月新生儿多见,早产儿则比较少见。

【处理原则】

加强护理,保持清洁干燥。

【护理评估】

(一) 健康史

1. 评估患儿皮肤状况,有无破溃、红斑出现时间等。
2. 了解患儿精神状况,吃奶情况。

(二) 心理 - 社会状况

了解家长对新生儿红斑的认知情况,是否了解皮肤护理的方法。

【护理诊断 / 问题】

1. **焦虑**　与家长担心患儿病情、过度担心有关。
2. **有皮肤损伤的危险**　与家属对疾病的知识缺乏,处理不当有关。

【护理目标】

1. 家属情绪稳定。
2. 患儿红斑消退,无皮肤损伤。

【护理措施】

1. **加强皮肤护理**　保持婴儿皮肤清洁干燥,不要给患儿使用沐浴露、肥皂等带有刺激性的化学物品。洗澡的水温建议在 37℃左右,温度不要过高。

2. **生活护理**　婴儿穿的和包的衣物要柔软、清洁、舒适、刺激性小,婴儿的包被不宜过多、过紧,如果包被过多,使新生儿体温上升,从而引起皮肤血管扩张,容易促进红斑的发生与发展。

3. **用药护理**　局限性、不发展、无融合的新生儿红斑无须全身用药,必要时可在医生指导下给予新生儿局部处理或全身用药。

4. **给予产妇及家长心理护理**　向产妇及家属介绍新生儿红斑是一种良性的新生儿期的生理现象,孩子的父母和家人无须过分为此担忧,只要加强观察,重视护理。

5. **健康指导**　指导产妇保持心情舒畅,吃清淡易消化饮食。

【护理评价】

经过治疗和护理,是否达到:①家属了解新生儿红斑的临床表现、护理措施等知识,情绪稳定;②红斑自然消退。

练习与思考

1. 患儿,女,G_1P_1,孕 36 周出生,顺产,出生体重 2 500g,羊水清,脐带胎盘正常,无胎膜早破,Apgar 评分 6-7-8。因"生后反应差,呼吸困难 2h"转入新生儿科。

血气分析:pH 7.15,PCO_2 62mmHg,PO_2 55mmHg,BE−12.8mmol/L。

胸片:两肺野透亮度降低,可见毛玻璃样弥漫细颗粒状影。

请思考:

(1) 该患儿可能的临床诊断是什么?

（2）该患儿目前主要的护理诊断问题是什么？应采取哪些护理措施？

2. 患儿，男，生后 13d，因皮肤发黄，今日拒奶而住院。足月分娩，出生时 Apgar 评分 10 分，出生体重 3 500g，生后第 2 天皮肤发黄，第 6 天已消退。自出生后第 10 天开始皮肤发黄，并逐渐加深，吃奶差，今日拒奶，母妊娠时 HBsAg（–）。患儿哭声低，反应差，全身皮肤及巩膜黄染明显，前囟平，心肺（–）。脐部残端有脓性分泌物渗出，腹略胀气，肝肋下 3cm，脾肋下 1cm 可触及，质软。血白细胞 29×10⁹/L，中性粒细胞 88%，淋巴细胞 12%。

请思考：

（1）目前患儿最可能的诊断及诊断依据是什么？

（2）患儿的治疗要点有哪些？

（3）请简述患儿的护理措施。

（孙美玲）

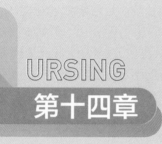

URSING

第十四章

避孕相关技术与护理

14章 数字内容

学习目标

知识目标:

1. 掌握　常用避孕方法及其适用人群;常见的终止妊娠方法及适应证、禁忌证、并发症。

2. 熟悉　避孕措施的选择。

3. 了解　女性绝育术的适应证、禁忌证、护理要点。

能力目标:

运用所学知识为女性介绍生殖保健的常识,教授正确的避孕方式,做好避孕措施。

素质目标:

尊重关心女性,减轻其生理及心理负担。

—————————— 导 入 案 例 ——————————

某女，32岁，咨询避孕方法。平素月经规律，4~5d/28~30d，量多，痛经（+），末次月经16d前。2d前性生活时避孕套破裂，担心妊娠来医院就诊。既往体健。1-0-3-1[足（月生）-早（产）-流（产）-存（活）]，8年前足月顺产一女婴，人工流产2次，药物流产1次。平素采取安全期及避孕套避孕。

请思考：

1. 该女性如何选择避孕方法？

2. 该女性还希望选择一个适合她的长期避孕方法，如何推荐？

避孕主要控制生殖过程中3个关键环节：①抑制精子与卵子产生；②阻止精子与卵子结合；③使子宫环境不利于精子获能、生存，或不适宜受精卵着床和发育。

第一节　避孕妇女的一般护理

避孕相关技术的选择直接关系到妇女一生的健康和家庭的幸福，因此医护人员应以高度的责任心、爱心和科学的态度认真评估每一位需要服务的对象，在充分了解她们生理、心理需求的基础上，明确不同个体所存在的问题，并为其提供相应的护理。

【护理评估】

（一）健康史

询问拟采取避孕相关技术妇女的家族史、现病史、既往史、婚育史及月经情况，了解有无各种避孕措施禁忌证。

（二）身体状况

对欲采取避孕相关技术的妇女进行全面体格检查，评估有无感染、合并急慢性疾病等。同时，通过妇科检查，了解有无妇科炎症、肿瘤、宫颈松弛、撕裂等。

（三）辅助检查

常用的辅助检查方法有白带常规、阴道脱落细胞学检查、B超检查、出凝血时间检查、血常规、尿常规、肝肾功能检查等。另外，根据病史、体格检查情况按需选择相应的特殊检查，如血糖、血脂等。

（四）心理-社会状况

采取不同避孕相关技术的妇女其心理反应不同，如：采取药物避孕者，担心体重增加、色素沉着、月经异常、增加肿瘤的发生率；采用阴茎套进行避孕者，担心影响性快感；进行女性绝育术者，担心术中疼痛、影响性生活等；需要终止妊娠者，担心宫缩引起疼痛等。

【护理诊断/问题】

1. **知识缺乏**：缺乏避孕相关知识。

2. **疼痛**　与手术或宫缩有关。

3. **有感染的危险**　与腹部切口或宫腔创面有关。

4. **焦虑**　与住院手术有关。

【护理目标】

1. 采取避孕相关技术的妇女获得相关知识，能够积极配合。

2. 疼痛感减轻或消失。

3. 采取避孕相关技术的妇女不发生感染。

Note：

4. 焦虑减轻。

【护理措施】

(一) 指导选择适合的避孕措施

每种避孕方法都有自己的优点与不足,应在综合考虑避孕效果、是否方便、能否预防性传播疾病、不良反应、价格等因素的基础上,协助避孕夫妇权衡利弊,选择适合自己的避孕方法。

1. **新婚夫妇** 避孕可首选复方短效口服避孕药,其使用方便,避孕效果好,不影响性生活;其次,可选择避孕套,外用避孕栓、薄膜等。一般不选用宫内节育器(IUD),不适宜用安全期、体外排精及长效避孕药。

2. **哺乳期妇女** 最佳避孕方式应选用避孕套,也可选择单孕激素制剂长效避孕针或皮下埋植剂,放置 IUD 操作要轻柔,防止子宫损伤。

3. **生育后的妇女** 生了孩子的妇女各种避孕方法均适用。

4. **绝经过渡期妇女** 可选择避孕套,原来使用 IUD 无不良反应可继续使用,至绝经后半年取出。此期阴道分泌物较少,不宜选择避孕药膜,可选避孕栓、凝胶剂等外用避孕药。一般不用口服避孕药或避孕针。

(二) 终止妊娠方式的选择

当妊娠期妇女因各种原因需要终止妊娠时,护士应根据其孕周、合并症与并发症、既往史等因素,协助其选择相应的妊娠终止方式。在无禁忌证的情况下,药物流产适用于妊娠 49d 内,负压吸引术适用于妊娠 10 周内,钳刮术适用于妊娠 10~14 周,依沙吖啶(利凡诺)引产术和水囊引产适用于妊娠 13 周至不足 28 周。

(三) 注意观察实行手术者表现

1. 对进行手术者,密切观察受术者的生命体征和切口情况,必要时遵医嘱给予抗生素,以防感染。

2. **进行疼痛控制** 对于存在疼痛者,在全面评估疼痛的基础上,根据疼痛的程度、部位、持续时间等选择适合的疼痛控制方法;对术后疼痛者,尽量为其提供安静舒适的环境,转移其注意力,必要时遵医嘱给予镇静、止痛药物;对于放置宫内节育器后疼痛者,应了解宫内节育器的位置及大小是否合适;宫缩引起疼痛者,尽量指导其采用非药物镇痛。

(四) 进行有效的心理护理

应根据服务对象的不同心理反应给予相应的心理支持。护士应采用亲切的语言耐心地与其沟通交流,对其所担心的问题给出合理的解释,对其存在的错误观点给予及时纠正,使其积极配合避孕相关技术。

(五) 健康指导

有宫腔创面者,指导其保持外阴清洁的方法;向群众宣传避孕相关技术,让广大群众了解避孕相关知识,并支持国家政策;对于采取避孕相关技术者,给予相应的健康指导,如不良反应观察、术后休息与卫生指导等。

【护理评价】

经过治疗和护理,服务对象是否达到了:①能描述避孕相关技术的知识,并积极配合整个过程;②疼痛程度缓解,并逐渐消失;③未发生感染;④能以良好的心态接受避孕相关技术。

第二节 常用避孕方法与护理

避孕(contraception)是指采用科学的方法使妇女暂时不受孕。常用的避孕方法有工具避孕和药物避孕。

一、宫内节育器

宫内节育器(intrauterine device,IUD)是一种安全、有效、经济、简便的可逆性节育器具,易于被广大妇女接受,目前已成为我国育龄期妇女主要的避孕措施。

（一）种类

1. 惰性 IUD(第一代 IUD)　由惰性材料,如不锈钢、金、银、塑料、尼龙、硅胶等制成。其性能稳定,与人体组织相容性好,但其脱落率及带器妊娠率均高,已于 1993 年停止生产。

2. 活性 IUD(第二代 IUD)　以惰性 IUD 为支架,加入活性物质如铜离子、激素、药物、磁性物质等制成,置入宫腔后缓慢释放活性物质,可增强避孕效果,减少不良反应。分为含铜 IUD 和含药 IUD 两大类。

（1）含铜 IUD:是目前我国应用最广泛的 IUD。常见的有带铜 T 形 IUD、带铜 V 形 IUD、母体乐(MLCu-375)、宫铜 IUD、含铜无支架 IUD(吉妮 IUD)等。其在宫内持续释放具有生物活性、有较强抗生育能力的铜离子。从形态上分为 T 形、V 形、宫形等多种形态;根据含铜的表面积,分为含铜不同的表面积 IUD,如 TCu-220(T 形,含铜表面积 220mm²)、TCu-380A、TCu-200 等,其避孕效果与含铜表面积成正比。临床不良反应主要表现为点滴出血。避孕有效率均在 90% 以上。

（2）含药 IUD:是将药物储存于节育器内,通过每日微量释放提高避孕效果,降低不良反应。目前我国临床主要应用含孕激素 IUD 和含吲哚美辛 IUD。前者原理是孕激素能使宫颈黏液变得黏稠,致使精子无法进入子宫,同时还会改变子宫内膜,有时还可抑制卵巢排卵,在显著减少月经出血的同时增加不规则出血及闭经;后者的原理是减少置器后出血不良反应而提高续用率,更适合用于放置 IUD 后月经异常的妇女。

（二）避孕原理

至今尚未完全阐明,多认为与以下因素有关:①子宫内膜长期受异物刺激产生慢性无菌性炎症反应,阻碍受精和着床;②含铜 IUD 释放的铜离子有杀精作用;③孕酮 IUD 释放的孕激素可抑制子宫内膜增生,使内膜超前转化,阻碍受精卵着床;④使宫颈黏液稠厚,不利于精子穿透;⑤使一部分妇女抑制排卵。

（三）IUD 放置术

1. 适应证　无禁忌证,且自愿要求放置宫内节育器的育龄妇女。

2. 禁忌证　①妊娠或可疑妊娠者;②生殖道急性炎症者;③近 3 个月内月经频发、经量过多或不规则阴道流血者;④宫颈口过松、重度宫颈裂伤或子宫脱垂者;⑤生殖器官肿瘤或子宫畸形者;⑥人工流产后或产后子宫收缩不良,疑有流产不全或感染者;⑦严重全身性疾病者;⑧有铜过敏史者禁止放置含铜 IUD;⑨各种性病未治愈;⑩盆腔结核。

3. 放置时间　①月经干净后 3~7d,无性交;②人工流产后,宫腔深度 <10cm;③自然分娩后 6 周,子宫恢复正常,恶露已净,会阴切口已愈合;④剖宫产术后半年;⑤哺乳期需先排除早孕;⑥含孕激素 IUD 在月经第 3 日放置;⑦自然流产于转经后放置,药物流产 2 次正常月经后放置;⑧性交后 5d 内放置为紧急避孕方法之一。

4. 操作方法

（1）受术者排空膀胱后取膀胱截石位。

（2）外阴阴道部消毒铺巾。

（3）双合诊检查子宫及双附件情况。

（4）阴道窥器暴露宫颈,消毒宫颈与宫颈管。

（5）用宫颈钳夹持宫颈前唇,用子宫探针探测宫腔深度及行走方向。

（6）用放置器将节育器送入宫腔底部,带尾丝者在距宫口 2cm 处剪断。

（7）观察无出血即取出宫颈钳和阴道窥器。

5. 护理要点

（1）术前为受术者讲解宫内节育器放置术的目的和过程，取得其理解与配合；同时指导其排空膀胱，协助其采取膀胱截石位。

（2）手术过程中及时询问受术者的感觉，密切观察血压、脉搏、面色等，如有异常积极配合抢救处理。

（3）术后健康指导：①休息3d，1周内避免重体力劳动；②保持外阴清洁，2周内禁止性生活及盆浴；③3个月内每次行经或大便时注意有无节育器脱落；④术后第1、3、6、12个月各随访一次，以后每年一次，直至停用；⑤术后可出现少量阴道流血及轻度下腹不适，若发热、腹痛严重或阴道流血量多等，应及时就诊。

（4）不良反应及护理：①出血，多见于IUD放置术后3个月内，一般为经量过多、经期延长或周期中不规则出血等。一般不需处理，3~6个月后逐渐恢复。若出血多，建议休息、增加营养，观察出血量及持续时间，遵医嘱用药。必要时补充铁剂；出血时间长者遵医嘱给予抗生素预防感染。如经上述处理仍无效，应建议患者更换节育器或改用其他避孕方法。②腰酸腹胀：多因节育器型号与宫腔大小不适应所引起，轻者不需处理，重者遵医嘱给予解痉药或考虑更换合适的节育器。

（5）并发症及护理：①感染，常为术前未认真治疗生殖器官炎症、放置节育器时无菌操作不严、术后过早性生活、尾丝过长等所致。一旦发生感染，应采用抗生素积极治疗的同时取出节育器。②节育器异位或断裂，因术中操作不当、带器时间过长或绝经后未及时取出所致。其临床症状不明显，可于随诊或早孕就诊时发现。可通过B超、X线检查、腹腔镜或宫腔镜检查明确诊断。确诊后，根据其所在位置经腹腔或阴道将节育器取出。③节育器脱落：因节育器与宫腔大小及形态不符、放置时未将节育器放至子宫底部、宫颈内口过松或经量过多等所致。多发生于术后第1年，尤其是最初3个月常与经血一起排出，不易察觉，因此放器1年内应定期随访。④带器妊娠，多见于节育器脱落或异位者。一经确诊，根据其意愿选择继续妊娠或行人工流产同时取出节育器。

（四）IUD取出术

1. 适应证 ①有并发症或不良反应，经治疗无效者；②带器妊娠者；③改用其他避孕措施或绝育者；④计划再生育者；⑤放置期限已满者；⑥围绝经期停经1年以内者。

2. 禁忌证 ①生殖器官急性或亚急性炎症者；②严重全身性疾病者。

3. 取器时间 ①以月经干净后3~7d为宜；②出血量多者可随时取出，必要时行诊断性刮宫；③带器妊娠者于人工流产时取出；④异位妊娠者行诊断性刮宫时或术后出院前取出。

4. 操作方法 取器前，行B超、X线检查或见到尾丝以确定IUD在宫内，并判断其类型。常规消毒，有尾丝者用血管钳夹住尾丝轻轻牵拉取出；无尾丝者用取环钩或取环钳将IUD取出。取器困难者可在B超指引下进行操作，必要时在宫腔镜下取出。

5. 护理要点 ①保持外阴清洁；②休息1d，并注意观察阴道流血情况；③2周内禁盆浴及性生活。

二、工具避孕

工具避孕是利用器具阻止精子与卵子结合或改变宫腔内环境而达到避孕目的的方法。

（一）阴茎套

阴茎套（condom）也称为避孕套，为男用避孕工具，作为屏障使精液排在阴茎套内不能进入阴道而达到避孕目的。若正确使用，避孕有效率可高达93%~95%。阴茎套同时还具有预防性传播疾病的作用，因此应用广泛。

1. 形状与型号 阴茎套为筒状优质薄乳胶制品，按照筒径可分为29mm、31mm、33mm、35mm 4种规格，顶端为容量1.8ml的小囊，排精后精液储存于小囊内不能进入阴道。

2. 护理要点

（1）性交前选择合适型号的阴茎套，使用前吹气检查有无漏孔（图14-1），同时排出小囊内的空气。

（2）射精后，在阴茎软缩前用手捏住阴茎与套口一起取出。

（3）每次性交应更换新的阴茎套并全程使用。

（4）若阴茎套破裂、滑脱，女方应站立使精液流出体外，阴道内涂上避孕药膏，或在手指上包一纱布，蘸温肥皂水伸入阴道将精液洗出，也可以即刻服用紧急避孕药。

（二）女用避孕套

女用避孕套（female condom）又称阴道套（vaginal pouch），是由聚氨酯（或乳胶）制成的一种宽松、柔软的袋状物，长15~17cm，开口处连接直径7cm的柔韧"外环"，套内有一直径6.5cm的游离"内环"（图14-2）。通过屏障作用达到避孕目的，同时具有预防性传播疾病的作用。

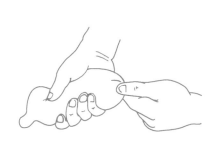

图14-1　阴茎套检查方法

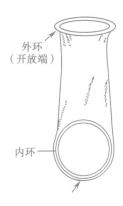

图14-2　女用避孕套

三、药物避孕

药物避孕也称激素避孕（hormonal contraception），是指采用女性甾体激素避孕。其优点为安全、高效、经济、方便，是一种易为育龄期妇女接受的避孕方法。其主要成分为雌激素和孕激素。

（一）避孕原理

1. 抑制排卵　避孕药中的雌、孕激素通过负反馈抑制下丘脑释放GnRH，从而使垂体分泌FSH和LH减少，使卵巢的卵细胞发育障碍，不发生排卵。

2. 改变宫颈黏液的性状　避孕药中的孕激素使宫颈黏液量减少，黏稠度增加，拉丝度降低，不利于精子的穿透而阻碍受精。

3. 改变子宫内膜的功能与形态　避孕药中的孕激素干扰雌激素效应，抑制子宫内膜的增殖变化，使子宫内膜分泌不良，不适于受精卵着床。

4. 改变输卵管的功能　在持续的雌孕激素作用下，改变受精卵在输卵管内正常的运动，干扰受精卵着床。

（二）适应证

所有的健康育龄妇女。

（三）禁忌证

1. 严重心血管疾病、血液病或血栓性疾病患者。

2. 急、慢性肝炎或肾炎患者。

3. 内分泌疾病，如糖尿病需用胰岛素控制者、甲状腺功能亢进者。

4. 恶性肿瘤、癌前病变、子宫或乳房肿块者，月经稀少者。

5. 产后月经未来潮或哺乳期妇女。

Note：

6. 年龄 >35 岁的吸烟妇女或年龄 >45 岁者。

7. 精神病生活不能自理者。

8. 有严重偏头痛,反复发作者。

（四）甾体激素避孕药的种类

1. 口服避孕药

（1）复方短效口服避孕药:是由雌激素与孕激素组成的复合制剂,主要避孕机制是抑制排卵,正确使用其有效率近 100%。根据整个周期中雌、孕激素的含量及配伍不同可分为:①单相片,整个周期中的雌、孕激素含量是恒定的;②双相片,前 7 片孕激素剂量小,在后 14 片明显增加,雌激素剂量在整个周期中变化不大;③三相片,每一相的雌、孕激素含量是根据妇女生理周期而制定的。每日服药 1 片,连续 21~22d 为 1 个周期。

（2）复方长效口服避孕药:由长效雌激素和人工合成的孕激素配伍而成。长效雌激素被胃肠道吸收后储存于脂肪组织中缓慢释放起长效避孕作用,服药 1 次可避孕 1 个月,避孕有效率达 96%~98%。因长效口服避孕药激素含量大,不良反应较多,现已较少应用。

2. 长效避孕针 有单孕激素制剂和雌、孕激素复合制剂两类,有效率达 98% 以上。适用于对口服避孕药有明显胃肠道反应者。①单孕激素制剂:醋酸甲羟孕酮避孕针每隔 3 个月肌内注射 1 次;庚炔诺酮避孕针每隔 2 个月肌内注射 1 次;②雌、孕激素复合制剂:首次于月经第 5 日和第 12 日各肌内注射 1 次,以后在每次月经周期第 10~12 日注射 1 次,一般于注射后 12~16d 月经来潮。单孕激素制剂因不含雌激素可用于哺乳期妇女,但易并发月经紊乱;雌、孕激素复合制剂发生月经紊乱较少。

3. 速效避孕药 又称探亲避孕药。除双炔失碳酯外,均为孕激素制剂或雌孕激素复合剂。服用时间不受经期限制,适用于短期探亲夫妇。效果可靠,有效率达 98% 以上。孕激素制剂和雌孕激素复合剂于探亲前 1d 或当日中午起服用 1 片,以后每晚服 1 片,至少连服 10~14d;非孕激素制剂于第 1 次性交后立即服 1 片,次晨加服 1 片,以后每日 1 片,每月不少于 12 片。目前激素避孕种类不断增加,速效避孕药的剂量较大,现已很少使用。

4. 缓释避孕药 是将避孕药与具有缓释性能的高分子化合物制成多种剂型,使避孕药在体内持续恒定进行微量释放,达到长效避孕效果。常用剂型有皮下埋植剂、阴道药环、避孕贴片、含药的宫内节育器及微球和微囊缓释避孕针等。

（五）护理要点

1. 不良反应及护理

（1）类早孕反应:服药初期约 10% 的妇女可发生头晕、恶心、呕吐、乳房胀痛等类早孕反应,一般坚持服药 2~3 个周期后症状减轻或消失。轻者不需处理,较重者可加服维生素 B$_6$、复合维生素等,若治疗无效,可考虑停药或改用其他措施。

（2）月经改变:若按时服药,一般用药后月经周期变规则,经期缩短,经量减少,痛经减轻或消失。个别人用药后经量明显减少,甚至发生闭经,发生率为 1%~2%。如用药过程中连续停经 3 个周期,应停药改用其他避孕措施。若停药后仍无月经来潮,应查明原因,并给予相应的治疗。

（3）突破性出血:部分妇女可于服药期间发生不规则经间期出血,称为突破性出血。多因漏服药引起。少数未漏服也可发生,轻者不需处理,随着服药时间延长而逐渐减少直至停止。若未漏服药,出血发生在月经的前半周期,可能由于雌激素水平不足所致,可每晚加服炔雌醇 0.005~0.015mg,直至服完本周期避孕药为止;若出血发生在月经的后半周期,常由于孕激素不足所致,可于每晚加服避孕药 1/2~1 片,直至服完本周期避孕药。若出血似月经量,应当作一次月经处理,于当天晚上停药,至第 5 日再开始下一周期用药,或更换避孕药。

（4）皮肤症状:极少数妇女可发生颜面皮肤淡褐色色素沉着,如妊娠期所见,停药后不一定消退。一般服用含雌激素的避孕药,可改善原有的痤疮症状。另外,少数服药者可能引起毛发脱落或减少。

（5）体重变化:少数妇女服药后体重增加,一般在服药的最初几个月较明显。可能因为避孕药中的孕激素成分具有弱雄激素活性,促进合成代谢引起,也可能是雌激素促使水钠潴留所致。

(6) 其他:偶可出现皮疹、头痛、复视、瘙痒、乳房胀痛、功能性卵巢囊肿、情绪变化等,可对症处理,严重者停药。长期用药,可降低子宫内膜癌、卵巢癌的发病率。

2. 用药指导

(1) 复方短效口服避孕药宜选择晚上服药,以减轻药物不良反应所引起的不适,夜班工作者可于每日睡觉前服用。若发生漏服应尽早补服,且警惕妊娠的可能。若漏服 2 片,补服后应同时加用其他避孕措施;若漏服 3 片,应停药,待出血后开始服用下一周期。

(2) 拟停用长效避孕药者,应在最后一次月经的第 5 日开始服用短效避孕药 3 个周期作为过渡,以免体内雌激素蓄积而引起月经不调。

(3) 避孕药应存放于阴凉干燥处,受潮后不宜使用,以免影响效果。

(4) 注射长效针剂避孕药时,应将药液吸尽注完,并作深部肌内注射。

(5) 苯妥英钠、苯巴比妥、奥卡西平、卡马西平、利福平、氨苄西林、四环素等药物可提高避孕药的清除率,增加避孕失败的可能。

(6) 复方短效口服避孕药激素含量低,停药后即可妊娠,不影响子代生长与发育。长效避孕药剂量较大,需停药后 6 个月妊娠较为安全。

知 识 链 接

男性激素避孕法的进展

随着世界人口继续以前所未有的速度增长,至今已超过 70 亿人口的里程碑。这一急剧的人口增长对全球环境产生了巨大的压力。尽管许多妇女选择了避孕,但仍有接近一半的妊娠是"意外之喜"。这些数据表明夫妻在避孕方法的选择上仍然需要进步,尤其是有效的可逆的避孕方法。

对于男性来说,很多人愿意积极地参与避孕,但除了有限的避孕套和输精管切除术外很少有相对的可逆避孕方法。男性激素避孕法一直是现代一个活跃的研究领域,其原理是通过抑制下丘脑 - 垂体 - 性腺轴而干扰生精的过程。近来许多新组合的睾丸激素和孕激素已被证明是更有效方法,但仍需要进一步的细化和更清晰地了解其短期和长期潜在的不良反应。最近,采用雄激素和孕激素活性合成的男性激素避孕药已经被研制开发。这些药物可能在未来提供给我们安全、可逆、可靠的避孕方法。

四、其他避孕方法

1. 紧急避孕(emergency contraception)　紧急避孕又称房事后避孕,是指在无保护性生活或避孕失败后的数小时或数日内,为防止非意愿妊娠而采取的补救避孕方法,包括放置宫内节育器和口服紧急避孕药两类。此避孕方法适用于无保护性生活、避孕套破裂或滑脱、漏服口服避孕药、被强奸等情况。其中,紧急避孕药只能起一次性保护作用,其有效率明显低于常规避孕方法,且不良反应大,不能替代常规避孕方法。

2. 安全期避孕　安全期避孕又称为自然避孕,是根据女性的生理周期,不采取任何药物、工具或手术,选择在月经周期中的不易受孕期进行性交而达到避孕目的。可根据月经周期,结合基础体温和宫颈黏液变化来推算安全期,但女性的排卵期易受生活、情绪、性活动、健康状况和外界环境因素等影响而推迟或提前,因此该避孕方法失败率达 20%,不十分可靠。

3. 外用杀精剂　外用杀精剂是具有灭活精子作用的一类化学避孕制剂,有栓剂、片剂、胶冻剂、凝胶剂及避孕薄膜等,可与其他避孕方法配合使用。于每次性交前放入阴道深处,膏剂和气雾剂可立即显效,持续有效时间 1h,片剂、栓剂、薄膜需溶解后才能起效,需于房事前 5~10min 放入,持续有效时间 2h,若放入 30min 尚未性交,必须再次放置。阴道分泌物较少者,药物不易溶解,最好选用胶冻剂或凝胶剂。如正确使用,有效率达 95% 以上;使用失误,失败率高达 20% 以上,不作为避孕首选药。

4. **免疫避孕法**　如抗生育疫苗、导向药物避孕等,目前正在研究中。

第三节　终止妊娠方法与护理

避孕失败但不愿生育、孕妇患有某种疾病不宜继续妊娠或检查发现胚胎或胎儿有异常时,须及时终止妊娠。常用的方法有药物流产、人工流产、药物引产等。

知 识 链 接

青少年流产的心理特点

随着青少年青春期性早熟以及性体验的增加,且自我保健意识差,我国人工流产患者呈现出明显的低龄化趋势。相关数据显示,我国每年实施的人工流产患者中未成年人占 40%~50%,已引起相关领域的广泛关注。青少年在心理、生理各方面均未成熟,妊娠后大多采取隐瞒、回避的态度,她们的心理状态较为复杂,既害怕别人知道,又渴望得到家人、同学、朋友的支持和理解。经研究表明青少年患者多表现出躯体化症状,具有人际关系敏感、恐惧、焦虑、抑郁等心理特点。

青少年患者比成年患者存在更多的心理问题,应针对青少年患者的焦虑、恐惧等情绪分别进行个性化,有针对地心理疏导和支持护理,有效帮助患者顺利进行手术,加快术后康复。给予正确的引导并提倡青少年自尊、自爱、自强、自重。同时介绍生殖保健的常识,教授正确的避孕方式,做好避孕措施。

一、药物流产

药物流产(medical abortion)即应用药物终止早期妊娠。目前,临床常用药物为米非司酮配伍米索前列醇。米非司酮能与孕酮竞争受体,取代孕酮与蜕膜的孕激素受体结合,从而阻断孕酮活性而终止妊娠;米索前列醇是前列腺素衍化物,具有兴奋子宫平滑肌、软化和扩张宫颈作用。两者协同作用终止早孕的成功率达 90% 以上。

1. **适应证**　①停经 49d 以内,经 B 超证实为宫内早孕,年龄小于 40 岁,且本人自愿的健康妇女;②有人工流产高危因素者,如宫颈坚韧或发育不良、瘢痕子宫、多次人工流产及严重骨盆畸形等;③对手术流产存在疑虑或恐惧心理者。

2. **禁忌证**　①有使用米非司酮禁忌证,如肾上腺疾病、糖尿病、血液病等;②有使用前列腺素类药物禁忌证,如高血压、青光眼、哮喘等;③长期服用下列药物,如利福平、异烟肼、抗癫痫药、抗抑郁药、西咪替丁、前列腺素抑制剂、巴比妥类等;④其他,如异位妊娠、带器妊娠、妊娠剧吐等。

3. **服药方法**　米非司酮分顿服法和分服法。顿服法为 200mg 一次口服,分服法为总量 150mg 米非司酮分两日服用,第 1 日晨服 50mg,8~12h 再服 25mg;用药第 2 日早、晚各口服米非司酮 25mg;第 3 日上午 7 时再服 25mg。两种方法均于第 3 日早上口服米索前列醇 0.6mg。

4. **不良反应**　①消化道症状:恶心、呕吐、腹泻等;②下腹疼痛:因米索前列醇刺激子宫收缩所致,少数妇女伴有寒颤、手足发痒、麻木等;③出血:流产后阴道出血时间一般持续 2 周左右,有的长达 1 个月。若因不全流产而导致出血,应及时行清宫术;④感染:由于出血时间长、卫生条件差、过早性生活等所致。

5. **护理要点**
(1) 用药后注意观察腹痛及阴道流血情况,指导病人保留阴道排出物并送医生检查或做病理检查。

(2) 出血量多,疑为不全流产时应及时行清宫术,必要时需输血抢救。

(3) 流产后发生感染者,遵医嘱给予抗生素治疗。

(4) 每次服药前后至少空腹1h。

二、手术流产

手术流产(surgical abortion)即采用手术的方法终止妊娠,包括负压吸引术和钳刮术。其中,负压吸引术适用于妊娠10周内者,钳刮术适用于妊娠10~14周者。

1. 适应证 ①妊娠14周内,自愿要求终止妊娠且无禁忌证者;②因各种疾病(包括遗传性疾病)不宜继续妊娠者。

2. 禁忌证 ①严重全身性疾病,不能耐受手术;②各种疾病的急性阶段;③生殖器炎症;④妊娠剧吐酸中毒尚未纠正;⑤术前两次体温≥37.5℃。

3. 操作方法

受术者排空膀胱,取膀胱截石位,消毒外阴、阴道,铺无菌巾。双合诊查清子宫及附件的大小、位置。必要时行静脉全身麻醉,即无痛人工流产。

(1) 负压吸引术:①消毒宫颈,用阴道窥器暴露宫颈并消毒;②探测宫腔,用宫颈钳夹持子宫前唇或后唇,用子宫探针探测宫腔深度;③扩张宫颈,用宫颈扩张器从小号到大号逐渐扩张宫颈管,一般从5号起扩张至比选用吸头大半号或1号;④吸宫,连接吸管,将吸管送入子宫底部,遇到阻力后略向后退,根据孕周给予合适的负压,一般控制在400~500mmHg,按顺时针方向吸引宫腔1~2周。感觉宫腔缩小,宫壁粗糙,吸出少量血性泡沫而无出血时,表示已吸净,应折叠吸管并取出。用小号刮匙轻刮宫腔一周,特别注意宫底和两侧宫角处,检查宫腔是否已吸净。术毕,将吸出物过滤,检查有无绒毛及胎儿结构,大小是否与孕周相符,发现异常者送病理检查。

(2) 钳刮术:因胎儿较大,术前需应用机械或药物方法充分扩张宫颈;术中用卵圆钳钳夹胎儿及胎盘。术后注意预防出血与感染。

4. 护理要点

(1) 术前准备:①详细询问病史,做好必要的检查,如血常规、白带常规、B超检查、hCG测定等;②协助医生掌握手术适应证与禁忌证;③向受术者介绍操作步骤,让其了解手术过程,缓解紧张情绪。

(2) 术中配合:①严密观察受术者的面色、意识、生命体征等,若有异常,及时通知医生,必要时暂停手术,配合医生进行处理;②未行全身麻醉者,指导其减轻不适的技巧,如深呼吸、转移注意力等。

(3) 术后护理:①在观察室休息1~2h,注意其腹痛及阴道流血情况,无异常可回家休息;②指导受术者保持外阴清洁,1个月内禁止盆浴及性生活;③负压吸引术后休息2周,钳刮术后休息2~4周;④若有腹痛或阴道流血增多,嘱及时就诊;⑤避孕措施指导。

(4) 并发症及护理

1) 出血:多发生于妊娠月份较大时,主要因组织不能迅速排出影响子宫收缩所致。可在扩张宫颈后注射缩宫素,并尽快钳取或吸取胎盘及胚胎。

2) 子宫穿孔:多见于哺乳期子宫、瘢痕子宫、子宫过度倾屈或有畸形、无痛人工流产或操作者技术不熟练等。若器械进入宫腔深度明显超过检查时的宫腔深度或突然出现"无底感",提示子宫穿孔,应立即停止手术,遵医嘱给予缩宫素和抗生素,严密观察受术者的生命体征。若情况稳定,胚胎组织尚未吸净,由有经验医师避开穿孔部位,也可在B超引导下或腹腔镜下完成手术。若症状严重,不能排除内出血或疑有脏器损伤,应立即剖宫探查,根据损伤情况进行相应的处理。

3) 人工流产综合反应:是指术中或手术即将结束时,受术者出现心动过缓、心律不齐、血压下降、面色苍白、头晕、胸闷、大汗,甚至出现昏厥、抽搐。其发生主要与受术者精神紧张,不能耐受宫颈扩张、牵拉和过高负压及宫颈、子宫受到机械性刺激引起迷走神经兴奋有关,行无痛人工流产者不易发生此并发症。因此,术前应做好受术者的心理护理;扩张宫颈动作要轻柔,从小号逐渐加大号数;吸宫时注意掌握适度负压,进出宫颈口时关闭负压,吸净后勿反复吸刮宫壁;发现症状立即停止手术,给予吸氧,一般能恢复。一旦出现心率减慢,遵医嘱静脉注射阿托品 0.5~1mg,即可迅速缓解症状。

4) 吸宫不全:指术后部分胚胎组织残留宫腔。与操作者技术不熟练及子宫过度屈曲有关。表现为术后阴道流血超过 10d、血量过多或流血停止后又有大量流血。经 B 超确诊后,若无明显感染征象,应尽早刮宫,刮出物送病理检查,术后用抗生素预防感染;若伴有感染,应控制感染后再行刮宫术。

5) 漏吸:确诊为宫内妊娠,术时未吸出胚胎及绒毛。常因胚囊过小、子宫畸形或子宫过度屈曲所致。若吸出物过少,尤其未见胎囊等妊娠物,应复查子宫大小、位置及形状,重新探测宫腔;若吸出组织仍未见绒毛或胚胎组织时,除考虑漏吸外,还应排除异位妊娠的可能。确属漏吸,应再次行负压吸引术。

6) 感染:多因吸宫不全、术后过早性生活或术中无菌操作不严格所致,表现为发热、下腹痛、白带混浊或不规则阴道流血,双合诊时子宫或附件区有压痛。应指导患者半卧位休息,支持疗法,并积极抗感染治疗。宫内有残留组织者,按感染性流产处理。

7) 羊水栓塞:偶发于钳刮术。宫颈损伤和胎盘剥离使血窦开放,为羊水进入母体血液创造了条件,此时若使用缩宫素更可促使其发生。妊娠早、中期,羊水中的有形成分极少,发生羊水栓塞后症状和严重性不如晚期妊娠发病凶猛。治疗措施见第十一章第三节。

8) 远期并发症:可有宫颈、宫腔粘连,慢性盆腔炎,月经异常,继发不孕等,可能对以后的妊娠、分娩有影响;而且与子宫内膜异位和免疫问题有关。

三、药物引产

药物引产是用于终止中期妊娠的主要方法,目前常用的药物为依沙吖啶(利凡诺)。依沙吖啶是一种强力杀菌剂,可使胎盘组织变性坏死,增加前列腺素的合成,促进宫颈软化和扩张,引起子宫收缩;还可损害胎儿的主要生命器官,使胎儿中毒死亡。其安全用药量为 100mg,反应量为 120mg,中毒量为 500mg。

1. 适应证　①妊娠 13~27[+6] 周,要求终止妊娠而无禁忌证者;②因某种疾病不宜继续妊娠者。

2. 禁忌证　①急慢性肝、肾疾病或肝、肾功能不全者;②各种疾病的急性期;③生殖器官炎症或穿刺部位皮肤有感染者;④前置胎盘者;⑤术前两次体温≥37.5℃者。

3. 操作方法

(1) 羊膜腔内注入法:具体穿刺方法见第十六章第一节。穿刺成功后,拔出针芯,见羊水溢出,连接注射器,回抽少量羊水后,将依沙吖啶注入羊膜腔。注药后,回抽少许羊水,再注入,以洗净注射器内药液。插入针芯后迅速取出穿刺针,针眼处用无菌纱布压迫片刻后胶布固定。

(2) 宫腔内羊膜腔外注入法:孕妇排空膀胱后取膀胱截石位,常规消毒外阴、阴道,铺无菌巾。暴露宫颈后,消毒宫颈和颈管,用宫颈钳钳夹宫颈前唇,用镊子将无菌导尿管送入子宫壁与胎囊之间达宫腔深度的 2/3,注意勿刺破胎膜,导尿管应避免接触阴道壁,以防感染。随后,将稀释的依沙吖啶经导尿管注入宫腔。折叠并结扎外露的导尿管后将其放于阴道穹隆部,填塞纱布,24h 后取出阴道填塞纱布及导尿管。

4. 护理要点

(1) 心理护理:为受术者提供倾诉的机会,给予相应的安慰与鼓励,使其积极配合治疗。

(2) 术前准备:做好 B 超检查,以确定穿刺点;术前 3d 禁止性生活;协助医生掌握适应证与禁忌证,发现异常情况及时通知医生。

(3) 术中配合:观察受术者的生命体征,注意识别有无呼吸困难、发绀等羊水栓塞症状。

(4) 术后护理:监测生命体征,观察并记录宫缩开始的时间、强度等。如发生胎膜早破,破膜超过 12h 仍未临产者,每日擦洗外阴 2 次,并遵医嘱使用抗生素预防感染。

Note:

（5）产时护理：观察产程进展；指导产妇正确用力，以免消耗过多体力；胎儿娩出后遵医嘱给予宫缩剂。

（6）产后护理：检查有无产道裂伤及胎盘的完整性；观察宫缩及阴道流血情况；了解产妇排尿功能恢复情况，如有尿潴留应及时处理，以免影响子宫收缩；保持会阴部清洁，及时更换卫生巾，以防产后感染；行回乳指导，并观察有无乳房肿胀；产后6周内禁止盆浴及性生活，同时为产妇提供避孕指导。

四、水囊引产

水囊引产是将水囊置于子宫壁和胎膜之间，囊内注入一定量的生理盐水，使宫内压力增高，诱发宫缩，使胎儿及其附属物排出的终止妊娠方法。

1. **适应证**　①妊娠13~28周，要求终止妊娠且无禁忌证者；②因患各种疾病不宜继续妊娠者。

2. **禁忌证**　①慢性疾病的急性发作期；②急性生殖器官炎症者；③瘢痕子宫或宫颈发育不良者；④前置胎盘者；⑤术前两次体温≥37.5℃者。

3. **操作方法**　受术者排空膀胱后取膀胱截石位，常规消毒，铺无菌巾，扩张阴道，暴露宫颈，消毒阴道、宫颈及颈管。用长钳夹住水囊中段，沿宫颈管缓慢送入子宫腔，直到整个水囊全部放入子宫腔内。放水囊过程中切勿碰触阴道壁，以防感染。如遇阻力或出血，应调换方向，重新放入。然后，经导管向水囊内注入300~500ml生理盐水，折叠并用无菌纱布包裹导管末端，将其置于阴道内。

4. **护理要点**

（1）水囊注水量最多不超过500ml。在注入的生理盐水中加入几滴亚甲蓝，以区别羊水与注入液。

（2）放置水囊后应特别注意观察有无寒战、发热等感染征象，发现异常应及时取出水囊，并行抗感染治疗。

（3）放置水囊后出现规律宫缩时应取出水囊。不论有无宫缩，水囊放置时间最长不应超过48h。

（4）如发现破水，应立即取出水囊，同时静脉滴注缩宫素，促使胎儿尽快排出。

（5）水囊引产失败者，应观察72h，如无感染征象，可再次放置水囊或改用其他方法。放置水囊最多不超过2次。其余同依沙吖啶引产。

第四节　女性绝育方法与护理

绝育（sterilization）是指采用人工方法阻断受孕途径，使达到永不生育的目的。可通过切断、结扎、电凝、钳夹、环套输卵管或用药物粘堵输卵管管腔，阻止精子与卵子相遇而达到绝育目的。输卵管绝育术可经腹或腹腔镜进行，经宫腔镜药物粘堵输卵管因复通困难，已较少应用。

一、经腹输卵管绝育术

1. **适应证**　①自愿接受输卵管绝育术且无禁忌证者；②患有严重全身性疾病不宜生育者；③患有某些遗传性疾病或精神病不宜生育者。

2. **禁忌证**　①全身情况不良不能耐受手术者；②各种疾病的急性期；③腹壁皮肤有感染灶或急、慢性盆腔感染者；④严重的神经症者；⑤24h内有两次体温≥37.5℃者。

3. **手术时间**　①非孕妇女以月经干净后3~4d为宜；②人工流产或分娩后48h内为宜；③哺乳期或闭经妇女则应排除早孕。

4. **操作方法**

（1）受术者取平卧位，腹部皮肤按常规消毒，铺无菌巾。

（2）进行身份识别与查对。

（3）逐层切开腹壁，提取一侧输卵管，见输卵管伞端后结扎。

（4）抽心包埋法结扎输卵管，在输卵管峡部背侧浆膜下无血管区注入0.5%普鲁卡因1ml，用尖刀切开膨胀的浆膜层 1.5cm,用弯蚊钳游离该段输卵管,钳夹切除该段输卵管。

(5) 用 4 号丝线连续缝合浆膜层,近端包埋于输卵管系膜内,远端包埋于系膜外。

(6) 检查无出血后,将输卵管送回腹腔。同法处理对侧输卵管。

5. 护理要点

(1) 心理护理:与受术者进行交流,告知其手术方法、麻醉用药、注意事项等,缓解其紧张、焦虑情绪。

(2) 术前准备:详细询问病史,进行全身体格检查及妇科检查,查看受术者的血常规、出凝血时间、尿常规、肝肾功能结果,全面评估受术者,并进行器械准备、皮肤准备、药物过敏试验等。

(3) 术中配合:熟悉手术步骤,按顺序传递器械;认真清点器械及敷料,确保无误。

(4) 术后护理:密切观察生命体征,观察切口敷料有无渗血,有无腹痛、内出血或脏器损伤等征象;卧床休息 4~6h 后,鼓励受术者下床活动;术后 6h 督促受术者排尿。

(5) 并发症及护理:①出血、血肿,过度牵拉、损伤输卵管或其系膜血管,引起腹腔内积血或血肿。一旦发现应立即止血,血肿形成者应切开止血后再缝合。②感染,包括腹壁切口、盆腔或腹腔感染,甚至全身感染,术前一定要严格掌握适应证与禁忌证,术中严格无菌操作,必要时术后用抗生素。③膀胱及肠道损伤,多为操作不熟练、膀胱或肠管充盈、解剖关系辨认不清所致,术前应排空膀胱及肠道,术中谨慎、细致操作,一旦误伤应及时处理。④输卵管再通,绝育有 1%~2% 再通率。术者操作时需思想高度集中,严防误扎、漏扎输卵管引起输卵管再通。

(6) 出院指导:术后休息 3~4 周,保持会阴部清洁,禁止性生活及盆浴 2 周。若为流产或产后绝育,应按流产后或产后注意事项处理。

二、经腹腔镜输卵管绝育术

1. 适应证　同经腹输卵管绝育术。

2. 禁忌证　除经腹输卵管绝育术的禁忌证外,还包括腹腔粘连、心肺功能不全、膈疝等。

3. 手术时间　产褥期子宫位置较高,不利于穿刺,且输卵管充血、水肿、出血、感染机会多。因此,产后应于 6 周后行输卵管绝育术。其余同经腹输卵管绝育术。

4. 操作方法　受术者取头低臀高仰卧位,于脐孔下缘作 1cm 小切口,将气腹针插入腹腔,充 CO_2 2~3L,然后插入套管针放置腹腔镜。在腹腔镜直视下将弹簧夹(spring clip)或硅胶环(falope ring)钳夹或环套输卵管峡部,也可采用双极电凝烧灼输卵管峡部 1~2cm。

5. 护理要点　同输卵管绝育术。

练习与思考

1. 患者,女,38 岁,G_3P_2,放置 IUD 5 年,既往月经规律,现停经 49d,恶心,呕吐 3d。妇科检查:外阴发育正常,已婚已产型,阴道通畅,无畸形儿,分泌物量少,宫体前倾前屈位,妊娠 50d 左右。

请思考:

(1) 该女性最可能的诊断是什么?

(2) 一经确诊,该如何处理?

(3) 请列举相应的护理要点。

2. 患者,女,28 岁,已婚,既往身体健康,G_1P_1,去外地丈夫处探亲 10d,欲携带避孕药。

请思考:

(1) 该女士适宜携带哪种避孕药?

(2) 正确的药物服用方法是什么?

3. 患者,女,25 岁,停经 50d,尿 hCG 试验(+)。因曾误服多种药物,要求行人工流产。人工流产术中突然出现面色苍白、大汗淋漓，主诉恶心、呕吐、头晕、胸闷。查体血压80/50mmHg，心率50次/min。

请思考：

（1）该女性目前可能出现了什么情况？

（2）其发生的原因有哪些？

（3）请问护理要点有哪些？

（孙美玲）

NURSING

第十五章

母婴常用护理技术

15章 数字内容

学习目标

- 知识目标:
1. 掌握 母婴常用操作技术的适应证、操作步骤及护理要点。
2. 熟悉 各项母婴常用技术的目的。
- 能力目标:
能运用所学知识准确评估,为母婴提供适宜的护理技术。
- 素质目标:
尊重关心孕产妇,保护孕产妇隐私。

第一节　孕/产妇常用护理技术

一、测量宫高、腹围

测量子宫底高度及腹围可估计胎儿大小及孕周,子宫底高度及腹围因孕妇的脐耻间距离、胎儿发育情况、羊水量、单胎、多胎等有差异。不同孕周子宫底增长速度不同,妊娠 20~24 周时增长速度较快,平均每周增长 1.6cm,至 36~39^{+6} 周时增长速度减慢,每周平均增长 0.25cm。正常情况下,在妊娠 36 周时子宫底达最高,至妊娠足月时因胎先露入盆略有下降。

【目的】

评估妊娠周数、胎儿大小及羊水量。

【适应证】

孕期常规评估。

【操作前准备】

1. **护士**　着装整洁,进行手卫生。
2. **孕妇**　排空大小便,取卧位。
3. **物品**　医嘱执行单、软尺、快速手消毒液。
4. **环境**　安全舒适、温度适宜,备屏风或隔帘,请无关人员回避,保护患者隐私。

【操作步骤】

1. **评估**
(1) 护士:是否熟悉操作流程,能否胜任操作。
(2) 孕妇:评估其需求,对操作的认知程度和配合程度;病情、孕周。
(3) 环境:评估温度是否适宜,是否便于操作。

2. **实施**
(1) 查对:携用物到床旁,核对孕妇身份及医嘱。
(2) 解释:向孕妇解释操作目的、操作过程及注意事项。
(3) 体位:拉好隔帘,协助孕妇取仰卧屈膝位,双腿稍分开,暴露腹部。
(4) 测量:测量前再次查对。站于孕妇右侧,左手将软尺零点置于宫底,右手将软尺置于耻骨联合上缘中点,使之紧贴腹部,读取数值。将软尺经肚脐绕腹部 1 周,使之紧贴于腹部,读取数值。测量结束协助孕妇整理衣物,拉开隔帘。护士进行手卫生。
(5) 查对和记录:再次核对并记录。
(6) 整理用物:对软尺进行消毒或送消毒供应中心集中处理。

3. **评价**
(1) 孕妇:安全、舒适。
(2) 护士:操作方法正确、熟练,测量准确,关爱患者,保护患者隐私。

【护理要点】

1. 应使用至少两种身份信息进行查对,如姓名和病案号。
2. 做好孕妇保暖和隐私保护。

3. 操作时适时手卫生。

4. 测量腹围时注意卷尺松紧适宜。

二、听诊胎心音

胎心音是胎儿心跳的声音,呈双音,似钟表"嘀嗒"声,速度较快,正常为 110~160 次 /min。听到胎心音能够确诊为妊娠且为活胎。于妊娠 12 周用多普勒胎心听诊仪能够探测到胎心音,妊娠 18~20 周用听诊器经孕妇腹壁能够听到胎心音。

【目的】

了解胎儿在宫内情况。

【适应证】

孕期常规评估。

【操作前准备】

1. **护士** 着装整洁,进行手卫生。
2. **孕妇** 排空大小便、取半卧位、仰卧位或坐位。
3. **物品** 医嘱执行单、快速手消毒液、多普勒胎心听诊仪、耦合剂、卫生纸。
4. **环境** 安全舒适、温度适宜,备屏风或隔帘,请无关人员回避,保护患者隐私。

【操作步骤】

1. 评估
(1) 护士:是否熟悉操作流程,能否胜任操作。
(2) 孕妇:评估其需求,对操作的认知程度和配合程度;病情、孕周、胎方位、腹部局部皮肤情况、有无宫缩。
(3) 环境:温度是否适宜,环境是否便于操作。

2. 实施
(1) 查对:携用物到床旁,核对孕妇身份及医嘱。
(2) 解释:向孕妇解释操作目的、操作过程及注意事项。
(3) 体位:拉好隔帘,协助孕妇取合适体位,暴露腹部。
(4) 听诊:听诊前再次查对。听胎心音前运用四步触诊法判断胎方位,确定胎背位置。护士进行手卫生后将适量耦合剂涂抹于探头,探头放置于胎背处听诊胎心音,至少听诊 1min。
(5) 整理用物:①用卫生纸将孕妇腹部的耦合剂擦干净,协助孕妇整理好衣服,取舒适体位。②将多普勒胎心听诊仪清洁消毒后归位放置。
(6) 查对和记录:进行手卫生,再次核对孕妇身份信息,并记录胎心率。

3. 评价
(1) 孕妇:安全、舒适。
(2) 护士:操作方法正确、熟练,准确读取胎心,如有异常能正确处理。关爱患者,保护患者隐私,健康教育到位。

【护理要点】

1. 使用多普勒胎心听诊仪进行胎心检测前,应先选择合适的胎心探头:2.0MHz 探头具有较深的检测深度,适宜用于检测大孕周胎心;3.0MHz 探头具有较高的灵敏度,适宜用于 9 周后的胎心检测。

2. 不要将探头放在可以听到较强胎盘音或脐带血流搏动声的地方。若孕妇有宫缩,应选择在宫缩间歇期听诊,注意胎心音的节律和速度。

三、电子胎心监护

电子胎心监护(electronic fetal monitoring,EFM)在产前和产时的应用越来越广泛,已经成为产科不可缺少的辅助检查手段。通过连续观察并记录胎心率(fetal heart rate,FHR)的动态变化,同时描记子宫收缩和胎动情况,反映三者间的关系。

【目的】

1. 动态观察胎儿在宫腔内的状态。
2. 评估胎儿宫内安危状况。

【适应证】

1. 妊娠中晚期常规监测。
2. 产时监护。
3. 高危妊娠和怀疑胎盘功能低下者。
4. 其他相关检查提示胎儿宫内可能有缺氧者。

【操作前准备】

1. **护士**　着装整洁,进行手卫生。
2. **孕妇**　排空膀胱。
3. **物品**　医嘱执行单、电子胎心监护仪、耦合剂、胎心监护带、卫生纸、快速手消毒液。
4. **环境**　房间安静、安全舒适、调至适宜温度,备屏风或隔帘,保护患者隐私。

【操作步骤】

1. **评估**
(1) 护士:是否具有操作资质,是否熟悉操作流程。
(2) 孕妇:评估其自理能力,了解需求,对操作的认知程度和配合程度;病情、孕周、胎方位、宫底高度、腹部局部皮肤情况、有无宫缩等。
(3) 环境:温度是否适宜,是否便于操作,请无关人员回避。

2. **实施**
(1) 查对:携用物到床旁,核对孕妇身份及医嘱。
(2) 解释:向孕妇解释操作目的、操作过程及注意事项。
(3) 开机:连接电源,打开监护仪开关,再次检查仪器状态及监护纸是否处于备用状态。
(4) 体位:拉好床帘,协助孕妇取半坐卧位、侧卧位或坐位,将胎监带放置于孕妇腰背部,暴露腹部。再次进行查对。
(5) 放置探头:①四步触诊法了解胎方位,判断胎背的位置,进行手卫生。②将耦合剂涂抹于胎心探头上,将胎心探头放置在胎背胎心最清楚的位置,用胎监带固定。③将宫腔压力探头放置在腹部宫底下约2横指处,用胎监带固定。④协助孕妇整理衣服,拉上床档,进行手卫生。
(6) 启动监测:在电子胎心监护仪上录入相关信息并进行查对,在无宫缩时将宫腔压力归零后,启动监测。
(7) 观察:观察胎心率及宫缩情况,有异常及时处理必要时汇报医生。
(8) 结束监测:常规监测20min,如有异常可延长20~40min。监测结束后撕下监测记录结果,关闭监护仪开关,断开电源。

(9) 整理用物:①取下探头,用卫生纸将孕妇腹部的耦合剂擦干净,协助孕妇整理好衣服,取舒适体位。②对探头进行清洁消毒,电子胎心监护仪归位放置。

(10)分析记录:进行手卫生,再次查对,并在医嘱执行单签字。将胎心监护曲线图交医生判断结果后,粘贴于病历报告单上保存,并告知产妇监测结果。

3. 评价

(1) 孕妇:安全、舒适。

(2) 护士:操作方法正确、熟练,正确处理胎监结果异常情况。关爱患者,保护患者隐私,健康教育到位。

【护理要点】

1. 监测时孕妇尽量避免平卧位,防止引起仰卧位低血压综合征。
2. 固定探头带子松紧适宜,以容纳 1 指为宜。宫缩探头不可涂抹耦合剂。
3. 监测过程中应加强对胎心、胎动及宫缩的观察,发现异常应及时报告医生并协助处理。

四、子宫按摩法

子宫按摩法是通过按摩产妇子宫促进子宫收缩减少产后出血的方法,包括腹壁子宫按摩法和腹部 - 阴道子宫按摩法。

【目的】

促进子宫收缩,减少出血。

【适应证】

产后子宫收缩乏力,产后出血量多者。

【操作前准备】

1. **医护人员**　着装整洁,无长指甲,洗手,行腹部 - 阴道按摩子宫法时操作者须戴无菌手套。
2. **产妇**　排空膀胱。
3. **物品**　无菌手套、大棉签、碘伏、会阴垫。
4. **环境**　房间安静、安全舒适、调至适宜温度,备屏风或隔帘,保护患者隐私。

【操作步骤】

1. 评估

(1) 医护人员:是否熟悉操作流程,是否能正确操作。

(2) 产妇:评估其对操作的认知程度和配合程度,了解需求;评估有无产后出血的高危因素,宫底高度、宫体的软硬度及阴道出血情况。

2. 实施

(1) 解释:向产妇解释操作目的,取得配合。

(2) 腹壁子宫按摩法:产妇取仰卧位或膀胱截石位,操作者站于产妇一侧,一手压耻骨联合上方使子宫抬起,另一手置于子宫底部,拇指在前,其余 4 指在后壁,均匀而有节律地按摩并压迫子宫底(图 15-1)。如效果不佳,可选用腹部 - 阴道子宫按摩法。

(3) 腹部 - 阴道子宫按摩法:操作者戴无菌手套,站于产妇一侧;产妇取膀胱截石位,行外阴消毒;操作者一手握拳置于阴道前穹隆,顶住子宫前壁,另一手自腹壁按压子宫后壁,使子宫体前屈,两手相对紧压子宫并作按摩(图 15-1)。必要时可由另一人将手置于耻骨联合上缘,按压下腹正中部位,将子宫上推。

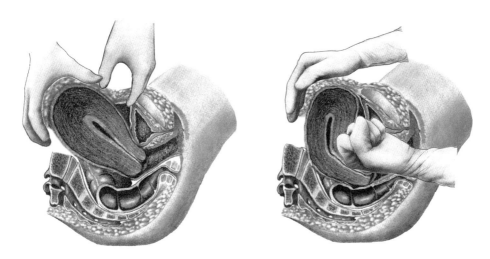

图 15-1　腹部按摩子宫法及腹部 - 阴道子宫按摩法

(4) 按压结束:按压时间以子宫恢复正常收缩并能保持收缩状态为止,按摩时应配合使用宫缩剂。

(5) 整理用物:协助产妇整理衣物并更换干净会阴垫,会阴垫称重。查对后记录出血量。

3. 评价

(1) 产妇:子宫质硬、轮廓清楚、收缩好,阴道流血减少。

(2) 医护人员:关爱产妇,操作方法正确、熟练,按摩有效。

【护理要点】

1. 按摩子宫的力量应从小到大,力量要适度,手法要正确,切忌使用暴力。

2. 按摩时应注意观察产妇的表情、生命体征、子宫的硬度、子宫底的高度、阴道流血量等,听取产妇主诉,以及时发现产后出血的征象。

3. 使用镇痛泵者可于按摩前追加镇痛药剂量,减轻疼痛。

4. 如按摩子宫,出血仍不见好转,应及时通知医生处理。

五、会阴冲洗

会阴冲洗是使用清水或消毒液对会阴部进行局部清洁的技术,是产科临床护理工作中最常用的护理技术之一。自然分娩产妇因会阴撕裂或会阴侧切口位置距离肛门较近,产后恶露排出较多,易滋生细菌而引起会阴部伤口 / 切口感染;剖宫产术后的产妇因安置保留尿管,容易引起逆行感染。故应进行会阴冲洗以预防感染的发生。

【目的】

1. 保持会阴部清洁,促进产妇舒适及会阴伤口愈合。

2. 防止生殖系统、泌尿系统的逆行感染。

【适应证】

1. 产后 1 周内或会阴有伤口者。

2. 剖宫产术后留置尿管者。

Note:

【操作前准备】

1. **护士**　着装整洁、无长指甲、洗手。
2. **产妇**　排空大小便,准备好松紧内裤及卫生巾。
3. **物品**　医嘱执行单、冲洗壶(内装 41~43℃温水)、大棉签、一次性手套、会阴垫、便盆、快速手消毒液。必要时遵医嘱准备 0.1% 的苯扎溴铵溶液、1∶5 000 的高锰酸钾溶液、0.02% 碘伏溶液等。
4. **环境**　房间安静、安全舒适、调至适宜温度,备屏风或隔帘,保护患者隐私。

【操作步骤】

1. **评估**

(1) 护士:是否熟悉操作流程,能否正确完成操作。

(2) 产妇:评估其对操作的认知程度和配合程度,了解需求;评估会阴部伤口情况,常规伤口评估包括:①部位;②气味;③分泌物量、颜色、性质;④周围皮肤情况;⑤疼痛等。感染伤口评估:根据伤口细菌培养结果,选择外用杀菌剂或消毒剂。

(3) 环境:评估环境是否安全、舒适,温度是否适宜。

2. **实施**

(1) 查对:携用物到床旁,核对产妇身份及医嘱。

(2) 解释:向产妇解释操作目的、操作过程及注意事项。

(3) 体位:拉好隔帘,协助产妇取屈膝仰卧位,双腿外展,脱下对侧裤腿盖在近侧腿上,将被子盖在产妇上半身和对侧大腿上,暴露外阴,臀下置便盆。

(4) 冲洗:再次查对后开始冲洗,一手执冲洗壶,一手用大棉签边冲边洗。一般冲洗 3 遍,擦洗顺序如下:

第 1 遍:顺序为自上而下、由外向内、先对侧后近侧,按阴阜→两大腿内上 1/3 →大阴唇→小阴唇→会阴→臀部及肛门的顺序进行擦洗,初步擦洗污垢、分泌物、血迹等。

第 2 遍:顺序为自上而下、由内向外、先对侧后近侧或以伤口为中心向外擦洗。

第 3 遍:顺序同第 2 遍;擦洗结束用干棉签擦干会阴部。

(5) 整理:为产妇穿好衣物并取舒适体位,整理床单位,进行健康教育。

(6) 查对并记录:手卫生,查对并记录。

3. **评价**

(1) 产妇:安全、舒适,会阴部清洁,无会阴切口及生殖泌尿系统逆行感染发生。

(2) 护士:操作方法正确、熟练,关爱患者,保护患者隐私,健康教育到位。

【护理要点】

1. 前置胎盘、胎膜早破的孕妇,阴道内填塞有纱条 / 纱布的产妇,应采用会阴擦洗而非冲洗。

2. 操作时注意观察患者病情变化,并评估会阴部及会阴切口情况、恶露的颜色、气味及其性状等,发现异常及时通知医生处理。

3. 有留置尿管者,要将尿道口周围反复擦洗干净,并注意尿管是否通畅和尿液的颜色与性状,避免脱落或折叠。

4. 会阴部污垢或血迹较多时,根据情况可适当增加擦洗次数,直至擦洗干净;会阴部有切口时,先擦洗切口部位,若切口感染,则最后擦洗切口部位。

5. 一根大棉签限用一次,冲洗时用无菌干棉球堵住阴道口,防止污水进入阴道,导致逆行感染。

6. 近年来临床上越来越推荐常规使用温水进行会阴冲洗,而非采用淡碘伏等消毒液。另外,目前国内仍是以护士主导为孕产妇提供会阴擦洗/冲洗操作,但孕产妇自主使用一次性的冲洗器或者智能冲洗器,护士给予技术指导的模式,或许将成为未来预防会阴部感染的主要趋势。

六、会阴湿热敷

会阴湿热敷是应用热原理和药物化学反应,利用热敷溶液促进血液循环,改善组织营养,增强局部白细胞的吞噬作用,加速组织再生和消炎止痛的一种护理技术。

【目的】

1. 促进会阴部伤口愈合。
2. 缓解局部疼痛。

【适应证】

1. 会阴部水肿者。
2. 会阴部陈旧性血肿者。
3. 会阴部伤口有硬结及早期感染者。

【操作前准备】

1. **护士**　着装整洁、无长指甲、洗手。
2. **产妇**　排空大小便,准备干净内裤。
3. **物品**　医嘱执行单、外阴擦洗/冲洗用物、治疗碗1个(包括无菌镊子2把、无菌干纱布数块)、湿敷溶液加热备用(50%硫酸镁、95%酒精常用)、棉签、棉垫1个、必要时备热源袋1个、一次性会阴垫、快速手消毒液。
4. **环境**　房间安静、安全舒适、调至适宜温度,备屏风或隔帘,保护患者隐私。

【操作步骤】

1. 评估
(1) 护士:是否熟悉操作流程,能否正确操作。
(2) 产妇:评估自理能力、对操作的认知程度和配合程度,了解需求;会阴及外阴情况(清洁度、有无伤口/切口、出血、水肿及分泌物等);如会阴有伤口/切口应常规评估:①部位;②气味;③分泌物量、颜色、性质;④周围皮肤情况;⑤疼痛等。
(3) 环境:评估环境是否安全、舒适,温度是否适宜。

2. 实施
(1) 查对:携用物到床旁,核对孕妇身份及医嘱。
(2) 解释:向产妇解释操作目的、操作过程及注意事项。
(3) 体位:拉隔帘为产妇遮挡,帮助其脱下对侧裤腿盖在近侧大腿上,将被子盖在产妇上半身和对侧大腿上,协助取产妇双腿屈曲外展位,暴露外阴,将一次性会阴垫置于臀下,按会阴擦洗/冲洗方法清洁会阴部。
(4) 湿热敷:再次进行查对后把加热41~46℃的溶液倒入治疗碗内,将纱布浸透并拧至不滴水,用镊子将湿纱布放于会阴需要进行热敷处,再用治疗巾覆盖。在治疗巾外面盖上棉垫,棉垫上面放热水袋,以保持热敷料的温度,一次热敷可持续15~30min。
(5) 整理:湿热敷完毕,移去纱布、棉垫、热水袋及会阴垫等,并协助产妇穿好衣物,整理床单位,取舒适卧位。
(6) 健康教育:若产妇为会阴切开者,嘱其取健侧卧位。嘱其勤于更换会阴垫/卫生巾,保持会阴

Note：

清洁干燥,预防感染。

(7) 查对并记录:手卫生,查对并记录。

3. 评价

(1) 产妇:安全、舒适,无烫伤,会阴部水肿减轻/消失,会阴伤口疼痛减轻/消失、愈合好。

(2) 护士:操作方法正确、熟练,关爱患者,隐私保护好,健康教育到位。

【护理要点】

1. 湿热敷范围为病损范围的 2 倍。

2. 湿热敷的温度为 41~46℃,避免热敷布的温度过高,导致局部组织烫伤,在热敷的过程中要注意观察热敷部位局部状况,尤其是休克、昏迷以及感觉不敏感者。

3. 对有创伤口进行湿热敷时,严格执行无菌操作,热敷后须给伤口换药,以免感染。

七、会阴红外线照射

会阴红外线照射是利用红外线的热力作用,使会阴部血管扩张、血液循环加快,加速炎症产物的吸收和消散,促进会阴伤口消炎、消肿和降低疼痛的一种护理技术。

【目的】

1. 促进会阴部伤口愈合。

2. 缓解局部疼痛。

【适应证】

1. 会阴部水肿者。

2. 会阴部陈旧性血肿者。

3. 会阴部伤口有硬结及早期感染者。

【操作前准备】

1. 护士　着装整洁、无长指甲、洗手。

2. 产妇　排空大小便,准备干净内裤。

3. 物品　医嘱执行单、红外线仪(功率 300W,红外线峰值波长 2~10μm,处于备用状态)、一次性会阴垫、快速手消毒液。

4. 环境　房间安静、安全舒适、调至适宜温度,备屏风或隔帘,保护患者隐私。

【操作步骤】

1. 评估

(1) 护士:是否熟悉操作流程,能否正确操作。

(2) 产妇:评估病情、自理能力、对操作的认知程度和配合程度,了解需求;会阴及外阴情况(清洁度、伤口/切口、出血、水肿及分泌物等);会阴部伤口/切口应常规评估:①部位;②气味;③分泌物量、颜色、性质;④周围皮肤情况;⑤疼痛等。

(3) 环境:评估环境是否安全、舒适,温度是否适宜。

2. 实施

(1) 查对:携用物到床旁,核对孕妇身份信息及医嘱。

(2) 解释:向产妇解释操作目的、操作过程及注意事项。

(3) 体位:用隔帘遮挡产妇,臀下垫会阴垫,协助脱一侧裤子盖于一侧裤腿上,将被子盖在产妇上半身和对侧大腿上,两腿取屈曲外展位暴露外阴部,注意保暖。

(4) 开机:手卫生,再次进行查对后将红外线仪移至会阴上方或侧方,接通电源,打开开关。

(5) 调节距离:调节红外线仪与会阴部的距离,以产妇感觉温热为宜,一般为 30~50cm。照射时间为 20~30min。随时观察局部皮肤情况及询问有无不适,照射完毕检查局部充血情况。

(6) 关机:关闭红外线仪开关,并移开。

(7) 整理床单位:协助产妇穿好衣裤,更换清洁的卫生巾,整理床单位。

(8) 查对并记录:手卫生、查对并进行记录。

3. 评价

(1) 产妇:安全、舒适、无烫伤,会阴部水肿减轻 / 消失,会阴伤口疼痛减轻 / 消失、愈合好。

(2) 护士:操作方法正确、熟练,关爱患者,健康教育到位。

【护理要点】

1. 照射治疗前,应向产妇讲明注意事项,请其不要移动体位,以免烫伤。

2. 照射过程中,应注意观察产妇有无头晕、心悸、过热等现象,必要时停止照射。

3. 照射过程中及照射完毕后,应仔细观察和检查局部皮肤有无发红、水疱、灼痛等异常现象。

八、母乳喂养

母乳是婴儿的最佳天然食品,母乳喂养是指用母乳喂养婴儿的方式。世界卫生组织推荐:新生儿出生后 1h 内开始母乳喂养,纯母乳喂养到 6 个月,在补充其他食物的同时继续母乳喂养至 2 岁或更长时间。

【目的】

1. **婴儿**　提供均衡的营养,促进发育,提高免疫力,预防疾病。

2. **母亲**　促进产妇子宫复旧,有利于产后体重恢复,远期还可降低乳腺癌和卵巢癌的发生的风险。

3. **母婴**　促进母婴情感交流和连接。

【适应证】

1. 产妇无重要脏器功能严重损害及先天代谢性疾病。

2. 产妇不处于传染病的急性传染期。

3. 产妇没有使用不能进行母乳喂养的药物。

4. 婴儿无先天性代谢性疾病(如苯丙酮尿症、枫糖血症和半乳糖血症等)。

【操作前准备】

1. **母亲**　排空大小便,洗手,清水擦洗乳房和乳头。

2. **新生儿**　更换干净尿不湿。

3. **物品**　枕头、小毛巾、踏脚凳、储奶容器或储奶袋(必要时)、吸奶器(必要时)。

4. **环境**　房间安静、安全舒适、调至适宜温度,备屏风或隔帘,保护隐私。

【操作步骤】

1. 评估

(1) 母亲:评估内容包括:①病情、分娩方式、自理能力,了解需求;②对母乳喂养的态度,母乳喂养的知识和技能掌握程度;③乳房的类型,乳房有无红肿、硬块、肿胀,乳头有无肿胀皲裂,乳汁的质和量等;④用药情况。

(2) 新生儿:评估其一般情况是否有喂养禁忌。

(3) 环境:评估环境是否安全、舒适,温度是否适宜。

2. 实施

(1) 体位:母亲舒适地坐着或躺着,最好在其腰部和手臂下方放置一软枕,坐位时在足下放一脚凳,以使其放松。

(2) 喂奶姿势:将婴儿抱于怀中,母亲将拇指与其余四指分别放于乳房上、下方,呈"C"形托起整个乳房。婴儿的身体贴近母亲,面向乳房;婴儿的头与身体在一条直线上;婴儿的口对着乳房。常用的喂养姿势如下所示:

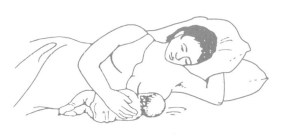

图 15-2 侧卧式母乳喂养

1) 侧卧式(图 15-2):适用于:①剖宫产术后的母亲,以避免切口受到压迫;②母亲倍感疲惫,希望在婴儿吃奶时休息或睡觉;③乳房较大,利于婴儿含接。

2) 搂抱式(图 15-3):又称为摇篮式,母亲用手臂肘关节部托住婴儿头部,是产妇常用的姿势。

3) 抱球式(图 15-4):适合于剖宫产的母亲或乳房较大、乳头内陷以及乳头扁平的母亲。

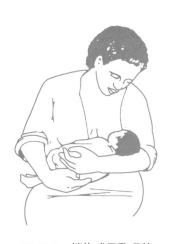

图 15-3 搂抱式母乳喂养

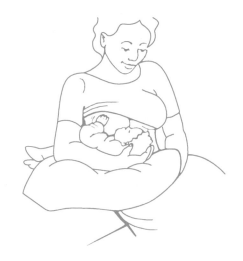

图 15-4 抱球式母乳喂养

(3) 婴儿含接姿势:用乳头轻触婴儿的嘴唇,当其嘴张大后,将乳头和乳晕放入婴儿的口中。婴儿的嘴唇应包住乳头和乳晕或大部分乳晕,下巴紧贴乳房。如婴儿不张嘴,需要用乳头刺激唇部,当嘴张大时母亲快速将乳头送进嘴里。

(4) 轻压下颌取出乳头:用示指轻轻向下按压婴儿下颌,避免在口腔负压情况下拉出乳头而导致乳头疼痛或皮肤破损。

(5) 拍背排气:将小毛巾放在母亲的肩膀上,使婴儿靠近母亲的身体,其头部靠在母亲的肩上。一手支持婴儿,另一手呈杯状轻拍婴儿的背部 1~2min,使其胃内的气泡排出,防止溢奶。

(6) 挤奶要点:如乳汁未吸完者应将乳汁挤出:一手将储奶容器或储奶袋放置在乳头的下方,靠近乳房,另一手将大拇指放于乳晕上,其余四指放于对侧,向胸壁方向挤压,有节奏地挤压和放松,并在乳晕周围反复转动手指位置,以便挤空每根乳腺管内的乳汁。

3. 评价

(1) 婴儿:衔接姿势正确、喂奶后满足。

(2) 母亲:体位舒适,面对面注视婴儿,通过目光、语言、抚摸等与婴儿情感交流。无乳头皲裂发生。

【护理要点】

1. 新生儿出生后应进行早期皮肤接触、早吸吮、早开奶,母乳喂养应在新生儿出生后 1h 即开始。

2. 按需哺乳,哺乳的时间及频率取决于新生儿的需要和母亲乳胀的情况。

3. 进行母乳喂养指导时,指导者应选择舒适的姿势,避免肌肉过度疲劳导致背痛和其他不适。

4. 每次哺乳时,先让婴儿吸空一侧乳房,再吸吮另一侧乳房。

5. 母亲有乳房脓肿时可用健侧乳房进行喂养,开始治疗后可双侧喂养。乳腺炎患者直接喂养疼痛者,可挤出母乳进行喂养。

6. 特殊感染母亲的母乳喂养　①艾滋病病毒阳性母亲的婴儿应遵循"提倡人工喂养、避免母乳喂养、杜绝混合喂养"的原则,当人工喂养是可接受、可行、可负担、可持续和安全,应避免母乳喂养,在不能满足上述任一条件之一时则应纯母乳喂养 6 个月;②乙肝病毒表面抗原阳性母亲分娩的新生儿,在出生后 12h 内尽早注射首剂乙肝疫苗和 100 国际单位乙肝免疫球蛋白后可进行母乳喂养;③巨细胞病毒感染的母亲在 CMV IgM 阳性时,不应母乳喂养,CMV IgM 转阴,CMV IgG 阳性后,进行母乳喂养。

知 识 链 接

新生儿早期基本保健技术促进母乳喂养

2013 年,世界卫生组织(World Health Organization,WHO)提出将一系列有循证依据、可操作的新生儿综合干预技术应用于临床工作中,称为新生儿早期基本保健(early essential newborn care,EENC)技术。EENC 推荐的核心干预措施包括规范的产前母胎监测与处理、新生儿生后立即彻底擦干、母婴皮肤接触(skin to skin contact,SSC)至少 90min 并完成第 1 次母乳喂养、延迟脐带结扎(delayed cord clamping,DCC)、延迟新生儿洗澡至生后 24h,以及早产儿袋鼠式护理、新生儿复苏技术及新生儿感染治疗等。研究显示,实施 EENC 后,新生儿出院前的纯母乳喂养率显著提高。

知 识 链 接

世界卫生组织《成功促进母乳喂养的十项措施》(2018 年更新)

一、关键管理规程

1. 完成遵守《国际母乳代用品销售守则》和世界卫生大会相关决议。制定书面的婴儿喂养政策,并定期与员工及家长沟通。建立持续的监控和数据管理系统。

2. 确保工作人员有足够的知识、能力和技能以支持母乳喂养。

二、重要临床实践

3. 与孕妇及其家属讨论母乳喂养的重要性和实现方法。

4. 分娩后即刻开始不间断的肌肤接触,帮助母亲尽快开始母乳喂养。

5. 支持母亲开始并维持母乳喂养及处理常见的困难。

6. 除非有医学上的指征,否则不要为母乳喂养的新生儿提供母乳以外的任何食物或液体。

7. 让母婴共处,并实践 24h 母婴同室。

8. 帮助母亲识别和回应婴儿需要进食的迹象。

9. 告知母亲使用奶瓶、人工奶嘴和安抚奶嘴的风险。

10. 协调出院,以便父母与其婴儿及时获得持续的支持和照护。

九、乳房护理技术

乳房护理技术是通过乳房热敷、按摩、挤奶等方法,促进乳汁分泌、保持乳腺管通畅、预防乳腺炎发生的技术。

【目的】

1. 促进乳汁分泌,保持乳腺管通畅。
2. 缓解奶胀,防止乳汁淤积,预防乳腺炎的发生。
3. 对于乳头扁平和凹陷的乳房,乳房按摩可以帮助婴儿衔乳,减少乳头疼痛的发生。

【适应证】

1. 发生奶胀、乳汁淤积及乳腺管堵塞时。
2. 因产妇或新生儿因素需延迟哺乳时,或母婴分离需维持泌乳者。

【操作前准备】

1. **护士**　着装整洁、无长指甲、洗手。
2. **产妇**　可提前饮入温热的牛奶汤类等。排空大小便,洗手。
3. **物品**　毛巾,盆子(内备50℃左右的温水2 000ml)、储奶袋、快速手消毒液。
4. **环境**　房间安静、安全舒适、调至适宜温度,备屏风或隔帘,保护产妇隐私。

【操作步骤】

1. **评估**
(1) 护士:评估护士是否熟悉操作流程,是否能正确进行操作。
(2) 产妇:①评估乳房充盈情况或肿胀程度、乳头有无凹陷和皲裂,乳汁的质和量;②对母乳喂养的认知程度、配合程度;③治疗用药情况。
(3) 环境:评估环境是否安全、舒适,温度是否适宜。

2. **实施**
(1) 查对:携用物至床边,进行身份识别及查对,协助产妇取舒适体位。
(2) 乳房清洁热敷:产妇洗净双手,先用温热水清洁乳房,然后再用热毛巾温热敷双侧乳房3~5min。
(3) 乳房按摩及挤奶:包括以下4步:①第1步,用2到3根手指从外向乳头方向打圆按摩乳房[图 15-5(1)];②第2步,用整个手掌从底部向乳头轻轻拍打乳房[图 15-5(2)];③第3步,将拇指和示

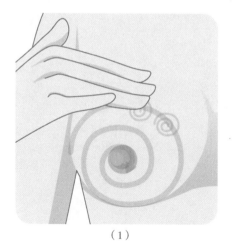
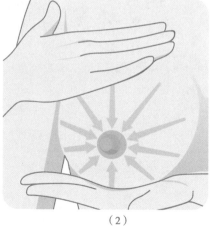

（1）　　　　　　　　　　（2）

图 15-5　乳房按摩方法

指放在乳晕周围,轻轻挤奶[图 15-6(1)];④第 4 步,拇指和示指变换位置,彻底排空乳房[图 15-6(2)]。挤奶时应将储奶容器或储奶袋贴近乳房。

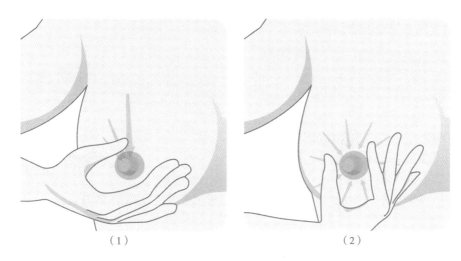

（1）　　　　　　　　　　　　　（2）

图 15-6　**挤奶方法**

3. 评价
(1) 产妇:乳汁排空、乳胀缓解,未发生乳腺炎。
(2) 护士:按摩力度适宜,关爱产妇,保护产妇隐私。

【护理要点】

1. 护士按摩力度要适宜,切忌用力过猛,使产妇产生恐惧感。
2. 不要挤压或牵拉乳头及乳房,不要双手在整个乳房上滑动推挤。
3. 一侧乳房至少挤压 3~5min,待乳汁减少换至另一侧,反复数次,将乳汁完全挤出。每次挤奶时间持续 20~30min 为宜。
4. 注意挤奶时手及储奶容器的清洁,保证乳汁不被细菌污染。

第二节　产后康复护理技术

一、盆底肌肉锻炼

女性盆底支持组织因退化、创伤等因素导致其支持薄弱,从而发生盆腔脏器脱垂和压力性尿失禁等盆底功能障碍性疾病。妊娠、分娩,特别是借助产钳或胎吸的困难阴道分娩,盆腔筋膜、韧带和肌肉可能因过度牵拉而被削弱其支撑力量。若产后过早参加体力劳动,特别是重体力劳动,将影响盆底组织张力的恢复而发生盆腔器官脱垂。非手术疗法是盆腔器官脱垂的一线治疗方法,盆底肌肉锻炼是其中一种,产后 1 年内是盆底功能康复的最佳时机。

【目的】

1. 提高盆底肌肉收缩能力、预防和治疗尿失禁和盆腔器官脱垂。
2. 改善性生活质量。

【适应证】

1. 产后妇女常规盆底肌肉锻炼。

Note:

2. 盆底肌力减弱,如无法对抗阻力、收缩持续时间≤3s(检测盆底肌力评级≤3 级)或阴道收缩压≤30cmH₂O 者。

3. 产后出现尿失禁或者尿失禁在产后持续存在者。

4. 轻、中度子宫脱垂、阴道壁膨出者。

5. 阴道松弛、阴道痉挛、性生活不满意者。

6. 产后排便异常或尿潴留者。

【操作前准备】

1. **医务人员**　着装整洁、无长指甲、洗手。

2. **产妇**　排空大小便。

3. **用物**　生物反馈仪、治疗床。

4. **环境**　房间安静、安全舒适、调至适宜温度,备屏风或隔帘,保护产妇隐私。

【操作步骤】

1. **评估**

(1) 医务人员:评估其是否熟悉操作流程,是否能正确进行操作,是否具有资质。

(2) 产妇:①评估盆底肌力情况(产后超过 42d、子宫恢复良好、无感染的产妇可及时进行盆底肌肉的检测,明确损伤程度);②认知情况、配合程度;③阴道有无出血及泌尿生殖系统有无炎症;④了解需求。

(3) 环境:评估环境是否安全、舒适,温度是否适宜。

2. **训练**　在医生指导下根据个体出现的症状、盆底肌损伤情况(肌肉纤维受损的程度和类别)应用综合技术,进行有针对性的训练。

(1) 盆底肌锻炼(pelvic floor muscle training,PFMT):又称为 Kegel 运动,PFMT 应达到相当的训练量才有效,其具体方法为:协助产妇取舒适体位,持续收缩盆底肌(即缩肛运动)不少于 3s,松弛休息 2~6s,连续做 15~30min,每日进行 2~3 次;或每日做 PFME 150~200 次。PFMT 应持续 3 个月或更长时间,在训练 3 个月后门诊随访。

(2) 生物反馈训练:是一种主动的盆底康复方法,借助于阴道内或直肠内的电子生物反馈治疗仪,监视盆底肌的肌电活动,同时也可监测腹部肌肉活动和逼尿肌活动,将这些肌肉活动的信息转化为听觉和视觉信号反馈给患者,指导患者进行正确的、自主的盆底肌群的训练。治疗周期一般是 2~3 个月。治疗开始时,先进行盆底肌电和压力的检测,制定一个合适的训练方案。每周进行 2~3 次短时的收缩和放松盆底肌的训练,持续 1 个月。治疗 1 个月后,再次进行盆底肌电和压力的检测评估,适当更改训练方案。

(3) 盆底肌肉电刺激:盆底电刺激通过增强盆底肌肉的力量,提高尿道闭合压来改善控尿能力。但不作为治疗压力性尿失禁的常规方法。

(4) 联合训练:对于不能主动收缩盆底肌的患者可采用生物反馈和盆底电刺激的方法,可联合 PFMT 应用,治疗效果与 PFMT 相当。

3. **评价**　疗程结束后根据产妇主观症状和客观标准的变化来评价疗效,决定是否需做第二疗程,并使用盆底肌肉康复器进行家庭锻炼,以巩固治疗效果。

【护理要点】

1. 需按照盆底康复治疗的原则,根据产妇个体情况制定训练方案。

2. 尽量避免在收缩盆底肌群时收缩其他肌肉,如大腿、背部和腹部肌肉。

3. 产后 1 个月内,由于子宫处于恢复期,会有少量流血,只适合做简单的盆底肌训练,阴道流血停止后,可选择生物反馈训练或电刺激治疗。

二、产后保健操

产后早期下床活动,进行产后保健操锻炼可以帮助产妇子宫复旧、预防深静脉血栓及形体恢复。

【目的】

1. 促进子宫复旧,减轻产后不适。
2. 恢复骨骼肌肉的伸展,增强腹部肌肉张力,保持良好身材。
3. 促进骨盆底肌群收缩,预防因松弛而导致的尿失禁、膀胱直肠膨出、子宫脱垂。
4. 促进血液循环,预防深静脉血栓发生。

【适应证】

经阴道分娩和剖宫产的产妇。

【操作前准备】

1. **产妇**　排空大小便,穿宽松适宜运动的衣物。
2. **物品**　硬板床或瑜伽垫。

【操作方法】

1. **评估**
(1) 产妇:身体状况、腹部及会阴伤口愈合情况,对操作的认知情况及合作程度。
(2) 环境:环境是否安全适宜。

2. **产后前 10d 运动**
(1) 早期下床活动:在病情允许情况下,鼓励产妇尽早下床活动。
(2) 产后第 1 日:在床上做抬头运动:仰卧,两手置腹部,头从枕头上抬起,可连做两个 8 拍。
(3) 产后 2~4d:在床上做上肢运动:仰卧,两臂水平外展,然后内收,做两个 8 拍。将上臂举过头部,再慢慢收回,做两个 8 拍。
(4) 产后 5~9d:可在上述动作后加做下肢屈伸动作及缩肛运动:仰卧,两手平放于躯干两侧,将右下肢向腹部屈曲,然后放平伸直。左下肢做同样动作,共两个 8 拍。另外有节奏地做肛门收缩、放松动作也做两个 8 拍。

3. **产后 10d 开始做整套保健操**(图 15-7)
(1) 深呼吸运动:仰卧位,两臂直放于身旁,双腿伸直,全身放松,慢慢地吸气扩张胸部,再由口缓慢吐气,收紧腹部,最好全身肌肉放松,做 4 个 8 拍。
(2) 缩肛运动:仰卧,两臂直放于身旁,交替做肛门的收缩与放松运动,做 4 个 8 拍。
(3) 伸腿动作:仰卧,两臂直放于身旁,双腿轮流上举和双腿并举,与身体保持直角,做 4 个 8 拍。
(4) 挺腹缩肛运动:仰卧位,两腿靠拢,两脚踩地,尽力抬起臀部,然后放松,或进行收缩肛门运动,以恢复骨盆底肌肉的上托力。
(5) 仰卧起坐:仰卧,两腿并拢,两手上举,利用腹肌收缩,两臂向前摆动,迅速成坐姿。仰卧起坐的个数应以逐渐增加为宜。
(6) 膝胸卧位:产妇跪卧于床上呈俯伏状,双膝分开与肩同宽,腰部伸直,胸部与床贴近,尽量抬高臀部,膝关节呈 90° 角,收缩肛门,膝胸卧位可防止子宫后倾,促进子宫复旧。
(7) 全身运动:跪姿,双臂支撑床面,左右腿交换向背后高举,做 4 个 8 拍。

4. **评价**　产妇:正确完成锻炼,身体恢复好。

Note:

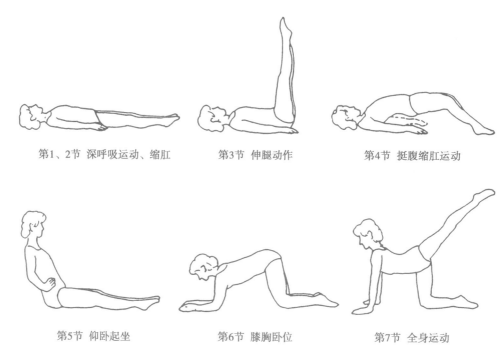

第1、2节 深呼吸运动、缩肛　　　　第3节 伸腿动作　　　　第4节 挺腹缩肛运动

第5节 仰卧起坐　　　　第6节 膝胸卧位　　　　第7节 全身运动

图 15-7　产后保健操

【护理要点】

1. 产妇衣着宽松、舒适、床垫忌过软。
2. 每日两次,每次 15min 左右。

第三节　新生儿常用护理技术

一、新生儿沐浴

新生儿沐浴是新生儿最常用的基础护理操作之一。

【目的】

1. 清洁新生儿皮肤,协助皮肤排泄和散热。
2. 促进血液循环,加速新陈代谢。
3. 活动肢体,观察全身皮肤情况。

【操作前准备】

1. **护士**　着装整洁、无长指甲、洗手。
2. **新生儿**　避开喂奶前后 1h 内。
3. **物品**　浴盆、水温计、温水(水温 38~40℃为宜)、婴儿沐浴液、护臀霜、大毛巾、消毒小面巾、清洁衣服、尿不湿、消毒液、棉签、婴儿体重秤等。
4. **环境**　关闭门窗,调节室温至 26~28℃。

【操作步骤】

1. 评估

(1) 护士:是否熟悉操作流程,是否能正确进行操作。

(2) 新生儿:①新生儿胎龄、分娩时间及一般情况;②上次喂奶时间;③沐浴指征。

(3) 母亲:是否有血液传播性疾病。

(4) 环境:环境是否安全、舒适,室温是否适宜。

2. 实施

(1) 解释:护士洗手后至产妇床边,告知产妇操作目的。

(2) 查对:核对新生儿手和脚腕带,通过两种以上身份识别信息进行新生儿身份识别。

(3) 全身皮肤评估:评估新生儿全身皮肤情况,准确及时识别新生儿的皮肤问题,如表皮失水、皮肤破损等情况均应进行相应的皮肤护理。

(4) 测量体重:再次查对后将新生儿裹上浴巾或婴儿秤上铺好浴巾,测量体重。

(5) 沐浴:护士用手腕内侧测试水温,或水温计测试水温(水温 38~40℃为宜)。

1) 洗脸:用干净的小毛巾蘸水拧干清洗眼部、鼻、口唇四周、面颊及前额。注意眼部应由内眦向外眦清洗。

2) 洗头部:抱起新生儿,用肘关节夹住新生儿的身体,并托稳头颈部,用一只手的拇指及示指(或中指)堵住新生儿双耳孔,取适量婴儿沐浴露,轻柔按摩头部,用清水洗净,擦干。

3) 洗全身:将新生儿头部枕于操作者前臂,手置于新生儿腋下,握住其上臂,按顺序清洗全身:颈部—腋下—上肢—前胸—腹部—腹股沟及会阴—下肢;翻转新生儿后进行背部清洗:操作者将手置于新生儿腋下握住其上臂,让其趴在操作者的手腕上,清洗其背部和臀部。

(6) 擦干:洗完后将新生儿放置在备好的浴巾上,蘸干全身,注意保暖,戴帽子,检查全身各部位情况。

(7) 脐部护理:检查脐部情况,观察脐轮有无红肿、脐部有无异常分泌物、出血、渗血及脐残端脱落等情况,按不同情况给予相应的处理:

1) 脐残端脱落前:充分暴露脐窝部,用消毒棉签蘸 75% 酒精轻轻擦净脐窝和脐轮;让脐带暴露自然干燥;如脐轮有红肿、脐部有异常分泌物或渗血等异常状况应及时报告医生遵医嘱处理。

2) 脐残端脱落后:脱落最初几天仍需观察脐部有无异常分泌物,如无异常分泌物无须特殊处理,如有肉芽组织增生等异常情况,要遵医嘱作对症处理。

(8) 臀部护理:臀部均匀涂抹婴儿护臀霜。

(9) 皮肤护理

1) 根据皮肤评估的情况,以及季节、地域和环境温湿度合理使用润肤露。

2) 沐浴完即刻涂抹润肤露,5min 内完成润肤过程。

3) 润肤手法:从上到下、从前到后,轻柔涂抹全身;同时,也可根据季节、地域和环境温湿度在皮肤皱褶处使用婴儿专用爽身粉。使用爽身粉时,要先将爽身粉倒入护理者手中,再轻柔地涂抹在新生儿的皮肤皱褶处,切忌喷洒,使用时避开女婴会阴处。

(10) 穿尿不湿和衣物:为新生儿穿好尿不湿,尿不湿不要遮盖住脐带,松紧适宜。穿戴好衣物和帽子,注意头部保暖。

(11) 查对:将新生儿抱回给母亲,和母亲再次进行查对。

3. 评价

(1) 新生儿:舒适安全。

(2) 护士:正确查对和手卫生,操作熟练正确、关爱新生儿。

【护理要点】

1. 沐浴时间和频率　通常情况下新生儿出生 24h 以后开始沐浴,沐浴的频率应根据每个新生儿的个体需要来确定,同时还要结合不同地区、不同季节和环境洁净程度等综合因素考虑,通常情况下每天或隔日进行一次即可,不洗澡日可用温热的湿毛巾擦洗新生儿的面部、颈部和腋下,每天给新生儿换衣服,同时观察和评估皮肤情况。母亲为 HIV 感染者的新生儿沐浴时间应按卫生主管行政部门相关要求执行。

2. 由于孕妇的血液与羊水可能会对操作者造成威胁,提倡在新生儿首次沐浴期间全程戴手套,尤其是母亲患有/可能患有血液传播性疾病时必须戴手套。

3. 选择婴儿专用、对眼睛无刺激、中性或弱酸性的沐浴液,沐浴或擦浴后使用婴儿润肤露轻柔涂抹全身,不建议爽身粉与润肤剂同时涂抹在同一部位。

4. 新生儿用物要一婴一用一消毒,避免交叉感染。

5. 沐浴过程中,动作应轻柔、注意保暖,避免新生儿受凉及损伤,沐浴中应与新生儿进行目光、语言、抚摸等交流,以表达爱和关怀。

知 识 链 接

新生儿脐部处理

临床在新生儿脐残端未脱落前可以用 75% 酒精消毒,但 EENC 主张仅用棉签蘸生理盐水或注射用水彻底清洁脐部,然后用干燥棉签擦干,脐部不用覆盖。有调查显示新的方法不增加脐部感染概率和延长脐带脱落时间,且能够简化操作,节约成本,脐部不覆盖还有利于观察脐部情况。

二、新生儿抚触

新生儿抚触是抚触者用双手有技巧地对婴儿皮肤各部位进行有序抚摸。

【目的】

1. 促进消化功能。
2. 促进神经系统发育。
3. 增加和改善新生儿睡眠。
4. 促进血液循环和皮肤新陈代谢。
5. 刺激新生儿淋巴系统发育,提高免疫力。
6. 增进母子感情,满足新生儿情感需求。

【适应证】

1. 足月分娩的新生儿。
2. 妊娠 32~36 周分娩的早产儿、低体重儿(体重 2 000~2 500g,住院期间无须特殊处置者)。
3. 胎儿宫内发育迟缓者。
4. 新生儿疾病康复后期者。

【操作前准备】

1. **操作者**　着装整洁、无长指甲、取下手表、戒指,洗手。
2. **新生儿**　避开喂奶前后 1h 内。

Note:

3. **物品**　抚触台、毛巾、尿不湿、清洁衣裤、润肤油、音乐等。

4. **环境**　安静、安全、舒适,关闭门窗调节室温至 26~28℃,播放柔和的音乐。

【操作步骤】

1. 评估

(1) 操作者:是否熟悉操作流程,能正确进行操作。

(2) 新生儿:①病情、生命体征及一般情况;②喂奶情况,有无哭闹;③全身皮肤情况。

(3) 环境:温度是否适宜,是否安静、安全和舒适。

2. 操作

(1) 抚触前:为婴儿脱去衣物,操作者温暖双手后涂以润肤油。

(2) 抚触步骤与手法

1) 头面部:新生儿仰卧,两拇指指腹自额部中央向两侧推至颞部;双手两拇指指腹自下颌中央向上推至颞部,其余四指指腹自前额发际向后推按至耳后。

2) 胸部:四指指腹自一侧肋缘抚触至对侧肩部,避开乳头。

3) 腹部:右手四指指腹自右上腹滑向右下腹;自右上腹经左上腹滑向左下腹;自右下腹经右上腹,左上腹滑向左下腹。

4) 上肢:双手握住新生儿手臂,自上臂至手腕轻轻挤捏和搓揉;两拇指指腹由手腕推至手指根部;捏提手指各关节。

5) 下肢:双手握住新生儿一侧下肢,自股根部至踝部轻轻挤捏和搓揉;两拇指指腹由足跟推至足趾根部;捏提足趾各关节。

6) 背部:新生儿俯卧,用四指指腹由背中线向两侧抚触,由上至下;用手掌自枕部至腰骶部抚触。

(3) 整理:将婴儿衣服穿好、兜好尿布,整理用物。

3. 评价

(1) 新生儿:舒适安全。

(2) 护士:正确查对和手卫生,操作熟练正确、关爱新生儿。

【护理要点】

1. 抚触应选择在新生儿两次喂奶之间,清醒、不疲倦、不饥饿、不烦躁,沐浴后、午睡醒后或晚上睡前较好。

2. 每次抚触 15~20min,每日 2~3 次。

3. 抚触一开始时动作应轻柔,然后逐渐增加力度。

4. 抚触过程中应注意观察新生儿的反应,如有哭闹、肌张力增加、肤色异常、呕吐等则应停止抚触。

5. 在抚触过程中,要结合"触觉、视觉、听觉、嗅觉"给宝宝多感官良性温和的刺激,通过目光、语言等与新生儿进行情感交流和传递爱。

6. 早产儿及体温不稳定者应在暖箱内或辐射台上进行。

三、新生儿疾病筛查——足跟采血

新生儿疾病筛查(neonatal screening/newborn screening,NS),指在新生儿群体中,用快速、敏感的实验室方法对新生儿的遗传代谢病、先天性内分泌异常以及某些危害严重的遗传性疾病进行筛查的总称,其目的是对患病新生儿在临床症状尚未表现之前或表现轻微时通过筛查,得以早期诊断、早期治疗,防止机体组织器官发生不可逆的损伤,避免患儿发生智力低下、严重的疾病或死亡。国际经验证

Note:

明新生儿筛查是行之有效的提高人口质量、降低弱智儿发生的措施,是降低出生缺陷三级预防中关键的一环。

【目的】

对一些危害严重并能有效治疗的遗传性、先天性代谢性疾病进行早期筛查,以便早期诊断和治疗。

【适应证】

1. 先天性甲状腺功能减退的筛查。
2. 红细胞葡萄糖 -6- 磷酸脱氢酶缺乏症的筛查。
3. 苯丙酮尿症的筛查。

【操作前准备】

1. **护士** 着装整洁、洗手、戴口罩、手卫生。
2. **新生儿** 检查尿不湿,必要时更换。
3. **物品** 医嘱执行单、75% 酒精、棉签、采血针、锐器盒、棉球、弯盘、无菌手套、采血卡片和快速手消毒液等。
4. **环境** 安全,调节室温 24~26℃。

【操作步骤】

1. **评估**
(1) 护士:是否熟悉操作流程,是否能正确进行操作。
(2) 产妇:对操作的认知。
(3) 新生儿:哺乳情况、用药情况。
(4) 环境:环境是否安全、舒适,温度是否适宜。

2. **实施**
(1) 查对:携用物至床旁,与产妇进行新生儿身份识别,查对医嘱。
(2) 解释:向产妇解释足跟血采集的目的和过程,以取得配合。
(3) 体位:新生儿取平卧位或头高脚低位,暴露新生儿足部,可局部按摩或热敷足跟,使之充血便于采血。选择足跟内、外侧缘作为采血部位。
(4) 手卫生及查对:护士进行手卫生、戴无菌手套,再次核对新生儿信息。
(5) 消毒:用 75% 酒精棉签消毒采血部位 2 遍,直径约 5cm,开始采血。应注意消毒的待干时间。
(6) 采血:左手固定足部,右手持一次性采血针垂直刺入,深度小于 3cm,因第一滴血含有体液或皮肤碎片,需用无菌干棉签拭除,从第二滴血开始收集。
(7) 挤压:在距针眼较大范围处挤压、放松再挤压,形成足够大的血滴时,将滤纸片接触血滴(滤纸勿触及周围皮肤),使血自然渗透至滤纸背面,共需收集 3 个血斑。
(8) 按压止血:采血完毕用无菌棉球轻压采血部位止血。
(9) 整理用物:整理用物,手卫生后登记采血信息,再次核对采血卡片后签字。
(10) 送检:将采血卡片放在阴凉处,待其自然晾干后送检。

3. **评价**
(1) 新生儿:安全,足跟邻近组织无损伤,穿刺点无渗血。
(2) 护士:操作方法正确、熟练,收集的血斑符合要求;关爱新生儿,对产妇健康教育到位。

Note:

【护理要点】

1. 采血部位为足跟内外侧缘。禁止在以下部位采血：①足跟中心部；②足弓部位；③曾经用过的针眼部位；④水肿或肿胀部位；⑤脚趾部位；⑥后足跟弯曲部位，以免造成邻近组织如软骨、肌腱、神经等的损伤。

2. 新生儿疾病筛查

(1) 采血时间要适宜，新生儿出生后充分哺乳(哺乳至少8次)72h后且7d之内进行，对于各种原因(早产儿、低体重儿、正在治疗疾病的新生儿、提前出院者)未采血者，采血时间一般不超过出生后20d。

(2) 每个血斑直径大于8mm，血滴自然渗透，滤纸正反面血斑一致，血斑无污染、无渗血环。

四、新生儿听力筛查技术

新生儿听力筛查(universal newborn hearing screening, UNHS)，是通过耳声发射、自动听性脑干反应和声阻抗等电生理学检测，在新生儿出生后自然睡眠或安静的状态下进行的客观、快速和无创的检查。

【目的】

尽早发现有听力障碍的新生儿，并能给予及时干预，减少对语言发育和其他神经精神发育的影响。筛查出可疑听力损伤人群。

【适应证】

出生后48~72h的新生儿。

【操作前准备】

1. 护士 衣帽整齐，洗手。
2. 新生儿 处于自然睡眠状态或哺乳后的安静状态。
3. 物品 听力测试仪、棉签、记录单、笔、快速手消毒液等。
4. 环境 专用听力测试室，通风良好，环境噪声低于45分贝。

【操作步骤】

1. 评估
(1) 护士：具有资质，熟悉操作流程，能正确完成操作。
(2) 新生儿：生命体征、一般情况及外耳道情况。
(3) 环境：为专用听力测试室，噪声分贝数符合要求，温度适宜。

2. 实施
(1) 查对与解释：对新生儿进行身份识别与核对，向家属解释听力筛查的目的和过程，以取得配合，将新生儿推至听力测试室。
(2) 体位：查对新生儿信息后将新生儿取平卧位或头高脚低位，新生儿保持安静状态5~10min。
(3) 暴露耳孔：检查新生儿外耳道是否通畅，用干棉签清洁耳道，轻轻将新生儿外耳郭向外下拉，充分暴露耳孔。
(4) 测试：将测试仪探头放入新生儿一侧外耳道中，打开听力测试仪，等待显示结果后取出探头，用75%的酒精消毒探头后放入另一侧外耳道中，显示结果后取出探头并消毒，关闭测试仪。
(5) 读取结果：仪器自行显示结果，即"通过"(pass)或"未通过"(refer)。如未通过，须重复2~3次测试。

Note：

(6) 查对及记录：整理用物，手卫生。再次查对后记录检查结果。

3. 评价

(1) 新生儿：安全、舒适。

(2) 护士：操作方法正确、熟练，测量准确，关爱新生儿。

【护理要点】

1. 应在新生儿安静状态下测试。

2. 筛查通过仅意味着此次筛查未发现异常，还有出现迟发型听力损害的可能，需要跟新生儿家长做好解释沟通。

3. 出院前未通过者 42d 内进行复筛，仍未通过者转听力检测中心。告知有高危因素的新生儿家长，即使通过筛查仍应注意观察听力变化，3 年内每 6 个月随访一次。

4. 确诊为听力损伤的新生儿应及时到医院的专科进行相应的医学干预。

五、疫苗接种

疫苗接种是将疫苗制剂接种到人或动物体内的技术，使接受方获得抵抗某一特定或与疫苗相似病原的免疫力。

【目的】

通过人工主动免疫，使新生儿体内产生抗体，防止感染。

【适应证】

1. 足月分娩的新生儿。

2. 生命体征平稳的早产儿。

【操作前准备】

1. 护士　着装整洁、洗手、戴口罩、手卫生。

2. 新生儿　检查尿不湿，必要时更换。

3. 物品　基础治疗盘 1 个、专用疫苗注射器、疫苗、疫苗接种卡片、棉签、消毒液、快速手消毒液。

4. 环境　安全适宜，调节室温 24~26℃。

【操作步骤】

1. 评估

(1) 护士：是否具有相关资质，是否熟悉操作流程，是否能正确进行操作。

(2) 产妇 / 家属：对操作的认知。

(3) 新生儿：出生时间、出生体重、胎龄、生命体征、一般情况及哺乳情况；注射部位的皮肤及肌肉组织状况。

(4) 环境：环境是否安全、舒适，温度是否适宜。

2. 实施

(1) 查对：携用物至床旁，与产妇进行新生儿身份识别，查对医嘱。

(2) 解释：向产妇解释操作的目的和过程，以取得配合。

(3) 抽吸疫苗：手卫生，再次查对后用专用疫苗注射器抽吸疫苗（10μg 乙肝疫苗 /0.1ml 卡介苗混悬液等）。

(4) 消毒并注射：根据疫苗种类选择合适的注射部位，用 75% 酒精消毒皮肤两次待干后注射。注射部位:卡介苗为上臂三角肌外下缘,乙肝疫苗选择上臂外侧三角肌或大腿前外侧中部。注射方式:卡介苗皮内注射,乙肝疫苗肌内注射。

(5) 查对并记录:整理用物,查对、手卫生后填写接种登记表。

(6) 观察:接种后密切观察新生儿生命体征及一般情况。

(7) 健康教育:告知产妇及家属疫苗接种情况,再次接种时间及注意事项。

3. 评价

(1) 新生儿:安全、注射部位无渗血。

(2) 护士:操作正确、熟练,关爱新生儿。

【护理要点】

1. 疫苗管理　①疫苗应使用冷链进行运输;②领取疫苗时须准确登记疫苗生产厂家、批号、有效期及批签发合格证编号;③领取回的疫苗应放置于 2~8℃冰箱内保存,现取现用,禁止放置于室温过久;④疫苗注射后按卫生主管行政部门相关规定在信息系统中进行登记,包括记新生儿身份信息、疫苗名称、接种剂量、接种途径、接种人、接种日期、接种时间、接种部位等,同时扫描疫苗条码录入疫苗生产厂家、生产批号及最小包装识别信息,生成儿童转诊单,以备社区查验。

2. 乙肝疫苗接种　母亲未感染乙肝病毒,如新生儿体重 >2 000g 者,出生后 24h 内注射乙肝疫苗,如新生儿体重 <2 000g 或新生儿出生状况不佳需要抢救者,由儿科医生评估,遵医嘱接种。母亲乙肝病毒表面抗原阳性者,新生儿在出生后 12h 内尽早接种首剂乙肝疫苗及 100IU 乙肝免疫球蛋白,后续均应按照国家免疫程序完成全程乙肝疫苗接种。

3. 卡介苗接种　未接种卡介苗的 <3 月龄儿童可直接补种,3 月龄 ~3 岁儿童对结核菌素(TB—PPD)或卡介菌素(BCG—PPD)试验阴性者,应予补种,≥4 岁儿童不予补种。

六、新生儿复苏

新生儿复苏国际公认的方案为 ABCDE 复苏方案,即 A(air way):清理呼吸道、B(breathing):建立呼吸、C(circulation):维持正常循环、D(drugs)药物治疗、E(evaluation)评估。A 是根本、B 是关键、评估观察于整个复苏中。呼吸、心率、脉搏和血氧饱和度是复苏评估的三大指标,心率是最重要的指标,复苏遵循评估 - 决策 - 措施,反复循环直至完成复苏,应严格遵循 A—B—C—D 步骤,顺序不能颠倒。

【目的】

帮助新生儿建立自主呼吸,恢复心跳。

【适应证】

出生后不能建立正常自主呼吸的新生儿。

【操作前准备】

1. 医护人员

(1) 产前咨询:新生儿复苏团队在分娩前要询问 4 个问题:孕周多少? 羊水清吗? 预期分娩的新生儿数目? 母婴有何高危因素? 根据上述信息决定应准备的人员及复苏物品。

(2) 组成团队:每次分娩必须至少有 1 名能够实施初步复苏并启动正压通气的医护人员在场,负责护理新生儿。如果有高危因素,则需多名医护人员在场,组建熟练掌握复苏技术的团队,明确组长和成员的分工,做好复苏计划。

2. 物品　应在每次分娩前使用标准化的"复苏物品清单"(表 15-1)准备复苏所需的全部用品和设备,并确保其功能正常。

表 15-1　复苏物品清单

操作步骤	物品
保暖	预热的辐射保暖台、温度传感器、预热的毛巾、新生儿帽子、塑料薄膜(<32 周)、预热的床垫(<32 周)
清理气道	肩垫、吸引球、负压吸引器、10F 和 12F 吸痰管、胎粪吸引管
监测及评估	听诊器、3- 导联心电监测仪和电极片、脉搏血氧饱和度仪及传感器、目标血氧饱和度参考值表格
正压通气	自动充气式气囊、T- 组合复苏器、足月儿和早产儿面罩、6F 和 8F 胃管、注射器
给氧	氧源、空氧混合仪、吸氧导管
气管插管	喉镜、0 号和 1 号镜片(00 号可选)、金属导丝、不带套囊的气管导管(2.5、3.0、3.5mm)、软尺和气管插管深度表、防水胶布、剪刀、喉罩气道
给药	1：10 000 (0.1mg/ml)肾上腺素,生理盐水,各型号注射器
脐静脉置管	脐静脉导管、三通、所需其他物品

【操作步骤】

1. **快速评估**　出生后立即评估：①足月吗? ②有哭声或呼吸吗? ③肌张力好吗? ④羊水清吗?
4 项均为"是",应快速彻底擦干,与母亲皮肤接触,进行常规护理。如 4 项中有 1 项为"否",立即进行初步复苏。如羊水有胎粪污染,则进行有无活力的评估,并决定是否需要气管插管吸引胎粪。《中国新生儿复苏指南(2021 年修订)》仍建议评估以上 4 项,但 AHA2020 年版《心肺复苏与心血管急救指南：新生儿复苏》建议不再评估羊水是否清亮。

2. **初步复苏**　①保暖：调节产房温度为 24~26℃,提前预热辐射保暖台,足月儿时设置辐射保暖台温度为 32~34℃,早产儿时根据其温度设置。新生儿均需擦干头部并保暖,足月儿用预热毛巾包裹、擦干后置于辐射保暖台上。复苏胎龄 <32 周和 / 或出生体重 <1 500g 的早产儿时,将其头部以下躯体和四肢包裹在清洁塑料薄膜内,或盖以塑料薄膜置于辐射保暖台上,摆好体位后继续初步复苏的其他步骤。②摆好体位：置新生儿头轻微仰伸位。肩部用布卷垫高 2~3cm。③吸引：肩娩出后助产者用手挤压新生儿口、咽、鼻中黏液。不建议对新生儿进行常规的口、鼻、口咽部或气管内抽吸。④羊水胎粪污染的处理：2015 年国际新生儿复苏指南已也不建议在胎粪污染羊水中出生的有活力或无活力婴儿进行常规气管内吸引,仅在提供正压通气后疑似气道梗阻时,才适用气管内吸引,但《中国新生儿复苏指南(2021 年修订)》强调根据我国国情和实践经验,建议当羊水粪染时,仍首先评估新生儿有无活力,有活力时继续初步复苏,无活力时应在 20s 内完成气管插管及吸引胎粪。⑤擦干和刺激：用温热干毛巾迅速擦干全身,如仍无自主呼吸,轻弹足底 2 下或摩擦患儿背部 2 次以诱发患儿的自主呼吸,促使呼吸出现。⑥评估呼吸和心率：初步复苏后,应观察新生儿呼吸状况并评估心率。

3. **正压通气**

(1) 指征：①呼吸暂停或喘息样呼吸;②心率 <100 次 /min。要求在黄金 1min 实施正压通气。

(2) 压力峰值：①建议正压通气的峰压为 20~25cmH$_2$O,少数病情严重的新生儿可用 2~3 次 30cmH$_2$O 压力通气。②辅助通气时应提供呼气末正压通气。③T- 组合复苏器有助于提高早产儿复苏效率和安全性,推荐医疗机构使用,应预先设定吸气峰压 20~25cmH$_2$O、呼气末正压 5cmH$_2$O、最大气道压 40cmH$_2$O。

(3) 频率：40~60 次 /min,"吸—2—3"的节律大声计数以保持正确的速率。

(4) 用氧：正压通气须在脉搏血氧饱和度仪的监测指导下进行。足月儿和胎龄 ≥35 周早产儿开始用 21% 氧气浓度进行复苏,胎龄 <35 周早产儿自 21%~30% 氧气浓度开始,根据脉搏血氧饱和度调整给氧浓度。

Note：

（5）正压通气有效的体征：胸廓起伏良好，心率迅速增加。

（6）矫正通气步骤：如未达到有效通气，需做矫正通气步骤。首先应检查面罩和面部之间是否密闭；然后通畅气道，可调整体位为鼻吸气位、清理气道分泌物、使新生儿的口张开；最后适当增加通气压力。上述步骤无效时，进行气管插管或使用喉罩气道。

（7）评估及处理：30s 有效正压通气后，应重新评估新生儿心率。①有自主呼吸且心率 >100 次 /min，可逐步减少并停止正压通气，根据血氧饱和度值决定是否常压给氧；②如心率在 60~99 次 /min，再次评估通气的有效性，必要时再做矫正通气步骤，可考虑气管插管正压通气；③如心率 <60 次 /min，再次评估通气有效性，必要时再做矫正通气步骤，给予气管插管，增加氧浓度至 100%，连接 3- 导联心电监测，开始胸外按压。

4. 胸外心脏按压

（1）有效正压通气 30s 后，如心率仍持续 <60 次 /min，在正压通气同时应开始胸外按压。

（2）胸外按压的操作：①按压部位：胸骨下 1/3 处。②按压深度：使胸骨下陷约前后径的 1/3 的深度。③按压频率：90 次 /min（每按压 3 次，正压通气 1 次）。④按压指法：可分拇指法（图 15-8）、示指和中指法（图 15-9）。

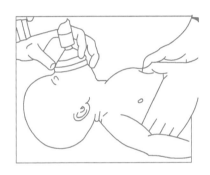

图 15-8　复苏气囊面罩正压通气，
双拇指胸外心脏按压

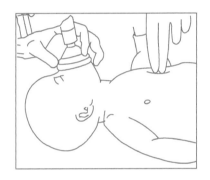

图 15-9　复苏气囊面罩正压通气，
右示指、中指胸外心脏按压

（3）正压通气和胸外按压 45~60s 后评估心率恢复情况，如心率 >60 次 /min，可停止胸外按压，继续行正压人工呼吸（40~60 次 /min）。

（4）胸外按压与正压通气的配合：由于通气障碍是新生儿窒息的首要原因，胸外按压务必与正压通气同时进行。胸外按压与正压通气的比例应为 3：1，即每 2s 有 3 次胸外按压和 1 次正压通气，达到每分钟约 120 个动作。胸外按压者大声喊出"1—2—3—吸"，其中"1—2—3"为胸外按压，"吸"为助手做正压通气配合。

5. 药物使用　新生儿复苏时很少需要用药。

（1）肾上腺素：①指征，在有效的 45~60s 正压通气和胸外心脏按压后，心率仍 <60 次 /min；②用法，1：10 000 肾上腺素 0.1~0.3ml/kg 脐静脉快速推注。每隔 3~5min 可重复注入相同剂量；在静脉通路建立前，也可用 1：10 000 肾上腺素 0.5~1.0ml/kg 气管内滴注（只能用一次）。

（2）扩容剂：①指征，有低血容量、怀疑失血或休克的新生儿在对其他复苏措施无效时；②扩容剂，推荐生理盐水；③用法，首次剂量为 10ml/kg，经脐静脉或外周静脉 5~10min 缓慢推入，必要时可重复扩容 1 次。

6. 复苏终止　如果所有复苏步骤均已有效完成，而在 20min 后仍未出现心率反应，应与团队及患儿家属讨论调整救治方向。

7. 复苏后监护与转运　复苏后仍需监测体温、呼吸、心率、氧饱和度、血压、尿量及窒息引起的多器官损伤，必要时转运至 NICU 治疗（图 15-10）。

Note：

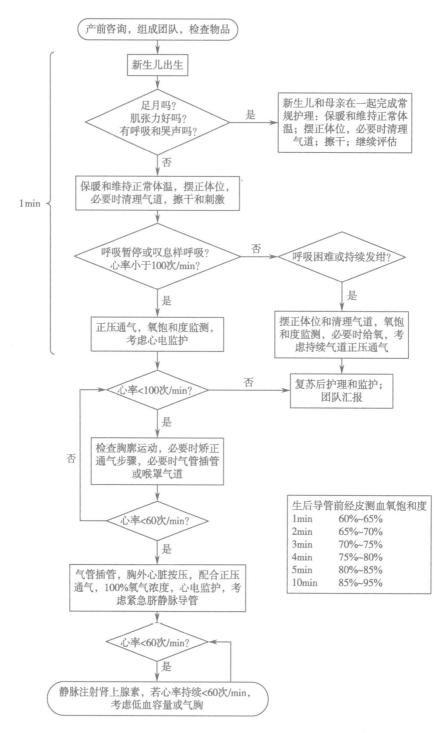

图 15-10　新生儿复苏流程图

【护理要点】

1. **体温管理**　将新生儿置于合适温度的暖箱。对胎龄 <32 周早产儿复苏时，可采用塑料膜保温。

2. **正压通气时控制压力**　早产儿由于肺发育不成熟，通气阻力大，不稳定的间歇正压给氧易使其受伤害。正压通气需要恒定的吸气峰压及呼气末正压，推荐使用 T- 组合复苏器进行正压通气。

3. **避免肺泡萎陷**　胎龄 <30 周、有自主呼吸，或呼吸困难的早产儿，产房内尽早使用持续气道正压通气。根据病情选择性使用肺表面活性物质。

Note：

4. 维持血流动力学稳定　由于早产儿生发层基质的存在,易造成室管膜下 - 脑室内出血。心肺复苏时要特别注意保温、避免使用高渗药物,注意操作轻柔,维持颅内压稳定。

5. 缺氧后器官功能监测　围产期窒息的早产儿因缺氧缺血易发生坏死性小肠结肠炎,应密切观察,延迟或微量喂养。注意尿量、心率和心律。

6. 减少氧损伤　早产儿对高动脉氧分压非常敏感,易发生氧损害。需要规范用氧,复苏开始时给氧浓度应低于 65%,并进行脉搏血氧饱和度或血气的动态监测,使血氧饱和度维持在目标值,复苏后应使血氧饱和度维持在 90%~95%。定期眼底检查随访。

知 识 链 接

2020 年美国心脏协会《心肺复苏与心血管急救指南:新生儿复苏》更新要点

为了提高心肺复苏(cardiopulmonary resuscitation,CPR)和心血管急救(emergency cardiovascular care,ECC)的质量,改善患者的预后,自 2015 年起,通常每年美国心脏协会(AHA)将根据国际复苏联合委员会(International Liaison Committee on Resuscitation,ILCOR)的系统评价对 CPR 和 ECC 指南进行及时更新。2020 年 10 月 AHA 发布 2020 年版《心肺复苏与心血管急救指南:新生儿复苏》,以下为 AHA 认为对心搏骤停预后产生重大影响的新增和更新建议:

1. 新生儿复苏需由接受过单人及团队培训的医务人员进行预测和准备。

2. 大多数新生儿不需立即进行脐带结扎或复苏,可在出生后母婴皮肤接触期间再予以评估和监测。

3. 预防低体温是新生儿复苏的重要关注点。作为密切亲子关系、促进母乳喂养和保持正常体温的方式,健康婴儿皮肤接触护理的重要性加强。

4. 出生后需要支持的新生儿的首要任务是肺部扩张和通气。

5. 心率上升是有效通气和对复苏干预有反应的最重要指标。

6. 脉搏血氧饱和度用于指导给氧以及达到血氧饱和度目标。

7. 不建议对在胎粪污染羊水中出生的有活力或无活力婴儿进行常规气管内吸引。仅在提供正压通气后疑似气道梗阻时,才适用气管内吸引。

8. 如果采取了适当的通气纠正步骤(最好包括气管插管),但心率对通气的反应不佳,可以进行胸外按压。

9. 应对心率对胸外按压和药物的反应进行心电图监测。

10. 新生儿需要血管通路时,应首选脐静脉通路,静脉通路不可行时,可以考虑骨内路径。

11. 如对胸外按压反应不佳,提供肾上腺素可能是合理的做法,最好通过血管通路进行。

12. 对肾上腺素无反应且有与失血相符的病史或检查,新生儿可能需要扩容。

13. 如果所有复苏步骤均已有效完成,而在 20min 后仍未出现心率反应,应与团队及患儿家属讨论调整救治方向。

(黄　燕)

第十六章

母婴常用诊疗技术及护理

16章 数字内容

━━━ 学 习 目 标 ━━━

知识目标:

1. 掌握 母婴常用诊疗技术的适应证、禁忌证;人工破膜、人工剥离胎盘的操作方法。

2. 熟悉 阴道后穹隆刺术、会阴切开缝合术操作方法。

3. 了解 羊膜腔穿刺、胎吸、产钳、臀位助产及剖宫产术的操作方法。

能力目标:

在产妇各种状态下,需要紧急处理的情况下,熟练运用各种操作技术及时解决母婴的问题。

素质目标:

尊重关心孕产妇,用积极的态度进行沟通,及时了解其对孕产过程的想法和情绪,减轻其焦虑和担心,帮助母婴顺利度过孕产期。

第一节　穿　刺　术

一、阴道后穹隆穿刺术

阴道后穹隆穿刺术（culdocentesis）是指在无菌条件下，用穿刺针经阴道后穹隆刺入盆腔，抽取直肠子宫陷凹内积聚的液体进行肉眼观察、化验、病理检查，可协助临床诊断和治疗患者。因直肠子宫陷凹是盆腔最低部位，盆、腹腔内脏器积血、积液、积脓最易积聚于此，后穹隆穿刺术是妇产科常用的简便、快捷的辅助诊断方法。

【目的】

1. 抽取盆腔内液体，明确疾病诊断。
2. 向盆腔内注药，治疗疾病。

【适应证】

1. 疑有腹腔内积血、积脓以及其他性质的液体，如异位妊娠、黄体破裂、子宫内膜异位囊肿破裂等；盆腔脓肿穿刺引流。
2. 盆腔肿块位于直肠子宫陷凹内，经后穹隆穿刺直接抽吸肿块内容物做涂片或细胞学检查以协助诊断。
3. 需要在超声引导下进行，如辅助生殖的穿刺取卵、卵巢子宫内膜异位囊肿或输卵管妊娠部位内注药。

【禁忌证】

1. 盆腔严重粘连，直肠子宫陷凹被粘连块状组织完全占据，并已凸向直肠。
2. 疑有肠管与子宫后壁粘连，穿刺易损伤肠管或子宫。
3. 异位妊娠准备采用非手术治疗时应避免穿刺。

【操作前准备】

1. **工作人员准备**　着装整洁、修剪指甲、洗手、戴帽子、口罩。
2. **患者准备**　①了解患者需求。②向患者讲解实施后穹隆穿刺术的目的及方法，打消患者顾虑以取得合作。③评估患者病情、自理能力及合作程度。④指导患者或委托代理人在知情告知书上签字。⑤操作一般在处置室进行，患者排空大小便，取膀胱截石位，清洁消毒外阴、阴道。
3. **用物准备**　后穹隆穿刺包（内有弯盘1个、阴道窥器1个、长镊子1把、宫颈钳1把、腰椎穿刺针或22号长针头1个、洞巾、小纱布2块）、一次性注射器10ml、20ml各1个、无菌试管1支，消毒用0.5%碘伏溶液、酒精棉球。

【操作步骤】

1. 操作人员携用物至床旁，进行身份识别与查对。
2. 常规使用0.5%碘伏溶液消毒外阴、阴道，铺孔巾。
3. 双合诊检查了解子宫、附件情况、阴道后穹隆是否膨隆。
4. **消毒**　用阴道窥器暴露宫颈和阴道后穹隆并消毒，用0.5%碘伏棉球再次消毒后穹隆部，宫颈钳夹持宫颈后唇，向前上方牵拉，充分暴露后穹隆，再次消毒。
5. **穿刺**　再次进行身份识别与查对。用10ml注射器接上腰椎穿刺针或22号长针头，检查针头

Note：

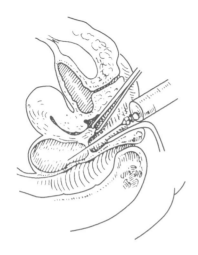

图 16-1 后穹隆穿刺术

有无堵塞,在后穹隆中央,距宫颈、阴道交界下约 1cm 处平行宫颈管刺入,进针 2~3cm,有落空感时抽吸注射器。如为盆腔脓肿,则选择最突出或囊性感最明显的部位穿刺。可适当改变方向或深浅度,如仍未抽出液体,可边退针边抽吸。见注射器内有液体抽出时,停止退针,继续抽吸至满足实验室检查需要为止。

6. 拔出针头后观察穿刺点有无出血,若有活动性出血可用无菌纱布填塞压迫止血,取出宫颈钳和阴道窥器(图 16-1)。

7. 肉眼检查抽出液 如穿刺抽出暗红色不凝固的血液,即可确诊为腹腔内出血。若穿刺时误入静脉,则血色较鲜红,滴在纱布上有一圈红晕,放置后数分钟内即可凝结;若液体为淡红,甚至脓液,常见于输卵管炎、盆腔脓肿、阑尾炎等;若穿刺液为深咖啡样黏稠液体,可能为卵巢子宫内膜异位囊肿破裂。

8. 查对和记录 再次核对并记录,将抽出的液体标本装入试管中遵医嘱送相应实验室检查。

【护理要点】

1. 术前耐心向患者解释穿刺术的必要性及方法,全程陪伴、安慰患者。

2. 操作过程中在牵夹宫颈及穿刺针进入盆腔时会有不适,教会患者进行深呼吸,并在操作过程中采取深呼吸配合。

3. 穿刺过程,患者应禁止活动,以免穿刺针误伤盆腔脏器;同时注意观察患者面色及生命体征变化,有异常及时告诉医生停止穿刺。

4. 对疑有失血性休克者,穿刺前应迅速建立静脉通道,遵医嘱输液,并做好相应的术前准备。

5. 穿刺后协助患者卧床休息 1~2h,保持外阴清洁,2 周内禁止盆浴及性生活。

二、羊膜腔穿刺术

羊膜腔穿刺术(amniocentesis)是指在无菌条件下,于妊娠中晚期用穿刺针经过腹壁、子宫壁进入妊娠子宫的羊膜腔内,抽取羊水进行生化检测和细胞检测或注入药物或生理盐水的方法。

【目的】

1. 用于产前诊断羊水细胞染色体核型分析、基因及基因产物检测。

2. 中期妊娠引产。

3. 治疗羊水异常、胎儿未成熟、母儿血型不合等胎儿疾病。

【适应证】

1. 胎儿未成熟但须终止妊娠,需要行羊膜腔内注入地塞米松促进胎儿肺成熟。

2. 胎儿先天异常的产前诊断,如不良孕产史、遗传病家族史、代谢障碍家族史及染色体异常者。

3. 死胎或者胎儿异常需要羊膜腔内注药引产终止妊娠。

4. 羊膜腔造影检查,了解胎儿体表及肠管有无畸形。

5. 羊水过多(过少)需要放出适量羊水或注入适量 0.9% 氯化钠液。

6. 胎儿生长受限需要注入营养胎儿的物质;母儿血型不合,需要给胎儿输血。

【禁忌证】

1. 孕妇有心、肝、肺、肾疾病在活动期或功能严重异常或者各种疾病急性期。

2. 术前 24h 内有两次体温在 37.5℃以上。

3. 孕妇曾有流产征兆。

【操作前准备】

1. 工作人员准备　着装整洁、修剪指甲、洗手、戴帽子、口罩。

2. 患者准备　①了解患者需求。②向患者讲解实施羊膜腔穿刺术的目的及方法，打消患者顾虑以取得合作。③评估患者病情、自理能力及合作程度。④指导患者或委托代理人在告知书上签字。⑤患者排空大小便，取仰卧位。

3. 用物准备　穿刺包 1 个（内有无菌洞巾 1 块、长镊子 1 把、7~9 号腰穿针 1 枚、小纱布 2 块）、20ml 注射器 1 个、标本瓶 1 个、试管若干只、胶布 1 卷、局麻药、棉签、消毒用碘酒、酒精棉球。根据需要准备依沙吖啶、氨基酸、0.9% 氯化钠注射液等药物，或血液。

【操作步骤】

1. 操作人员携用物至床旁，进行身份识别与查对。

2. 患者仰卧于穿刺台，经腹 B 超引导下，确定胎盘位置和羊水暗区，在避开胎盘且羊水量相对较多的区域作为穿刺点，做好标记。

3. 操作前再次进行身份识别与查对。操作者戴无菌手套，常规消毒下腹部皮肤，铺无菌洞巾。取 0.5% 利多卡因做局部浸润麻醉，用 20 号或 22 号腰椎穿刺针垂直刺入腹壁，经过两次明显落空感后，即进入羊膜腔内，抽出针芯，有羊水溢出确认穿刺成功。

4. 抽取适量羊水。如中期妊娠引产，则穿刺成功后接上装有引产药液的注射器，回抽证实在羊膜腔后，缓缓注入。

5. 将针芯插入穿刺针内，快速退出穿刺针，用无菌纱布压迫穿刺部位 3~5min，并用胶布固定（图 16-2）。

6. 再次进行身份识别与查对。抽出的羊水标记后及时送检。

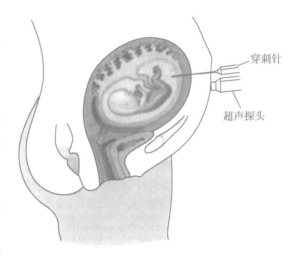

图 16-2　**经腹壁羊膜腔穿刺术**

【护理要点】

1. 术中及术后注意观察孕妇的一般情况及生命体征变化，术后应卧床休息 12h。

2. 出生缺陷的产前诊断一般在妊娠 16~22 周进行穿刺；如穿刺中未见羊水，可适当改变穿刺针方向，如穿刺困难，不应勉强穿刺以免误伤胎儿。术后注意观察胎动胎心变化，观察孕妇有无阴道流血，发现异常立即通知医生处理。

3. 中期妊娠羊膜腔注药引产时（后）的注意事项　①注药过程中注意孕妇有无呼吸困难、发绀等羊水栓塞征象。②一般自羊膜腔注药到胎儿胎盘排出需 24~48h，术后应嘱患者不要自行去洗手间。③严密观察孕妇子宫收缩情况，注意产程进展。④注意无菌接生及仔细检查胎盘、胎膜是否完整，羊膜腔穿刺引产后多数可能有胎膜残留，需要行清宫术；分娩后保持外阴清洁，预防感染，遵医嘱给予回乳。

Note：

第二节　人工破膜术

人工破膜（artificial rupture of membranes，ARM）又称人工破水，是采用人工的方法使胎膜破裂，刺激内源性前列腺素和缩宫素释放，诱发宫缩，促进临产和产程处理的一种方法。

【目的】

1. 诱发子宫收缩。促进产程进展。
2. 有子宫剥离征兆时，有可能减轻剥离处压力，以减少促凝物质进入母体血液循环。

【适应证】

1. 因母儿因素在妊娠晚期需要终止妊娠。
2. 产程中宫缩不协调致产程停滞、延长或前羊水囊阻挡胎先露下降时，或羊水过多的孕妇。
3. 第二产程胎膜未破时。
4. 产程中需要进行胎儿监护或者需要进行胎儿头皮血样本采集时。
5. 分娩期或产程中胎儿监护异常，且已有人工破膜的条件，需要了解羊水情况。
6. 疑为胎盘早期剥离。

【禁忌证】

头盆不称、先露异常、脐带先露或脱垂、生殖道严重感染等。

【操作前准备】

1. **工作人员准备**　着装整洁、穿隔离衣，修剪指甲、洗手、戴帽子、口罩，戴无菌手套。
2. **患者准备**　①了解患者需求。②向产妇讲解实施人工破膜术的目的及方法，打消患者顾虑以取得合作。③评估产妇宫颈情况。④指导产妇或委托代理人在告知书上签字。
3. **用物准备**　弯血管钳、消毒用品、照明用立灯等。

【操作步骤】

1. 操作前核对产妇身份及医嘱。
2. 孕妇取膀胱截石位，了解胎心情况，常规消毒外阴、阴道，接产者铺巾，行阴道检查，了解骨盆情况、宫颈扩张程度，确定胎儿先露部是否为头位，有无扪及脐带、血管和胎盘。
3. 再次核对身份及医嘱。先用手指进入宫颈触到前羊水囊，于宫缩间歇用弯血管钳在手指引导下置于羊膜囊表面钳破或戳破胎膜，手指暂停留在阴道使羊水缓缓流出。
4. 了解羊水情况，仔细监测胎心，并根据胎儿矢状缝和囟门确认胎方位和先露下降情况。

【护理要点】

1. 操作前应清洁洗手并戴无菌手套，注意无菌操作。
2. 破膜需在宫缩间歇进行，并注意监测胎心变化和产妇的一般情况、体温、宫缩等情况。
3. 破膜后注意观察羊水量、色、性状。观察宫缩情况，如 1h 后无宫缩加强，可遵医嘱使用小剂量缩宫素。
4. 破膜后 12h 尚未结束分娩者，必须用抗生素预防感染。

第三节　会阴切开及缝合

会阴切开术（episiotomy）是产科常见手术，术者严格把握会阴切开术指征前提下采用，主要用于分娩第二产程中预防会阴条件不好导致的胎儿娩出受阻或分娩中母体的严重损伤。常用的方式有会阴侧切和会阴正中切开。

【目的】

1. 保护母体会阴部严重裂伤。
2. 避免胎儿在娩出时受阻时间过长，发生胎儿损伤。

【适应证】

1. 阴道助产手术，如产钳术、臀位助产术等。
2. 会阴裂伤不可避免者，如会阴部组织过紧或胎儿过大等。
3. 需缩短第二产程，因母体或胎儿的原因需尽快结束分娩。
4. 早产儿预防颅内出血。

【操作前准备】

1. **工作人员准备**　着装整洁、穿隔离衣，修剪指甲、洗手、戴帽子、口罩，戴无菌手套。
2. **患者准备**　①评估产妇会阴情况。②告知产妇实施会阴切开的目的，以取得配合。
3. **用物准备**　消毒会阴切开包 1 个（内有无菌手套 2 副、手术衣 2 件、弯盘 2 个、侧切剪刀 1 把、线剪刀 1 把、弯止血钳 4 把、巾钳 4 把、纱布 10 块、20 号穿刺针头 1 根、持针器 1 把、2 号圆针 1 枚、3 号三角针 1 枚、无菌小敷布 4 块、1 号丝线 1 轴）、20ml 注射器 1 个、2-0、3-0 可吸收缝线各 1 根、0.5% 利多卡因 20ml、消毒用品、照明用立灯等。

【操作步骤】

1. **麻醉**　一般采用阴部神经阻滞麻醉或局部浸润麻醉。产妇取膀胱截石位，常规消毒外阴，接产者以左手示指伸入阴道内触及坐骨棘作引导，右手持带长针头的注射器，内装 0.5% 利多卡因 20ml，先在肛门与坐骨结节中点处进针作一皮丘，然后将针头向坐骨棘内下方约 1cm 处刺入骶棘韧带，体会到落空感后回抽无血，缓慢注射约 1/2 药量后，将针退至皮下，再向该侧大小阴唇、切口局部、会阴体部作均匀的扇形表浅浸润麻醉。

2. **会阴切开**　会阴切开分侧切与正中切开（图 16-3）。

（1）会阴侧切：侧切可左侧或者右侧，一般左侧常见。术者左手示、中指伸入阴道将左侧阴道壁撑开，用侧切剪刀在会阴后联合中线起始成 45° 角（会阴高度膨隆时可为 60° 角），于宫缩胎头拨露、会阴部变薄时一次全层剪开会阴皮肤及皮下组织，长 4~5cm。

（2）会阴正中切：术者左手示、中指伸入阴道，置于胎头与会阴体之间，撑开阴道壁后侧并推开胎儿先露部，右手用侧切剪刀沿会阴后联合中线，于胎头拨露后、着冠前、会阴高度扩张变薄后、宫缩开始时，由阴唇系带开始剪开会阴，到达肛门括约肌外部纤维处为止，不剪开肛门外括约肌。

3. **止血**　出血处立即用纱布压迫止血，小动脉出血时应予结扎。

4. **缝合**　胎儿、胎盘娩出后，立即在阴道内放纱布压迫，以防宫腔血液外流影响视野，仔细检查软产道及其他部位有无裂伤。用 2-0 可吸收缝线自切口顶端上 0.5cm 处间断或连续缝合阴道黏膜及黏膜下组织达处女膜缘打结，再用 2-0 可吸收缝线间断或连续缝合会阴部肌层、皮下组织，用 3-0 可吸收缝线皮内缝合皮肤。注意缝合中勿留死腔，组织对合整齐，以恢复其正常解剖关系（图 16-4）。

Note:

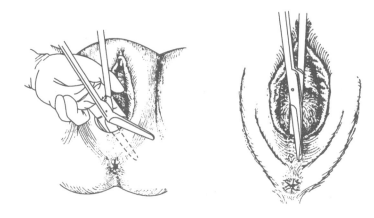

图 16-3 会阴切开(侧切开,正中切开)

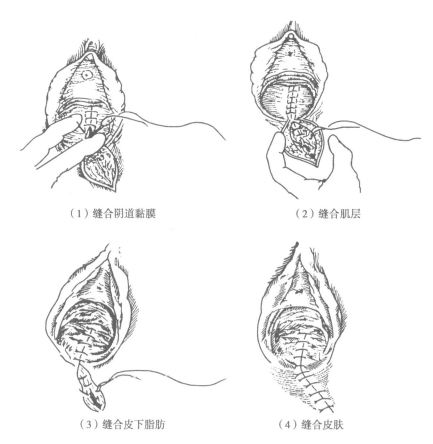

（1）缝合阴道黏膜　　　　　　　　（2）缝合肌层

（3）缝合皮下脂肪　　　　　　　　（4）缝合皮肤

图 16-4 会阴缝合术

5. 缝合后处理　缝合结束后取出阴道内纱布,检查会阴伤口有无活动性出血,按压宫底排出残留血液。常规做肛诊检查有无缝线穿透直肠黏膜及有无阴道壁血肿。确认无误后将外阴血迹擦干并消毒,撤下敷料,将产妇安置在平车上,于产房休息、观察至分娩后 2h。

6. 整理用物、器械及敷料并及时清洗消毒。

【护理要点】

1. 会阴切开术应严格执行无菌操作规程,用于阴道助产分娩时应先导尿。

2. 会阴切开时机应在胎头拨露后、着冠前、会阴高度扩张变薄后、宫锁开始时剪开会阴,不宜过早。

3. 术中应注意观察产妇情况,尤其缝合时间较长时,应关注产妇一般情况及生命体征,及时与产妇沟通,安慰并鼓励产妇积极配合,给产妇适当提供饮水及高热量饮食。

4. 术后嘱产妇取平卧位或健侧卧位(一般为右侧卧位);保持外阴清洁干燥,勤换会阴垫,每日用消毒液擦洗外阴 2 次,便后及时清洁外阴。

5. 注意观察伤口有无红、肿、热、痛等感染征象,如有水肿可在每日外阴清洁后用 50% 硫酸镁溶液或 95% 酒精溶液湿敷,并配合局部红外线照射,每日 2 次,每次 20~30min,以促进伤口的愈合。

第四节　人工剥离胎盘术

人工剥离胎盘术(manual removal of placenta)是指胎儿娩出后,术者用手剥离并取出滞留于宫腔内胎盘的手术。

【目的】

避免由于胎盘滞留导致的产后出血。

【适应证】

1. 胎儿娩出后,胎盘部分剥离引起子宫大量出血,30min 内超过 200ml,经按摩子宫及应用缩宫素等,胎盘仍不能完全剥离排出者。

2. 胎儿娩出后 30min,胎盘尚未剥离或未完全剥离排出者。

3. 前置胎盘或胎盘早剥,既往有胎盘粘连史,于胎儿娩出后仍有活动性出血者。

【禁忌证】

胎盘植入者。

【操作前准备】

1. **产妇准备**　术前向产妇说明行人工胎盘剥离术的目的及必要性;产妇取膀胱截石位,给予导尿排空大小便;建立静脉通道,做好输血准备。

2. **工作人员准备**　着装整洁、穿隔离衣,修剪指甲、洗手,戴帽子、口罩,戴无菌手套。

3. **物品准备**　无菌手术衣 2 件、无菌治疗巾 4 块、纱布 20 块、纱球 6 个、手套 2 副、胎盘钳 1 个、5ml 注射器 2 个、消毒棉球若干个、消毒长镊子 2 把、0.5% 碘伏。

【操作步骤】

1. 消毒产妇会阴,术者更换无菌术衣、手套,铺无菌治疗巾。

2. 术者一手涂抹 0.5% 碘伏、五指并拢呈圆锥形,轻轻沿脐带进入子宫腔,达胎盘侧缘。手背紧贴子宫壁,以手掌的尺侧缘慢慢将胎盘逐渐自边缘向中心从子宫壁分离,另一手在腹部按压子宫底,配合宫腔内操作。待整个胎盘剥离后握在手中,再以另一手牵拉脐带,胎盘脱至阴道外口时翻转至胎儿面剥离状,使胎膜完整娩出(图 16-5)。

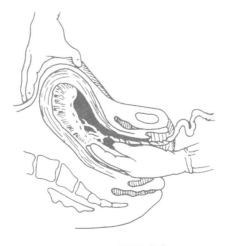

【护理要点】

1. 严格执行无菌操作。

2. 胎盘剥离遇到阻力时不可强行剥离,避免损伤子宫。

图 16-5　**手取胎盘术**

3. 剥离胎盘后注意观察子宫收缩情况,仔细检查胎盘、胎膜是否完整,若缺损较多,应再次进入宫腔寻找或用胎盘钳夹取,尽量减少宫腔内操作次数和时间。

4. 术中密切观察产妇的生命体征及子宫收缩情况,遵医嘱适当给予缩宫素及抗生素。

第五节　阴道助产术

一、胎头吸引术

胎头吸引术(vacuum extraction or vacuum-assisted vaginal delivery)是指在第二产程借助胎头吸引器形成负压牵拉胎头,协助胎儿娩出的一种手术。

【目的】

协助胎儿娩出、解决头位难产。

【适应证】

1. 因持续性枕横位或枕后位、宫缩乏力致第二产程延长者。
2. 轻度头盆不称,胎头内旋转受阻者。
3. 需要缩短第二产程者,如产妇患心脏病、子痫前期或胎儿窘迫等。
4. 有剖宫产史,不适合在分娩时用力者。

【禁忌证】

1. 不易阴道分娩者,如严重头盆不称、产道畸形、产道阻塞等。
2. 胎位异常。
3. 胎头未衔接。
4. 胎膜未破。
5. 确诊巨大胎儿。
6. 极早早产,疑胎儿凝血功能异常。

【用物准备】

1. **工作人员准备**　着装整洁、穿隔离衣,修剪指甲、洗手、戴帽子、口罩,戴无菌手套。
2. **产妇准备**　①产妇宫口开全、胎膜已破,胎儿最大横径达坐骨棘水平以下。②告知产妇或其委托代理人胎头吸引术助产的目的及方法,解答其各项疑问,缓解紧张心理,使其积极配合并在手术知情同意书上签字。
3. **物品准备**　消毒胎头吸引器 1 个、无菌导尿管 1 根、50ml 或 100ml 注射器 1 支、吸氧面罩 1 个、立灯 1 个、缩宫素及产妇抢救药品等。氧气设备,新生儿吸引器 1 台,一次性吸痰管 1 根,吸氧面罩 1 个,新生儿复苏台 1 台并预热、新生儿喉镜、气管插管、新生儿抢救药品等,其他同会阴切开术(见本章第三节)物品。

【操作步骤】

1. **阴道检查**　产妇取膀胱截石位,常规消毒外阴,阴道检查确定宫口情况,触摸囟门位置和产瘤大小、胎方位及先露下降,再次排除禁忌证。
2. **导尿**　消毒下导尿,排空膀胱。
3. **会阴切开**　局部麻醉,一般取会阴左侧切开,切口可稍大些,避免严重会阴裂伤。

Note:

4. 放置吸引器　将胎头吸引器周围涂抹润滑油,左手示、中指压阴道后壁,右手持吸引器沿阴道后壁缓慢滑入,注意用手推开吸引器周围阴道壁组织,使其与胎头顶部紧贴,并避开囟门。用手指沿吸引器检查一周,了解有无阴道壁及宫颈组织夹于吸引器与胎头之间,如有应将其推开。调整吸引器的横柄,使之与胎头矢状缝的方向垂直以作为旋转胎头的标记。

5. 抽吸负压　助手用 50~100ml 注射器逐渐缓慢抽出吸引器内空气 100~150ml,形成 300~500mmHg 负压,或用电动吸引器调节形成上述负压,用血管钳夹住橡皮连接管。

6. 牵引与取下吸引器　宫缩时沿产轴方向按分娩机制缓慢牵拉胎头。当胎头娩出阴道口时,在保护会阴的情况下松开血管钳,取下吸引器,胎头、胎肩按自然分娩处理(图 16-6)。

7. 会阴缝合　胎盘娩出后,仔细检查软产道,无异常后按会阴侧切缝合术处理。

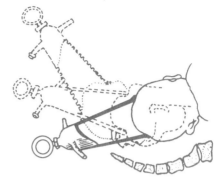

图 16-6　**胎头牵引**

【护理要点】

1. 牵引时间不宜过长,注意负压吸引力不宜过大,用力应均匀,不宜过猛;如牵引时有漏气或脱落,应重新检查吸引器及胎方位,如无异常可重新放置。如果出现吸引器两次滑脱,必须停止手术,改换其他方法协助分娩。

2. 手术过程中密切观察子宫收缩及胎心情况,指导产妇在宫缩时配合向下用力。

3. 注意观察产妇的生命体征、尿液颜色,若发现肉眼血尿,应及时报告医生。

4. 胎儿娩出后,遵医嘱注射宫缩剂,以防产后出血,产妇护理同会阴侧切缝合术。

5. 协助做好新生儿护理　①检查新生儿有无头皮血肿、颅内出血或损伤情况,如有头皮破损,应消毒处理。②密切观察新生儿面色、呼吸、哭声、心率、意识等情况,注意有无呕吐、抽搐等,发现异常及时通知医生。③注意保护新生儿头部,一切操作动作要轻柔,将新生儿头偏向一侧,3d 内不沐浴,可在床上擦浴。④按医嘱肌内注射维生素 $K_1$10mg 及预防感染治疗。

二、产钳术

产钳术(forceps delivery)是在第二产程利用产钳牵拉胎头,协助胎儿娩出的方法,目前临床上常用的是低位产钳助产术(图 16-7)。

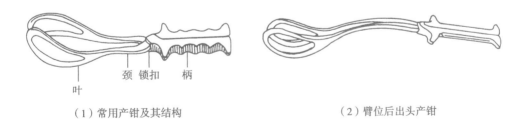

（1）常用产钳及其结构　　　　　　　　　　　　　　　（2）臀位后出头产钳

图 16-7　**产钳**

【目的】

协助胎儿娩出、解决头位难产。

【适应证】

1. 同胎头吸引术。

2. 胎头吸引失败时经检查可用低位产钳助产者。

3. 臀位分娩时胎头娩出困难者和剖宫产娩头困难者。

【禁忌证】

1. 骨盆狭窄或头盆不称或胎位异常。
2. 严重胎儿窘迫,估计产钳术不能立即结束分娩者。
3. 宫口未开全者。

【操作前准备】

1. **工作人员准备**　着装整洁、穿隔离衣,修剪指甲、洗手,戴帽子、口罩,戴无菌手套。
2. **产妇准备**　①产妇状况符合适应证;②向产妇或其委托代理人说明产钳助产术的目的及方法,解答其各项疑问,缓解其紧张心理,使其积极配合并在手术告知书上签字。
3. **物品准备**　消毒产钳1副,双叶拉钩,无菌导尿管1根,吸氧面罩1个,立灯1个,缩宫素及产妇抢救药品等。新生儿复苏用品,包括:吸痰管、新生儿喉镜、气管插管、氧气设备,新生儿吸引器1台,吸氧面罩1个,新生儿抢救药品等,会阴侧切与缝合术用品等(见本章第三节)。

【操作步骤】

1. 进行阴道检查、导尿、麻醉及会阴侧切术(同胎头吸引术)。
2. **放置产钳**　在产钳叶上涂抹润滑油,术者用左手持左叶产钳柄,凹面朝前,右手四指并拢掌面朝前深入胎头与阴道之间,将产钳沿手掌滑入阴道左后方胎头左侧,钳匙置于胎左耳处,由助手固定。然后右手将右叶产钳同法置于胎头右侧,产钳右叶在上,左叶在下,自然合拢,扣合钳锁。再次检查放置位置正确且无软组织夹入。
3. **牵拉与松开产钳**　宫缩时合拢钳柄,沿骨盆轴方向向外、下缓慢牵引(图16-8),当胎头额部娩出后,松开钳锁,顺胎头先慢慢取下右叶,再取左叶,胎肩、胎体按自然分娩处理。

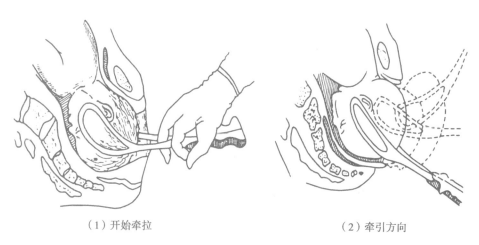

（1）开始牵拉　　　　　　　　（2）牵引方向

图16-8　**产钳的牵拉**

4. **检查与缝合**　胎盘娩出后,更换消毒手套,助手协助用双叶拉钩暴露阴道及宫颈,仔细检查子宫颈、阴道黏膜、肛门周围肌肉是否有损伤,如发现软产道裂伤应及时修补。其余按会阴侧切缝合术处理。

【护理要点】

1. 术中陪伴产妇,注意观察宫缩及胎心情况;提供产程进展信息,给予产妇安慰,减轻其紧张情绪;指导、鼓励产妇在宫缩时向下用力,配合手术。
2. 臀位出头困难者在产钳助产时,护士应协助按压产妇耻骨上方使胎头俯屈,以利娩出。

Note:

3. 胎儿娩出后,遵医嘱注射宫缩剂,以防产后出血,其余护理同会阴侧切缝合术。

4. **协助做好新生儿抢救**　新生儿出生后立即检查其头部及面部,确认产钳压痕,检查是否有面部皮肤损伤,如有损伤,应注意清洁并保持干燥。将新生儿放于高危儿室严密观察,注意面色、呼吸、哭声、心率、意识等情况,观察有无呕吐、抽搐等,发现异常及时通知医生。遵医嘱肌内注射维生素 K_1 及抗生素,以防颅内出血和感染。

三、臀牵引及臀位助产术

臀位分娩时,胎儿全部躯体均由手法牵出,称为臀位牵引术(breech extraction),如仅在胎儿脐部以上部分由手法牵出时,称臀位助产术。

【目的】

协助臀位胎儿娩出。

【适应证】

1. 臀位宫口开全,胎儿下肢和臀部自然娩出后,上肢和头部不能自然娩出者可行臀位助产术。
2. 双胎第二个胎儿为臀位者可行臀位助产或臀位牵引术。
3. 臀位宫口开全后出现胎儿窘迫,可行臀位牵引术。

【禁忌证】

1. 骨盆狭窄、畸形或头盆不称。
2. 软产道异常。
3. 宫口未开全。

【操作前准备】

1. **工作人员准备**　着装整洁、穿隔离衣,修剪指甲、洗手,戴帽子、口罩、戴无菌手套。
2. **产妇准备**　①评估胎儿大小,了解产妇有无合并症和并发症。②告知产妇或其委托代理人臀位助产术的目的及方法,告知经阴道试产及剖宫产的风险和影响。
3. **用物准备**　产包一个;新生儿抢救用物。

【操作步骤】

1. **体位**　产妇取膀胱截石位,常规外阴消毒,阴道检查确定宫口开全、无脐带脱垂等。常规导尿、会阴侧切。
2. **牵出下肢**　根据臀先露类型采取不同方法:足先露时助产者用一手握住胎儿两足向下牵引;单臀先露时,可用示指钩住胎儿腹股沟向下牵引;混合臀先露即胎臀和胎足一起降至阴道口,直接握住胎足向下牵引。
3. **牵出胎臀**　当胎儿双下肢娩出后,臀部外露时,使胎儿背向母体右侧,无菌巾包住胎儿髋部双手握住,继续向下牵引(图 16-9)。
4. **肩部及上肢娩出**　助产者用右手握住胎足向前上方提起,再用左手中示指伸入阴道,协助前肩及肘关节按洗脸样动作滑出阴道,然后将胎体放低,前肩自然娩出,后肩同法娩出。也可以用旋转胎体法。
5. **胎头的娩出**　将胎背转向前方,使胎头的矢状缝与骨盆出口前后径相一致,胎体骑跨在术者的左前臂上,左手中指伸入胎儿口中,右手压胎儿枕骨使头俯屈牵拉,逐渐娩出胎儿下颌口鼻眼和额部(图 16-10)。

臀位助产时,胎儿下肢和臀部自然娩出,上肢和头部的娩出同臀位牵引术。

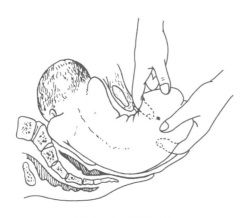

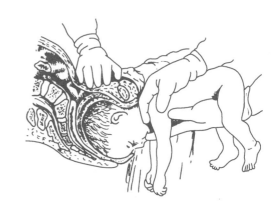

图 16-9　胎臀牵引　　　　　　　　　　　　图 16-10　牵出胎头

【护理要点】

1. 密切观察宫缩及胎心情况；护士陪伴在产妇身旁，给产妇心理上的安慰，同时提供产程进展信息，减轻其紧张情绪；鼓励产妇在宫缩时向下用力，配合手术。

2. 若胎儿脐部已经露出于阴道口，必须在 8min 内娩出胎儿，否则容易造成死产。

3. 新生儿出生后常规检查有无锁骨或肱骨骨折、臂丛神经损伤、髋关节脱位、颅内出血、胸锁乳突肌损伤及血肿等并发症。

4. 注意检查是否有软产道损伤并处理，其余同会阴侧切缝合术。

第六节　剖 宫 产 术

剖宫产术（cesarean section）是经过腹部切开子宫，取出成熟胎儿的手术，主要有 3 种术式：子宫体部剖宫产术、子宫下段剖宫产术和腹膜外剖宫产术，临床比较常用后两种术式。该手术应用恰当可使母婴平安，但对产妇有一定的损伤并有出现并发症的危险，故应慎重选择。

【目的】

1. 解决产妇因自身情况不能自行阴道分娩。
2. 抢救胎儿。

【适应证】

1. 骨盆狭窄或畸形、软产道异常或明显头盆不称。
2. 子宫收缩乏力导致滞产经处理无效或强直性子宫收缩致胎儿窘迫。
3. 胎位异常或胎儿发育异常不能经阴道分娩者。
4. 妊娠并发症和妊娠合并症不宜经阴道分娩者，如合并心脏病、呼吸系统疾病、重度子痫前期或子痫、急性妊娠期脂肪肝、血小板减少及重型妊娠期肝内胆汁淤积症等。
5. 其他瘢痕子宫、生殖道修补术后等。
6. 脐带脱垂，胎盘早剥等情况出现。

【术前准备】

1. **工作人员准备**　手术工作人员包括：台上术者 1 人、助手 2 人、器械护士 1 人；巡回护士 1 人，麻醉师 1 人，助产士 1 人（负责新生儿护理），按照妇科腹部手术常规准备。

2. **产妇准备**　①向产妇及家属讲解经阴道分娩的危险性,实施剖宫产术的必要性和方法;②评估产妇及其合作程度、评估胎儿情况;③指导患者或委托代理人在告知书上签字;④按照妇科腹部手术常规进行术前准备,送手术室之前听胎心。

3. **用物准备**　剖宫产手术包1个(内有25cm直径不锈钢盆1个,弯盘1个,卵圆钳6把,刀柄1、7号各1把,解剖镊2把,小无齿镊2把,大无齿镊1把,18cm弯形止血钳6把,10cm、12cm、14cm直止血钳各4把,鼠齿钳4把,巾钳4把,持针器3把,吸引器头1个,阑尾拉钩1个,腹腔双头拉钩1个,刀片3个,手术刀柄3个,双层剖腹单1块,手术衣6件,治疗巾10块,纱布垫6块,纱布20块)、手套5副,2-0、3-0及4-0可吸收缝线若干根。吸引器1台、氧气设备、产妇抢救药品、新生儿复苏台并预热、新生儿包被、新生儿喉镜、气管插管、新生儿抢救药品等。

【**手术步骤**】

1. 操作人员携用物至床旁,进行手术安全核查,由具有执业资质的手术医师、麻醉医师和手术室护士三方(以下简称三方),在麻醉实施前依次核对产妇身份(姓名、年龄、住院号等)、手术方式、知情同意情况、手术部位与标志、麻醉安全检查、皮肤是否完整、术野皮肤准备、静脉通道建立情况、产妇过敏史、抗菌药物皮试结果、术前备血情况等内容。

2. **麻醉**　剖宫产手术的麻醉方式包括椎管内麻醉、全身麻醉和局部浸润麻醉等。

3. **手术开始前**　三方共同再次核查产妇身份、手术方式、手术部位与标识,并确认风险预警等内容。手术物品准备情况的核查由手术室护士执行并向手术医师和麻醉医师报告。

4. **切开腹腔**　产妇取仰卧位或左侧卧倾斜10°~15°。

(1) 腹壁横切口:一般选择耻骨联合上方3cm处沿自然腹壁皱褶横切口约10cm,切口位置偏低较为美观,切口张力小,术后反应轻微,更容易愈合。

(2) 腹壁纵切口:位于脐耻之间腹白线处,切口长10~12cm。切口愈合时间较长,外观不够美观。逐层切开皮肤、皮下脂肪、腹直肌前筋膜,向两侧分离腹直肌,切开腹膜进入腹腔。

5. **切开宫腔探查胎先露位置**、向两侧弧形剪开膀胱子宫反折腹膜约10cm,下推膀胱,暴露子宫下段。在子宫下段做一横切口,并用两示指向左右两侧钝性撕开扩大切口至10cm暴露羊膜囊。

6. **取出胎儿刺破胎膜**,吸引器吸净羊水后手取胎头,协助胎头、胎体娩出;清理胎儿口、鼻腔黏液,断脐,交台下处理,同时宫体注射缩宫素10~20U。

7. **缝合子宫切口**,钳夹子宫切口边缘,待胎盘剥离后取出,用干纱布擦净宫腔,逐层缝合子宫肌层及反折腹膜。

8. **关闭腹腔检查子宫切口无出血**,探查子宫体及双侧附件无异常,清理腹腔干净,清点器械、敷料无误,逐层关腹。

9. **产妇离开手术室前**　三方共同核查产妇身份、实际手术方式、术中用药、输血的核查,清点手术用物,确认手术标本,检查皮肤完整性、动静脉通路、引流管,确认产妇去向等内容。

【**护理要点**】

1. **术前及术中护理**

(1) 注意三方手术安全核查工作并签字。

(2) 术中密切观察并记录产妇生命体征变化。

(3) 按医嘱给药、输液或输血等。

(4) 协助手术者娩出胎儿,配合进行新生儿抢救与护理。

2. **术后护理**　除按一般腹部手术常规护理及产褥期妇女的护理以外,应注意预防产后出血及产褥感染。

(1) 术后依据麻醉方式选择不同体位,次日可取半卧位,有利于恶露排出。

（2）鼓励产妇尽早下床活动,根据肠道功能恢复情况指导产妇饮食逐渐过渡到半流食、普食,保证产妇的营养和乳汁分泌。

（3）注意观察腹部切口、子宫收缩及恶露情况。

（4）遵医嘱给予宫缩剂及抗生素,使用镇痛泵者应注意观察镇痛效果。

（5）留置尿管剖宫产术后次日酌情拔除,做好保留尿管的护理。

（6）指导产妇进行母乳喂养。

（7）指导产妇出院后保持外阴清洁;严格避孕 2 年;产后 42d 到医院进行健康检查。

（王 颖）

W

X

参考文献

[1] 莫洁玲,朱梦照.妇产科护理[M].2版.北京:人民卫生出版社,2017.

[2] 王玉琼,莫洁玲.母婴护理学[M].3版.北京:人民卫生出版社,2017.

[3] 谢幸,孔北华,段涛.妇产科学[M].9版.北京:人民卫生出版社,2019.

[4] 曹泽毅.中华妇产科学(临床版)[M].北京:人民卫生出版社,2010.

[5] 郎景和.中华妇产科杂志临床指南荟萃[M].北京:人民卫生出版社,2015.

[6] 谢幸,苟文丽.妇产科学[M].8版.北京:人民卫生出版社,2013.

[7] 余艳红,陈叙.助产学[M].北京:人民卫生出版社,2017.

[8] 安力彬,陆虹.妇产科护理学[M].6版.北京:人民卫生出版社,2017.

[9] 刘兴会,贺晶,漆洪波.助产[M].北京:人民卫生出版社,2018.

[10] 王卫平,孙锟,常立文.儿科学[M].9版.北京:人民卫生出版社,2018.

[11] 丁焱,李笑天.实用助产学[M].9版.北京:人民卫生出版社,2018.

[12] 杨慧霞,狄文.妇产科学[M].北京:人民卫生出版社,2016.

[13] 张玉侠.实用新生儿护理学[M].北京:人民卫生出版社,2015.

[14] 崔焱,仰曙芳.儿科护理学[M].6版.北京:人民卫生出版社,2017.

[15] 杨孜,张为远.妊娠期高血压疾病诊治指南(2020)[J].中华妇产科杂志,2020,4(55):227-236.

[16] 邹丽.前置胎盘的诊断与处理指南(2020)[J].中华妇产科杂志,2020,1(55):3-8.

[17] 周玮,漆洪波.美国母胎医学会羊水栓塞指南(2016)要点解读[J].中国实用妇科与产科杂志,2016,32
(009):864-867.

[18] 周玮,漆洪波.2019年ACOG剖宫产后阴道分娩指南解读[J].中国实用妇科与产科杂志,2019,35(12):
1340-1344.

[19] 中华医学会妇产科学分会产科学组.羊水栓塞临床诊断与处理专家共识(2018)[J].中华妇产科杂志,
2018,53(12):831-835.

[20] 中国妇幼保健协会助产士分会,中国妇幼保健协会促进自然分娩专业委员会.正常分娩临床实践指南[J].
中华妇产科杂志,2020,55(6):371-375.

[21] 中华医学会妇产科学分会产科学组,中华医学会围产医学分会.正常分娩指南[J].中华妇产科杂志,2020,
55(6):361-370.

[22] 梁镟,李熙鸿.2020年美国心脏协会儿童基础、高级生命支持和新生儿复苏指南更新解读[J].华西医学,
2020,35(11):1324-1330.

[23] AZIZ K,LEE H C,ESCOBEDO M B,et al.Part 5:Neonatal Resuscitation:2020 American Heart Association
Guidelines for Cardiopulmonary Resuscitation and Emergency Cardiovascular Care[J].Circulation,2020,
142(suppl 2):S524-S550.

08